全国中医药行业高等教育"十四五"规划教材

全国高等中医药院校规划教材（第十一版）

中药学

（新世纪第三版）

（供中西医临床医学、中医学、针灸推拿学、中药学等专业用）

主　编　周祯祥　吴庆光

U0194209

中国中医药出版社

·北　京·

图书在版编目（CIP）数据

中药学／周祯祥，吴庆光主编 . —3 版 . —北京：
中国中医药出版社，2023.8
全国中医药行业高等教育"十四五"规划教材
ISBN 978-7-5132-8226-0

Ⅰ . ①中… Ⅱ . ①周… ②吴… Ⅲ . ①中药学—中医
学院—教材 Ⅳ . ① R28

中国国家版本馆 CIP 数据核字（2023）第 106642 号

融合出版数字化资源服务说明

全国中医药行业高等教育"十四五"规划教材为融合教材，各教材相关数字化资源（电子教材、PPT 课件、
视频、复习思考题等）在全国中医药行业教育云平台"医开讲"发布。

资源访问说明

扫描右方二维码下载"医开讲 APP"或到"医开讲网站"（网址：www.e-lesson.cn）注
册登录，输入封底"序列号"进行账号绑定后即可访问相关数字化资源（注意：序列号
只可绑定一个账号，为避免不必要的损失，请您刮开序列号立即进行账号绑定激活）。

资源下载说明

本书有配套 PPT 课件，供教师下载使用，请到"医开讲网站"（网址：www.e-lesson.cn）认证教师身份后，
搜索书名进入具体图书页面实现下载。

中国中医药出版社出版

北京经济技术开发区科创十三街 31 号院二区 8 号楼

邮政编码　100176

传真 010-64405721

三河市同力彩印有限公司印刷

各地新华书店经销

开本 889×1194　1/16　印张 26.5　彩插 1.75　字数 753 千字

2023 年 8 月第 3 版　2023 年 8 月第 1 次印刷

书号　ISBN 978-7-5132-8226-0

定价　108.00 元

网址　www.cptcm.com

服 务 热 线　010-64405510　　微信服务号　zgzyycbs

购 书 热 线　010-89535836　　微商城网址　https://kdt.im/LIdUGr

维 权 打 假　010-64405753　　天猫旗舰店网址　https://zgzyycbs.tmall.com

如有印装质量问题请与本社出版部联系（010-64405510）

李灿东（福建中医药大学校长）

杨　柱（贵州中医药大学党委书记）

余曙光（成都中医药大学校长）

谷晓红（教育部高等学校中医学类专业教学指导委员会主任委员、北京中医药大学教授）

冷向阳（长春中医药大学校长）

宋春生（中国中医药出版社有限公司董事长）

陈　忠（浙江中医药大学校长）

季　光（上海中医药大学校长）

赵继荣（甘肃中医药大学校长）

郝慧琴（山西中医药大学党委书记）

胡　刚（南京中医药大学校长）

姚　春（广西中医药大学校长）

徐安龙（教育部高等学校中西医结合类专业教学指导委员会主任委员、北京中医药大学校长）

高秀梅（天津中医药大学校长）

高维娟（河北中医药大学校长）

郭宏伟（黑龙江中医药大学校长）

彭代银（安徽中医药大学校长）

戴爱国（湖南中医药大学党委书记）

秘书长（兼）

陆建伟（国家中医药管理局人事教育司司长）

宋春生（中国中医药出版社有限公司董事长）

办公室主任

周景玉（国家中医药管理局人事教育司副司长）

张岠宇（中国中医药出版社有限公司副总经理）

办公室成员

陈令轩（国家中医药管理局人事教育司综合协调处副处长）

李秀明（中国中医药出版社有限公司总编辑）

李占永（中国中医药出版社有限公司副总编辑）

芮立新（中国中医药出版社有限公司副总编辑）

沈承玲（中国中医药出版社有限公司教材中心主任）

前　言

为全面贯彻《中共中央 国务院关于促进中医药传承创新发展的意见》和全国中医药大会精神，落实《国务院办公厅关于加快医学教育创新发展的指导意见》《教育部 国家卫生健康委 国家中医药管理局关于深化医教协同进一步推动中医药教育改革与高质量发展的实施意见》，紧密对接新医科建设对中医药教育改革的新要求和中医药传承创新发展对人才培养的新需求，国家中医药管理局教材办公室（以下简称"教材办"）、中国中医药出版社在国家中医药管理局领导下，在教育部高等学校中医学类、中药学类、中西医结合类专业教学指导委员会及全国中医药行业高等教育规划教材专家指导委员会指导下，对全国中医药行业高等教育"十三五"规划教材进行综合评价，研究制定《全国中医药行业高等教育"十四五"规划教材建设方案》，并全面组织实施。鉴于全国中医药行业主管部门主持编写的全国高等中医药院校规划教材目前已出版十版，为体现其系统性和传承性，本套教材称为第十一版。

本套教材建设，坚持问题导向、目标导向、需求导向，结合"十三五"规划教材综合评价中发现的问题和收集的意见建议，对教材建设知识体系、结构安排等进行系统整体优化，进一步加强顶层设计和组织管理，坚持立德树人根本任务，力求构建适应中医药教育教学改革需求的教材体系，更好地服务院校人才培养和学科专业建设，促进中医药教育创新发展。

本套教材建设过程中，教材办聘请中医学、中药学、针灸推拿学三个专业的权威专家组成编审专家组，参与主编确定，提出指导意见，审查编写质量。特别是对核心示范教材建设加强了组织管理，成立了专门评价专家组，全程指导教材建设，确保教材质量。

本套教材具有以下特点：

1.坚持立德树人，融入课程思政内容

将党的二十大精神进教材，把立德树人贯穿教材建设全过程、各方面，体现课程思政建设新要求，发挥中医药文化育人优势，促进中医药人文教育与专业教育有机融合，指导学生树立正确世界观、人生观、价值观，帮助学生立大志、明大德、成大才、担大任，坚定信念信心，努力成为堪当民族复兴重任的时代新人。

2.优化知识结构，强化中医思维培养

在"十三五"规划教材知识架构基础上，进一步整合优化学科知识结构体系，减少不同学科教材间相同知识内容交叉重复，增强教材知识结构的系统性、完整性。强化中医思维培养，突出中医思维在教材编写中的主导作用，注重中医经典内容编写，在《内经》《伤寒论》等经典课程中更加突出重点，同时更加强化经典与临床的融合，增强中医经典的临床运用，帮助学生筑牢中医经典基础，逐步形成中医思维。

3.突出"三基五性"，注重内容严谨准确

坚持"以本为本"，更加突出教材的"三基五性"，即基本知识、基本理论、基本技能，思想性、科学性、先进性、启发性、适用性。注重名词术语统一，概念准确，表述科学严谨，知识点结合完备，内容精炼完整。教材编写综合考虑学科的分化、交叉，既充分体现不同学科自身特点，又注意各学科之间的有机衔接；注重理论与临床实践结合，与医师规范化培训、医师资格考试接轨。

4.强化精品意识，建设行业示范教材

遴选行业权威专家，吸纳一线优秀教师，组建经验丰富、专业精湛、治学严谨、作风扎实的高水平编写团队，将精品意识和质量意识贯穿教材建设始终，严格编审把关，确保教材编写质量。特别是对32门核心示范教材建设，更加强调知识体系架构建设，紧密结合国家精品课程、一流学科、一流专业建设，提高编写标准和要求，着力推出一批高质量的核心示范教材。

5.加强数字化建设，丰富拓展教材内容

为适应新型出版业态，充分借助现代信息技术，在纸质教材基础上，强化数字化教材开发建设，对全国中医药行业教育云平台"医开讲"进行了升级改造，融入了更多更实用的数字化教学素材，如精品视频、复习思考题、AR/VR等，对纸质教材内容进行拓展和延伸，更好地服务教师线上教学和学生线下自主学习，满足中医药教育教学需要。

本套教材的建设，凝聚了全国中医药行业高等教育工作者的集体智慧，体现了中医药行业齐心协力、求真务实、精益求精的工作作风，谨此向有关单位和个人致以衷心的感谢！

尽管所有组织者与编写者竭尽心智，精益求精，本套教材仍有进一步提升空间，敬请广大师生提出宝贵意见和建议，以便不断修订完善。

国家中医药管理局教材办公室

中国中医药出版社有限公司

2023 年 6 月

编写说明

　　本教材是全国中医药行业高等教育"十四五"规划教材、全国高等中医药院校规划教材（第十一版）。本版教材主要吸纳了全国专家对上版教材的评价和建议，以及各校使用教材的反馈信息，有针对性地进行修订、优化和完善。我们坚持以临床安全、有效、合理用药为中心，牢牢把握人才培养与行业准入两个基本点，着力打造高水平、有特色的《中药学》行业规划教材。

　　本教材主要有以下特点：

　　1. 规范术语，正本清源。名词术语是科学概念的语言符号，是理论思维的细胞。名词术语的规范和准确表达是一门学科成熟的重要标志。本教材对常用中药名词术语进一步全面梳理，并在每章概述中设立专项予以诠释和规范。在药物条下增加了【处方用名】一栏，为临证规范中药处方用名提供了遵循。

　　2. 不忘初心，守正本草。本草是历代先贤集体智慧的结晶，是经过长期临床实践检验的原创性成果。本草文化是中医药文化的重要组成部分，是中药传承与创新的源头活水。本教材从本草溯源，将思政元素与中药知识相互融合渗透，增强学生对中医药的自信心、自觉性和自豪感，这是本教材的初心使命和责任担当。

　　3. 融汇新知，质疑问难。精选《中华人民共和国药典》（以下简称《中国药典》）和《中华人民共和国卫生部药品标准》（简称《部颁标准》）中的方剂来例证中药的临床应用，体现了时代用药特征和权威性。融汇现代研究的新成果和新进展，赋予传统中药新的内涵。聚焦中药疑难热点问题，开辟专栏析疑解惑，诠释发明。

　　4. 案例示范，问题引导。本教材精选历代名医名家医案或医话中的典型案例，每章之末还专设"复习思考题"，引导学生自主学习，勤于思考，分析研究，挖掘发现，从中感悟中医治病之道、临证用药之理，借以活跃学习氛围，启迪中医思维，激发求知欲望，促进认知深化，培养创新能力。

　　5. 新增彩图，形象直观。图片是一种视觉语言，与文字语言相比，具有形象直观、一目了然的优势。本教材精选常用饮片彩色图片160余幅，借助彩色图片感染力强的视觉功能，刺激读者眼球，增强感性认识，图文并茂，相得益彰。这既丰富了本教材的内容，又能提高学习效果，可有效弥补教材文字枯燥的不足。

　　6. 力辟时弊，精简优化。针对教材越编越厚、内容越来越多、成本越来越高、学生负担越来越重的现状，本教材在突出"三基"（基本知识、基本理论和基本技能）"五性"（思想性、科学性、先进性、启发性、适用性）的前提下，着力精简优化，取舍有度，确保教材内容和字数控制在合理范围。

　　本教材共分为总论、各论两大部分。总论共分5章，依次介绍中药与中药学相关概念、中药的起源与发展沿革、中药的产地与采制、中药的功效、中药的性能、中药的应用。各论收载临床常用中药535种（含附药91种），根据主要功效分为23章。每药依次按处方用名、主要药性、基本功效、临床应用、用法用量、使用注意、典型案例、现代研究和备注等内容介绍。

　　本教材由全国26所医学高等院校的28位长期从事中药学教学研究的专家、教授组成编委会，团结协作，共同完成。具体分工如下：绪言、中药的功效、涌吐药和附录由周祯祥编写，中药的产地与采制由杨敏编写，中药的性能由秦华珍编写，中药的应用由陈芳编写，解表药由王辉编写，清热泻火药由王加锋编写，清热燥湿药和清热解毒药由王英豪编写，清热凉血药和清虚热药由张淼编写，泻下药由邓毅编写，祛风湿药由廖广辉编写，化湿药由王茜编写，利水渗湿药由王玉凤编写，温里药由黄芳编写，行气药由尹刚编写，消食药和驱虫药由刘四军编写，止血药由李杨编写，活血化瘀药由刘洋编写，化痰药由肖锦仁编写，止咳平喘药由张顺贞编写，安神药和开窍药由张凤瑞编写，平抑肝阳药由陈绍红编写，息风止痉药由张慧卿编写，补气药由吴庆光编写，补阳药由陈燕清编写，补血药由胡德胜编写，补阴药由高峰编写，收涩药由金素安编写，攻毒杀虫止痒药和拔毒化腐生肌药由侯永春编写。统稿由主编完成。本教材融合出版数字化资源统稿由吴庆光负责。

　　在本教材的编写修订过程中，湖北中医药大学、广州中医药大学及其他参编单位给予了大力支持，湖北闱真园中草药有限公司周重建工程师拍摄并提供了中药饮片彩色图片，在此一并致谢。

　　本教材的完成与出版，凝聚了全国同行专家的心血与汗水，是集体智慧的结晶。为了进一步提高本教材的质量和水平，敬请各院校教师、学生和广大读者提出宝贵意见，以便再版时修改完善。

《中药学》编委会

2023年5月

目 录

扫一扫，查阅
本书数字资源

总　论

扫一扫，查阅本章数字资源，含PPT、音视频、图片等

第一节 中药与中药学相关概念

一、中药

"中药"一词始载于《神农本草经》。该书将365种药物分为上、中、下三类。其中，"中药一百二十种为臣，主养性以应人，无毒、有毒，斟酌其宜。欲遏病补虚羸者，本中经"。《神农本草经》把有毒或无毒，既能补虚又能祛邪的一类药物称为"中药"。此处之"中药"仅用于药物分类而已，与后世所谓"中药"不可同日而语。

作为防病治病物质的中药，在古代典籍中常以"药""毒"或"毒药"称谓。"药"是繁体字"藥"的简化。《中华本草》指出：目前所知最早的"药"字，盖出自数千年前古钟鼎类铜器上之铭文（即金文）。《儒门事亲》说："凡药有毒也。非止大毒、小毒谓之毒，虽甘草、人参，不可不谓之毒。"《类经》说："毒药者，总括药饵而言，凡能除病者，皆可称为毒药。"由此可见，药、毒或毒药都是用来防治疾病的物质，其义相通，只是称谓不同而已。

鸦片战争以后，随着西学东渐，西方化学药品及其理论全面而系统地传入我国，为了与之相区别，遂将我国传统医药称之为中医中药。据考证，清代末期（1909）在上海举行的"南洋大臣特考"试卷中就出现了"中药"的名称。"问，中药辨气味，西药辨质，质与气味分别何如？"近代名医张锡纯（1860—1933）"年过三旬始见西人医书"，并在医疗实践中深深感悟到"西医新异之理，原多在中医包括之中"，从此开创了"衷中参西"的光辉历程，写下了不朽著作《医学衷中参西录》。书中明确提出了"中药"与"西药"的概念及二者的差异："盖西医用药在局部，是重在病之标也；中医用药求原因，是重在病之本也。究之标本原宜兼顾，若遇难治之证，以西药治其标，以中药治其本，则奏效必捷，而临证亦确有把握矣。"可见，在20世纪初叶，"中药"一词已正式成为我国传统药物的称谓。

"中药"一词的广泛使用是在20世纪中叶以后，经过不断的发展，中药逐步形成了一门相对独立的知识体系，并直接冠名高等中医药院校教材。如1960年，由成都中医学院编写，北京、南京、上海、广州、成都五所中医学院审定的《中药学讲义》出版发行，并作为全国中医院校和西医学习中医班的试用教材（即全国高等中医药院校第一版《中药学》教材）。1977年，《中药学讲义》正式更名为《中药学》（即第三版），一直沿用至今。自此，"中药"作为中医理论体系的一个固有名词被确定下来，得到了社会和学术界的普遍认同，一直沿用至今。

所谓中药，是指在中医药理论指导下，用以防治疾病及养生保健的部分天然物质及其加工品。

正确理解中药的内涵，应该准确把握以下基本要素。

1. 理论基础　中药是在中医药理论指导下认识和使用的药物，具有独特的理论体系、表达方式和运用形式。因此，中药必须赋有四气、五味、归经、升降浮沉、毒性、功效等中医药理论体系的特有内涵，并用以阐述药物对机体的影响，揭示中药的应用规律，指导中药的临床实践。这是中药有别于西药及天然药物的显著标志。失去中医理论的指导，中药就不成为中药。

2. 实践基础　中药的发明和应用，经历了漫长的实践和不断积累的过程。相传神农"尝百草之滋味……一日而遇七十毒"（《淮南子·修务训》），就是我国古代劳动人民在与自然和疾病作斗争的过程中发现药物，认识药物实践活动的真实写照。数千年来，中医药为维护人民健康和民族繁衍作出了重要贡献。事实证明，中药源于实践，进而服务于临床，具有广泛的医疗作用，既可用于疾病的预防和治疗，也可用于亚健康人群的养生保健。

3. 物质基础　中药来源于自然界的植物、动物和矿物等天然产物及其加工品，但天然产物并不一定都是中药。自然界的天然产物千差万别，无以计数，而目前所知的中药资源仅 12800 余种，只是天然产物中很少的一部分。大量的天然产物尚待挖掘、整理和提高，使之逐步充实到中药中来，不断丰富中药资源宝库。

长期以来，对中药存在着一些模糊的认识，有待进一步澄清。

1. 中药就是中国产的药物　中药的"中"并不是一个"地域"概念。我国是世界上药用资源最丰富的国家之一。中药主产于中国，但并非中国所独有。如乳香、没药、西洋参等就是外国生产的，也是常用的中药。即便是中国产的药物，若不赋予药性理论的内涵，不在中医药理论指导下使用，也不能称为中药。因此，中药是没有国界或地域之分的。中药是人类的共同财富，无论是过去、现在和将来都必将造福于人类。

2. 中药就是中医使用的药物　中药的"中"不是一个"使用者"概念。在当代，由于中医和西医所掌握的医药知识结构发生了很大变化，中医使用西药或西医使用中药的现象极为普遍。中药的使用者是姓"中"或是姓"西"并不重要，关键在于使用者是否按中医药理论来指导用药。因此，不能简单以使用者的身份来判断其使用的药物是中药或是西药。

3. 中药就是天然药物　天然药物是指动物、植物和矿物等自然界中存在的有药理活性的天然产物。中药主要源于天然产物，但天然产物并不一定都是中药。中药具有"天然药物"的自然属性，更具有特定的内涵、独特的表达方式和运用形式。中药必须在中医药理论指导下使用，否则就不是中药。中药与天然药物有着本质的区别，不能将二者混为一谈。

二、中药材、中药饮片和中成药

1. 中药材　系指药用植物、动物和矿物的药用部分采收后经产地初加工形成的原料药材，不能直接用于配方或制剂。

2. 中药饮片　系指药材经过炮制后可直接用于中医临床或制剂生产使用的处方药品。饮片大多是单味药，也可以是复方，如神曲、六一散。饮片大多是固体状的，也可以是半流体或液体状的，如蜂蜜、竹沥。饮片大多是片状、块状、节段状、颗粒状，也可以是粉末状，如飞滑石。

3. 中成药　是以中药饮片为原料，在中医药理论指导下，在中药方剂的基础上，按处方标准制成的一定剂型的现成中药，包括丸、散、膏、丹等各种剂型。

中药包括中药材、饮片和中成药。其中，中药材是中药的原料药，饮片是可供直接使用的中药，中成药是现成制剂的中药。

三、国药

每年的 3 月 17 日，是中医药人应该铭记的重大节日——"国医节"。

1929 年 2 月 23 日，在当时行政院院长汪精卫的授意下，新组建的中央卫生委员会在南京召开第一次会议。会上讨论了由余云岫等人提出的臭名昭著的"废止中医案"。此案一出，举国上下无不义愤填膺。

1929 年 3 月 17 日，全国医药团体代表大会在上海召开，反对余云岫等人提出的"废止中医案"，定 3 月 17 日为"国医节"，成立"全国医药团体总联合会"，组织联合赴南京请愿团。在全国中医药界的强烈抗议下，国民政府"废止中医案"被迫撤销。12 月 1 日，中医药界在上海再次召开全国医药团体总联合会第一次临时代表大会，明确提出：中医药一律称"国医国药"。至此，中医又称为"国医"，中药又称为"国药"。

四、本草

"本草"一词始见于《汉书》。据记载，早在汉朝时期，本草已经形成了一门与天文、历算、方术等相对独立的知识体系（即药学），拥有一批从事本草研究的专业人员，并有负责处理有关本草事宜的"本草待诏"。本草作为我国传统药学已初具规模，并达到了一定的水平。五代后蜀翰林学士韩保昇《蜀本草》曰："药有玉石草木虫兽，而直云本草者，为诸药中草类最众也。"因药之众者，莫过于草，故举多者，谓之本草。即以草（植物）为本之义，实则泛指动、植、矿等各类药物。《本草汇言》曰："神农尝本草而定药，故其书曰本草。"自古以来，本草二字被大量冠名中药书籍，如《神农本草经》《新修本草》《本草纲目》等。由此可见，本草泛指我国传统药学、药物和药学著作。

五、中药学

中药学是研究中药的基本理论和中药来源、产地、采集、炮制、性能、功效及临床应用等一切与中药有关知识的一门学科，国家学科目录将其归属于"医学"学科门类，与中医学并列，都属于"一级学科"，中药学学科代号为 1008。

随着科学技术的日益进步，相关学科渗透融合，中药学学科不断分化和发展。目前，国家行业主管部门——国家中医药管理局已将中药学进一步划分为中药资源学（药用植物学、药用动物学、药用矿物学）、中药鉴定学、中药炮制学、中药药剂学、中药化学、中药分析学、中药药理学和临床中药学，共计 8 个二级学科和 3 个三级学科。

附：处方、处方药、非处方药、药品、国家基本医疗保险药品、保健药品、新药

【处方】是指由注册的执业医师和执业助理医师在诊疗活动中为患者开具的、由取得药学专业技术职务任职资格的药学专业技术人员审核、调配、核对，并作为患者用药凭证的文书。处方包括医疗机构病区药用医嘱单（《处方管理办法》）。

【处方药】是指凭执业医师和执业助理医师处方方可购买、调配和使用的药品（《中华人民共和国药品管理法实施条例》）。处方药（PD）通常都具有一定的毒性及其他潜在的影响，用药方法和时间都有特殊要求，必须在医生指导下使用。

【非处方药】是指由国务院药品监督管理部门公布的，不需要凭执业医师和执业助理医师处方，消费者可以自行判断、购买和使用的药品（《中华人民共和国药品管理法实施条例》）。非处

方药（OTC）具有安全、有效、价廉、使用方便的特点。OTC 分为甲、乙两类，有专门标识，为椭圆形背景下的 OTC 三个英文字母。其中，红底白字的是甲类，绿底白字的是乙类。

【药品】是指用于预防、治疗、诊断人的疾病，有目的地调节人的生理机能并规定有适应证或者功能主治、用法和用量的物质，包括中药材、中药饮片、中成药、化学原料药及其制剂、抗生素、生化药品、放射性药品、血清、疫苗、血液制品和诊断药品等（《中华人民共和国药品管理法》）。

【国家基本医疗保险药品】是指保证职工临床治疗必需的，纳入基本医疗保险给付范围内的药品（《国家基本医疗保险、工伤保险和生育保险药品目录》）。包括西药、中成药（含民族药）和中药饮片三部分。中药饮片是指《中华人民共和国药典》（2020 年版）收载的药品。其中，单方不予支付的有 99 种，单、复方均不予支付的有 28 种及 1 个类别。

1. 单味或复方均不支付费用的中药饮片及药材 白糖参、朝鲜红参、玳瑁、冬虫夏草、蜂蜜、蛤蚧、狗宝、海龙、海马、红参、猴枣、琥珀、灵芝、羚羊角尖粉、鹿茸、马宝、玛瑙、牛黄、珊瑚、麝香、西红花、西洋参、血竭、燕窝、野山参、移山参、珍珠（粉）、紫河车，各种动物脏器（鸡内金除外）和胎、鞭、尾、筋、骨。

2. 单味使用不予支付费用的中药饮片及药材 阿胶、阿胶珠、八角茴香、白果、白芷、百合、鳖甲、鳖甲胶、薄荷、莱菔子、陈皮、赤小豆、川贝母、代代花、淡豆豉、淡竹叶、当归、党参、刀豆、丁香、榧子、佛手、茯苓、蝮蛇、甘草、高良姜、葛根、枸杞子、龟甲、龟甲胶、广藿香、何首乌、荷叶、黑芝麻、红花、胡椒、花椒、黄芥子、黄芪、火麻仁、核桃仁、胡桃仁、姜（生姜、干姜）、金钱白花蛇、金银花、橘红、菊花、菊苣、决明子、昆布、莲子、灵芝、芦荟、鹿角胶、绿豆、罗汉果、龙眼肉、马齿苋、麦芽、牡蛎、南瓜子、胖大海、蒲公英、蕲蛇、芡实、青果、全蝎、肉苁蓉、肉豆蔻、肉桂、山楂、桑椹、桑叶、沙棘、砂仁、山药、生晒参、石斛、酸枣仁、天麻、甜杏仁、乌梅、乌梢蛇、鲜白茅根、鲜芦根、香薷、香橼、小茴香、薤白、饴糖、益智、薏苡仁、罂粟壳、余甘子、鱼腥草、玉竹、郁李仁、枣（大枣、酸枣、黑枣）、栀子、紫苏。

【保健药品】2005 年 4 月，国家食品药品监督管理局公布了《保健食品注册管理办法（试行）》。明确指出：保健食品是指具有特定保健功能或以补充维生素、矿物质为目的的食品。即适宜于特定人群食用，具有调节机体功能，不以治疗疾病为目的，并且对人体不产生任何急性、亚急性或者慢性危害的食品。

1. 既是食品又是药品的物品 丁香、八角茴香、刀豆、小茴香、小蓟、山药、山楂、马齿苋、乌梢蛇、乌梅、木瓜、火麻仁、代代花、玉竹、甘草、白芷、白果、白扁豆、白扁豆花、龙眼肉（桂圆）、决明子、百合、肉豆蔻、肉桂、余甘子、佛手、杏仁（甜、苦）、沙棘、牡蛎、芡实、花椒、赤小豆、阿胶、鸡内金、麦芽、昆布、枣（大枣、酸枣、黑枣）、罗汉果、郁李仁、金银花、青果、鱼腥草、姜（生姜、干姜）、枳椇子、枸杞子、栀子、砂仁、胖大海、茯苓、香橼、香薷、桃仁、桑叶、桑椹、橘红、桔梗、益智仁、荷叶、莱菔子、莲子、高良姜、淡竹叶、淡豆豉、菊花、菊苣、黄芥子、黄精、紫苏、紫苏子、葛根、黑芝麻、黑胡椒、槐米、槐花、蒲公英、蜂蜜、榧子、酸枣仁、鲜白茅根、鲜芦根、蝮蛇、橘皮、薄荷、薏苡仁、薤白、覆盆子、藿香。

2. 可用于保健食品的物品 人参、人参叶、人参果、三七、土茯苓、大蓟、女贞子、山茱萸、川牛膝、川贝母、川芎、马鹿胎、马鹿茸、马鹿骨、丹参、五加皮、五味子、升麻、天门冬、天麻、太子参、巴戟天、木香、木贼、牛蒡子、牛蒡根、车前子、车前草、北沙参、平贝母、玄参、生地黄、生何首乌、白及、白术、白芍、白豆蔻、石决明、石斛（需提供可使用证明)、地骨皮、当归、竹茹、红花、红景天、西洋参、吴茱萸、怀牛膝、杜仲、杜仲叶、沙苑子、牡丹皮、芦荟、苍术、补骨脂、诃子、赤芍、远志、麦门冬、龟甲、佩兰、侧柏叶、制大黄、制何首乌、刺五加、刺玫果、泽兰、泽泻、玫瑰花、玫瑰茄、知母、罗布麻、苦丁茶、金荞麦、金樱子、青皮、厚朴、厚朴花、姜黄、枳壳、枳实、柏子仁、珍珠、绞股蓝、胡芦巴、茜草、荜茇、韭菜子、首乌藤、香附、骨碎补、党参、桑白皮、桑枝、浙贝母、益母草、积雪草、淫羊藿、菟丝子、野菊花、银杏叶、黄芪、湖北贝母、番泻叶、蛤蚧、越橘、槐实、蒲黄、蒺藜、蜂胶、酸角、墨旱莲、熟大黄、熟地黄、鳖甲。

3. 保健食品禁用物品　八角莲、八里麻、千金子、土青木香、山莨菪、川乌、广防己、马桑叶、马钱子、六角莲、天仙子、巴豆、水银、长春花、甘遂、生天南星、生半夏、生白附子、生狼毒、白降丹、石蒜、关木通、农吉利、夹竹桃、朱砂、米壳(罂粟壳)、红升丹、红豆杉、红茴香、红粉、羊角拗、羊踯躅、丽江山慈姑、京大戟、昆明山海棠、河豚、闹羊花、青娘虫、鱼藤、洋地黄、洋金花、牵牛子、砒石(白砒、红砒、砒霜)、草乌、香加皮(杠柳皮)、骆驼蓬、鬼臼、莽草、铁棒槌、铃兰、雪上一枝蒿、黄花夹竹桃、斑蝥、硫黄、雄黄、雷公藤、颠茄、藜芦、蟾酥。

【新药】新药,是指未曾在中国境内上市销售的药品(《中华人民共和国药品管理法实施条例》)。主要按以下九类注册分类(《药品注册管理办法》)。

1. 未在国内上市销售的从植物、动物、矿物等物质中提取的有效成分及其制剂。

2. 新发现的药材及其制剂。

3. 新的中药材代用品。

4. 药材新的药用部位及其制剂。

5. 未在国内上市销售的从植物、动物、矿物等物质中提取的有效部位及其制剂。

6. 未在国内上市销售的中药、天然药物复方制剂。

7. 改变国内已上市销售中药、天然药物给药途径的制剂。

8. 改变国内已上市销售中药、天然药物剂型的制剂。

9. 仿制药。

注册分类1~6的品种为新药,注册分类7、8按新药申请程序申报。

第二节　中药的起源与发展沿革

中药是中医用以防治疾病、养生保健的主要物质,是中医学理、法、方、药的重要组成部分。几千年来,为中华民族的繁衍昌盛和人类的健康作出了不可磨灭的贡献。

中药源于人类长期的生活、生产和不断与疾病作斗争的实践活动。原始时期,我们的祖先在寻找食物的过程中,由于饥不择食,不可避免地会因食用一些"食物"而发生呕吐、泄泻等中毒反应,甚至死亡。也会因食用一些"食物"致原有呕吐、泄泻的病症等以减轻或消除。经过反复的口尝身受和实际体验,长期的探索和积淀,逐步萌发了"药物"的概念。《黄帝内经太素》说:"空腹食之为食物,患者食之为药物。"充分反映了"药食同源"的思想,说明了药物的发现与人类寻求食源密切相关。《淮南子·修务训》说:"(神农)尝百草之滋味,水泉之甘苦,令民之所避就,当此之时,一日而遇七十毒。"其中"尝百草""一日而遇七十毒"就是我国古代劳动人民发现药物、认识药物等实践活动的真实写照。

上古时期,由于没有文字记载,主要依靠口耳相传来传播药物知识。进入奴隶社会,随着文字的使用，药物知识也由口耳相传发展为书面记录。在早期的文献中，已有许多涉及药物方面的资料。如《周礼·天官》载有"以五味、五谷、五药养其病"。《诗经》收录动植物300余种，其中不少是药物，仅植物药就达50余种。《山海经》收载药物120余种。长沙马王堆出土的医帛书《五十二病方》收载药物240余种。《尚书·说命》有"药不暝眩，厥疾弗瘳"的记载。在这些典籍中，不仅出现了药的概念，而且还记载了我国早期与药有关的医疗活动及相当丰富的药物知识，为后世本草著作的产生奠定了基础。

"本草"一词始见于《汉书》，这是本草史上划时代的一件大事，是中药学形成和发展的重要标志。源远流长的本草历程，体现了传承与创新的发展脉络，成就了各个历史时期的辉煌成就。自汉代到清末，历代主要本草的递嬗关系大致为：《神农本草经》→《本草经集注》→《新修本草》→《开宝本草》→《嘉祐本草》→《证类本草》→《本草纲目》→《本草纲目拾遗》。新中国成立以后，中药事业得到了空前的迅猛发展，取得了前所未有的丰硕成果。其中代表性本草有《中华人民共和国药典》和《中华本草》等。

一、现存最早的本草专著——《神农本草经》

【作者】不详。托名于神农。

【成书年代】东汉末年（约2世纪）。

【主要内容】全书分为序录（总论）与药物（各论）两大部分。其中，总论部分13条，简要论述了四气、五味、有毒无毒、配伍法度、剂型选择、用药原则等中药的基本理论和基本知识。各论部分载药365种（其中植物药252种、动物药67种、矿物药46种），按有毒无毒和补虚祛邪的功用分为上、中、下三品（其中上品120种，中品120种，下品125种）。每药之下重点介绍了药物的性味、功效和主治，其中大多为后世本草所收录，迄今仍为临床所常用。

【学术成就】

1.《神农本草经》是汉以前药学知识的第一次大总结，代表了秦汉两代的药学成就，是我国现存最早的本草学专著，被奉为中医四大经典之一。

2. 所载药性理论和药物功用，奠定了中药学的基础，对中药学的发展产生了极为深远的影响。

3. 首创药物按三品分类法，成为后世药物按功效分类的先驱。

【备注】《神农本草经》简称《本经》。原著已佚，其内容辗转保留在历代本草著作中。现存《本经》多种版本均系南宋至明清以来的学者根据《太平御览》《证类本草》《本草纲目》诸书所引《神农本草经》原文辑复而成，称之为复辑本，其中著名的有孙星衍、孙冯翼合辑本、顾观光辑本和日本森立之辑本等。在参考、引用有关辑本文献时，必须注明某一种辑本，不能直呼《神农本草经》或《本经》。因为各种辑本与《本经》原著是有区别的，各种辑本之间亦是有差异的，不可混淆。

二、现存最早的综合性本草——《本草经集注》

【作者】陶弘景。

【成书年代】梁代（约500）。

【主要内容】该书以《本经》为基础，又从《名医别录》中选取365种药物，加上陶氏自注而成。全书7卷，共载药730种。"序录"部分回顾了本草发展的概况，收载《本经》序文13条并逐一加以注释和发挥。补充了大量采收、鉴别、炮制、制剂及合理取量方面的理论和操作原则，还增列了合药分剂料理治则、诸病通用药、解百药毒、服食忌例、凡药不宜入汤酒例、诸药畏恶七情例等内容。"药物部分"共载药 730 种。为了保持原始珍贵资料，便于后人识别和掌握，陶氏采用了"朱书本经，墨书别录"，小字加注的编写体例。对于药性，又以"朱点为热，墨点为冷，无点者是平"，力求化繁为简。在药物分类上，既传承了《神农本草经》的三品分类法，又有所创新，首次将药物按自然属性分为玉石、草、木、虫兽、果菜、米食及有名未用七类。

【学术成就】

1. 对魏晋以来三百余年间的药学成就进行了全面总结，初步构建了综合性本草的编写模式。

2. 首创按药物自然属性分类法。一直为后世本草所沿用。

3. 以病为纲，分列了 80 多种疾病的通用药物，开创了以病类药之先河，丰富了临床用药的内容。

【备注】原书现仅存敦煌石窟藏本的序录残卷，其主要内容仍在《证类本草》和《本草纲目》中窥测。近有尚志钧重辑本。

三、最早的国家药典——《新修本草》

【作者】苏敬等 23 人。

【成书年代】唐代（659）。

【主要内容】全书 54 卷，由本草、药图和图经三部分组成。本草部分是在《本草经集注》的基础上进行修订、补充而成的。收载药物 844 种，其中新增药物 114 种，分玉石、草、木、禽兽、虫鱼、果、菜、米食及有名未用九类。在编写体例上基本保持了《本草经集注》的风格，在编写内容上更注重科学严谨，做到"《本经》虽阙，有验必书；《别录》虽存，无稽必正"。药图是在"普颁天下，营求药物"，进行全国大规模药物普查的基础上，根据实物标本绘制而成的图谱；图经是对药图的文字说明。

【学术成就】

1.《新修本草》是由政府组织，集体编撰，内容丰富，结构严谨，具有较高学术水平和科学价值的本草著作，反映了唐代本草学的辉煌成就。

2.《新修本草》是我国药学史上第一部官修本草，是我国，也是世界上最早的国家药典。先于国外《纽伦堡药典》近 9 个世纪，对世界药学的发展作出了巨大的贡献。

3. 该书图文并茂，开创了药学著作编撰的先例。

4. 该书颁布后不久，很快流传海内外，成为当时我国和日本等国医生的必修课本。

【备注】《新修本草》又名《唐本草》。该书原著已不全。其中，药图和图经在北宋已无存，正文部分现仅存残卷的影刻、影印本，其内容保存于《嘉祐本草》《本草图经》等后世本草及方书中，近年有尚志钧重辑本问世。

四、完整流传的综合性本草——《经史证类备急本草》

【作者】唐慎微。

【成书年代】宋代（1082）。

【主要内容】该书以《嘉祐本草》《本草图经》为基础，汇集经、史、子、集、方书等资料编纂而成。大凡药物各方面的知识，诸如药名、异名、产地、性状、形态、鉴别、炮制、性味、功效、主治、七情畏恶相反等，无不囊括其中。全书 31 卷，载药 1746 种，附有图谱 933 幅，附方 3000 余首，图文并茂，方药兼收。该书引用前代医药资料都原文转录，对文献出处都注明来源。

【学术成就】

1.该书广泛引证历代文献，对长期以来的手抄本草资料进行了历史上最后一次大规模的搜集和整理，集宋以前本草学之大成。

2.该书文献价值极高，是完整流传的最早的综合性的本草著作，为后世保存了大量药学史料，在本草发展史上起到了承前启后、继往开来的作用。李时珍对此予以极高评价："使诸家本草及各药单方，垂之千古，不致沦没者，皆其功也。"

3.该书是研究古本草的重要文献来源和参考资料。故凡宋以前本草文献资料（因大多已失传），可在该书中查阅并直接引用，无需再用"《证类本草》云"或"唐慎微说"之类的表述。

【备注】《经史证类备急本草》（简称《证类本草》）原书已不存。在流传过程中，几经增补修订而衍生出多种版本。尽管书名及内容各不完全相同，但《证类本草》的主要内容则得以保存和流传（见图1-1）。

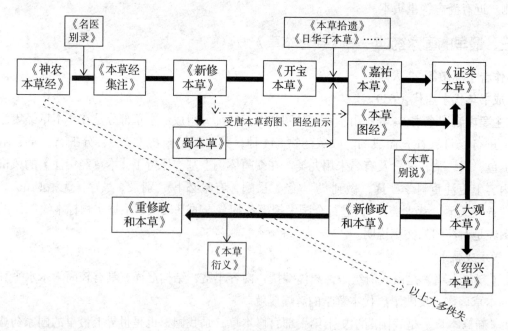

图1-1 宋以前本草传承脉络

（注：粗线条示直接传承，细线条示增附内容）

图1-1所示，宋大观二年（1108），由杭州仁和县蔚艾晟首次对《证类本草》校勘，增加陈承《重广补注神农本草并图经》中"别说"44条及林希序，并增附一些方子，冠以大观年号，更名为《大观经史证类备急本草》，简称《大观本草》，这是《证类本草》的第一个刻本，原书已佚。今有尚志钧先生点校的《大观本草》（安徽科学技术出版社，2002）刊行。

政和六年（1116），曹孝忠以《大观本草》为底本，校刊为《政和新修经史证类备用本草》（《新修政和本草》）。元初（1249），张存惠在曹孝忠刊本的基础上，增附寇宗奭《本草衍义》，校刊为《重修政和经史证类备用本草》（《重修政和本草》）。前者久佚，仅存后者，简称《政和本草》。《政和本草》是《证类本草》现存最好的刊本，人民卫生出版社于1957年影印出版，现代所称《证类本草》即此。

五、入选世界记忆名录的本草——《本草纲目》

【作者】李时珍。

【成书年代】明代（1578）。

【主要内容】李时珍在《证类本草》的基础上，参考了 800 余种文献，又进行了广泛的实地考察、采访和亲自实践，历时二十七载（1552—1578），三易其稿，完成了近 200 万字的科学巨著《本草纲目》。全书 52 卷，载药 1892 种（新增药物 374 种），改绘药图 1300 余幅，附方 11096 首。本书将药物按照自然属性分为水、火、土、金石、草、谷、菜、果、木、器服、虫、鳞、介、禽、兽、人共 16 部 60 类。每药标正名为纲，纲下分列释名、集解、正误、修制、气味、主治、发明、附方诸项，逐一介绍，以纲系目，条理清晰。尤其是发明项下，主要是介绍李时珍对药物观察、研究和实际应用的新发现、新经验，极大地丰富了本草学的内容。

【学术成就】

1. 该书集 16 世纪以前本草学之大成。其内容广博，涉及医学、植物学、动物学、矿物学、化学等诸多领域，其影响远远超出了本草学范围。故英国生物学家达尔文称之为"中国古代的百科全书"。

2. 该书自 1596 年在南京首刊出版后，很快风行全国，17 世纪即流传到国外，先后被全译或节译成英、法、德、俄、韩等多种语言文字，在全世界广泛流传，成为不朽的科学巨著，是我国科技史上极其辉煌的硕果，在世界科技史永放光辉。英国著名科学史学家李约瑟对其给予了高度评价："毫无疑问，明代最伟大的科学成就，是李时珍那部在本草书中登峰造极的著作《本草纲目》。李时珍作为科学家，达到了同伽利略、维萨里科学活动隔绝的任何人所不能达到的最高水平。"

3. 完备了药物按自然属性分类法，是中古时代最完备的分类系统，它比植物分类学创始人林奈的《自然系统》一书要早 170 多年。

4. 2011 年，《本草纲目》作为世界物质文化遗产，与《黄帝内经》同时入选《世界记忆名录》，标志着国际社会对我国中医药文化价值的广泛认同，对推动我国优秀传统文化走向世界具有重要意义。

【备注】1956 年，郭沫若为李时珍墓题词："医中之圣，集中国药学之大成，本草纲目乃一八九二种药物说明，广罗博采，曾费三十年殚精。造福生民，使多少人延年活命！伟哉夫子，将随民族生命永存。"

六、清代最有贡献的本草——《本草纲目拾遗》

【作者】赵学敏。

【成书年代】清代（1765）。

【主要内容】该书专为补遗、正误《本草纲目》而作。凡《本草纲目》疏漏未载，或备而不详者加以补充订正，错误之处给予更正。尤其重视草药、地方药、民族药和外来药物的记载。全书 10 卷，载药 921 种，其中新增药物 716 种。

【学术成就】该书丰富了《本草纲目》的内容，堪称《本草纲目》的续编，对研究明以后本草学的新成就具有重要参考价值。

七、国家药品质量的法典——《中华人民共和国药典·一部》

【作者】国家药典委员会。

【成书年代】2020 年由中国医药科技出版社出版。

【主要内容】《中华人民共和国药典·一部》（2020 年版）收载中药 2711 种，其中新增 117

种，修订 452 种。

【学术成就】

《中华人民共和国药典》秉承科学性、先进性、实用性和规范性的编制原则，建立最严格的标准，在提升药品质量、保障用药安全、服务药品监管、促进医药产业健康等方面发展发挥了重要作用。

【备注】《中华人民共和国药典》简称《中国药典》，英文名称为 Pharmacopoeia of The People's Republic of China，英文简称为 China Pharmacopoeia，英文缩写为 Ch.P.。新中国成立以来，《中国药典》先后颁布了十一版，2020 年版为第十一版，即现行版《中国药典》。

八、20 世纪的本草巨著——《中华本草》

【作者】国家中医药管理局《中华本草》编委会。

【成书年代】1999 年由上海科学技术出版社陆续出版。

【主要内容】《中华本草》由国家中医药管理局主持，南京中医药大学总编审，全国 60 多所高等医药院校和科研院所 500 多名专家协作编纂，历时 10 年完成。全书 34 卷，其中前 30 卷（10 个分册）为中药，载药 8980 种；后 4 卷为民族药（藏药、蒙药、维药、傣药各 1 卷），共载药 1762 种。

【学术成就】

1. 《中华本草》收载的药物品种空前，内容丰富翔实，项目设置全面。旧识新知，兼贯博通，充分揭示了本草学发展的轨迹，客观体现了中药学术的完整体系。

2. 《中华本草》全面总结了中华民族两千年来的药学成就，涵盖了当今中药学的几乎全部内容，诸如中药品种、栽培、药材、化学、药理、炮制、制剂、药性理论、临床应用等中医药学科的各个方面。是一部集中我国中医药界集体智慧，多学科协作完成的综合性中药学巨著。

3. 《中华本草》是我国迄今为止篇幅最大、收载药物品种最多、检索功能最全的划时代药物学巨著，是一部代表国家水平的传世之作，是《本草纲目》以来中医药史上的又一里程碑，被誉为"新的《本草纲目》"。

附：《中华本草精选本》

《中华本草精选本》是在《中华本草》全书的基础上选取其中重要内容而形成的专辑。全书分为上、下册，载药 535 种。1998 年由上海科学技术出版社出版。该书以临床常用中药为主，且源流并重，收罗宏富，在深度和广度上超过了以往的本草文献，是从事中医药临床、教学和科研工作者必备的重要工具书或参考书。

【复习思考题】

1. 中药源于天然产物，天然产物都是中药吗？为什么？

2. 何谓本草？简述宋以前本草传承脉络。

3. 简述《神农本草经》对中药及中药学的贡献。

4. 《本草纲目》成功入选《世界记忆名录》，有何重大意义？

第二章

中药的产地与采制

中药的产地、采集与炮制，是直接影响药物质量和疗效的重要因素，历来备受关注。《神农本草经》指出：药物"阴干曝干，采造时月，生熟土地所出，真伪陈新，并各有法"。《用药法象》强调："凡诸草木昆虫，产之有地；根叶花实，采之有时。失其地则性味少异，失其时则性味不全。"研究药物必须注重"土地所出"（即产地），把握好采集与炮制的法度。

第一节　中药的产地

天然药材的分布和生产离不开一定的自然环境和条件。不同地域的自然环境和条件决定了药材的品种和质量的差异性。如《本草经集注》提出"诸药所生，皆的有境界"。《千金翼方》强调"用药必依土地"。《本草蒙筌》指出"地产南北相殊，药力大小悬隔"。《本草备要》认为"药之为用，地道不真，则美恶迥别"。因此，历代医药学家均十分重视天然药材的质量，强调药材"地道"的重要性。

所谓道地药材，又称地道药材，是指具有地方特色，质地优良，疗效突出的药材。如甘肃的当归，宁夏的枸杞，青海的大黄，内蒙古的黄芪，东北的人参，山西的党参，河南的地黄，云南的三七，四川的川芎，山东的阿胶，浙江的贝母，江苏的薄荷，广东的陈皮，湖北的蕲蛇等，自古以来都被称为道地药材。大凡道地药材，一般在其药名前冠以产地名表示。诚如《本草蒙筌》所说："以地冠名，地胜药灵。"

然而，各种道地药材的生产毕竟是有限的，远远不能满足临床用药的需要。在道地药材形成的漫长历史过程中，由于受到诸多因素的影响，其地域性或分布有时也会发生很大的变化。因此，正确认识"道地药材"的含义，应以确保药材质量和临床疗效为标准，不必过于拘泥于药材的地域限制。要深入研究道地药材的生态环境，创造特定的生产条件，发展优质药材生产，开拓新的药材资源，是当前乃至今后的一项十分艰巨的任务。

第二节　中药的采集

各种动、植物在其生长过程的不同阶段，其药用部位有效成分的含量及药材品质的优劣是不一样的。《千金要方》指出："早则药势未成，晚则盛势已歇。"故中药的采集必须把握好适当的时节。《千金翼方》进而指出，若"不依时采取，与朽木不殊，虚费人工，卒无裨益"。强调了药物适时采收的重要性。

中药的采集每因药材不同而采集方法各异。《本草蒙筌》指出："草木根梢，收采惟宜秋末春初……茎叶花实，四季随宜……其诸玉石禽兽虫鱼，或取无时，或收按节，亦有深义，非为虚文，并各遵依，勿恣孟浪。"一般而言，药物采集应以入药部分的成熟程度为依据，即在其有效成分含量最高的时节进行。具体分述如下。

一、植物类药材的采集

1. 全草类药材　多在植物枝叶茂盛、花朵初开时采集，此时植物生长最旺盛，茎叶最繁茂，不仅质量好，而且产量高。若不需用根者可割取地上部分，如薄荷、广藿香等；若须连根入药的则可拔起全株，如蒲公英、车前草等；而须用带叶、花梢的则需适时采收，如夏枯草、薄荷等。

2. 叶类药材　通常在花蕾将放或正盛开的时候采集，此时叶片茂盛，颜色青绿，药力雄厚，应及时采集，如枇杷叶、大青叶等。有少数药材如桑叶，需在深秋或初冬经霜后采集。

3. 花、花粉类药材　花类药材一般在含苞待放时采摘花蕾，以免香味散失、花瓣散落而影响质量，如野菊花、金银花等。对花期短的要及时采摘，花朵次第开放者应分次采摘。至于蒲黄、松花粉等以花粉入药者，则须适时采取。

4. 果实、种子类药材　果实类药材一般在果实成熟时采集，如瓜蒌、槟榔等。少数药材要在果实未成熟时采集果皮或果实，如青皮、枳实、覆盆子、乌梅等。以种子入药的，通常在完全成熟后采集，如莲子、白果等。有些既用全草又用种子入药的，可在种子成熟后割取全草，将种子打下后分别晒干贮存，如车前子、紫苏子等。有些种子成熟时易脱落，或果壳易裂开，种子易散失者，如小茴香、牵牛子等，则应在刚成熟时采集。容易变质的浆果如枸杞子、女贞子等，最好在略熟时于清晨或傍晚时分采集，并要及时将其晒干。

5. 根、根茎类药材　一般以秋末或春初，即二月、八月采集为佳。《本草经集注》说："春初津润始萌，未充枝叶，药力淳浓也。至秋枝叶干枯，津润归流于下也。大抵春宁宜早，秋宁宜晚。"如天麻、葛根等。但也有少数例外，如半夏、延胡索等则要在夏天采集。

6. 树皮、根皮类药材　通常在春、夏时节植物生产旺盛，植物体内浆液充沛时采集，则药性较强，疗效较高，并容易剥离，如黄柏、杜仲等。另有些植物根皮则以秋后采集为宜，如牡丹皮、苦楝皮等。由于树皮类药材大多来源于乔木，其生长期较长，成材缓慢，应尽量保护药源，最好每次只纵剥1/3的树皮。避免伐树取皮或环剥树皮，造成树木枯死。

二、矿物及动物类药材的采集

1. 矿物类药材　矿物类药材全年皆可采集，不拘时间。

2. 动物类药材　动物类药材因品种不同而采收各异，一般以保证药效及容易获得为原则。

总之，中药的采集既要保证药材质量，又要兼顾产量。既要注意保护生态环境，又要考虑药材资源可持续利用。不仅对于植、动物药材如此，对矿物药也不能盲目乱采乱挖。

附：国家重点保护野生药材物种

国家重点保护野生药材物种是根据《濒危野生动植物种国际贸易公约》，并比对曾出现在《中国药典》中的中药材制订的名录，用以保护这些已被国际公约所保护的物种。国家重点保护的野生药材物种76种，中药材42种。分为三级管理。

Ⅰ级（濒临灭绝状态的稀有珍贵野生药材物种）：虎骨、豹骨、羚羊角、鹿茸（梅花鹿）。

Ⅱ级（分布区域缩小、资源处于衰竭状态的重要野生药材物种）：鹿茸（马鹿）、麝香、熊胆、穿山甲、蟾酥、哈蟆油、金钱白花蛇、乌梢蛇、蕲蛇、蛤蚧、甘草、黄连、人参、杜仲、厚朴、黄柏、血竭。

Ⅲ级（资源严重减少的主要常用野生药材物种）：川贝母、伊贝母、刺五加、黄芩、天冬、猪苓、龙胆、防风、远志、胡黄连、肉苁蓉、秦艽、细辛、紫草、五味子、蔓荆子、诃子、山茱萸、石斛、阿魏、连翘、羌活。

第三节 中药的炮制

大多数中药材必须经过一定的加工炮制处理，才能符合或满足临床安全、有效用药的需求。《本草蒙筌》指出："凡药制造，贵在适中，不及则功效难求，太过则气味反失。"合理的炮制对提高临床疗效，保障用药安全具有十分重要的意义。

一、含义

中药炮制是指药物在应用或制剂前必要的加工过程，它是我国所特有的、传统的制药技术。历史上曾有"炮炙""炮制""修事""修制"等多种称谓，但记载的内容基本一致。现多用"炮制"一词。

二、目的

炮制的目的是使临床用药更加安全、有效。具体可概括为以下几个方面。

1. 纯净药材 即分离和清除非药用部位，使药材洁净，以保证药材质量和称量准确。凡中药原药材多附着泥土、夹带沙石及非药用部分和其他异物，必须经过挑拣修制，水洗清洁，使药物洁净。如枇杷叶刷去毛，蝉蜕去头足等。

2. 减低毒性 即减低或消除药物的毒性或副作用，确保用药安全。对一些毒副作用较强的药物经过加工炮制后，可以明显降低药物毒性及其副作用。如巴豆压油取霜，醋煮甘遂，酒炒常山等，均能降低其毒副作用。

3. 增强疗效 即增强药物作用，提高临床疗效。如延胡索醋制能增强活血止痛作用，百部蜜制能增强润肺止咳作用，红花酒制后活血作用增强，知母盐水炙增强泻肾火作用等。

4. 改变性能 即改变药物的药性和功能，扩大临床应用范围。如生地黄性寒，长于清热凉血、滋阴生津，而蒸制成熟地黄后，药性偏温，功能滋阴补血、生精填髓；生首乌补益力弱，长于截疟解毒、润肠通便，经黑豆汁拌蒸成制首乌后功专滋补肝肾、补益精血。

5. 矫味矫臭 即矫正药材的特殊臭味或异味，便于患者服用。有些药材，尤其是动物类药材（如紫河车、乌贼骨等）、树脂类药材（如乳香、没药等）有特殊不快的气味，服后易引起恶心、呕吐、心烦等不良反应。经过炮制后，能起到矫味、矫臭的作用。如酒制乌梢蛇、醋炒五灵脂、麸炒白僵蚕等。

6. 便于贮藏和制剂 大多数药物必须经过干燥处理，才有利于贮藏。如桑螵蛸经过蒸制杀死虫卵后再干燥，可避免因虫卵孵化而失效；白扁豆经过加热干燥，可防止萌动变质。凡作汤剂的动植物药材，必须切制成一定规格的片、丝、块、段等，有利于药效成分的煎出，便于制剂。多数矿物药则需经过煅、淬等处理，使之酥脆，才便于煎煮或制剂。

三、方法

中药炮制的方法种类繁多，其分类也各不相同。目前多采用修治、水制、火制、水火共制和其他制法五种分类法。

1. 修治 即炮制前的各项准备工作。主要包括纯净、粉碎、切制药材三道工序。其中，纯净药材是通过挑、筛、簸、刷、刮、挖、撞等方法，去除药材中的杂质和非药用部位，使药材纯净。粉碎药材是通过捣、碾、研、磨、镑、锉等方法，使药材达到一定粉碎度，便于调配、制剂或服用。切制药材是用刀具切或铡的方法将药切成片、段、丝、块等一定的规格，便于贮存、炮制和制剂，利于有效成分煎出，提高煎药质量。

2. 水制 即用水或其他辅料处理药材的方法。其目的主要是清洁药物，除去杂质，软化药物，便于切制，降低毒性及调整药性等。常用的方法有漂洗、闷润、浸泡、喷洒、水飞等。其中，水飞是指将不溶于水的矿物或贝壳类药材置于水中，反复研磨而制取极细粉末的加工方法。如飞朱砂、飞炉甘石等。水飞的目的是制取极细的药末，并能防止加工时药粉飞扬。

3. 火制 是将药物经火加热处理的方法。目的是使坚硬的药材变得松脆，易于制剂和服用，以及改变药物性能，提高疗效，消除或减低药物的毒性和烈性等。常用的方法有炒、煅、煨等。

（1）炒 炒法分清炒与辅料炒两类。其中，清炒是将药物置于锅内，不加辅料直接翻炒，又称单炒。辅料炒是药物与固体辅料拌炒，又称合炒。清炒又有炒黄、炒焦和炒炭之分。如炒牛蒡子、焦白术、艾叶炭。辅料炒则根据所加辅料砂、土、米、麸、蛤粉及滑石粉等的不同又有不同的炒法。如土炒白术、麸炒枳壳等。其中，加砂、蛤粉及滑石粉拌炒者，又称"烫"。如砂烫龟甲、蛤粉炒阿胶。

（2）煅 是指用火直接或间接煅烧处理药材的方法。其中，用火直接煅烧药材，以煅至红透为度，又称明煅。如煅石膏、煅牡蛎等。将药物置于耐火容器中密闭煅烧，至容器底部红透为度，又称焖煅。如血余炭、棕榈炭。

（3）煨 将药材用湿面或湿纸包裹置于热火灰中，或将药物直接置于加热的麦麸中，或用吸油纸与药物隔层分开加热，这些方法统称为煨。如煨葛根、煨木香。

4. 水火共制 既用水又用火，或加入辅料共同处理药物的方法。其目的是改变药物性能，增强药效，消除或减低药物的毒性和副作用，及纯净药物，便于切制等。常用的方法有煮、炙、蒸、淬、焯等。

（1）炙 是指用液体辅料（如酒、蜜、醋、盐水、姜汁和甘草汁等）拌炒药材的炮制方法。根据所用辅料不同而分为酒炙、蜜炙、盐炙、姜炙、醋炙等，如酒大黄、醋甘遂、盐知母、蜜百部。

（2）淬 是指将药物煅烧红后，迅速投入冷水或液体辅料中，使其酥脆的方法，如醋淬磁石。

（3）焯 是指将药物投入沸水中短暂浸烫，迅速捞出的炮制方法。如焯杏仁、焯马齿苋等。

5. 其他制法 系指上述四类炮制方法以外的一些特殊制法。主要有制霜、发芽、发酵等。

（1）制霜 是指将某些药材炮制加工成松散粉末或析出细小结晶的方法。制霜的方法较多，一是去油制霜，多用于某些种子类药材。即将药物经过压榨或加热去油制成松散粉末，如巴豆霜。二是煎煮制霜，多用于某些动物角类药材。即药物经过多次长时间煎熬后剩下的骨质粉末，如鹿角霜。三是升华制霜，多用于某些矿物质药物，经过高温加工处理，升华提炼而得到极细的纯洁粉末，如砒霜；植物药经炭化升华而得到极细颗粒，如百草霜。四是渗析制霜，即药物与药料经过加工析出细小结晶，如西瓜霜；某些药材在空气中自然挥发去结晶水，而后成为粉末，如风化硝。

（2）发芽 是将具有发芽能力的果实或种子，在一定的湿度和温度条件下，促使其萌幼芽的方法。如麦芽、谷芽。

（3）发酵　是将药材与辅料拌和，置于一定的温度和湿度下，利用霉菌和酶的催化分解作用，使药物发泡、生衣的方法。如神曲、淡豆豉。

【复习思考题】

1.何谓道地药材？如何理解道地药材的涵义？

2.什么是中药炮制？中药为什么要炮制？常用的炮制方法有哪些？

第三章

中药的功效

中药功效是在中医药理论指导下，对药物治疗作用的高度概括。是通过药物作用于机体后，对其生理功能和病理变化所产生的不同调节效应而被人们所认识，并通过简洁的术语加以表达的。它源于医疗实践，进而指导临床用药，是临床中药学研究的重要内容之一。现行《中药学》教材在药物项下专设"功效"一栏，使之成为描述中药治疗作用的专用名词，是区别于传统本草著作的显著特征，标志着中药功效重要地位的确立已得到了学术界的普遍认同。

《本草害利》指出："凡药有利必有害，但知其利，不知其害，如冲锋于前，罔顾其后也。"中药作用具有"利"与"害"的双重性。其中"利"就是指药物防病治病的作用，称为中药的功效。"害"就是指药物的不良反应，称为副作用或毒性反应。前者是本章重点介绍的内容，后者将在第四章"毒性"一节中介绍。

中药功效名目繁多，内容丰富。不同类别、不同层次的功效构成了纵横交错的网络系统，形成了较为完善的中药功能体系。根据中药功效性质的不同，一般可区分为治疗功效与保健功效二大类。其中，治疗功效主要包括对证功效、对症功效和对病功效等内容，保健功效主要包括预防功效和养生功效等内容。本章重点介绍中药的治疗功效。

第一节　对证功效

一、含义

对证功效是针对中医所特有的证（或证型）发挥治疗作用的功效。

二、认定依据

"证"是对病变当前阶段机体整体反应状态的病位、病性等病理本质所作出的概括，为中医学所特有的概念。凡能针对"证"发挥治疗作用的，就认定其为对证功效。如清热燥湿是对"湿热证"发挥治疗作用的对证功效，活血化瘀是对"瘀血证"发挥治疗作用的对证功效等。

三、临床意义

1. 对证功效既是药性理论产生的基础，又是临床用药的主要依据。《本草备要》指出："（每药）发明其功用，而以主治之证，具列于后，其所以主治之理，即在前功用之中。"如麻黄发散风寒，既可推测其药性为辛温，归肺经；又可推测其主治为风寒表证。对证功效是药性理论与临床应用联系的桥梁和纽带，不仅具有直接的实践指导意义，而且具有重大的理论价值。在药物的诸多功效中，对证功效是其最基本的功效，在各类功效中居于主导地位，是中药功效的核心。

2.证是对证功效应用的前提和条件，对证功效与证存在着明显的对应关系。中医有各种不同的辨证方法，诸如八纲辨证、脏腑辨证、六经辨证、三焦辨证、卫气营血辨证、气血津液辨证等，因而就有各种不同类型的证。不同的证从不同的角度反映了疾病当前阶段的不同本质，为对证功效的提炼和应用奠定了基础。不同的证宜选用与之相对应的对证功效，通过对证功效也可推测其相应的适应证。如滋阴与阴虚证，疏肝与肝郁气滞证，化湿与湿阻中焦证等，这种"对证功效——证"的对应关系，对临床辨证遣药起到执简驭繁的作用。

3.对证功效可依据证型不同分为不同层次，依据作用性质不同分为不同类别。如热证，根据脏腑辨证可分为心、肝、肺、肾等不同部位的热证，根据卫气营血辨证可分为卫、气、营、血四个不同阶段的热证。因而，清热功效则相应有清心热、泻肝火、清肺热、泻肾火，及清气、清营、凉血等不同表述。体现了对证功效的多层次性，并与不同层次的证相对应。又如祛风、散寒、胜湿等，主要针对致病邪气发挥治疗作用，偏于祛邪消因；疏肝解郁、和胃降逆、开宣肺气等，主要针对脏腑功能失调发挥调节治疗作用，偏于协调脏腑功能；益气、滋阴、补血、壮阳等，主要针对气血阴阳不足发挥补益治疗作用，偏于纠正阴阳偏胜偏衰。总之，祛除病邪，救弊纠偏，平衡阴阳是对证功效分类的主要依据和应用的立足点。

第二节　对症功效

一、含义

对症功效是针对疾病过程中某些症状或体征发挥治疗作用的功效。

二、认定依据

"症"是疾病的单个症状、体征，是机体有了病变时的各种单个的客观表现。它是疾病的现象，而不是病变的本质。凡能针对"症"发挥治疗作用的，就认定其为对症功效。如止痛、止血、止咳、止呕等，分别是针对疼痛、出血、咳嗽、呕吐等发挥治疗作用的对症功效。

三、临床意义

1.对症功效针对患者某一自觉症状或临床体征，具有作用强、疗效好的特征。如延胡索止痛，"专治一身上下诸痛，用之中的，妙不可言"（《本草纲目》）。生姜止呕，"凡呕吐者多食生姜，此是呕家圣药"（《千金要方》）。三七止血，"无论上、中、下之血，凡有外越者，一味独用亦效"（《本草新编》）。大凡疼痛、呕吐、出血的病证，皆可相机选用玄胡索、生姜和三七等，体现了对症功效的特色和优势。

2.对症功效多是由对证功效衍化、派生出来的功效，又称衍生功能，或间接功能。一般而言，对症功效从属于对证功效，不能离开对证功效而独立运用。故通常将对证功效与对症功效组合成复合功效，构成因果关系。如木香行气止痛，用于胃肠气滞（证）之脘腹疼痛（症）。其中"行气"是对证功效，主要针对胃肠气滞（证），侧重于解决病变的本质问题；"止痛"是对症功效，主要针对脘腹疼痛（症），偏于解除疾病当前阶段比较突出的表象问题。因为木香能行胃肠之滞气，所以能收到缓解脘腹疼痛的效果。也就是说，木香止痛效用的发挥必须以"行气"为前提和基础。否则，木香的止痛就失之过泛，缺乏针对性。

3. 对症功效是对对证功效的补充和完善，重点反映对证功效的治疗效果，使对证功效的运用范围更加明确，临床运用的针对性更强。如茯苓、木通、地耳草均能利湿（水），均可用治水湿为患的病证。但由于对症功效的限制，其治疗效果是不一样的。茯苓利水，长于消肿，故多用于水肿、小便不利；木通利水，长于通淋，故多用于淋证；地耳草利湿，长于退黄，故多用治黄疸。对症功效与对证功效的关系密切，相辅相成，不可分割。对证功效侧重于治本，对症功效侧重于治标；对证功效揭示其运用范围，对症功效明确其治疗目的。若单纯用对证功效指导临床用药，则过于笼统；仅凭对症功效指导临床用药，则过于片面。必须二者有机地结合起来，才能全面、正确地指导临床用药。

第三节　对病功效

一、含义

对病功效就是针对中医的"病"发挥治疗作用的功效。

二、认定依据

"病"是对疾病全过程的特点与规律所作出的概括，代表着该病种的基本矛盾。凡能针对"病"发挥治疗作用的，就认定其为对病功效。如截疟、透疹、蚀疣等，分别是针对疟疾、麻疹、寻常疣发挥治疗作用的对病功效。

三、临床意义

1. 对病功效的运用体现了中医辨病施治的特色。任何一种疾病在其病变过程中，可以千变万化，但其基本矛盾贯穿疾病的始终。只有抓住疾病的基本矛盾，选择有针对性的药物进行对病治疗，方能收到较好疗效。《医学源流论》指出："欲治病者，必先识病之名……一病必有主方，一病必有主药。"如鱼腥草善于清热消痈排脓，为治肺痈之首选；蒲公英长于清热解毒通乳，为治乳痈之常用。对病功效的认定，为辨病用药提供了依据。

2. 辨病与辨证相结合，对病功效与对证功效相机为用。多数疾病在漫长的病变过程中，可以表现为不同病理状态（即证候）。病与证既有区别，又密切相关。《药治通义》指出："然病虽一，而其证不均，倘笱云治某病，则浅学无所下手。"因此，临床用药既要辨病，又要识证。病、证兼顾，方臻全面。如茵陈为治黄疸之要药，无论阴黄、阳黄均为首选。如湿热熏蒸之阳黄，可对证选用大黄、栀子，共奏清热利湿退黄之效；寒湿郁滞之阴黄，可对证选用附子、干姜，合为温阳利湿退黄之剂。但"总以茵陈为君，随佐使之寒热，而理黄症之阴阳也"（《本草通玄》）。体现了中医辨病与辨证施治的特色。

3. 对病功效的认定不够规范，临床运用具有一定局限性。由于中医对"病"的概念模糊，常常病证不分，或以症代病。如"痹"本来就是一个病名，而书中多称痹证；"咳嗽"本来就是一个症状，而多作病名看待。因此，中药对病功效的认定常常与对证功效、对症功效相混淆，对临床辨病用药的指导性有待提升。

附：预防功效、养生功效和配伍功效

1. 预防功效　即某些药物在未病之时提前使用，具有防止某些疾病发生和发展的功能。如

"小儿初生，以黄连煎汤浴之，不生疮及丹毒"（《本草纲目》）。"疫发之时，以此药（贯众）置水中，令人饮此水则不传染"（《本草经疏》）。

2. 养生功效　即指药物具有强身健体，调理情志，养护脏腑，延缓衰老等方面的功效。如何首乌"久服长筋骨，益精气，延年不老者，皆补肝肾，益精血之极功也"（《本草经疏》）。

无论预防功效或养生功效，都与药物治疗功效密切相关，是药物治疗功效在预防或养生等方面的具体体现。

3. 配伍功效　是指药物配合应用后所产生的新的功效。如桂枝与芍药配伍，能调和营卫；柴胡与黄芩配伍，能和解少阳等，就是配伍功效的典范。配伍功效的产生，只有通过一定的配伍或在复方中才能体现出来，它源于药物的基本功效，但又不同于单味药物的功效，其应用却超出了单味药物的范围。配伍功效的出现，极大地丰富了中药功效的内容，扩大了中药功效的应用范围，拓宽了中药功效的研究领域。配伍功效不是药物功效的相加，而是相互配合产生新的功效。一般来说，配伍功效属于方剂学研究的范围，不应与单味药物的功效相混淆。

【复习思考题】

1. 何谓中药功效？简述中药功效的理论价值和实践意义。
2. 对证功效与对症功效、对病功效的有何关联？试举例说明。

第四章

中药的性能

中药的性能，简称"药性"，是指药物在预防、治疗疾病过程所体现出来的性质和功能，也是在中医药理论指导下认识和使用中药，并用以阐明药物基本作用和奏效机理的理论依据。《本草发明》指出："夫医之为道，莫要于识药性。药性明，斯能处方用药以印病，如尺度权衡以应物，而毫末不爽焉，医道可明矣。"说明药性对指导临床用药具有重要的理论价值和实践意义。

中医认为，疾病的发生与发展是致病因素作用于人体，导致脏腑、经络等生理活动出现异常，气血阴阳平衡协调关系受到破坏的结果。鉴于上述认识，中药治病的基本作用不外乎：扶正祛邪，消除病因，恢复脏腑功能的协调，纠正阴阳气血偏盛偏衰的病理现象，使之在最大程度上恢复阴平阳秘的正常状态。

药物之所以能治病，取决于药物的若干特性和作用，前人称之为"偏性"。《医医病书·论药不论病论》指出："天下无不偏之药，无不偏之病。医者原以药之偏，矫病之偏。"意思是说，以药物的偏性来纠正疾病阴阳偏盛偏衰的病理现象，即"以偏纠偏"，就是中药治病的基本原理。

药性所涵盖的内容十分丰富，主要包括四气、五味、归经、升降浮沉和毒性等，历来备受关注，本章将重点介绍。至于历代医药文献中所论述的药物补泻、润燥、走守、刚柔、动静等内容，也属于药性的范畴，但相对次要，应用有限，故本章不再作具体介绍。

第一节 四 气

中药四气，最早记载于《神农本草经》。书中明确提出了药"有寒、热、温、凉四气"。至宋·寇宗奭《本草衍义》为了与香、臭之气区别，认为"凡称气者，即是香、臭之气，其寒、热、温、凉则是药之性"。并将"气"改为"性"，即"四气"又称"四性"。故后世本草有称"四气"者，也有称"四性"者，其义相通，同时并存，沿用至今。

一、含义

四气，是指药物寒、热、温、凉四种不同的药性。主要反映药物对人体阴阳盛衰、寒热变化的影响，是药性理论的重要组成部分，是说明药物作用性质的主要理论依据之一。

在寒、热、温、凉四种药性中，寒与凉，温与热分别是同一类药性，仅有程度上的差异而已。所谓"凉者，寒之轻"；"温者，热之次"（《古今名医汇粹》）。故寒与凉、温与热常并称。此外，尚有平性，《神农本草经百种录》称之为"中和之性，无偏杂之害也"。是指药性平和、作用缓和，应用广泛，对人体寒热病理变化没有明显影响的一类。实际上，平性是相对的，也有偏温偏凉的不同，仍未超出四性的范围。因此，尽管四气涉及寒、热、温、凉、平五个方面的内容，但习惯上仍称四气（性）而不称五气（性）。

二、认定依据

药物寒、热、温、凉四气的产生，与四时季节气候的变化密切相关。如《本草经疏》云："凡言微寒者，禀春之气以生；言大热者，感长夏之气以生；言平者，感秋之气以生，平即凉也；言大寒者，感冬之气以生。此物之气，得乎天者也。"由于四时气候的变化，药物禀受有差异，故有"四气"之名。然而，作为药物性能的四气，则是根据药物作用于人体后所产生的不同效应而概括出来的，它与所治疗疾病的寒温性质是相对而言的。《素问·至真要大论》指出："所谓寒热温凉，反从其病也。"《神农本草经百种录》强调"入腹则知其性"。深刻揭示了中药寒、热、温、凉四气的真谛。大凡能减轻或消除阳热病证的药物，其药性一般属于寒凉；凡能减轻或消除阴寒病证的药物，其药性一般属于温热。如薄荷、葛根主治风热表证，其性属凉；石膏、知母主治温热病气分热盛证，其性属寒；麻黄、生姜主治风寒表证，其性属温；附子、干姜主治亡阳证，其性属热等。

三、临床意义

四气是药物的定性理论，在药性中居于重要地位。故《本草经集注》强调"唯冷热须明"。一般而言，寒凉药具有清热，泻火，解毒等作用，温热药具有温里，散寒，助阳等作用。病证有寒热，药性有温凉。分清疾病的寒热属性，是临床辨证用药的关键。所谓"寒者热之，热者寒之"（《素问·至真要大论》），"疗寒以热药，疗热以寒药"（《神农本草经》）。即寒证用热（温）药，热证用寒（凉）药，这是临床用药必须遵循的基本原则。然而，"寒、热、温、凉，有一定之药，无一定之治……故有正治，亦有反用；又有兼用，亦有活用"（《吴医汇讲》）。具体运用要注意以下几点：

1. 辨证施用　药物寒热温凉四气的运用，必须在中医理论的指导下，辨明疾病的阴阳盛衰和寒温性质，具有针对性遣用寒性或热性药物，采用正治或反治之法。对于寒热病证明显，真形易见者，"以寒治热，以热治寒，逆其病者，谓之正治"（《类经》）。对于真寒假热证或真热假寒证，当明察秋毫，辨其真假。"以寒治寒，以热治热，从其病者，谓之反治"（《类经》）。若病证寒热不明，或真假莫辨，药性温凉不分，用药废其绳墨，势必造成"寒热温凉，一匕之谬，覆水难收"（《医宗必读》）的局面。

2. 寒温并用　在临床实际中，疾病往往是复杂多变的，单纯的寒证或热证比较少见。而表寒里热，上热下寒，寒热中阻等寒热错杂的病证更为多见。《医碥》指出："因其人寒热之邪夹杂于内，不得不用寒热夹杂之剂，古人每多如此。"如《伤寒论》半夏泻心汤、生姜泻心汤、甘草泻心汤等就是寒温并用的典范。对于寒热（阴阳）格拒的病证，当用反佐之法。《本草纲目》指出："热在下而上有寒邪格拒，则寒药中入热药为佐"；"寒在下而上有浮火格拒，则热药中入寒药为佐"，使同气相求，顺其病气则无格拒之嫌。

3. 择时应用　《素问·六元正纪大论》云："用热远热，用温远温，用寒远寒，用凉远凉。"进而指出："热无犯热，寒无犯寒，从者和，逆者病。"即在炎热的季节要避免使用热性药，在温暖的季节要避免使用温性药，在寒冷的季节要避免使用寒性药，在清凉的季节要避免使用凉性药，这是根据四季气候变化选择用药的一般规律。

第二节　五　味

五味是人类认识最早的一种药性。如《吕氏春秋》记载："调和之事，必以甘、酸、苦、辛、咸。"《灵枢·邪气脏腑病形》云："水谷皆入于胃，其味有五。"说明五味的起源多与烹调、饮食有关。自《神农本草经》提出了"药有酸、咸、甘、苦、辛五味"，并将其作为药性标注以来，历代本草均遵循之，并在长期的实践中不断补充和发展，逐步完善了中药五味理论。

一、含义

五味，是指药物酸、苦、甘、辛、咸五种基本的味。此外，还有淡味和涩味。为了与五行相应，常将一些味合并。如《本草纲目》引王好古语曰："本草五味不言淡……淡附于甘。"《神农本草经百种录》认为"涩即酸之变味"。故通常将淡味附于甘味，涩味附于酸味。尽管五味涉及七个方面的内容，但习惯上仍称五味而不称七味。

二、认定依据

最初，五味的本义是指药物的真实滋味或气味，由人体味觉器官（口尝或鼻嗅）直接感知。如黄连味苦，乌梅味酸，生姜味辛，甘草味甘等，皆"入口则知其味"（《神农本草经百种录》），是药物真实滋味的反映，属于药材性状的范畴。

药味肇源于口尝。古人在长期的医疗实践中发现，不同的滋味具有不同的功能效应。《素问·脏气法时论》将其概括为"辛散、酸收、甘缓、苦坚、咸软"。随着临床实践的不断深入，用药经验的逐渐积累，对药物功效的认识不断丰富，一些药物的功效已难以用已有的味效关系来阐释。如山楂味酸，是其真实滋味的反映，并无收敛固涩的功效。因此，就采用了以功效类推定味的方法，从而产生了抽象之味。大凡具有发散作用的定为辛味，具有补益作用的定为甘味等等。如麻黄并无明显的辛味，因其具有较强的发散作用，故定为辛味。又如石膏本无辛味，但历代本草均记载其辛味。《本草乘雅半偈》诠释为"味之辛解，即用之释"。由此可见，药物五味经历了"味（口尝之味）→功能→味（性能之味）"的认知过程。尤其是性能之味，已经脱离或部分脱离口尝直接感受之味，是药物实际效用的总结，对临床用药具有更直接的指导意义。

五味既是药物滋味的真实反映，又是药物功能的高度概括，后者构成了五味理论的主要内容。

三、临床意义

五味是药物功效的标志，不同的药味分别代表不同的功效。分述如下。

1. 辛味　"能散能行"。"散"即发散，主要用于表证。如葱白"味辛性温，善散风寒邪气"（《本草正》）；薄荷"其性辛凉而轻浮，故能散在上之风热"（《药鉴》）。"行"的含义有二：一是行气，主要用于气滞证。如砂仁"温辛行气"（《药鉴》）。二是行血，主要用于瘀血证。如牡丹皮"辛能行血"（《本草经疏》）。辛味具有发散、行气、行血的作用，故解表药、行气药和活血化瘀药多具有辛味。

2. 甘味　"能补能和能缓"。"补"即补虚，主要用于各种虚证。如黄芪"补虚者，乃补正气之虚"（《本草崇原》）。"和"的含义有二：一是和中，调和药性，主要用于缓和某些药的毒性或峻烈之性，并顾护中焦。如大枣"调和百药能缓猛药健悍之性，使不伤脾胃"（《医学衷中参西录》）。二是调和药味，主要用于调整或矫正方中药物的滋味，便于服用。《神农本草经百种录》指出："百药气味不齐，而甘能调之。""缓"即缓急止痛，主要用于脘腹、四肢挛急疼痛。常用药物如甘草、白芍等。

3. 酸（涩）味 "能收能涩"。即收敛固涩。主要用于体虚多汗，肺虚久咳，久泻肠滑，遗精滑精，遗尿尿频，崩带不止等滑脱证。如"乌梅味酸……乃止脱之药，备之以敛滑脱可也"（《本草新编》）。因"涩味收敛，亦与酸同"（《神农本草经百种录》）。故收涩药多具有酸味或涩味。

4. 苦味 "能泄、能燥、能坚。""泄"的含义有三：一是清泄，即清热泻火，主要用于火热病证。常用药物如石膏、知母等。二是降泄，即降逆。主要用于肺、胃气逆之证。如紫菀"苦能降气，故治咳嗽上气痰喘"（《本草正》）。柿蒂"止呃逆。古方单用，取其苦温降气"（《本草备要》）。三是通泄，即泻下。主要用于便秘。如大黄"味至苦……善下泄"（《本草经疏》）。"燥"即燥湿，根据其药性寒温之不同，又有苦温燥湿和苦寒燥湿之分。前者多用于寒湿证，如苍术苦温，"能燥湿，湿去则脾健"（《本草经疏》）；后者多用于湿热证，如"黄柏于清热之中而兼燥湿之效"（《神农本草经百种录》）。"坚"即坚阴，又称泻火存阴。通过药物的清热泻火作用，以消除火热之邪，有利于阴液保存，治疗阴虚火旺证。如"黄柏能制膀胱命门阴中之火，知母能消肺金制肾水化源之火，去火可以保阴"（《本草正》）。苦味具有清泄、降泄、通泄、燥湿、坚阴的作用，故清热药、泻下药、止咳平喘药、降逆止呕药多具有苦味。

5. 咸味 "能下、能软。""下"即泻下，主要用于便秘。如芒硝泻下通便。"软"即软坚散结，主要用于痰核、瘰疬、瘿瘤、癥瘕痞块等。如海藻"专能消坚硬之病，盖咸能软坚也"（《本草新编》）。咸味药物一般具有泻下、软坚散结的作用。其中，具有软坚散结作用的药物一般属于咸味，具有泻下作用的药物（除芒硝等个别药物外）一般多属于苦味。

6. 淡味 "能渗、能利"，即渗湿利水，主要用于水肿，小便不利之证。如"猪苓、茯苓、泽泻，三者皆淡渗之物，其用全在利水"（《本草思辨录》）。淡味具有渗湿利水的作用，故利水渗湿药多具有淡味。

五味是显示药物功能的主要药性。根据五味所代表的不同功能特点，为临床有针对性选药处方提供了重要依据。如外感表证，气滞证、血瘀证宜选用辛味药物，各种虚证宜选用甘味药物，体虚滑脱证宜选用酸味或涩味药物等，热证、湿证、便秘、气机上逆的病证宜选用苦味药物，痰核、瘰疬、瘿瘤、癥瘕痞块宜选用咸味药物，水肿、小便不利宜选用淡味药物等，这是五味运用的一般规律。

《本草经疏》指出：凡"物有味必有气"。气味是构成药物性能的重要元素，二者紧密相连，不可分割。因此，《素问·脏气法时论》强调"气味合而服之"，临床用药必须重视气味组合。一般而言，气味相同，其功用相似。如味辛气温的药物多能发散风寒，用于风寒表证；味苦气寒的药物多能清热燥湿，用于湿热证。气味不同，其功用有别。如生姜辛温，功擅发散风寒，主治风寒表证；党参甘温，长于补中益气，用于脾气虚证。气同味异或味同气异，其功用同中有异。如生地黄与黄柏，同为气寒，均能清热。然生地黄味甘，黄柏味苦，前者偏于滋阴清热，后者长于清热燥湿。又如生姜与薄荷，同为辛味，均能发散。然生姜性温，薄荷性凉。前者以发散风寒为优，主治风寒表证；后者以疏散风热见长，主治风热表证及温病初起。气味合理搭配，定性定能兼备，能使药用指征更加明确。

第三节　升降浮沉

升降浮沉的概念，早在《黄帝内经》中就有论及，但未与具体药物功用相联系。而把升降浮沉作为药性理论系统阐述者，当推金代张洁古。他在《医学启源·用药备旨》中以升降浮沉概括药性并指导应用，同时把105味常用中药按"升浮化降沉"分成五类来论述其功用，形成了以升降浮沉为中心的药类法象思想。其后，李东垣、王好古、李时珍等又作了进一步的补充，使升降浮沉理论不断完善。

一、含义

升降浮沉是药物作用的定向理论，主要反映药物作用的趋向。一般而言，升，即上升提举，表示药物作用趋向于上；降，即下达降逆，表示药物作用趋向于下；浮，即向外发散，表示药物作用趋向于外；沉，即向内收敛，表示药物作用趋向于内。其中，升与降，浮与沉是相对立的，而升与浮，沉与降，既有区别，又有交叉，难以截然分开，在实际应用中，升与浮，沉与降常并称。

二、认定依据

《素问·至真要大论》云："升降出入，无器不有。"升降出入是人体生命活动的基础。一旦发生异常，就会表现出向上、向下、向内、向外等不同的病势趋向。中药的趋向性作用，主要以脏腑气机升降出入的理论和病势上下内外逆顺的理论为依据，通过药物作用于机体后所产生的功能效应而概括出来的。大凡药物能针对病变部位在上在表或病势下陷发挥治疗作用者，一般确定其作用趋向为升浮性质；凡药物能针对病变部位在下在里或病势上逆发挥治疗作用者，一般确定其作用趋向为沉降性质。

三、临床意义

一般而言，升浮药主上升向外，有升阳、发表、散寒、涌吐等功效；沉降药主下行向内，有潜阳、降逆、泻下、渗湿等功效。

升降浮沉药性的运用原则不外乎逆其病势，顺其病位。以病势而言，大凡病势下陷者，宜升浮不宜沉降；病势上逆者，宜沉降不宜升浮。如气虚下陷之久泻脱肛、内脏下垂，宜选用升麻、柴胡等升浮性质的药物以升阳举陷。肝阳上亢之眩晕头痛，宜选用石决明、代赭石等沉降性质的药物以平降肝阳。目的在于遏制病势的逆转和发展，有利于疾病的康复。以病位而言，大凡病变部位在上在表者，宜升浮不宜沉降；病变部位在下在里者，宜沉降不宜升浮。如《素问·阴阳应象大论》云："其高者，因而越之；其下者，引而竭之；中满者，泻之于内……其在皮者，汗而发之。"说明病变部位在上在表者，当用升浮药物以吐之、汗之；病变部位在下在里者，当用沉降药物以泻之、导之。临床上所用汗、吐、下诸法，就是运用升降浮沉药性以因势利导，祛邪外出的具体体现。

四、影响因素

升降浮沉是药物的固有属性，但不是一成不变的，可以人为加以干预和改变，以满足临床用药的需要。诚如《本草纲目》所说："升降在物，亦在人也。"一般而言，药物升降浮沉的性质与其四气五味、药物质地密切相关，并受到炮制和配伍的影响。

1.气味　《本草纲目》云："酸咸无升，辛甘无降，寒无浮，热无沉。"大凡味属辛、甘，气属温、热的药物，大多主升浮，如麻黄、升麻、黄芪等；凡味属苦、酸、咸，性属寒、凉的药物，大多主沉降，如大黄、芒硝、山楂等。

2.质地　《本草备要》云："凡药轻虚者浮而升，重实者沉而降。"大凡花、叶、皮、枝等质轻的药物大多主升浮，如紫苏叶、菊花、蝉蜕等；种子、果实、矿物、贝壳及质重者大多主沉降，如紫苏子、枳实、牡蛎、代赭石等。

此外，某些药也有特殊性，如旋覆花虽然是花，但功能降气消痰、止呕止噫，药性沉降而不升浮；苍耳子虽然是果实，但功能通窍发汗、散风除湿，药性升浮而不沉降，故有"诸花皆升，旋覆独降；诸子皆降，苍耳独升"之说。

3.炮制　《本草纲目》云："升者引之以咸寒，则沉而直达下焦；沉者引之以酒，则浮而上达颠顶。"说明炮制对药物升降浮沉有着直接的影响，可以改变药物作用的趋向。一般而言，酒炒则升，姜汁炒则散，醋炒则收敛，盐水炒则下行。如大黄苦寒沉降，泻下通便；通过酒炙，则性偏上行，长于清上焦火热。

4.配伍　一般而言，升浮药在大队沉降药中能随之下降，沉降药在大队升浮药中能随之上升。即少数药物的作用趋向往往随多数药物而改变。此外，某些药还可引导其他药上行或下行，改变其作用趋向。如桔梗"为肺部引经，与甘草同为舟楫之剂，诸药有此一味，不能下沉"（《本草经疏》）。故治疗胸膈以上的病证，多用桔梗载药上行。牛膝"能引诸药下行"（《本草衍义补遗》），故治疗腰膝以下的病证，多用牛膝引药下行。

第四节　归　经

早在春秋战国时代，已有中药定位思想的萌芽。如《素问·至真要大论》有"五味入胃，各归其所喜"，《素问·宣明五气论》有"五味所入"，《灵枢·五味论》有"五味各有所走"等记载，可谓归经理论的滥觞。而把归经内容作为药性记载的则首推张元素的《珍珠囊》。其后王好古的《汤液本草》、徐彦纯的《本草发挥》等在全面继承了金元各医家学术思想的基础上，把归经与气味、毒性等并列，进而确立了归经的药性地位。长期以来，关于中药归经用语比较繁杂，主要有"行""入""走""归"等表述。清·沈金鳌的《要药分剂》将其名目繁多的说法，统一称为"归经"，使之成为规范的药性名词，得到了医药界普遍认同，一直沿用至今。

一、含义

归经是药物作用的定位理论。归，即归属之意；经，即脏腑经络及所属部位的概称。归经，即表明药物对某脏腑经络及所属部位有特殊亲和力，对相应部位的病变具有明显的治疗作用。

二、认定依据

中药归经理论的形成是在中医基本理论指导下，以脏腑经络理论为基础，以药物治疗病变所在部位为依据，经过长期临床实践总结出来的定位理论。大凡药物能治某经的病证，即规定其归某经。如心经病变多见心悸失眠，肺经病变常见胸闷喘咳，肝经病变每见胁痛抽搐等。临床用朱砂、远志治疗心悸失眠，说明其归心经；用桔梗、苏子治疗喘咳胸闷，说明其归肺经；用白芍、钩藤治疗胁痛抽搐，则说明其归肝经。

此外，在归经理论形成的过程中，由于诸多学术流派或学术思想的介入，极大地丰富了归经理论的内容。如根据《伤寒论》六经辨证确定药物归经，有归太阳经、归膀胱经等；根据温病卫气营血辨证确定药物归经，有入气分、入血分等；根据药物自身特性确定药物归经，有辛入肺、色黄入脾等。尽管如此，药物归经离不开脏腑经络，脏腑经络学说是归经理论的核心。

三、临床意义

《医学源流论》指出，凡"治病者，必先分经络脏腑之所在"。若"不知经络而用药，其失也泛，必无捷效"。归经理论对临床定位选择用药具有重要的指导意义。如白芷、羌活、吴茱萸均为治头痛的常用药物，由于各自归经不同，白芷主入阳明经，善治阳明头痛；羌活主入太阳经，偏治太阳头痛；吴茱萸主入厥阴经，长于治厥阴头痛。因此，在辨证的基础上，根据病变部位选择适宜的药物，能增强用药的针对性，提高临床的有效性。

运用归经理论必须考虑脏腑经络间在生理上相互联系，在病理上相互影响的关系，在治疗某一脏腑病变的同时应积极调治相关的脏腑，不必拘泥于某经的病变单纯选用归某经的药物。《医学源流论》指出："执经络而用药，其失也泥，反能致害。"如《金匮要略》以肝脾关系为示范，明确提出了"见肝之病，知肝传脾，当先实脾"的整体治疗思路和未病先防理念，也是在中医理论指导下灵活运用归经理论的典范。

归经理论的优势在于药物功能的定位。但临床用药仅凭定位是远远不够的，必须与四气、五味、升降浮沉等理论相结合，方臻全面。如干姜、黄芩、百合、葶苈子同归肺经，均可治疗肺经的病变。但干姜辛热，长于温肺寒；黄芩苦寒，偏于清肺热；百合甘寒，长于补肺虚；葶苈子辛苦大寒，长于泻肺实。说明同归某经的药物，由于气味不同，其功效有温、清、补、泻之别，适应范围也各异。又如黄芩、黄连、黄柏、龙胆均为苦寒，气味相同，能泻火解毒。但黄芩走上焦，长于清肺热；黄连走上、中焦，长于泻心火，清胃热；黄柏走下焦，长于泻肾火；龙胆走下焦，长于泻肝火。说明药物气味相同，归经不同，其功效相似，作用部位有别，临床应用亦有差异。再如桔梗、旋覆花同归肺经。桔梗主升浮，长于开宣肺气，祛痰止咳；旋覆花主沉降，偏于降气消痰，平喘止咳。说明药物归经相同，升降浮沉之性不同，其作用部位相同，而作用趋向有别。

附：引经

引经，又称引经报使、诸经向导。《医医病书》说："药之有引经，如人之不识路径者用向导也。"《本草洞诠》说："剂中用为向导，则能接引众药，直入本经。"即某些药物能引导其他药物的药力到达病变部位。引经是在归经理论的基础上产生而形成的，是归经理论的重要组成部分。归经是指药物能对特定的病变部位直接产生治疗作用。引经则是指药物在复方中用为向导，能接引众药，直达病所。因此，引经也可视为归经中的一种特殊类型。

第五节 毒 性

在现存最早的本草文献中，《神农本草经》率先提出了"有毒无毒"的概念，且以此作为药物分类的依据。《素问·五常政大论》提出了药性有毒无毒使用的基本原则，即"大毒治病，十去其六；常毒治病，十去其七；小毒治病，十去其八；无毒治病，十去其九；谷肉果菜，食养尽之，无使过之，伤其正也"。后世本草多将其与四气五味并列，纳入诸药项下，使之成为中药性能不可或缺的重要内容。

一、含义

中药毒性有广义和狭义之分。

1.泛指药物的偏性　《儒门事亲》指出："凡药有毒也，非大毒、小毒谓之毒。"凡药皆毒，毒是一种普遍概念。《类经》说："药以治病，因毒为能，所谓毒者，因气味之偏也。"《圣济总录》云："若药无毒，则疾不瘳。"说明毒是指药物的偏性，是用以阐明药物奏效机制的理论依据，是中药性能的主要内容之一。

2.指有毒药物对机体的伤害性　《诸病源候论》指出："凡药物云有毒及大毒者，皆能变乱，于人为害，亦能杀人。"所谓"变乱""为害""杀人"，就是指有毒药物对机体伤害程度的描述，属于少数有毒药物所特有的特性，属于狭义毒性的范畴。2020年版《中国药典》和历版《中药学》教材在部分药物下标注的"大毒""有毒""小毒"等，都是指狭义的毒性。

中药毒性作为一种性能概念，既反映了中药偏性及由此产生的治疗效应，又反映了药物有毒无毒的安全特征及在一定条件下对机体的损害性，对临床安全、有效地使用中药具有现实的指导价值。

二、认定依据

关于毒性确定，一般依据其对人体的损害程度而定。所谓"大毒之性烈，其为伤也多。小毒之性和，其为伤也少。常毒之性，减大毒之性一等，加小毒之性一等，所伤可知也"（《类经》注文引王冰语）。这是古人对中药毒性确定及分级标准的粗略论述，有一定的参考价值，但很难把握。1988年，国务院颁布了《医疗用毒性药品管理办法》，明确界定毒性药品"系指毒性剧烈，治疗剂量与中毒剂量相近，使用不当会致人中毒或死亡的药物"。具体毒性中药品种有：砒石（红砒、白砒）、砒霜、水银、生马钱子、生川乌、生草乌、生白附子、生附子、生半夏、生南星、生巴豆、斑蝥、青娘虫、红娘虫、生甘遂、生狼毒、生藤黄、生千金子、生天仙子、闹羊花、雪上一枝蒿、白降丹、蟾酥、洋金花、红粉、轻粉、雄黄。

三、临床意义

中药毒性的意义在于为临床安全、有效用药起到"警示"作用。尽管中药的安全性相对较高，但使用不当造成毒副反应的可能性仍然存在，不容忽视。因此，正确认识中药的毒性，规范使用有毒药物，确保用药安全，显得尤为重要。

1.正确认识毒性　药物有毒无毒是一个相对概念，是一种辩证关系，关键在于用之是否得法，药证是否相对。《本草正》指出："若用之不当，凡能病人者，无非毒也。即如家常茶饭，本皆养人之正味，其或过用误用，亦能毒人。"《医法圆通》云："病之当服，附子、大黄、砒霜皆是至宝；病之不当服，参、芪、鹿茸、枸杞都是砒霜。"因此，临床用药必须牢固树立"凡药皆毒"的思想，坚持"无毒用药"的理念，在确保用药安全的前提下，获得最佳的治疗效果。

2.严格控制剂量　药物是否致毒以及危害的轻重程度与其剂量的大小密切相关。《神农本草经》提出"取去为度"，《新修本草》强调"皆须量宜"，仍具有现实的指导意义。临证应用毒性药物时，既不能毫无顾忌，盲目加大剂量以求疗效，忽视安全，以致中毒，甚至死亡；又不能瞻前顾后，随意降低剂量以求安全，忽视疗效，以致无效，延误病情。

3.注意炮制配伍　炮制和配伍是中药减毒的重要方法和手段。临证用药，只要炮制得法，配伍适宜，就能趋利避害。如《本草求真》云："毒有法制以疗人病，则药虽毒，而不得以毒称。"

对于毒大性猛的药物，尤其要注意如法炮制。《神农本草经》指出："若有毒宜制，可用相畏、相杀者。"这是运用有毒药物时常用的配伍原则。如《伤寒论》十枣汤，方中用十枚大枣煎汤送服甘遂、大戟、芫花，旨在缓和药性，保护胃气，就是配伍减毒的典范。至于"十八反""十九畏"所涉及的药对，属于传统配伍禁忌的范畴，一般不宜配伍使用。

此外，药材的质量、患者的体质、用药的方法等，都与安全用药密切相关。因此，正确认识中药的毒性，要把握临床用药的各个环节，采取有效的防范措施，确保用药安全。

附：药品不良反应、严重药品不良反应、新的药品不良反应

1. 药品不良反应 是指合格药品在正常用法用量下出现的与用药目的无关的或意外的有害反应（《药品不良反应报告和监测管理办法》）。

2. 严重药品不良反应 是指因使用药品引起以下损害情形之一的反应：①导致死亡；②危及生命；③致癌、致畸、致出生缺陷；④导致显著的或者永久的人体伤残或者器官功能的损伤；⑤导致住院或者住院时间延长；⑥导致其他重要医学事件，如不进行治疗可能出现上述所列情况的（《药品不良反应报告和监测管理办法》）。

3. 新的药品不良反应 是指药品说明书中未载明的不良反应。说明书中已有描述，但不良反应发生的性质、程度、后果或者频率与说明书描述不一致或者更严重的，按照新的药品不良反应处理（《药品不良反应报告和监测管理办法》）。

【复习思考题】

1. 中药为什么能治病？中药是怎样治病的？
2. 四气五味是药性理论的核心，试述四气五味组合释药的临床意义。
3. 李时珍说："升降在物，亦在人也。"如何理解？
4. 如何理解中药"毒"的相对性？
5. 如何理解"药不瞑眩，厥疾弗瘳"？瞑眩反应与毒副反应的如何甄别？

第五章

中药的应用

第一节 配 伍

配伍是中药临床运用的主要形式，是历代医家在长期的医疗实践中逐步认识而形成的。尤其是《神农本草经》提出的"阴阳配合""君臣佐使""七情合和"的理论，成为中药配伍理论的总纲。

一、含义

配伍，是根据病情的需要和药物的不同特点，按照一定的原则将两种以上的药物配合在一起应用。配伍的目的在于协调药物的偏性，适应复杂的病情，增强药物疗效，减轻毒副作用，使用药更加安全、有效、合理。

二、七情

"七情"是指中药运用的七种情况或七个方面，即单行、相须、相使、相畏、相杀、相恶和相反，最早记载于《神农本草经》，但未作具体解释。后世在此基础上进行了诠释和发挥，使之不断充实，日臻完善。现分述如下。

1. 单行 《本草蒙筌》解释为"不与诸药共剂，而独能攻补也"。即单行就是用单味药物治病。一般用于病情单纯或轻浅的疾病，如清金散，即单用一味黄芩治疗肺热咳血。也可用于病情危急的疾病，如独参汤，即单用一味人参治疗大失血所引起元气虚脱的危重病证。

2. 相须 《本草蒙筌》解释为"二药相宜，可兼用之"。《本草纲目》强调"同类不可离"。即相须是指两种性能功效类似的药物配合应用，能增强或提高其原有药物治疗效应的配伍关系。如麻黄配桂枝，能增强发汗解表的治疗效应。附子配干姜，能增强回阳救逆的治疗效应。

3. 相使 《本草蒙筌》解释为"能为使卒，引达诸经"。《本草纲目》解释为"我之佐使"。即相使是指以一种药物为主，另一种药物为辅，辅药能增强或提高主药治疗效果的配伍关系。如治疗气虚水肿，常以补气利水的黄芪为主，辅以利水健脾的茯苓。二者合用，茯苓能提高黄芪补气利水的治疗效应。

相须、相使都是指药物配伍后治疗效应增强。不同的是，相须是指药物之间的平等关系，能互相增强疗效；相使是指药物之间的主辅关系，辅药增强主药的疗效。

4. 相畏 《本草经集注》以半夏与生姜配伍为例对相畏进行了诠释。谓"半夏有毒，用之必须生姜，此是取其所畏，以相制尔"。即相畏是指一种药物的毒性或副作用能被另一种药物减轻或消除的配伍关系。

5. 相杀　《本草纲目》解释为"制彼之毒也"。即相杀是指一种药物能够减轻或消除另一种药物的毒性或副作用的配伍关系。如生姜杀半夏，即生姜可以减轻或消除半夏的毒性或副作用。

相畏和相杀是同一配伍关系的两种不同提法，只是在表述上采用了主动与被动的方式不同而已。即能减毒者谓之相杀，被减毒者谓之相畏。

6. 相恶　《本草纲目》解释为"夺我之能"。即一种药物能使另一种药物治疗效应减低甚至丧失的配伍关系。如人参恶莱菔子，即莱菔子能削弱人参的补气作用，使其治疗效应降低。

7. 相反　《本草经集注》解释为"彼我交仇，必不宜合"。即两种药物合用，能产生或增强毒副效应的配伍关系。如甘草反甘遂，贝母反乌头等。详见用药禁忌"十八反""十九畏"的内容。

上述七情中，除单行外，都是用以阐述药物组合后彼此间所发生的配伍关系。见图5-1。

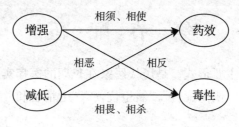

图5-1　七情配伍关系

如图5-1所示，七情从正反两个方面阐述了药物增效、减毒、减效、增毒四种配伍关系。其中，相须、相使属增效配伍，是临床常用的配伍关系；相畏、相杀属减毒配伍，是运用有毒药物的配伍关系；相恶、相反属减效或增毒配伍，属于配伍禁忌的内容，一般应避免配伍使用。《神农本草经》指出："当用相须、相使者良，勿用相恶、相反者。若有毒宜制，可用相畏、相杀者；不尔，勿合用也。"这是中药配伍运用的基本准则。

【备注】　随着"七情"研究的不断深入，对"单行"又有一些新的认识和进展。如《中华临床中药学》指出："单行指各自独行其是，互不影响临床效应的两味药之间的配伍关系。"认为：单行是一种广泛存在的配伍关系。凡是彼此之间没有增减治疗效应或毒害效应的特殊关系的两味药合用，其配伍关系即属七情中的单行。

附：药对

药对，又称对药。即二味药（个别有三味药）成对使用，是临床上常用的相对固定的配伍形式，也是中药配伍运用的最小单位。如桂枝配芍药调和营卫，柴胡配黄芩和解少阳等。

第二节　用药禁忌

中药的用药禁忌主要包括配伍禁忌、证候禁忌、妊娠用药禁忌和服药饮食禁忌四个方面。

一、配伍禁忌

配伍用药禁忌是指某些药物合用后，能使药效减低甚至丧失，产生或增强毒副效应，应尽量避免配合应用。历代关于配伍用药禁忌的认识并不一致，其中金元时期概括的"十八反"歌诀和明代概括的"十九畏"歌诀甚为流行。

"十八反"歌诀（《儒门事亲》）："本草明言十八反，半蒌贝蔹及攻乌，藻戟遂芫俱战草，诸参辛芍叛藜芦。"即乌头反贝母、瓜蒌、半夏、白及、白蔹；甘草反甘遂、大戟、海藻、芫花；藜芦反人参、丹参、玄参、沙参、细辛、芍药。

"十九畏"歌（《医经小学》）："硫黄原是火中精，朴硝一见便相争，水银莫与砒霜见，狼毒最怕密陀僧，巴豆性烈最为上，偏与牵牛不顺情，丁香莫与郁金见，牙硝难合京三棱，川乌、草乌不顺犀，人参最怕五灵脂，官桂善能调冷气，若逢石脂便相欺，大凡修合看顺逆，炮爁炙煿莫相依。"即硫黄畏朴硝，水银畏砒霜，狼毒畏密陀僧，巴豆畏牵牛，丁香畏郁金，牙硝畏三棱，川乌、草乌畏犀角，人参畏五灵脂，官桂畏赤石脂。

对于"十八反""十九畏"的认识，历来存在分歧。无论从文献研究、临床报道和实验观察来看，均无一致的结论。因此，对待"十八反""十九畏"的正确态度是：若无充分的根据和用药经验，一般不应盲目地使用"十八反""十九畏"所涉及的药对，或全盘否定"十八反""十九畏"。

二、证候禁忌

某种或某类病证不宜使用某种或某类药物，称"证候禁忌"。如麻黄性味辛温，功能发散风寒，宣肺平喘，适宜于外感风寒表实证及风寒束肺，肺气不宣的喘咳。但对于表虚自汗及阴虚盗汗、肺肾虚喘则不宜使用。证候禁忌的内容涉及较广，详见各论中每味药物的"使用注意"部分。

三、妊娠禁忌

妊娠禁忌是指在妇女妊娠期间禁用或慎用某些药物。一般而言，凡能引起堕胎或损害胎元的药物均属禁忌之列。

根据药物对妇女妊娠损害的程度不同，一般可分为慎用与禁用两大类。慎用的药物包括活血化瘀药、破气药、攻下药及辛热滑利之品，如桃仁、红花、牛膝、姜黄、大黄、芒硝、枳实、附子、冬葵子等；而禁用的药物是指毒性较强或药性猛烈的药物，如巴豆、牵牛、大戟、商陆、麝香、三棱、莪术、水蛭、斑蝥、雄黄、砒霜等。

凡禁用的药物绝对不能使用，慎用的药物可以根据病情的需要，斟酌使用。

四、饮食禁忌

是指服药期间忌进食某些食物，称"饮食禁忌"，又称"食忌"，也就是通常所说的"忌口"。历代医药学家对此都十分重视和讲究。如《本草纲目》记载："凡服药，不可杂食肥猪犬肉、油腻羹鲙、腥臊陈臭诸物；凡服药，不可多食生蒜、胡荽、生葱、诸果、诸滑滞之物。"一般在服药期间，应忌食生冷、油腻、辛辣、不易消化及有特殊刺激性的食物，以免妨碍脾胃功能，影响药物的吸收，使药物的疗效降低。某些对治疗不利的食物也应忌口，如寒性病不宜吃生冷食物、清凉饮料等；热性病不宜吃辛辣、油腻、腥膻等食物。还要避免食用某些与所服药物可能存在不良反应的食物。如服使君子应忌茶，服绵马贯众应忌油等。

第三节　剂　量

剂量是决定药物临床应用安全、有效的重要参数。《本草经集注》指出："分剂秤两，轻重多少，皆须甄别。"理想的剂量要求是最好、最大的疗效，最小、最少的不良反应。

一、含义

中药剂量是指临床应用时的分量。本教材中各药条下注明的用量，系单味药的有效剂量。除特别注明以外，都是指干燥饮片，在汤剂中成人一日内服的剂量。

二、剂量单位

古代曾采用重量（如铢、两、钱、斤等）、度量（如寸、尺等）及容量（如合、升、斗等）等多种方法量取不同的药物。自明清以来，我国普遍采用16进位制的"市制"计量方法，即1市斤=16两=160钱。自1979年起我国对中药生产计量统一采用公制，即1公斤=1000克=1000000毫克。为了处方和调剂计算方便，按规定以如下的近似值进行换算：

1市两（16进位制）=30g

1钱=3g

1分=0.3g

1厘=0.03g

《处方管理办法》要求：药品剂量与数量用阿拉伯数字书写，剂量应当使用法定计量单位。中药饮片以克（g）为单位。

三、认定依据

所谓"剂量是中医不传之秘"，深刻提示了药物剂量确定的难度和在实际运用中的灵活性。剂量的确定应以安全、有效为准则。同时，要充分考虑以下因素。

1. 药物方面　应考虑其毒性有无、作用强弱、气味浓淡、质地轻重和药品干鲜等因素与剂量的关系。一般而言，花叶皮枝等质轻及气味浓厚、作用较强的药物用量宜小；矿物贝壳类质重及药味淡薄、作用缓和的药物用量宜大。鲜品药材含水分较多，故用量宜大（一般为干品的4倍）。贵重药材如羚羊角、麝香等，在保证药效的前提下应尽量减少用量。《神农本草经》指出："若用毒药疗病，先起如黍粟，病去即止，不去倍之，不去十之，取去为度。"提示剧毒药物应严格控制剂量，宜采取"小量渐增"的使用方法，确保用药安全。

2. 应用方面　应考虑剂型、配伍、用法、使用目的与剂量的关系。如《本草别说》云："细辛，若单用末，不可过半钱，多即气闷塞不通者死。"提示剂型、配伍、用法等是制约药物剂量的基本要素。一般而言，单味药使用比复方中应用剂量要大些；在复方配伍使用时，主药比辅药用量要大些。同一药物在不同剂型中，其用量亦不尽相同。一般入汤剂比入丸散剂的用量要大些。《药品化义》云：葛根"若多用，二三钱能理肌肉之邪，开发腠理而出汗……若少用，五六分能治胃虚热渴，酒毒呕吐，胃中郁火，牙疼口臭。"说明剂量不同，治疗效果和达到目的是不一样的。

3. 患者方面　应考虑患者的年龄、体质、病情轻重、病势缓急、病程长短与剂量的关系。《本草衍义》云："凡服药多少……缘人气有虚实，年有老少，病有新久，药有多毒少毒，更在逐事斟量。"一般而言，老年、小儿、妇女产后及体质虚弱的患者用量宜轻，成人及平素体质壮实的患者用量宜重。一般5岁以下的小儿用成人药量的1/4。5岁以上的儿童按成人用量减半服用。病情轻、病势缓、病程长者用量宜小；病情重、病势急、病程短者用量宜大。

此外，还应考虑地域、季节、气候等自然条件，做到因地、因时制宜，酌情定量。诚如《医学衷中参西录》所说："分其地点之寒热，视其身体之强弱；尤宜论其人或在风尘劳苦，或在屋内营生，随地随人斟酌定其所用之多寡，临证自无差谬也。"

第四节　用　法

《药治通义》说："汤之为物，煮取精液，药之性味，混然融出，气势完壮，其力最峻，表里上下，无所不达，卒病痼疾，无所不适，是故补、泻、温、凉，有毒、无毒，皆以汤为便，所以用汤最多也。"汤剂具有吸收快、奏效速、随证增损的优势，是临床应用最早、最广泛、最能体现中医药特色和优势的剂型。本节重点介绍汤剂的煎煮方法及服用方法。

一、一般煎煮法

中药煎煮法是将一种或数种中药加水煎煮后去渣取汁的一种操作方法。《本草纲目》指出："凡服汤药，虽品物专精，修制如法，而煎药者，鲁莽造次，水火不良，火候失度，则药亦无功。"《医学源流论》强调："煎药之法，最宜深讲，药之效不效，全在乎此。"因此，中医对汤剂的制作，尤其对煎具、用水、火候、煎煮方法历来都十分讲究。

1. 煎药器具　《本草纲目》指出："凡煎药并忌铜铁器，宜用银器瓦罐。"以防金属元素与中药成分发生化学反应，或降低疗效，或产生毒副反应。宜用化学成分稳定，不易与药物发生化学反应，且导热均匀，保暖性能良好的砂锅、砂罐等陶瓷器皿，搪瓷罐次之。

2. 煎药用水　煎药宜用洁净、无异味和含杂质少的水。一般来说，凡人们日常生活中可饮用的水（如自来水、井水或蒸馏水），都可用以煎煮中药。

3. 煎前浸泡　药物在煎煮之前都需要浸泡。既有利于有效成分的溶出，又可缩短煎煮时间。一般用冷水浸泡20～30分钟即可。若以种子或果实为主的药物，可浸泡1小时。夏天气温高，浸泡时间不宜过长，以免药液变质。

4. 加水多少　药物浸泡好之后，可加水煎煮，至于加水量的掌握很难精确。如"剂多水少，则药味不出；剂少水多，又煎耗药力"（《本草纲目》）。通常只能根据饮片质地的疏密，吸水性能的强弱，及煎煮所需时间的长短来估计加水量。一般将饮片适当加压后，以水面高出药面2～3cm为宜。

5. 煎药火候　火候有文火与武火之分。所谓文火，即小火。是指使温度上升及水液蒸发缓慢的火候。所谓武火，即大火、猛火。是指使温度上升及水液蒸发迅速的火候。

6. 煎煮方法　《本草纲目》提倡"先武后文"。即先用武火使药液尽快沸，以节省时间，后用文火继续煎煮，使药液保持微沸状态，以免药液溢出或过快熬干。有效成分不易煎出的矿物类、骨角类、甲壳类药物及补虚药，宜文火久熬，每次维持1小时左右，使有效成分能充分溶出。解表药及其他含挥发性有效成分的药，宜用武火迅速煮沸，改用文火维持10～15分钟即可。一般中药煎煮两次，第2煎加水量为第1煎的1/3～1/2。两次煎液去渣滤净混合后分2～3次服用。

二、特殊煎煮法

一般而言，药物可同时入煎，但某些药物因其质地不同，需要特殊的煎煮方法。归纳起来主要有以下几种：

1. 先煎　即先于他药煎煮。①矿石类、贝壳类、角甲类药物，因质地坚硬，有效成分不易煎出，需先煎20～30分钟，再下其他药物同煎。如石膏、石决明、水牛角等。②毒性较强的药物，宜先煎45～60分钟后再下他药，通过久煎可以降低毒性，确保用药安全。如附子、乌头等。

2. 后下 即后于他药煎煮。气味芳香的药物，久煎易使其有效成分挥发而降低药效，一般在中药汤剂煎好前 5～10 分钟入药即可。如广藿香、砂仁等。此外，有些药物虽不属芳香药，但久煎也能破坏其有效成分，如钩藤、番泻叶等亦属后下之列。

3. 包煎 即用纱布将药物包裹后入煎。①花粉类、细小种子类药物及药物细粉等，如蒲黄、苏子、六一散等不易与水接触而浮于水面，宜用纱布包好，再与其他药物同煎。②淀粉、黏液质较多的药物，如秫米、车前子等，在煎煮过程中易粘锅糊化或焦化，故需包煎。③含绒毛的中药，如旋覆花、辛夷等，包煎可避免绒毛脱落，混入汤液中刺激咽喉而引起咳嗽。此外，有些易混浊的药物，如滑石粉、赤石脂等，也应包煎。

4. 另煎 即单独煎煮，又称另炖。某些贵重药材，入汤剂宜另煎取汁，再与其他煎液混合服用，主要是避免贵重药材的浪费，如人参、羚羊角等。

5. 烊化 即用水（或黄酒、或药汁）加热溶化，又称溶化。胶类药物与他药同煎，容易粘锅、熬焦，或黏附于其他药物上，既造成胶质类药物的浪费，又影响其他药物有效成分的溶出。可将胶类药物放入水中，或黄酒中，或已煎好的药液中加热溶化后服用。如饴糖、阿胶、蜂蜜等。

6. 泡服 即用开水浸泡服用，又称焗服。某些有效成分易溶于水或久煎容易破坏药效的药物，宜用少量开水或滚烫药液浸泡，加盖闷润 30 分钟后去渣服用。如大黄"欲速生使，投滚汤一泡便吞"（《本草蒙筌》）。

此外，某些药物有效成分难溶于水，或高温容易破坏药效，或液体类药，或某些贵重药用量较轻者，不必入煎，可直接用温开水或药物煎液冲服。如雷丸、麝香、姜汁等。

《处方管理办法》要求：凡对药物煎煮有特殊要求者，处方时应在药品右上方注明，并加括号。如石膏(先煎)、广藿香(后下)、车前子(包煎)等。

三、汤药的服法

1. 服药次数 一般每日 1 剂，煎 2 次，分 2～3 次服。若急性病、热性病可 1 日 2 剂；病情缓轻者，亦可间日服或煎汤代茶饮。

2. 服药时间 适时服药，应根据病情的需要和药物的特性来确定。如攻下药及治疗肠道疾病的药物宜饭前服，消食药及对胃有刺激性的药宜饭后服。无论饭前服还是饭后服，服药与进食都应间隔 1 小时左右，以免影响药效的发挥与食物的消化。此外，有些药物还应在特定的时间服用。如驱虫药、峻下逐水药宜在清晨空腹时服，截疟药应在疟疾发作前 4 小时服，安神药宜在睡前 0.5～1 小时服。慢性病定时服，急性病则不拘时服。

3. 服药冷热 汤剂一般宜温服。但解表药要偏热服，服后还须温覆盖好衣被，或进热粥，以助汗出；寒证用热药宜热服，热证用寒药宜冷服，以防格拒于外。如出现真热假寒当寒药温服，真寒假热者则当热药冷服。

此外，危重患者宜少量频服；呕吐患者可以浓煎药汁，少量频服；对于神志不清或因其他原因不能口服时，可采用鼻饲给药法。

附：中药常用命名方法

中药品种繁多，命名各存思义，均从不同的角度、不同的层面反映了药物的不同性质和特点。熟悉中药的命名方法和原则，对于药材品种考证、澄清混乱品种、正确使用中药名称和指导临床用药都有着重要意义。

1. 以颜色命名　中药五颜六色，绚丽夺目，成为某些药物的显著标志，也是中药命名的主要依据。一般而言，凡红色者，多在药名前冠以"红""赤""朱""丹"等字样，如红花、赤芍、朱砂、丹参等，皆因色红而得名。凡黄色者，多在药名前冠以"黄""金"等字样，如黄连、黄芩、黄柏、金铃子等，皆因色黄而得名。凡白色者，多在药名前冠以"白""银"等字样，如白芷、白前、白及、银杏、金银花等，皆因色白而得名。凡黑色者，多在药名前冠以"黑""玄""乌""墨"等字样，如黑丑、玄参、乌梅、墨旱莲等，皆因色黑而得名。此外，以青色命名药物的有青皮、青蒿、青黛等，以紫色命名的药物有紫草、紫参、紫花地丁等，以绿色命名的药物有绿豆、绿萼梅等。

2. 以气味命名　中药都具有一定的滋味，有些药物还具有某些特殊的气味，通过人们的味觉或嗅觉可以直接感受，也常作为中药的命名的依据。大凡甘味的药物，多在药名中带有"甘""甜"等字样，如甜味的甘草、甜杏仁等。辛味的药物多在药名中带有"辛""麻"等字样，如细辛、麻黄等。苦味的药物多在药名中带有"苦""胆"等字样，如苦参、苦楝子、龙胆草等。又如酸味的酸枣仁，酸、苦、甘、辛、咸五味具备的五味子等，皆以药物的滋味命名。鱼腥草因有浓烈的鱼腥气而得名，败酱草因有陈败的豆酱气而得名，藿香因其"香"而得名，臭梧桐因其"臭"而得名。以上皆因其特殊的气味命名。

3. 以形状命名　不少中药奇形异状，颇具特色，有别于其他药物，因其形而命其名，具有形象直观的特点。如马兜铃，状如马项之铃；木笔花，因花苞有毛，光长如笔，故取象曰木笔；白头翁，因其近根处有白茸状，形似白头老翁；牛膝，其茎节膨大，似牛之腿膝；狗脊，貌似狗之脊骨；枇杷叶，其形如琵琶；马齿苋，其叶比并如马齿；半边莲，秋开小花，止有半边，如莲花状；射干，茎梗疏长，正如射人长竿之状；紫花地丁，地下根如钉；木瓜，木实如瓜；佛手，其实状如人手，有指。又如钩藤、龙眼、鸡冠花等，皆因其形状而名之。

4. 以功用命名　有些药物对某些疾病具有独特的治疗作用和治疗效果，根据其功用命名，对临床用药具有直接的指导意义。如益母草，活血祛瘀，善治妇科经产诸疾，使邪去则母受益，故有益母之名。防风，其功疗风最要，故名。蚤休，本品善疗虫蛇之毒，得此治之即休，即有早日康复之意。伸筋草，祛风湿、舒筋活络，有利于筋脉的屈伸。骨碎补，主折伤，补骨碎，故命此名。远志，此草服之能益智强志，故有远志之名。黄芪，为补药之长，故名。百合，长治百合病故名。合欢花，长于蠲忿，令人欢乐无忧。又如甘草，能治七十二种乳石毒，解一千二百般草木毒，调和众药有功，故有国老之号。大黄，因其涤荡肠胃，推陈致新，有斩关夺门之力，锐不可当之势，故号将军。

5. 以产地命名　我国地大物博，药源丰富，草木谷菜，鸟兽虫鱼，金玉矿石，应有尽有。因产地不同而功用有别，故古人十分重视"地道药材"。为此，常在药名中冠以产地名。如著名的四大蕲药——蕲蛇、蕲竹、蕲艾、蕲龟，均产于李时珍的故乡湖北蕲州；著名的四大怀药——怀地黄、怀山药、怀牛膝、怀菊花，均产于河南怀庆府（新乡）。又如产于四川的川贝母、蜀椒，云南的云茯苓、云木香，浙江的浙贝母、杭芍药，广东的广陈皮，山东的东阿胶，吉林的人参，福建的建泽、建曲等，都是著名的道地药材。

此外，如藏红花，并非产于西藏，主要产于欧洲及中亚地区，以往多由印度、伊朗经西藏进口行销内地，故又名"藏红花""西红花"。又如广木香，原名"蜜香"，主产于印度、缅甸、巴基斯坦等地，以往从我国广州输入，行销内地而得名。这里"藏"和"广"并非指产地，而是指药材的进口地，宜当明辨。

6. 以炮制命名　炮制是指对中药原材料进行加工处理的过程。炮制的方法不同，处方用名各异。如"炒制"的有炒牛蒡子、炒牵牛子、土炒白术、麸炒枳壳、米炒斑蝥等，"炙制"的有蜜炙甘草、酒炙川芎、醋炙香附、盐炙杜仲等，"煨制"的有煨生姜、煨木香、煨肉豆蔻等，"煅制"的煅石膏、煅牡蛎、煅瓦楞子、血余炭等，"水飞"的有水飞滑石、水飞炉甘石、水飞朱砂等，"发芽"的有麦芽、谷芽、大豆卷等，"制霜"的有巴豆霜、西瓜霜、砒霜；"发酵"的有神曲、淡豆豉等，"淬制"的有淬自然铜、淬磁石、淬赭石等。

同一药物每因炮制的方法不同而名称各异。如麻黄，生用者名"生麻黄"，蜜炙者名"炙麻黄"；地黄，鲜用者名"鲜地黄"，晒干者名"生地黄"，蒸熟者名"熟地黄"。又如半夏有生半夏、姜半夏、法半夏、半夏曲之分，白术有生白术、蒸白术、炒白术、焦白术之异。

7. 以药用部位命名 根据药用部位命名是最常用、最直接的命名方法，尤其植物类药更是如此。大凡以全草入药者多以"草"名，如马鞭草、车前草、鱼腥草、仙鹤草等；以花入药者多以"花"名，如菊花、金银花、槐花、月季花等；以叶入药者多以"叶"名，如桑叶、枇杷叶、艾叶、竹叶等；以枝入药者多以"枝"名，如桑枝、桂枝等；以种子或果仁入药者多以"子"或"仁"名，如苏子、莱菔子、冬葵子、杏仁、桃仁、柏子仁等；以根或根茎入药者多以"根"名，如芦根、白茅根、板蓝根、葛根等；以树皮或根皮入药者多以"皮"名，如桑白皮、牡丹皮、地骨皮、海桐皮等。正因如此，同一药物每因药用部位不同而名称各异。如桑叶、桑枝、桑白皮、桑椹子同出一物，因药用部位有叶、枝、根皮、果实之区别，故有诸名。它如当归有当归头、当归身、当归尾、全当归之分，瓜蒌有瓜蒌皮、瓜蒌仁、全瓜蒌之异。

8. 以时间命名 药物的采集时间和贮存时间是否得当，与药物的临床疗效有着密切的关系，古人对此极为重视，并通过药物命名得以体现。如夏枯草，"此草冬至后生叶，至春而花，一到夏至即枯，故名"（《本草便读》），提示本品到夏季果穗半枯时采收。"五月半夏生，盖当夏之半也"（《礼记·月令》），提示半夏之块茎在仲夏成熟，此时夏季刚过一半，故名。

一般而言，用药宜新。主要是指药物采集后放置时间不宜太长，以免霉变、虫蛀、变质等影响药物的疗效。古人在长期的实践中发现有些药物宜用陈而不宜用新，即药物采集后贮存时间宜长。如"橘皮"，一般认为，新鲜橘皮味较辛辣，气燥而烈，入药一般以放置陈久，辛辣之味缓和者为宜，故名"陈橘皮""陈皮"。又如棕榈炭，李时珍明确指出："年久败棕入药尤妙。"故有"陈棕榈"之名。

9. 以声音命名 有些动物往往发出一种特别的叫声，成为该动物的显著特征。如蛤蚧，雄者为蛤，雌者为蚧。属爬行动物，形似壁虎而大，常夜间出来活动。闻其鸣声，一曰蛤，一曰蚧，雌雄相随，鸣声相续，人们遂因其声而命其名。

10. 以人名命名 一般根据药物的发现者或最初使用者的名字来命名。如徐长卿，李时珍说："徐长卿，人名也，常以此药治邪病，人遂以名之。"何首乌，《大明本草》记载："其药本草无名，因何首乌见藤夜交，便即采食有功。因以采人为名尔。"刘寄奴，据说本品为宋高祖刘裕所发明，他小名寄奴，故名。使君子，俗传潘州郭使君，常用一种果实治小儿虫证，特别有效，后医家因号为使君子也。

11. 因避讳易名 封建时代为了维护等级制度的尊严，说话写文章时遇到君主或尊亲的名字都不直接说出或写出，叫做避讳。有些中药名称随历史的演进，而不得不几易其名。如山药，在《神农本草经》中叫"薯蓣"，唐代中期，因避代宗讳，改为"薯药"。到北宋时，又因避英宗讳，改为"山药"，一直沿用至今。又如常山，原名"恒山"，因历史上三个皇帝（汉文帝、唐穆宗、宋真宗）皆名"恒"，因避讳而易名常山。他如玄参、玄胡、玄明粉，皆因避康熙（玄烨）之讳，改玄为"元"，分别易名为元参、元胡、元明粉等。

12. 因秉性命名　所谓秉性，即天性、本性。根据某些药物特有的本性来命名，有助于对药物的进一步了解。如王不留行，"此物性走而不住，虽有王命不能留其行"（《本草纲目》），主要根据其性善走窜的特性命名。肉苁蓉，因其"补而不峻，故有从容之号。从容，和缓之貌"（《本草纲目》），主要根据其补而不峻的特性命名。又如沉香，因其气香质重，有"置水则沉"（《本草纲目》）的特性而得名。麝香，因其气味浓烈，香气能远射而得名。

13. 根据故事传说命名　在我国古代流传着许多与医药有关的神话故事和民间传说，文人墨客将其加工整理，以文字的形式记载下来。相传一农夫，身患腹水重病，久治不愈。后经一医生诊治，用黑白两种颜色的种子药物煎服，农夫的病不日而愈。农夫为了感谢这位医生，就把家里最珍贵的东西——耕牛，牵来作为医生的酬谢，后来人们就把这味药物叫"牵牛子"。因牛属丑，其中黑色的叫黑丑，白色的叫白丑，合称为二丑。据《本草纲目》记载，古时候，有个叫杜仲的人，经常服食一种植物，后来竟然得道成仙而去，后人用这种药来治病，效果很好，人们每每怀念杜仲这个人，遂把这种药物唤为"思仙"。类似神话传说颇多，有的流传千古，至今广为传诵，成为美谈。

14. 外来药名或译名　中药中，凡外国或外族来的药物，一般在药名前冠以"胡""海""番""洋"等字样，反映了古代中外文化交流中外来文化的渗入，从中也可以了解药物传入的时间及方域。大凡冠以"胡"字的药物，多为两汉、两晋时由西北丝绸之路引入，如胡豆、胡麻、胡瓜；冠以"海"字的药物（除产于海洋的药外），多为南北朝后由海路引入，如海桐皮、海枣、海棠等；冠以"番"字的药物，多为南宋至元明时由"番舶"（外国来华贸易的商船）引入，如番茄、番木鳖、番泻叶等；冠以"洋"字的药物，多为清代由海上引入，如洋葱、洋参、洋姜、洋芋等。有些外来药，如荜茇、荜澄茄、曼陀罗、阿魏、诃黎勒等，皆是根据译音而得名。

以上为中药命名方法之大要。在实际运用中，有一法命名者，有多法联用者。如威灵仙，"威，言其性猛也；灵仙，言其功神也"（《本草纲目》）。只要掌握了中药命名的基本方法，就能知常达变，举一反三。

【复习思考题】

1. 何谓配伍？单行属配伍关系吗？为什么？
2. "十八反""十九畏"歌诀所涉及的药对能配伍使用吗？谈谈你的看法。
3. 如何理解中医不传之秘在药量？
4. 中药有哪些特殊煎煮方法？其意义何在？

各 论

扫一扫，查阅本章数字资源，含PPT、音视频、图片等

一、含义

凡以发散表邪为主要功效，常用以治疗表证的药物，称为解表药，又叫发表药。

解表药一般分为发散风寒药和发散风热药两类。

二、性能特点

本类药物多为轻扬辛散之品，主入肺或膀胱经。善走肌表，疏达腠理，可使表邪由汗出而解或从外而散，从而达到治愈疾病、防止传变的目的，即所谓"其在皮者，汗而发之"（《内经》）之意。本章药物的主要功效为解表、发散风寒与发散风热等。

所谓解表，是指轻扬辛散的药物外散表邪以解除表证的作用，又称为发表、疏表、发散表邪、疏散表邪等。其中药性偏温，主要用以治疗风寒表证的作用，称发散风寒，又称解表散寒、散寒解表、散风寒或辛温解表；若发汗作用较明显者，常称为发汗解表；温散作用较缓者，常称为祛风解表，又称发表祛风、解表祛风、解表散风、发表散风。性偏寒凉，主要用以治疗风热表证或温病卫分证的作用，称发散风热，又称宣散风热、疏散风热、散风热、疏风热或辛凉解表。

三、主治病证

本类药物适用于六淫、时行之邪，经皮毛、口鼻侵入机体所致的表证，症见恶寒发热，头痛身痛，苔薄脉浮等。

四、应用原则

表证有风寒、风热之分，应针对表证的不同类型辨证选用发散风寒药与发散风热药。同时应根据气候特点及患者体质的不同配伍用药。如夏季多湿，秋季多燥，可适时配伍化湿药或润燥药。若虚人感冒，可辨证选用补虚药同用，以扶正祛邪。表证兼见咳喘痰多、目赤肿痛、呕恶苔腻、脘腹胀满等，可相应配以化痰止咳平喘药、清肝明目药、化湿和中药或行气健脾药同用。

五、使用注意

使用解表药要注意中病即止，不可过剂或久服，以免耗气伤阴。因汗与津血同源，故对于体虚汗出、久患疮疡、淋证、失血及年老、孕妇、产后等津血亏耗者，应慎用发汗作用较强的药物。解表药多为辛散轻扬之品，一般不宜久煎，以免药性耗散，药效降低。

六、现代研究

本类药物能增加汗腺分泌，促进或改善血液循环而促进发汗，具有不同程度的解热、降温作用。此外，尚有抗菌、抗病毒、镇静、镇痛、抗炎、抗过敏、免疫调节及祛痰、镇咳、平喘、利尿等多种药理作用。

第一节　发散风寒药

本节药物多辛温，能开腠发汗，以发散肌表的风寒之邪为主要作用。适用于风寒表证，症见恶寒发热，无汗或汗出不畅，头痛身痛，鼻塞流涕，舌苔薄白，脉浮紧等。

麻黄（Máhuáng）

首载于《神农本草经》。为麻黄科植物草麻黄 *Ephedra sinica* Stapf、中麻黄 *Ephedra intermedia* Schrenk et C. A. Mey. 或木贼麻黄 *Ephedra equisetina* Bge. 的干燥草质茎（见彩图 1）。产于山西、河北、甘肃等地，秋季采收。

【处方用名】麻黄、蜜麻黄、炙麻黄。

【主要药性】辛、微苦，温。归肺、膀胱经。

【基本功效】发汗散寒，宣肺平喘，利水消肿。

【临床应用】

1. 风寒表证　本品辛能发散，温可去寒，主入肺经。长于开泄腠理，发汗散邪。凡风寒之邪在表者，皆可使之从汗出而解。因其发汗力强，发表最速，故有"发散第一药"（《本草害利》）之称。"唯在表真有寒邪者宜用之"（《药鉴》）。适用于风寒表实证，症见恶寒发热、无汗、头身疼痛、脉浮紧等，每与桂枝相须为用，如麻黄汤（《伤寒论》）。

2. 气喘咳嗽　本品辛散苦降，外可开皮毛之郁闭以宣畅肺气，内可降上逆之肺气以复其肃降，能宣降肺气而平喘止咳，"乃肺经之专药"（《本草纲目》）。大凡肺气壅遏，胸闷喘咳，无论属寒属热，皆可配伍运用。因其性温，以治风寒外束，肺气内壅之喘咳最为适宜，常与杏仁、甘草为伍，如三拗汤（《太平惠民和剂局方》）。若治寒痰停饮，咳嗽气喘，痰多清稀者，常配伍细辛、干姜、半夏等，如小青龙汤（《伤寒论》）。治肺热壅盛，高热喘急者，常与石膏为伍，如麻杏甘石汤（《伤寒论》）。

3. 风水浮肿　本品"性善利尿，不但走太阳之经，兼能入太阳之腑"（《医学衷中参西录》）。外可开腠发汗，使肌肤之水湿从毛窍外散；内能宣通肺气，通调水道，下输膀胱，有退肿利水之效。常用于水肿、小便不利兼有表证之风水水肿，每与甘草同用，如甘草麻黄汤（《金匮要略》）。

此外，本品辛温行散，能散寒通滞，可用于风寒痹证，阴疽，痰核等。

【用法用量】煎服，2～10g。发汗解表宜生用，止咳平喘多炙用。

【使用注意】本品发汗力强，故表虚自汗、阴虚盗汗及肺肾虚喘者慎用。麻黄碱有兴奋中枢的作用，故失眠及高血压患者慎用，运动员忌用。

【典型案例】麻黄发汗散寒案。刘某，男，50岁。隆冬季节，因外出途中不慎感受风寒邪气，当晚即发高烧，体温达 39.8℃，恶寒甚重，虽覆两床棉被，仍洒淅恶寒，发抖，周身关节无一不痛，无汗，皮肤滚烫而咳嗽不止。视其舌苔薄白，切其脉浮紧有力，此乃太阳伤寒表实之证。治宜辛温发汗，解表散寒。方用麻黄汤：麻黄 9g，桂枝 6g，杏仁 12g，炙甘草 3g，1 剂。服药后，温覆衣被，须臾，通身汗出而解（《刘渡舟临证验案精选》）。

【现代研究】本品主含麻黄碱、伪麻黄碱、去甲基麻黄碱、去甲基伪麻黄碱等，尚含鞣质、挥发油等。《中国药典》规定：含盐酸麻黄碱（$C_{10}H_{15}NO$）和盐酸伪麻黄碱（$C_{10}H_{15}NO \cdot HCl$）的总量不得少于 0.80%。本品有发汗、平喘、止咳、祛痰、解热、镇痛、抗炎、利尿、抗病原微生物、兴奋中枢、升高血压、加快心率等作用。

桂枝（Guìzhī）

首载于《名医别录》。为樟科植物肉桂 *Cinnamomum cassia* Presl 的干燥嫩枝（见彩图 2）。产于广东、广西及云南。春、夏二季采收。

【处方用名】桂枝、嫩桂枝、桂枝尖。

【主要药性】辛、甘，温。归心、肺、膀胱经。

【基本功效】发汗解肌，温通经脉，助阳化气，平冲降逆。

【临床应用】

1. 风寒表证 本品辛甘温煦，辛能发散解肌，温可通阳扶卫，其开腠发汗之力较麻黄温和，但透达营卫之力为麻黄所不及。故凡风寒表证，无论表实无汗，抑或表虚汗出，均可配伍使用。前者常与麻黄相须为用，如麻黄汤（《伤寒论》）；后者当与白芍为伍，如桂枝汤（《伤寒论》）。

2. 寒凝诸痛证 本品辛散温通，"入血脉有通利之妙"（《本草约言》），尤善通血脉中之寒滞而止痛。大凡寒邪凝滞经脉所致诸痛皆可运用，使寒凝得散，经脉得通，则诸证悉除。若治胸阳不振，心脉瘀阻，胸痹心痛者，常与枳实、薤白同用，如枳实薤白桂枝汤（《金匮要略》）；治中焦虚寒，脘腹拘急疼痛，常与白芍、甘草等同用，如小建中汤（《金匮要略》）；治妇女寒凝血滞，月经不调，经闭痛经，产后腹痛，常与当归、川芎、吴茱萸等同用，如温经汤（《金匮要略》）；治风寒湿痹，肩臂疼痛，常与附子、甘草等同用，如桂枝附子汤（《伤寒论》）。

3. 心悸、痰饮、水肿 本品性温，能温助一身之阳气。"凡在里之阴滞而阳不足者，皆可治也"（《本经疏证》）。上可助心阳，止悸动，用于心阳不振或心失温养所致的心下悸动、喜得按捺，常与甘草为伍，如桂枝甘草汤（《伤寒论》）；中可扶脾阳，化痰饮，治脾阳不运，水湿内停所致的痰饮眩晕，常与茯苓、白术、甘草同用，如苓桂术甘汤（《金匮要略》）；下可温肾阳，助气化，治肾阳不足，膀胱气化不行所致的水肿、小便不利等，常与茯苓、猪苓、泽泻等同用，如五苓散（《伤寒论》）。

4. 奔豚 本品甘温，能温心阳，"降浊阴之冲逆"（《长沙药解》）。适用于心阳不足，无以下温肾水，以致下焦阴寒之气上逆发为奔豚。症见气从少腹上冲胸咽，起卧不宁，烦闷欲死，片刻冲逆平息而复常。常在辨治方中重用本品，如桂枝加桂汤（《伤寒论》）。

【用法用量】煎服，3～10g。

【使用注意】本品辛温助热，易伤阴动血，凡外感热病、阴虚火旺、血热妄行等证，均当忌用。孕妇及月经过多者慎用。

【现代研究】本品主含挥发油，其主要成分为桂皮醛等。另外尚含有酚类、有机酸、多糖、苷类、香豆精及鞣质等。《中国药典》规定：含桂皮醛（C_9H_8O）不得少于 1.0%。本品有降温、解热、抑菌、健胃、缓解胃肠道痉挛及利尿、强心、镇痛、镇静、抗惊厥等作用。

紫苏叶（Zǐsūyè）

首载于《名医别录》。为唇形科植物紫苏 *Perilla frutescens*（L.）Britt. 的干燥叶（或带嫩枝）（见彩图3）。全国大部分地区有产。夏季枝叶茂盛时采收。

【处方用名】紫苏、苏叶、紫苏叶。

【主要药性】辛，温。归肺、脾经。

【基本功效】解表散寒，行气和胃。

【临床应用】

1. 风寒表证　本品辛温芳香，其体轻扬，能外达腠理，解表散寒。"凡属表症，放邪气出路之要药"（《药品化义》）。发汗之力不及麻黄、桂枝，但"气味皆薄，而无过汗伤中之患"（《本经逢原》）。兼能化痰止咳。用于感冒风寒，恶寒发热，头痛鼻塞，兼见咳嗽痰多，胸闷不舒者，常与苦杏仁、桔梗、前胡等同用，如解肌宁嗽丸（《中国药典》）。

2. 脾胃气滞证　本品味辛能行，入脾经，长于行气宽中，和胃降逆。适用于脾胃气滞，脘腹胀满，恶心呕吐等。因其能"散寒气于肌表，利结气于胸腹"（《本草约言》），故尤宜于外感风寒，内有气滞之证，症见恶寒发热，胸脘痞闷，恶心呕逆等。常与香附、陈皮等同用，如香苏散（《太平惠民和剂局方》）。本品又能行气安胎，用于妊娠气滞，恶心呕吐，胎动不安者，常与砂仁、陈皮等配伍同用。

此外，本品尚能解鱼蟹毒，用于进食鱼蟹所致腹痛吐泻者，可单用或配伍生姜、陈皮、藿香等同用。

【用法用量】煎服，5～10g。不宜久煎。

【典型案例】紫苏解毒案。某女因食鱼胆中毒，急送往县中医院。经输液、护肝、强心，并结合中医清利湿热等治疗，仍无明显好转。见患者精神萎靡，面色晦暗，巩膜黄染，时发呕吐，尿少，按脉细数、偶有间歇。即嘱煎紫苏1斤（500g），加糖盐少许，2天分服。服后，汗出，呕吐止，精神好转，脉无间歇，尿量增多。后进参苓白术散加紫苏梗，调理治愈出院［上海中医药杂志，1981（12）：27］。

【现代研究】主含挥发油，油中主要成分为紫苏醛、紫苏酮、左旋柠檬烯及少量 α- 蒎烯等，还含精氨酸、苷类、鞣质，以及铜、铬、锌、镍、铁等微量元素。《中国药典》规定：含挥发油不得少于 0.20%（mL/g）。本品有解热、抗炎、抗病原菌、降血脂及抗氧化、保肝等作用。

附：紫苏梗

简称"苏梗"，为紫苏的茎。辛，温；归肺、脾经。功能理气宽中，止痛，安胎。用于胸膈痞闷，胃脘疼痛，嗳气呕吐，胎动不安。煎服，5～10g。

生姜（Shēngjiāng）

首载于《名医别录》。为姜科植物姜 *Zingiber officinale* Rosc. 的新鲜根茎。全国各地均产。秋、冬二季采挖。

【处方用名】生姜。

【主要药性】辛，微温。归肺、脾、胃经。

【基本功效】解表散寒，温中止呕，温肺止咳，解鱼蟹毒。

【临床应用】

1.风寒表证 本品"辛温，行阳分而祛寒发表"（《本草备要》），用于风寒表证。惟其力弱，多用于风寒感冒之轻证，可单煎，或与红糖、葱白煎服。若治风寒感冒之重症，多入辛温解表剂中作辅助药用。

2.脾胃寒证，多种呕吐 本品性温，归脾胃二经，长于温散中焦之寒邪。对于中焦寒证，无论虚实均可配伍使用。又能和胃降逆，"凡呕者，多食生姜，此是呕家圣药"（《备急千金要方》），故可用于多种呕吐。因其以温见长，故对胃寒呕吐最为适合。可单用水煎温服，或与其他温胃止呕药同用以增强疗效。若治痰饮呕吐，常与半夏为伍，如小半夏汤（《金匮要略》）；治胃热呕吐，每常与黄连、竹茹等同用。此外，将生姜切片，敷于内关穴，用伤湿止痛膏固定，也可用于呕吐及防止晕车、晕船。

3.肺寒咳嗽 本品能温肺散寒、化痰止咳。凡肺寒咳嗽，无论有无外感风寒，或有痰无痰皆可应用。若治风寒客肺，肺气不宣之恶寒鼻塞，咳嗽胸闷者，每与麻黄、杏仁同用，如三拗汤（《太平惠民和剂局方》）。治咳嗽痰多，色白易咯者，可与陈皮、半夏、茯苓等同用，如二陈汤（《太平惠民和剂局方》）。

此外，本品尚能解生半夏、生天南星、鱼蟹等药食之毒。

【用法用量】煎服，3～10g，或捣汁服。

【使用注意】本品易助火伤阴，故热盛及阴虚内热者忌用。

【典型案例】生姜止呕案。陈某，男，1.5 岁。1995 年 11 月 17 日初诊。近 3 日来不欲吮奶，时吐奶，偶尔吐涎沫，昨晚哭闹甚，苔白，指纹淡红。遂予半夏3g，入煎取汁，加生姜汁5mL，酌加红糖适量，分5～6次灌服，连服2日病愈（《金匮要略临床发挥》）。

【现代研究】主含挥发油，油中主要成分为姜醇、α-姜烯、β-水芹烯、6-姜辣素、生姜酚等。《中国药典》规定：含挥发油不得少于0.12%（mL/g），含6-姜辣素不得少于0.050%。本品有解热、镇痛、止吐、促进消化液分泌、保护胃黏膜、抗溃疡，尚有抗氧化、保肝、利胆、镇静、抗炎、抗菌等作用。正常人咀嚼生姜，可升高血压。

附：生姜皮、生姜汁

1.生姜皮 为生姜根茎切下的干燥外表皮。辛，凉；归脾、肺经。功能和脾行水，用于水肿，小便不利。煎服，3～10g。

2.生姜汁 为生姜捣汁入药。其性能、功用同生姜，但偏于化痰止呕，便于临床应急服用。每次3～10滴，冲服。

香薷（Xiāngrú）

首载于《名医别录》。本品为唇形科植物石香薷 *Mosla chinensis* Maxim. 或江香薷 *Mosla chinensis jiangxiangru* 的干燥地上部分。前者习称"青香薷"，产于广西、湖南、湖北等地；后者习称"江香薷"，主产于江西宜分县。夏季茎叶茂盛、花盛时择晴天采割。

【处方用名】香薷、青香薷、江香薷、陈香薷。

【主要药性】辛，微温。归肺、胃经。

【基本功效】发汗解表，化湿和中，利水消肿。

【临床应用】

1.暑湿表证 本品辛温气香，外宣肺气，达皮毛，散寒解表；内入脾胃，化湿浊，健脾和中，"为夏月冒暑解表之药"（《药性切用》）。尤能"解寒郁之暑气"（《本草经疏》）。常用于暑有乘凉饮冷，外感于寒，内伤于湿之恶寒发热、头痛无汗、胸脘痞闷、腹痛吐泻等阴暑证。常与厚朴、扁豆同用，如香薷散（《太平惠民和剂局方》）。因其发汗解表，功似麻黄，多用于夏季感冒，故有"夏月麻黄"之誉。若治暑温初起，复感于寒，症见发热恶寒，头痛无汗，口渴面赤，胸闷不舒者，可与金银花、连翘、厚朴等同用，如新加香薷饮（《温病条辨》）。

2.水肿，小便不利 本品辛散发汗以散肌表之水湿，又能宣肺气开启上源，通畅水道，"有彻上彻下之功，治水甚捷"（《本草衍义补遗》）。"此与麻黄解表亦能消肿之理无二致"（《本草正义》）。常用于水肿初起，表邪外闭，肺气失宣而见小便不利者，可单用，或与白术同用。

【用法用量】 煎服，3～10g。用于发表，量不宜过大，且不宜久煎；用于利水消肿，量宜稍大，且须浓煎。

【使用注意】 本品辛温发汗之力较强，表虚有汗者忌用。

【典型案例】 香薷治夏令感冒案。贾某，男，41岁，农民。因暑日在田间劳动，大汗淋漓，感头晕，乏力。饭后又在树下午休，醒后觉鼻塞，恶寒，发热，全身酸楚，咳嗽，胸闷。曾服安乃近等西药不愈，改用香薷60g，分2次沏泡凉服，1剂症大减，2剂痊愈［新中医，1981（6）：46］。

【现代研究】 主含挥发油，油中主要有香荆芥酚、麝香草酚、百里香酚等；另含黄酮类成分。《中国药典》规定：含挥发油不得少于0.60%（mL/g）；含麝香草酚（$C_{10}H_{14}O$）与香荆芥酚（$C_{10}H_{14}O$）的总量不得少于0.16%。本品有发汗解热作用，能刺激消化腺分泌及胃肠蠕动。此外，有抗菌、抗病毒、利尿等作用。

荆芥（Jīngjiè）

首载于《神农本草经》。为唇形科植物荆芥 *Schizonepeta tenuifolia* Briq. 的干燥地上部分。产于江苏、浙江、河南等地。夏、秋二季花开到顶、穗绿时采割。

【处方用名】 荆芥、荆芥炭。

【主要药性】 辛，微温。归肺、肝经。

【基本功效】 解表散风，透疹，消疮；炒炭收敛止血。

【临床应用】

1.表证 本品辛散气香，辛而不烈，微温不燥，药性缓和，"长于祛风邪"（《本草纲目》）。"用之以发表中之风邪，尤为相宜"（《本草新编》）。凡外感表证，无论风寒、风热或寒热不明显者，均可配伍使用。若治风寒表证，头痛发热，恶寒身痛，鼻流清涕，咳嗽咽干者，常与防风、柴胡、薄荷等同用，如感冒清热颗粒（《中国药典》）。治风热表证，发热微恶寒，咽痛口渴者，常与金银花、连翘、薄荷等同用，如银翘散（《温病条辨》）。

2.麻疹不透，风疹瘙痒 本品味辛，轻扬透散，能宣散疹毒，疏风止痒。"凡一切风毒之证，已出未出，欲散不散之际，以荆芥生用，可以清之"（《本草汇言》）。如治麻疹初起，疹出不畅者，常与蝉蜕、薄荷、牛蒡子等同用。治风疹瘙痒，常与防风、生地黄、当归等同用，如消风散（《外科正宗》）。

3.出血 本品炒炭，其性多涩，偏于走血分，长于收敛止血。"凡一切失血之证，已止未止，欲行不行之势，以荆芥之炒黑，可以止之"（《本草汇言》）。可用于吐血、衄血、便血、崩漏等多种出血，常与其他止血药同用。

此外，本品能"发散疮痈"（《滇南本草》），宣通壅结，用于疮疡初起，可促使其消散。

【用法用量】煎服，5～10g。不宜久煎。发表透疹消疮多生用；止血宜炒炭用。

【典型案例】荆芥治产后出血案。赵某，女，24 岁。1976 年 3 月第一胎产时不顺，产后出血不止，昏不知人，面色苍白，大汗淋漓，舌淡无苔，脉沉细。急投焦芥穗末 6g，加童子尿 1 两（30mL）与之服下，半小时后出血大减，1 小时后血止，患者已清醒，自述腹中空虚。继投独参汤 1 剂，20 分钟后腹中空虚之症消失［四川中医，1987（6）：35］。

【现代研究】含挥发油，其主要成分为胡薄荷酮、薄荷酮、胡椒酮及少量右旋柠檬烯等，另含荆芥苷、荆芥醇及黄酮类化合物等。《中国药典》规定：含挥发油不得少于 0.30%（mL/g）；含胡薄荷酮（$C_{10}H_{10}O$）不得少于 0.020%。本品有解热、镇痛、抗病原微生物、止血、抑制平滑肌收缩等作用。

【备注】本品首载于《神农本草经》，原名"假苏"，而荆芥之名始见于《吴普本草》，故在查阅古代文献时应加以注意。

防风（Fángfēng）

首载于《神农本草经》。为伞形科植物防风 *Saposhnikovia divaricata*（Turcz.）Schischk. 的干燥根。产于东北及河北、四川等地。春、秋二季采挖。

【处方用名】防风、关防风、北防风。

【主要药性】辛、甘，微温。归膀胱、肝、脾经。

【基本功效】祛风解表，胜湿止痛，止痉。

【临床应用】

1. 表证 本品味辛发散，长于"开腠理，荡肌表之风邪"（《本草约言》）。因其药性平和，微温不燥，甘缓不峻，素有"风药中之润剂"（《本草蒙筌》）之称。故凡外感表证，无论风寒、风热皆宜。若治风寒夹湿的感冒，症见恶寒、发热、无汗、头重而痛、肢体酸痛等，可与羌活、白芷、细辛等同用，如九味羌活丸（《中国药典》）。治风热感冒，症见头痛体困，发热恶寒，鼻塞流涕，咳嗽咽痛等，常与薄荷、荆芥、连翘等同用，如感冒舒颗粒（《中国药典》）。对于表虚，腠理不固，易于感冒者，可与黄芪、白术等配伍，如玉屏风散（《丹溪心法》）。

2. 痹证 本品味辛微温，既能祛风散寒，又能胜湿止痛，为"行周身骨节疼痛之要药"（《药鉴》）。凡风湿痹痛，或一身尽痛，皆可配伍使用。若治风寒湿痹，四肢麻木，关节疼痛，常与透骨草、川芎、当归同用，如坎离砂（《中国药典》）。治风湿热痹，关节红肿热痛者，常与地龙、薏苡仁、乌梢蛇等同用。

3. 破伤风 本品既能散外风，又能息内风以止痉，主要用于破伤风，症见牙关紧闭，身体强直，角弓反张等。常与天麻、天南星、白附子等同用，如玉真散（《外科正宗》）。因其药性缓和，重在祛风，止痉力缓，故用治破伤风不能独胜其功，多作为辅助药用。

此外，本品尚能祛风止痒，用于风邪郁闭肌表所致皮肤瘙痒。炒用能止泻，可治疗肝郁侮脾，肝脾不和，腹痛泄泻。

【用法用量】煎服，5～10g。

【使用注意】本品药性偏温，阴血亏虚、热病动风者不宜使用。

【典型案例】防风治腹泻案。程某，女，38岁，农民。1991年3月5日初诊。因腹泻10日始求医，经治疗症减，唯遗留触及风寒即腹泻，历两年余。近两个月病情加重，终日卧床避触风寒免腹泻之苦。证属风寒湿杂至，大肠传导失司。治以防风18g，水煎服，日1剂，服3剂药后，周身汗出而黏，腹部舒适，腹泻症减。效不更法，继服5剂，诸症悉除，随访未见复发［中国社区医师，1992（8）：19］。

【现代研究】主含5-O-甲基维斯阿米醇苷、升麻素、升麻素苷等，另含香柑内酯、酸性多糖、挥发油等。《中国药典》规定：含升麻素苷（$C_{22}H_{28}O_{11}$）和5-O-甲基维斯阿米醇苷（$C_{22}H_{28}O_{10}$）的总量不得少于0.24%。本品有解热、镇静、镇痛、抗惊厥、抗过敏作用。

羌活（Qiānghuó）

首载于《神农本草经》。为伞形科植物羌活 *Notopterygium incisum* Ting ex H. T. Chang 或宽叶羌活 *Notopterygium franchetii* H. de Boiss. 的干燥根茎和根（见彩图4）。产于四川、甘肃、青海等地。春、秋二季采挖。

【处方用名】羌活、川羌活。

【主要药性】辛、苦，温。归膀胱、肾经。

【基本功效】解表散寒，祛风除湿，止痛。

【临床应用】

1.风寒夹湿表证　本品辛散苦燥，气味雄烈，善散在表之风寒湿邪，"主遍身百节疼痛"（《本草品汇精要》）。对风寒夹湿之表证，症见恶寒发热，无汗，头痛项强、肢体酸楚疼痛者尤为适宜。常与防风、细辛、川芎等同用，如九味羌活汤（《此事难知》）。因其主入足太阳膀胱经，止痛效佳，又为治太阳头痛的常用药物。可与川芎、白芷、藁本等同用，如羌活芎藁汤（《审视瑶函》）。

2.痹证　本品辛散祛风，味苦燥湿，性温散寒，有较强的祛风湿止痹痛之功，能"除新旧风湿之症"（《本草约言》）。因其性上行，"专主上部之风寒湿邪"（《本草正义》）。故以治上半身之风湿痹痛，尤以肩背肢节疼痛者为宜。常与防风、姜黄、当归等同用，如蠲痹汤（《杨氏家藏方》）。

【用法用量】煎服，3～10g。

【使用注意】本品气味浓烈，用量过多，易致呕吐，脾胃虚弱者不宜服。血虚痹痛，阴虚头痛者慎用。

【现代研究】主含α-侧柏烯、α-蒎烯、β-蒎烯、羌活醇、异欧前胡素、花椒毒酚等。《中国药典》规定：含挥发油不得少于1.4%（mL/g），含羌活醇（$C_{21}H_{22}O_5$）和异欧前胡素（$C_{16}H_{14}O_4$）的总量不得少于0.40%。本品有抗炎、镇痛、解热、抗心律失常、抗病原微生物等作用。

白芷（Báizhǐ）

首载于《神农本草经》。为伞形科植物白芷 *Angelica dahurica*（Fisch.ex Hoffm.）Benth. et Hook. f. 或杭白芷 *Angelica dahurica*（Fisch. ex Hoffm.）Benth. et Hook. f. var. *formosana*（Boiss.）Shan et Yuan 的干燥根（见彩图5）。产于浙江、四川、河南等地。夏、秋间叶黄时采挖。

【处方用名】白芷、香白芷、杭白芷。

【主要药性】辛，温。归胃、大肠、肺经。

【基本功效】解表散寒，祛风止痛，宣通鼻窍，燥湿止带，消肿排脓。

【临床应用】

1. 风寒表证　本品辛散温通，芳香走窜。长于"通窍行表"（《本草求真》），解表散寒而止痛。故对于外感风寒，恶寒发热，伴有头痛，鼻塞流涕者较为适宜。常与防风、羌活、细辛等同用。

2. 头痛，牙痛　本品辛温升散，芳香上达，长于祛风止痛。因其善入足阳明胃经，故"能治阳明一切头面诸疾"（《本草求真》）。对阳明经头痛、眉棱骨痛及牙龈肿痛尤为适宜，内服外用均可。若治阳明头痛，眉棱骨痛，头风痛等，可单用，或与川芎、绿茶为伍，如头风痛丸（《部颁标准》）。治牙痛，可与细辛、全蝎、川芎共为细末，以指蘸药少许擦牙痛处，如一捻金散（《御药院方》）。

3. 鼻塞流涕，鼻渊鼻鼽　本品辛香温通，可宣利肺气，升阳明清气，通鼻窍而止疼痛，治鼻渊，鼻鼽，鼻塞不通，浊涕不止，前额疼痛，常与苍耳子、辛夷等同用，如苍耳子散（《济生方》）。

4. 带下　本品"气味辛温，芳香特甚，最能燥湿"（《本草正义》）。常用于湿浊下注，带脉失约之白带过多。因其性温，故对寒湿下注，带下清稀者更为适宜，常与鹿角霜、白术、山药等同用。若治湿热下注，带下黄稠，宜与车前子、黄柏等同用。

5. 疮痈肿痛　本品味辛行散，有消肿排脓之功。对于疮痈肿毒，无论成脓与否皆宜，为外科常用药。若疮疡初起，红肿热痛者，用之可促使其消肿。每与金银花、当归、穿山甲等药配伍，如仙方活命饮（《校注妇人良方》）；疮疡脓成难溃者，用之可促使其排脓。常与人参、黄芪、当归等同用，如托里消毒散（《外科正宗》）。

【用法用量】煎服，3～10g。外用适量。

【使用注意】本品辛香温燥，阴虚血热者忌服。

【典型案例】白芷治头痛案。王定国病风头痛，至都梁求医杨介治之，连进三丸，即时病失。恳求其方，则用香白芷一味，洗晒为末，炼蜜丸、弹子大，每嚼一丸，以茶清或荆芥汤化下，遂命名都梁丸（《是斋百一选方》）。

【现代研究】主含挥发油、欧前胡素、异欧前胡素、别欧前胡素、别异欧前胡素、氧化前胡素、水合氧化前胡素等。《中国药典》规定：含欧前胡素（$C_{16}H_{14}O_4$）不得少于0.080%。本品有解热、抗炎、抗病原微生物、抗氧化、抗肿瘤等作用。

细辛（Xìxīn）

首载于《神农本草经》。为马兜铃科植物北细辛 *Asarum heterotropoides* Fr. Schmidt var. *mandshuricum*（Maxim.）Kitag.、汉城细辛 *Asarum sieboldii* Miq. var. *seoulense* Nakai 或华细辛 *Asarum sieboldii* Miq. 的干燥根和根茎。前二种习称"辽细辛"。产于辽宁、吉林、黑龙江等地。夏季果熟期或初秋采挖。

【处方用名】细辛、北细辛、华细辛、辽细辛。

【主要药性】辛，温。归心、肺、肾经。

【基本功效】解表散寒，祛风止痛，通窍，温肺化饮。

【临床应用】

1. 风寒表证　本品辛温发散，芳香透达，长于解表散寒，祛风止痛，宜于外感风寒，头身疼痛较甚者，常与羌活、防风、白芷等同用，如九味羌活汤（《此事难知》）。本品既入肺经散表寒，又入肾经除里寒，能通彻表里，祛内外之寒，为"治邪在里之表剂"（《本草备要》）。若治素体阳虚，外感风寒表证，症见恶寒发热，神疲欲寐，脉沉等，常与麻黄、附子同用，如麻黄附子细辛汤（《伤寒论》）。

2. 头痛，牙痛，痹证　本品辛能祛风，温能散寒，芳香走窜，上达颠顶，通利关节，以止痛见长。可用于头痛，牙痛，痹证等多种痛证。若治外感风邪之偏正头痛，常与川芎、白芷、羌活等同用，如川芎茶调散（《太平惠民和剂局方》）。治牙痛，可单用，或与荜茇、高良姜、冰片等同用，如牙痛药水（《部颁标准》）。治风寒湿痹，腰膝冷痛，常与独活、桑寄生、防风等同用，如独活寄生汤（《千金方》）。

3. 鼻塞流涕，鼻渊鼻衄　本品辛散宣通，能"开肺气，通鼻塞"（《本草汇言》），为治鼻渊、鼻衄，鼻塞不通，浊涕不止之良药。常与白芷、苍耳子、辛夷等同用，如利鼻片（《部颁标准》）。

4. 痰饮喘咳　本品辛温走肺，达表入里，外能发散风寒，内能"温肺化痰饮"（《本草征要》）。治外感风寒、水饮内停之恶寒发热，无汗，喘咳，痰多清稀者，常与麻黄、桂枝、干姜等同用，如小青龙汤（《伤寒论》）；治寒饮停肺，咳嗽痰稀色白，胸膈痞满，常与茯苓、干姜、五味子等同用，如苓甘五味姜辛汤（《金匮要略》）。

【用法用量】煎服，1 ~ 3g。散剂每次服 0.5 ~ 1g。外用适量。

【使用注意】本品辛温香燥，故阴虚阳亢头痛、肺燥伤阴干咳者忌用。不宜与藜芦同用。

【现代研究】主含挥发油，油中的主要成分为细辛醚、甲基丁香酚、黄樟醚等。另含细辛脂素，及痕量的马兜铃酸Ⅰ。《中国药典》规定：含马兜铃酸Ⅰ（$C_{11}H_{17}O_7$）不得超过 0.001%，含挥发油不得少于 2.0%（mL/g），含细辛脂素（$C_{20}H_{18}O_6$）不得少于 0.05%。本品有解热、镇静、镇痛、抗炎、表面麻醉及浸润麻醉作用，此外，还有强心、扩张血管、松弛平滑肌、增强脂质代谢、升高血糖等作用。

【备注】关于细辛不过钱。细辛不过钱之说，源于明代李时珍《本草纲目》。云："细辛非华阴者不得为真。若单用末，不可过一钱，多则气闷塞不通者死，虽死无伤。"结合古代论述，细辛不过钱主要包括以下基本元素。①正品细辛。②细辛用根，不是用带根全草。③细辛单用，不是配伍应用。④细辛用末（散剂），不是用汤剂或其他剂型。⑤细辛口服，不是外用。总之，细辛不过钱（3g）是在特定条件下的一种特殊限量，并不具有普遍的临床指导意义。因此，准确把握细辛不过钱的内涵，对指导细辛临床安全、有效、合理用药十分重要。

藁本（Gǎoběn）

首载于《神农本草经》。为伞形科植物藁本 *Ligusticum sinense* Oliv. 或辽藁本 *Ligusticum jeholense* Nakai et Kitag. 的干燥根茎和根（见彩图 6）。产于辽宁、四川、陕西等地。秋季茎叶枯萎或次春出苗时采挖。

【处方用名】藁本、辽藁本、川藁本。

【主要药性】辛，温。归膀胱经。

【基本功效】祛风，散寒，除湿，止痛。

【临床应用】

1. 风寒表证，颠顶疼痛 本品味辛气温，主入足太阳膀胱经，上行升散，善达颠顶。以发散太阳经之风寒湿邪见长，并擅止痛。治风寒湿邪犯表，头身疼痛明显者，常与羌活、独活、防风等同用，如羌活胜湿汤（《内外伤辨惑论》）。若风寒之邪循经上犯所致头痛，颠顶痛甚，痛连齿颊者，可与羌活、苍术、川芎等同用，如神术散（《太平惠民和剂局方》）。

2. 痹证 本品辛温香燥，能除肌肉、经络、筋骨间之风寒湿邪，蠲痹止痛。治风寒湿痹，一身尽痛者，常与羌活、防风、苍术等同用，如除风湿羌活汤（《内外伤辨惑论》）。

【用法用量】 煎服，3～10g。

【使用注意】 本品辛温香燥，凡阴血亏虚、肝阳上亢、火热内盛之头痛者忌服。

【现代研究】 主含阿魏酸、3-丁基苯肽、蛇床肽内酯等，尚含萜类、烯丙基苯类、香豆素及挥发油等。《中国药典》规定：含阿魏酸（$C_{10}H_{10}O_4$）不得少于0.05%。本品有镇静、镇痛、解热及抗炎作用，并能抑制肠和子宫平滑肌，有降压、平喘作用。

苍耳子（Cāngěrzǐ）

首载于《神农本草经》。为菊科植物苍耳 *Xanthium sibiricum* Patr. 的成熟带总苞的果实。产于山东、江苏、湖北等地。秋季果实成熟时采收。

【处方用名】 苍耳子、炒苍耳子。

【主要药性】 辛、苦，温；有毒。归肺经。

【基本功效】 散风寒，通鼻窍，祛风湿。

【临床应用】

1. 风寒表证 本品辛温宣散，主入肺经，能"上达颠顶，疏通脑户之风寒，为头风痛之要药"（《本草正义》）。因其有毒，且发汗解表之力较弱，故一般风寒表证少用。对于风寒感冒，头痛，鼻塞流涕明显者，可与防风、白芷、羌活等同用。

2. 鼻塞流涕，鼻渊鼻鼽 本品辛温，升浮上达，善能疏散风邪，通利鼻窍，为治鼻塞流涕，鼻渊鼻鼽等多种鼻病之良药。常与辛夷、细辛、白芷等同用，如滴通鼻炎水（《部颁标准》）。

3. 痹证 本品辛能散风，"苦能燥湿，温能通络"（《本草求真》）。常用于风寒湿痹，关节疼痛，四肢拘挛等。可单用，或与羌活、独活、威灵仙等同用。

【用法用量】 煎服，3～10g，或入丸散。入药多炒用。

【使用注意】 血虚头痛不宜服用。过量服用易致中毒。

【典型案例】 苍耳子治风寒湿痹案。李某，女，40岁。时值伏天，前来就诊。患者自觉左脚趾及左腿膝关节疼痛有1年之久，冬季加剧，平素自觉患处凉，局部无红肿，喜热，遇热痛减。此次因雨天趟水受凉，引起剧痛，蹲起吃力，影响行走。患者以前服用过阿司匹林肠溶片、小活络丹，疗效不佳。经敷用苍耳草250g（脚趾敷100g，膝关节敷150g），疼痛缓解，嘱1周后再敷一次。随访病痊愈，未复发［时珍国药研究，1996（3）：145］。

【现代研究】 主含棕榈酸、硬脂酸、油酸、亚油酸、苍耳苷、绿原酸、蜡醇等。《中国药典》规定：含绿原酸（$C_{16}H_{18}O_9$）不得少于0.25%。本品有抗菌、扩张血管、降压、降血糖等作用。

附：苍耳草

本品为苍耳的干燥茎叶。苦、辛，微寒；有小毒。功能祛风，清热，解毒。用于风湿痹痛、四肢拘急、麻风、疗毒、皮肤瘙痒等。煎服，6～15g，或熬膏及入丸散。外用适量。本品有毒，内服不宜过量，亦不能持续服用。本品散气耗血，体虚者慎用。

辛夷（Xīnyí）

首载于《神农本草经》。为木兰科植物望春花 *Magnolia biondii* pamp.、玉兰 *Magnolia denudata* Desr. 或武当玉兰 *Magnolia sprengeri* Pamp. 的干燥花蕾（见彩图7）。产于河南、四川、陕西等地。冬末春初花未开放时采收。

【处方用名】辛夷、木笔花、迎春花。

【主要药性】辛，温。归肺、胃经。

【基本功效】散风寒，通鼻窍。

【临床应用】

1. 风寒表证 本品辛温，能发散风寒，功似苍耳子，可用于风寒表证。因其解表之力较弱，故一般风寒表证用之甚少。

2. 鼻塞流涕，鼻渊鼻鼽 本品辛温上达，芳香通窍，既能散外来之风邪，又能疏内窍之寒郁。善通鼻窍，功似苍耳子而安全无毒，为治鼻塞流涕，鼻渊鼻鼽等多种鼻病之要药。可单用，或与苍耳子相须为用，如鼻渊舒胶囊（《中国药典》）。

【用法用量】煎服，3～9g，宜包煎；或入丸、散。外用：适量，研末搐鼻；或以其蒸馏水滴鼻。本品有毛，易刺激咽喉，入汤剂宜用纱布包煎。

【现代研究】主含挥发油、木兰脂素、芦丁、槲皮素 –7–*O*– 葡萄糖苷、柳叶木兰碱、木兰剑毒碱等。《中国药典》规定：含挥发油不得少于 1.0%（mL/g），含木兰脂素（$C_{23}H_{28}O_7$）不得少于 0.40%。本品能收缩鼻黏膜血管、促进黏膜分泌物的吸收，减轻炎症，还有抑菌、镇痛、降压、抗过敏等作用。

葱白（Cōngbái）

首载于《神农本草经》。为百合科植物葱 *Allium fistulosum* L. 近根部的鳞茎。全国各地均有种植。随时可采。

【处方用名】葱白。

【主要药性】辛，温。归肺、胃经。

【基本功效】发汗解表，散寒通阳。

【临床应用】

1. 风寒表证 本品辛温发散，药力较弱，适用于外感风寒，恶寒发热之轻症，常与淡豆豉同用，如葱豉汤（《肘后方》）。

2. 阴盛格阳证 本品辛散温通，能宣通阳气，温散寒凝。常与附子、干姜同用，治疗阴盛格阳，四肢厥逆，面赤脉微，如白通汤（《伤寒论》）。

【用法用量】煎服，3～9g。外用适量。

【现代研究】主含挥发油，油中主要成分为大蒜辣素、二烯丙基硫醚。还含有黏液质、维生素、烟酸、草酸钙、铁盐等成分。本品有抗菌、发汗、利尿、健胃、祛痰等作用。

胡荽（Húsuī）

首载于《食疗本草》。为伞形科植物芫荽 *Coriandrum sativum* L. 的干燥带根全草。全国各地均有种植。八月果实成熟时采收。

【处方用名】胡荽、芫荽、香菜。

【主要药性】辛，温。归肺、胃经。

【基本功效】发表透疹，开胃消食。

【临床应用】

1. 风寒表证　本品辛温香窜，功能发散风寒，可用于外感风寒，恶寒发热之轻症。因其发汗解表之力较弱，故用之甚少。

2. 麻疹不透　本品辛能发散，可促使麻疹外透。用治风寒束表，疹发不畅，或疹出而又复隐者，可单用煎汤熏洗，或与荆芥、薄荷等同用。

此外，本品气味芳香，能开胃消食，增进食欲，多用作菜肴中之调味品。

【用法用量】煎服，3～9g。外用适量。

【使用注意】麻疹已透，或热毒壅盛而疹出不畅者忌服。

【现代研究】主含维生素、正癸醛、壬醛和芳樟醇等，尚含芦丁、维生素和铝、钡、铜、铁等无机元素。本品有兴奋胃肠平滑肌，增强胃肠蠕动的作用，还可促进外周循环，促进肉芽生长。

柽柳（Chēngliǔ）

首载于《开宝本草》。为柽柳科植物柽柳 *Tamarix chinensis* Lour. 的干燥细嫩枝叶。全国各地均有分布。4～6月花未开时采收。

【处方用名】柽柳、西河柳。

【主要药性】辛、甘，平。归肺、胃、心经。

【基本功效】发表透疹，祛风除湿。

【临床应用】

1. 表证　本品辛能发散，祛风解表。其性平不偏，味甘力缓，故对于外感表证，无论风寒、风热均可配伍使用。如治风寒表证，可与麻黄、紫苏叶等同用；治风热表证，可与桑叶、菊花等同用。因其味甘力缓，在解表剂中多作辅助药用。

2. 麻疹不透，风疹瘙痒　本品辛散透发，尤善发表透疹，兼能祛风止痒。治麻疹初起，疹出不畅，可单用为末，茅根煎汤送下，如独圣散（《麻科活人全书》）；或与牛蒡子、蝉蜕、荆芥穗等同用，如竹叶柳蒡汤（《先醒斋医学广笔记》）。若单用本品煎汤熏洗，也可用于风疹瘙痒。

3. 痹证　本品能祛风除湿。治风湿痹证，肢节疼痛，常与羌活、独活、秦艽等同用。

【用法用量】煎服，3～10g。外用适量。

【使用注意】麻疹已透及体虚多汗者忌服。

【现代研究】主含挥发油、柽柳酚、柽柳酮、芦丁、槲皮素、没食子酸等。本品有抗菌、解热、止咳等作用。

第二节　发散风热药

本节药物多辛凉，以发散风热为主要作用，其发散之力较发散风寒药缓和。适用于风热表证及温病初起邪在卫分，症见发热、微恶风寒、咽干口渴、头痛目赤、舌边尖红、舌苔薄黄、脉浮数等。

薄荷（Bòhe）

首载于《新修本草》。为唇形科植物薄荷 *Mentha haplocalyx* Briq. 的干燥地上部分（见彩图 8）。主产于江苏太仓及浙江、湖南等地。夏、秋二季采收。

【处方用名】薄荷、苏薄荷。

【主要药性】辛，凉。归肺、肝经。

【基本功效】疏散风热，清利头目，利咽，透疹，疏肝行气。

【临床应用】

1. 风热表证，温病初起　本品辛凉而轻浮，能疏散风热。"于头目肌表之风热郁而不散者，最能效力"（《本草思辨录》）。"服之能透发凉汗"（《医学衷中参西录》）。为治风热表证及温病初起之要药。常与连翘、荆芥、牛蒡子等同用，如感冒舒颗粒（《中国药典》）。

2. 头痛，目赤，咽喉肿痛　本品味辛能散，性凉而清，上行头面，能祛诸热之风邪，"清头目咽喉口齿风热诸病"（《本草正》）。凡"风热上壅，斯为要药"（《本草经疏》）。若治风热上攻之头晕目眩，偏正头痛者，可与川芎、石膏、荆芥等同用，如清眩丸（《中国药典》）。治风热上攻之目赤多泪者，常与桑叶、菊花、木贼等同用。治风热壅盛，咽喉肿痛者，常与桔梗、蝉蜕、牛蒡子等同用。

3. 麻疹不透，风疹瘙痒　本品辛凉，质轻宣散，"善表瘾疹，愈皮肤瘙痒"（《医学衷中参西录》）。对于风热束表之麻疹、风疹等出疹性疾病颇为常用。如治麻疹初起，疹出不畅者，常与蝉蜕、牛蒡子等同用。治风疹皮肤瘙痒者，常与荆芥、防风、僵蚕等同用。

4. 肝郁气滞证　本品辛香走窜，入肝经，能条达肝气，疏畅郁滞，常用于肝郁气滞证，症见胸胁、少腹胀痛，月经不调，乳房胀痛等。常与柴胡、白芍、当归等同用，如逍遥散（《太平惠民和剂局方》）。

此外，本品气味芳香，兼能化湿和中，还可用治夏令感受暑湿秽浊之气，脘腹胀痛，呕吐泄泻，可与香薷、厚朴、金银花等同用。

【用法用量】煎服，3～6g；宜后下。薄荷叶长于发汗解表，薄荷梗偏于行气和中。

【使用注意】本品芳香辛散，发汗耗气，故体虚多汗者不宜使用。

【典型案例】薄荷疏散风热案。魏某，男，83岁。因发热3日不退，自服 APC 等药无效，上门求诊。症见壮热口微渴，头痛目眩，面赤气粗，咽喉肿痛，脘腹胀满，小便短赤，舌红苔黄腻，脉滑数有力。证属风热外感，湿热交蒸。治以疏散风热，利湿祛邪。取鲜薄荷1株（约50g），沿根剪断，以净水去除杂质，掐寸段，置锅中，放水约150mL煮沸离火，微温频服，取微汗、小便频止。第二天访视，患者述只服半剂，汗自出，小便勤，服全剂后脉静身凉痊愈而安［天津药学，1998（4）：56］。

【现代研究】主含挥发油，油中主要成分为薄荷脑、薄荷酮、异薄荷酮、胡薄荷酮等。《中国药典》规定：含挥发油不得少于 0.80%（mL/g），饮片不得少于 0.40%（mL/g）。本品有发汗、解热、镇痛、镇咳、祛痰、镇静、解痉、抗病原体、抑制胃肠平滑肌收缩、利胆、排石等作用。

牛蒡子（Niúbàngzǐ）

首载于《名医别录》。本品为菊科植物牛蒡 *Arctium lappa* L. 的干燥成熟果实（见彩图 9）。产于河北、吉林、浙江等地。秋季采收。

【**处方用名**】牛蒡子、炒牛蒡子、大力子、鼠黏子、恶实。

【**主要药性**】辛、苦，寒。归肺、胃经。

【**基本功效**】疏散风热，宣肺透疹，利咽解毒。

【**临床应用**】

1. 风热表证，温病初起 本品辛能疏风，苦寒清热，主入肺经。能解风温于上部，清咽喉之不利，兼可宣肺祛痰，常用于风热表证或温病初起而见咽喉红肿疼痛或咳嗽，咯痰不爽等。前者常与金银花、薄荷、桔梗等同用，如银翘散（《温病条辨》）；后者可与桑叶、前胡、桔梗等药配伍。

2. 麻疹不透，风疹瘙痒 本品辛能透散，苦寒清泄，清泄之中，自能透发，能宣疹毒于周身。凡"时行疹子，皮肤瘾疹，凡肺经郁火、肺经风热，悉宜用此"（《药品化义》）。"最为麻疹之专药"（《本草正义》）。主要适用于麻疹初期或出疹不透，常与葛根、蝉蜕、荆芥等同用，如葛蒡合剂（《部颁标准》）。若治风疹湿疹，皮肤瘙痒者，可与防风、生地黄、蝉蜕等同用，如消风散（《外科正宗》）。

3. 咽喉肿痛，痈肿疮毒，痄腮，丹毒 本品辛寒，能外散风热之邪，苦寒能清解诸肿疮疡之毒，为表里双解之剂。可用于热毒所致的多种病证。尤善清利咽喉，对于咽喉肿痛，无论风热上攻或热毒壅盛者皆宜。前者可与薄荷、蝉蜕等同用，后者可与板蓝根、山豆根等同用。若治风热疫毒壅于上焦，发于头面，症见头面红肿热痛，咽喉不利者，常与黄芩、板蓝根、玄参等同用，如普济消毒饮（《东垣试效方》）。治热毒痈肿，痄腮等，可与金银花、连翘等同用。因其性偏滑利，可使大便通畅而利于热毒清降，故上述热毒病证兼有大便秘结者最为适宜。

【**用法用量**】煎服，6～12g。炒用可使其苦寒及滑肠之性略减。

【**使用注意**】本品性寒滑肠，气虚便溏者慎用。

【**现代研究**】主含牛蒡苷、牛蒡醇 A～F 及 H、花生酸、挥发油等。《中国药典》规定：含牛蒡苷（$C_{27}H_{34}O_{11}$）不得少于 5.0%。本品有解热、镇静、镇痛、抗病原微生物、调节免疫、降血糖、抗肿瘤等作用。

蝉蜕（Chántuì）

首载于《名医别录》。为蝉科昆虫黑蚱 *Cryptotympana pustulata* Fabricius 若虫羽化时脱落的皮壳（见彩图 10）。产于山东、河北、河南等地。夏、秋二季采集。

【**处方用名**】蝉蜕、蝉衣、蝉退、蝉壳、虫退。

【**主要药性**】甘，寒。归肺、肝经。

【**基本功效**】疏散风热，利咽，透疹，明目退翳，解痉。

【临床应用】

1. 风热表证，温病初起，咽痛音哑 本品质轻上浮，甘寒清热，"善解外感风热，为温病初得之要药"（《医学衷中参西录》）。若治风热表证，温病初起，发热头痛者，常与薄荷、牛蒡子、前胡等同用，如《时病论》辛凉解表法。因其长于宣散肺经之风热以利咽、开音，故对于风热郁肺之咳嗽，咽喉痒痛，声音嘶哑尤为适宜。常与薄荷、牛蒡子、胖大海等同用。

2. 麻疹不透，风疹瘙痒 本品轻宣透发，既可透散疹毒，治疗风热外束，麻疹不透者，可与薄荷、西河柳、牛蒡子等同用，如竹叶柳蒡汤（《先醒斋医学广笔记》）。又善能祛风止痒，可用于风邪外郁所致的多种皮肤瘙痒。若证属风热所致者，常与薄荷、荆芥等同用；证属风寒所致者，可与麻黄、防风、荆芥等同用；证属风湿浸淫肌肤、血脉，皮肤瘙痒者，常配伍防风、苦参、荆芥等，如消风散（《外科正宗》）。

3. 目赤翳障 本品入肝经，善能疏散肝经风热而明目退翳。适用于风热上攻或肝火上炎之目赤肿痛，翳膜遮睛，常与菊花、白蒺藜、决明子等同用，如蝉花散（《银海精微》）。

4. 小儿惊风，破伤风 本品既能疏散风热以祛外风，又能凉肝定惊以息内风，可用于小儿急慢惊风、破伤风等风动之证。如治小儿急惊风，可与牛黄、钩藤等同用；治疗小儿慢惊风，可与全蝎、白术、天麻等同用；治疗破伤风，多与天麻、僵蚕、全蝎等同用。

此外，本品尚可用治小儿惊哭夜啼。

【用法用量】煎服，3～6g。

【使用注意】孕妇慎用。

【典型案例】蝉蜕祛风止痒案。冯某，女，48岁，1988年10月15日就诊。近两年来躯干、臀部及双下肢出现蚕豆至花生米大小红色纺锤形丘疹，反复发作，奇痒难忍，诊为顽固性荨麻疹。经服西药，效果甚微。服蝉蜕丸（蝉蜕去头足，粉碎过筛，炼蜜为丸，每丸约重9g），每天3次，每次1丸，1周后症状基本控制，继服3周，追访至今，未再发作［基层中医药杂志，1992（1）：47］。

【现代研究】主含甲壳质、壳聚糖、蛋白质、氨基酸及微量元素等。本品有解热、镇静、抗惊厥、免疫调节、降血脂、抗炎、抗过敏、抗肿瘤等作用。

桑叶（Sāngyè）

首载于《神农本草经》。为桑科植物桑 *Morus alba* L. 的干燥叶。全国大部分地区均产，初霜后采收。

【处方用名】桑叶、冬桑叶、霜桑叶、蜜桑叶。

【主要药性】甘、苦，寒。归肺、肝经。

【基本功效】疏散风热，清肺润燥，清肝明目。

【临床应用】

1. 风热表证，温病初起 本品气轻味薄，清芬凉爽，能清疏肺经及在表之风热，作用缓和，兼能止咳。故对于风热表证及温病初起，邪在卫分而见发热，微恶风寒，头痛，咳嗽者较为适宜。常与菊花、杏仁、桔梗等同用，如桑菊感冒片（《中国药典》）。

2. 肺热燥咳 本品苦寒能清金止咳，甘寒能润燥肃肺。无论肺热或燥热伤肺，症见干咳少痰或无痰，口渴，鼻咽干燥等，皆可配伍使用。若证情轻者常与苦杏仁、沙参、浙贝母等同用，如桑杏汤（《温病条辨》）；证情重者常与生石膏、麦冬、阿胶等同用，如清燥救肺汤（《医门法律》）。

3.目赤肿痛，眼目昏花 本品苦寒清泄，入肝经。既能疏散肝经之风热，又能清泄肝经之郁热，可用于风热上攻或肝火上炎所致的目赤肿痛，羞明多泪，常与决明子、菊花、夏枯草等同用。因其味甘质润，兼能益阴明目，也常用于肝肾精血不足，眼目昏花，视物模糊等，每与黑芝麻为伍，如桑麻丸（《部颁标准》）。

此外，本品略有凉血止血作用，尚可用于咳血、吐血、衄血等多种血热出血证。

【用法用量】煎服，5～10g；或入丸散。外用煎水洗眼。清肺润燥多蜜炙用。

【现代研究】主含芦丁、桑苷、槲皮素、异槲皮素、牛膝甾酮、东莨菪素等。《中国药典》规定：含芦丁（$C_{27}H_{30}O_{16}$）不得少于 0.10%。本品有抗炎、抗凝血、降血糖、降血脂、降血压、抗菌、抗血栓形成、延缓衰老等作用。

菊花（Júhuā）

首载于《神农本草经》。为菊科植物菊 *Chrysanthemum morifolium* Ramat. 的干燥头状花序。产于浙江、安徽、河南等地。9～11 月花盛开时分批采收。

【处方用名】菊花、白菊花、黄菊花、滁菊花、杭菊花。

【主要药性】甘、苦，微寒。归肺、肝经。

【基本功效】散风清热，平肝明目，清热解毒。

【临床应用】

1.风热表证，温病初起 本品体轻达表，轻清上浮，长于清疏肺经及在表之风热，主要用于风热表证或温病初起，性能功用与桑叶相似，但疏散之力稍逊，每常相须为用，如桑菊饮（《温病条辨》）。

2.肝阳上亢证 本品性寒，"入肝之用为长"（《本草便读》）。能清肝热、平肝阳。常用于阴虚阳亢所致的头痛眩晕、耳鸣健忘。可与山楂、决明子、夏枯草等同用，如山菊降压片（《中国药典》）。

3.目赤肿痛，眼目昏花 本品辛散苦泄，微寒清热，主入肝经，既能疏风热，又能清肝热，兼能益阴，有明目之效。功用与桑叶相似，而清肝明目之力甚。常用于风热上攻或肝火上炎所致的目赤肿痛，羞明多泪以及肝肾精血不足，眼目昏花，视物模糊等。前者常与蒺藜、栀子、蝉蜕等同用，如明目上清片（《中国药典》）；后者多与枸杞子、熟地黄、山茱萸等同用，如杞菊地黄丸（《麻疹全书》）。

4.疮痈肿毒 本品味苦微寒，能清热解毒。治疗热毒疮疡，内服与外敷皆宜。惟清热解毒之力不及野菊花，故较少用之。

【用法用量】煎服，5～10g。疏散风热宜用黄菊花，平肝、清肝明目宜用白菊花。

【典型案例】菊花清肝明目案。某女，17 岁，某月前出天花治愈，遗留双目红肿热痛，胬肉遮睛失明，服药数周罔效。望舌质红，苔薄黄少津，脉弦数。此乃时疫之气攻目，余热未清，内热炽盛，耗伤津液，水不涵木，肝火上炎，遂用甘菊花 120g，煎水两大碗约 1000mL，内服外洗各等量，连服 3 日，红肿热痛、胬肉尽清（《中医单药奇效真传》）。

【现代研究】主含挥发油、木犀草苷、刺槐苷、绿原酸、3,5-*O*-二咖啡酰基奎宁酸等。《中国药典》规定：含绿原酸（$C_{16}H_{18}O_9$）不得少于 0.20%，含木樨草苷（$C_{21}H_{20}O_{11}$）不得少于0.080%，含 3,5-*O*-二咖啡酰基奎宁酸（$C_{23}H_{24}O_{12}$）不得少于 0.70%。本品有抗炎、降压、免疫调节、抗病原微生物、降血脂、扩张冠状动脉、增加冠脉血流量、抗氧化、抗肿瘤等作用。

蔓荆子（Mànjīngzǐ）

首载于《神农本草经》。为马鞭草科植物单叶蔓荆 *Vitex trifolia* L. var. *simplicifolia* Cham. 或蔓荆 *Vitex trifolia* L. 的干燥成熟果实。前者产于山东、江西、浙江等地，后者产于广东、广西等地。秋季采收。

【处方用名】蔓荆子、蔓荆实、炒蔓荆子。

【主要药性】辛、苦，微寒。归膀胱、肝、胃经。

【基本功效】疏散风热，清利头目。

【临床应用】

1. 风热表证，头痛头晕　本品气轻味辛，体轻而浮，上行而散，微寒清热，能疏散肌表及头面之风热。可用于外感风热及风热上攻所致头痛头晕，齿龈肿痛等。因其疏散之力较弱，故解表剂少用。而长于止痛，尤善治头痛，"凡有风邪在头面者，俱可用"（《本草新编》）。以治风热头痛及偏头痛最为适宜，可与川芎、白芷、细辛等同用。

2. 目赤肿痛，眼目昏花　本品能疏散肝经之风热，而清利头目。治风热上攻，目赤肿痛，羞明多泪者，常与菊花、蝉蜕等同用。若肝肾不足，目暗不明者，可与枸杞子、熟地黄等同用。

此外，本品尚能祛风止痛，可用于风湿痹痛。

【用法用量】煎服，5～10g。

【典型案例】蔓荆子祛风止痛案。张某，男，35 岁。头痛数年，时轻时重。嘱其将蔓荆子 60g，煎汤 200mL，每日分 3 次口服，1 周后头痛基本消失，自从服蔓荆子后，已患了近 5 年的便秘也随之而愈［中医杂志，2000（12）：713］。

【现代研究】主含蔓荆子黄素、紫花牡荆素、木犀草素、棕榈酸、硬脂酸、亚麻酸等，并含挥发油等。《中国药典》规定：含蔓荆子黄素（$C_{19}H_{18}O_8$）不得少于 0.030%。本品有解热、镇静、镇痛、抗菌、降压、平喘祛痰等作用。

柴胡（Cháihú）

首载于《神农本草经》。为伞形科植物柴胡 *Bupleurum chinense* DC. 或狭叶柴胡 *Bupleurum scorzonerifolium* Willd. 的干燥根（见彩图 11）。前者产于河北、河南、辽宁等地，习称"北柴胡"；后者产于湖北、四川、安徽等地，习称"南柴胡"。春、秋二季采挖。

【处方用名】柴胡、北柴胡、南柴胡、醋北柴胡、醋南柴胡。

【主要药性】苦、辛，微寒。归肝、胆、肺经。

【基本功效】疏散退热，疏肝解郁，升举阳气。

【临床应用】

1. 外感发热，寒热往来　本品辛散升浮，其性微寒，能达表散邪，尤为"退热必用之药"（《本草纲目》）。对于外感发热，无论风热、风寒所致者皆宜。可单用本品，如柴胡口服液（《中国药典》）；也可随证配伍使用。本品又"为少阳经表药"（《本草经疏》），能疏散少阳半表半里之邪。若"外邪之在半表半里者，引而出之，使达于表，外邪自散"（《本草正义》），适用于伤寒邪在少阳，症见寒热往来，胸胁苦满，口苦咽干、目眩等，每与黄芩为伍，共奏和解少阳之功，如少阳感冒颗粒（《中国药典》）。

2. 肝郁气滞证　本品味辛能行，力主疏肝。能条达木郁，疏畅气血。凡"肝气不舒畅者，此能舒之"（《医学衷中参西录》）。若治肝失疏泄，气机郁滞所致的胸胁胀痛、情志抑郁及妇女月经不调，痛经等，常配香附、川芎、白芍等，如柴胡疏肝散（《景岳全书》）。治肝郁血虚，脾失健运，症见胁肋作痛，神疲食少，或月经不调，乳房胀痛者，常与当归、白芍、白术等同用，如逍遥散（《太平惠民和剂局方》）。治肝郁气滞，胸痞胀满，胃脘疼痛者，常配延胡索、枳壳、香附等，如气滞胃痛片（《中国药典》）。

3. 脾虚气陷证　本品性轻清，主升浮，能升提脾胃清阳之气。用于中气不足，气虚下陷所致的久泻脱肛、子宫脱垂等内脏下垂的病症。"必须于补气之药提之，始易见功，舍补气之药，实难奏效"（《本草新编》）。故常与黄芪、人参、升麻等同用，如补中益气汤（《脾胃论》）。

【用法用量】煎服，3～10g。疏散退热宜生用，疏肝解郁宜醋炙。

【使用注意】本品性能升发，故阴虚火旺、肝阳上亢及气机上逆之证忌用。

【典型案例】柴胡疏肝解郁案。王某，男，26 岁。患乙肝 6 年，近 1 年腹胀，矢气得舒，乏力，纳差。谷丙转氨酶 88U，血清总蛋白 64g/L。胃肠钡剂示"十二指肠球部溃疡"。证属肝郁气滞，胃肠气结。治以疏肝解郁，顺气散结。药用柴胡 6g，生甘草 5g。以沸水泡服，每日 3 剂。2日后来诉，腹胀已大减，纳食亦增，仍以上方沸水泡服半月余，复查谷丙转氨酶 35U［中医杂志，2000（12）：649］。

【现代研究】主含柴胡皂苷 a、b、d、f 及柴胡皂苷元 E、F、G 等，尚含挥发油、多糖、有机酸、植物甾醇及黄酮类等。《中国药典》规定：北柴胡含柴胡皂苷 a（$C_{42}H_{68}O_{13}$）和柴胡皂苷 d（$C_{42}H_{68}O_{13}$）的总量不得少于 0.30%。本品有解热、镇静、镇痛、镇咳、抗炎、降血脂、保肝、利胆、抑制胃酸分泌、抗溃疡、抗病原微生物、抗肿瘤及调节免疫等作用。

升麻（Shēngmá）

首载于《神农本草经》。为毛茛科植物大三叶升麻 *Cimicifuga heracleifolia* Kom.、兴安升麻 *Cimicifuga dahurica*（Turcz.）Maxim. 或升麻 *Cimicifuga foetida* L. 的干燥根茎（见彩图 12）。产于辽宁、吉林、黑龙江等地，秋季采挖。

【处方用名】升麻、炙升麻。

【主要药性】辛、微甘，微寒。归肺、脾、胃、大肠经。

【基本功效】发表透疹，清热解毒，升举阳气。

【临床应用】

1. 外感发热　本品味辛能散，微寒清热，能"去伤风于皮肤，散发热于肌肉"（《本草蒙筌》）。适用于风热表证，发热头痛等，常与葛根、柴胡等同用。因发表力弱，对于外感表证，无论风寒、风热皆宜，多作辅助药使用。

2. 麻疹不透，阳毒发斑　本品辛散透疹，清解热毒。能透麻疹于瘾密之时，"化斑毒于延绵之际"（《本草汇言》）。若治麻疹初起，疹出不畅者，常与葛根、白芍、甘草同用，如升麻葛根汤（《太平惠民和剂局方》）。治阳毒发斑，可与生石膏、大青叶、紫草等同用。

3. 热毒证　本品性寒凉，具有清热解毒之功，可用于多种热毒证。因其主入阳明胃经，善解阳明热毒。若治胃火亢盛，循经上攻之头痛，牙龈肿痛，或唇腮颊肿痛者，常与黄连、生地黄、牡丹皮等同用，如清胃散（《脾胃论》）。治风热疫毒上攻之大头瘟，症见头面红肿，咽喉肿痛者，常与黄芩、黄连、板蓝根等同用，如普济消毒饮（《东垣试效方》）。

4. 脾虚气陷证 本品入脾胃经，"善提清气"（《药品化义》），能"提元气之下陷，举大肠之脱泄"（《本草正》），功似柴胡而力强。用于中气不足，气虚下陷所致的久泻脱肛、子宫脱垂等，每常相须为用，并配伍黄芪、人参等，如补中益气汤（《脾胃论》）。

【用法用量】 煎服，3～10g。发表透疹、清热解毒宜生用，升阳举陷宜炙用。

【使用注意】 本品具升浮之性，故阴虚火旺，麻疹已透者，均当忌用。

【现代研究】 主含异阿魏酸及升麻酸A、B、C、D、E等。《中国药典》规定：含异阿魏酸（$C_{10}H_{10}O_4$）不得少于0.10%。本品有解热、镇痛、抗炎、抗菌、抗过敏、升高白细胞、减慢心率、降低血压、保肝、利胆、抑制肠管和妊娠子宫痉挛等作用。

葛根（Gégēn）

首载于《神农本草经》。为豆科植物野葛 *Pueraria lobata*（Willd.）Ohwi 的干燥根。产于湖南、河南、广东等地。秋、冬二季采挖。

【处方用名】 葛根、煨葛根。

【主要药性】 甘、辛，凉。归脾、胃、肺经。

【基本功效】 解肌退热，生津止渴，透疹，升阳止泻，通经活络，解酒毒。

【临床应用】

1. 外感发热，项背强痛 本品辛散透表，凉而不寒，具有解肌退热之功。凡外感发热，无论风寒、风热所致者，服之可奏热退身凉之效。因其"善达诸阳经，而阳明为最"（《本草正》）。长于"解经气之壅遏"（《长沙药解》），缓颈背之强痛。故对于外感表证兼有项背强痛者尤为适宜。常与麻黄、桂枝等同用，如葛根汤（《伤寒论》）。

2. 热病口渴及消渴 本品入胃经。"能鼓胃气升腾而上，津液资生"（《本草便读》）。大凡口渴，无论外感内伤皆宜。因其性凉，长于清热生津，"凡热而兼渴者，此为最良"（《本草正》）。故常用于热病津伤口渴及内热消渴。前者常与天花粉、知母等同用，后者常配伍黄芪、麦冬、天花粉等。

3. 麻疹不透 本品辛凉透邪，既能解肌退热，又能透发麻疹。对于麻疹初起，疹发不出或出而不畅者，常与升麻相须为用，如升麻葛根汤（《太平惠民和剂局方》）。

4. 脾虚泄泻 本品其气轻浮，功能升发清阳，鼓舞脾胃清阳之气上行而奏止泻之效。适用于脾虚清阳下陷之泄泻，常配伍白术、人参、木香等，如七味白术散（《小儿药证直诀》）。本品"只以升举陷下之气，并非为清里而设"（《本草正义》）。若治湿热泻痢，当与黄连、黄芩等同用，如葛根黄芩黄连汤（《伤寒论》）。

5. 中风偏瘫，胸痹心痛 本品味辛能行，"主宣通经脉之正气以散邪"（《本草崇原》），具有活血通经之功。对于中风偏瘫，胸痹心痛，可单用，如愈风宁心片（《部颁标准》）；或与丹参、川芎同用，如通脉冲剂（《部颁标准》）。

此外，本品尚能解酒毒。可用于饮酒过度、头痛头昏、烦渴、呕吐等。

【用法用量】 煎服，10～15g。解肌退热、透疹、生津宜生用，升阳止泻宜煨用。

【现代研究】 主含葛根素、黄豆苷、黄豆苷元等。《中国药典》规定：含葛根素（$C_{21}H_{20}O_9$）不得少于2.4%。本品有解热、扩张冠状动脉、抗心肌缺血、改善心功能、改善脑循环、降血压、抑制血小板凝集、降血糖、降血脂、抗氧化、抗肿瘤等作用。

附：粉葛、葛花

1. 粉葛 为甘葛藤 *Pueraria thomsonii* Benth 的干燥根。2000 年版《中国药典》及其以前，野葛与甘葛藤的根均作为葛根使用。自 2005 年版《中国药典》以后，二者单列，将野葛的根作为葛根的正品，将甘葛藤的根定名粉葛，以后历版《中国药典》皆从之。粉葛与葛根的性能、功效及临床运用相同。

2. 葛花 为野葛的未开放花蕾。甘，平；归胃经。功能解酒毒，醒脾和胃。用于饮酒过度，头痛头昏、烦渴、呕吐、胸膈饱胀等症。煎服，3 ～ 15g。或入丸、散。

淡豆豉（Dàndòuchǐ）

首载于《名医别录》。为豆科植物大豆 *Glycine max*（L.）Merr. 成熟种子的发酵加工品。全国各地均产。

【处方用名】淡豆豉、香豆豉、炒豆豉。

【主要药性】苦、辛，凉。归肺、胃经。

【基本功效】解表，除烦，宣发郁热。

【临床应用】

1. 表证 本品辛散轻浮，能疏散表邪。因其药性平和，发散之力弱，大凡外感表证，无论风热、风寒，邪浅证轻者颇为适宜，每与葱白为伍，如葱豉汤（《肘后方》）。

2. 热病烦闷 本品辛能宣散，凉能除热，为"宣郁之上剂也，凡病一切有形无形，壅胀满闷，停结不化，不能发越致疾者，无不宣之"（《本草汇言》）。用于外感热病，邪热内郁胸中，烦闷不眠，每与栀子为伍，即栀子豉汤（《伤寒论》）。

【用法用量】煎服，6 ～ 12g。

【现代研究】主含大豆苷、黄豆苷、大豆素、黄豆素等。还含有胡萝卜素、维生素、淡豆豉多糖及微量元素等。本品有微弱的发汗作用，并有健胃、助消化、抗骨质疏松、抗动脉硬化、降血糖等作用。

【备注】本品为大豆与表散药物同制发酵而成，由于加工所用辅料不同而性质各异。若与麻黄、紫苏同制，其性偏温，多用于风寒表证；与桑叶、青蒿同制，其性偏凉，多用于风热表证。《中国药典》将后者定为淡豆豉的正品。

附：大豆黄卷

本品为大豆的成熟种子经发芽干燥的炮制加工品。甘，平；归脾、胃、肺经。功能解表祛暑，清热利湿。用于暑湿感冒，湿温起初，发热汗少，胸闷脘痞，肢体酸痛，小便不利。煎服，9 ～ 15g。

浮萍（Fúpíng）

首载于《神农本草经》。为浮萍科植物紫萍 *Spirodela polyrrhiza*（L.）Schleid. 的干燥全草。全国各地池沼均有产，以湖北、江苏、浙江等地产量大。6 ～ 9 月采收。

【处方用名】浮萍、浮萍草、紫背浮萍。

【主要药性】辛，寒。归肺经。

【基本功效】宣散风热，透疹，利尿。

【临床应用】

1. 风热表证　本品辛寒质轻，入肺经，善达皮肤，开毛窍，疏散风热。"治时行热病，亦堪发汗甚有功"（《本草图经》）。适宜于风热表证，发热无汗者，可与薄荷、金银花等同用。若治风寒感冒，恶寒无汗者，亦可与麻黄、羌活等同用。

2. 麻疹不透，风疹瘙痒　本品味辛，轻浮外达，可助麻疹之透发，"祛皮肤瘙痒之风"（《滇南本草》）。用于麻疹初起，疹出不畅者，常与薄荷、蝉蜕、牛蒡子等同用。用于风邪郁于肌表，风疹瘙痒者，可单用煎汤外洗，或与蝉蜕、防风等同用。

3. 水肿　本品"轻浮最甚，故上宣肺气，外达皮毛，发汗泄热，下通水道"（《本草正义》），有利尿消肿之功，对于水肿，小便不利而兼有风热表证者用之最宜。可单用，或与连翘、冬瓜皮等同用。

【用法用量】煎服，3～9g。外用适量，煎汤浸洗。

【使用注意】表虚自汗者不宜使用。

【现代研究】主含芫草素、木犀草素 –7– 单糖苷、芦丁等黄酮类化合物。此外，还含有胡萝卜素、叶黄素、醋酸钾、氯化钾、碘、溴脂肪酸等物质。本品有解热、抑菌、抗病毒、利尿、强心、收缩血管、抗凝血等作用。

木贼（Mùzéi）

首载于《嘉祐本草》。为木贼科植物木贼 *Equisetum hiemale* L. 的干燥地上部分。产于黑龙江、吉林、辽宁等地。夏、秋二季采收。

【处方用名】木贼、木贼草。

【主要药性】甘、苦，平。归肺、肝经。

【基本功效】疏散风热，明目退翳。

【临床应用】

风热目赤，翳膜遮睛　本品轻浮上行，功能疏散风热，可用于风热表证，但因其解表之力较弱而少用。退翳明目为其所长，为治目疾常用之品。主要用于风热上攻，目赤肿痛，迎风流泪，翳膜遮睛等，常与菊花、密蒙花、蒺藜等同用，如拨云退翳丸（《中国药典》）。

此外，本品兼有止血作用，可用于便血、痔血、崩漏等出血。因其药力薄弱，多与其他止血药配伍使用。

【用法用量】煎服，3～9g。

【现代研究】主含山柰素、山柰酚 –3,7– 双葡萄糖苷、琥珀酸、延胡索酸、阿魏酸、犬问荆碱、烟碱等，尚含挥发油等成分。《中国药典》规定：含山柰素（$C_{15}H_{10}O_6$）不得少于 0.20%。本品有抗菌、扩张血管、增加冠脉血流量、抗凝血、降低血压、降血脂、降血糖、镇静等作用。

谷精草（Gǔjīngcǎo）

首载于《开宝本草》。为谷精草科植物谷精草 *Ericaulon buergerianum* Koern. 的干燥带花茎的头状花序。产于江苏、浙江、湖北等地。秋季采收。

【**处方用名**】谷精草。

【**主要药性**】辛、甘，平。归肝、肺经。

【**基本功效**】疏散风热，明目退翳。

【**临床应用**】

1. 风热目赤，翳膜遮睛 本品辛甘性平，体轻性浮，长于疏散肝经之风热，"为眼科明目退翳之要药"（《本草汇言》）。"凡治目中诸病加而用之，甚良"（《本草纲目》）。适用于肝经风热，目赤肿痛，羞明多泪，目生翳障，常与菊花、决明子等同用，如谷精草汤（《审视瑶函》）。

2. 风热头痛 本品质地轻清，专行上焦，直达颠顶，"能疏散头痛风热"（《本草正义》）。适用于风热上攻之头痛，可与薄荷、蔓荆子等同用。

【**用法用量**】煎服，5～10g。

【**现代研究**】主含谷精草素。本品有抗病原微生物、抗氧化等作用。

【复习思考题】

1. 麻黄、桂枝、紫苏、香薷、荆芥、细辛、薄荷、柴胡等均能解表，如何区别使用？

2. 如何理解防风为"风药中润剂"、生姜为"呕家圣药"、香薷为"夏月麻黄"？

3. 仲景用麻黄多"先煮，去上沫"，用桂枝多"去皮"，现代临床则不然，为什么？

4. 如何理解"柴胡劫肝阴""葛根竭胃汁"和"细辛不过钱"？

第七章
清热药

扫一扫，查阅本章数字资源，含PPT、音视频、图片等

一、含义

凡以清解里热为主要功效，常用以治疗里热证的药物，称为清热药。

清热药一般分为清热泻火药、清热燥湿药、清热解毒药、清热凉血药及清虚热药五类。

二、性能特点

本类药物皆属寒凉，长于清泄里热。凡外无表邪，内无积滞，热在脏腑，或在气分、血分，或实热、虚热，皆能使之清解。即所谓"疗热以寒药"（《神农本草经》）之意。本章药物的主要功效为清热、清热泻火、清热燥湿、清热解毒、清热凉血及清虚热等。

所谓清热，是指寒凉药物能清解里热，以治疗里热证的作用，又称清泄里热、清解里热。其中，以治疗气分证和各脏腑实热证为主的作用，称清热泻火。以治疗各种热毒证或火毒证为主的作用，称为清热解毒，又称清火解毒、解火毒、清热毒、泻火毒、泻火解毒、泄热解毒。以治疗营、血分证为主的作用，称清热凉血，也称凉血。以治疗虚热证为主的作用，称为清虚热，又称退虚热、清退虚热。性味苦寒，以治疗湿热证为主的作用，称清热燥湿，又称苦寒燥湿。

三、主治病证

本类药物适用于火热之邪内侵，或体内阳热有余，以热在脏腑、营血为主的实热证，以及阴液亏虚，虚火内生之虚热证。症见高热烦渴、湿热泻痢、温毒发斑、咽喉肿痛、痈肿疮毒及阴虚发热等。

四、应用原则

里热证因热邪所在的部位、阶段及虚实不同，临床表现各异，应有针对性地选用不同的清热药进行治疗。同时应根据火热邪气的致病特点进行配伍用药。如火热邪气易耗气伤阴、动血生风，易生肿疡等，可因证配伍益气养阴、生津润燥、凉血止血、息风止痉和解毒消肿等药物。若里热兼有表证者，宜配伍相应的解表药以表里同治，或先解表后治里；里热兼有胃肠积滞者，宜配伍苦寒泻下药同用，以通腑泄热。

五、使用注意

本类药物性多寒凉，易伤脾胃，故脾胃虚弱，食少便溏者慎用。苦寒药物易化燥伤阴，故阴虚患者慎用。对于阴盛格阳或真寒假热证，不宜使用本章药物。

六、现代研究

清热药能抑制病原微生物生长，拮抗病原微生物毒素，对多种致热源所致发热有不同程度的解热作用。此外，尚有抗炎、抗凝血、增强抗感染免疫能力、抗肿瘤、降血压、保肝、利胆等多种药理作用。

第一节　清热泻火药

本节药物多为甘寒或苦寒，入气分，走脏腑。以清泄温热病气分实热和各脏腑实热为主要作用。适用于温热病气分实热证，症见高热、汗出、烦渴、脉洪大有力，甚或神昏谵语等。因药物作用部位的不同，又分别适用于各脏腑之实热证，如热邪壅肺之咳嗽喘息，胃火上炎之头痛、牙痛，肝火上炎之目赤肿痛、头痛眩晕，心火上炎之口舌生疮等火热证。

使用本节药物，要辨清温热病邪所在的不同阶段。若卫气同病，或气血两燔者，则当与发散风热药或清热凉血药同用。

石膏（Shígāo）

首载于《神农本草经》。为硫酸盐类矿物硬石膏族石膏，主含含水硫酸钙。主产于湖北应城。全年可采。

【处方用名】石膏、生石膏、煅石膏。

【主要药性】甘、辛，大寒。归肺、胃经。

【基本功效】生用：清热泻火，除烦止渴；煅用：收湿，生肌，敛疮，止血。

【临床应用】

1. 气分实热证　本品"辛能解肌，甘能缓热，大寒而兼辛甘则能除大热"（《本草经疏》），故为清泻气分实热之要药。因其清热泻火力强，能使热清火除，则津液复而烦渴止。适用于温热病邪在气分，邪正剧争，里热蒸迫，津液受伤所致的壮热，不恶寒，汗多、烦渴引饮、脉洪大等气分实热证。常与知母相须为用，如白虎汤（《伤寒论》）。若温热病气血两燔，症见高热、发斑者，常与玄参、知母等同用，如化斑汤（《温病条辨》）。

2. 肺热喘咳　本品性寒入肺经，善清肺经之实热，适用于邪热壅肺之身热不解，咳逆喘促。常与麻黄、杏仁、甘草同用，如麻杏石甘汤（《伤寒论》）。

3. 胃火亢盛，头痛牙痛　本品入胃经，能清阳明有余之热，凡胃中积热，循经上犯之头痛如裂，壮热皮如火燥，及牙龈红肿疼痛，或牙周出血，甚至腐臭溃烂者，皆可用之。常与黄连、升麻等配伍，如清胃散（《外科正宗》）。

4. 湿疹瘙痒，溃疡不敛，水火烫伤，外伤出血　本品煅后研末外用，能收湿，使创面保持干燥；能敛疮生肌，促进疮面愈合；能收敛止血，可控制外伤出血。若治湿疹瘙痒，可配枯矾外用，如二味隔纸膏（《景岳全书》）。治溃疡不敛，可与红粉共为末，撒于患处，如九一散（《中国药典》）。治水火烫伤，可单用，配青黛外用。治外伤出血，可单用研末外撒。

【用法用量】煎服，15～60g，宜先煎。煅石膏外用适量，研末外撒患处。

【使用注意】本品"过于寒凉，恐伤胃气"（《本草新编》）。故脾胃虚寒及非实热者不宜使用。

【典型案例】石膏清热泻火案。某女，年近六旬，得温病，脉数而洪实，舌苔黄而干，闻药气即呕吐。俾单用生石膏细末六两（180g），以做饭小锅煎取清汤一大碗，恐其呕吐，1次只温饮1口，药下咽后，觉烦躁异常，病家疑药不对证。愚曰："非也，病重药轻故也。"饮至3次，遂不烦躁，尽剂而愈（《医学衷中参西录》）。

【现代研究】主含含水硫酸钙（$CaSO_4 \cdot 2H_2O$），尚含微量的 Fe^{2+} 及 Mg^{2+}。煅石膏含无水硫酸钙（$CaSO_4$）。《中国药典》规定：含含水硫酸钙不得少于95.0%，煅石膏含无水硫酸钙不得少于92.0%。本品有解热、解渴、增强免疫、降血糖、解痉、抗炎等作用；煅石膏有生肌作用。

寒水石（Hánshuǐshí）

首载于《神农本草经》。为硫酸盐类矿物方解石族方解石，主含碳酸钙；或硫酸盐类矿物硬石膏族红石膏，主含含水硫酸钙（$CaSO_4 \cdot 2H_2O$）。前者习称"南寒水石"，产于河南、安徽、江苏等地；后者习称"北寒水石"，产于辽宁、吉林、内蒙古等地。全年可采。

【处方用名】寒水石、南寒水石、北寒水石。

【主要药性】辛、咸，寒。归心、胃、肾经。

【基本功效】清热泻火，除烦止渴。

【临床应用】

1. 气分实热证 本品性能与石膏相似，治温热病邪在气分，壮热烦渴者，每常相须为用，如三石汤（《温病条辨》）。

2. 口疮牙痛，丹毒烫伤 本品性寒，入心胃经。善清泻心、胃之实火，可用于多种热毒证。如治口疮、牙痛，可配黄柏等分为末，撒敷患处。治小儿丹毒，可用本品研末，水调和猪胆汁涂之。治水火烫伤，可与地榆、黄柏、大黄等共为末，麻油调敷患处，如烫火散（《部颁标准》）。

【用法用量】煎服，10～15g，先煎。外用适量。

【使用注意】脾胃虚寒者慎用。

【现代研究】方解石主含碳酸钙（$CaCO_3$）。红石膏主含含水硫酸钙（$CaSO_4 \cdot 2H_2O$）。本品有解热、抗炎、抗菌、镇痛等作用。

知母（Zhīmǔ）

首载于《神农本草经》。为百合科植物知母 *Anemarrhena asphodeloides* Bge. 的干燥根茎（见彩图13）。主产于河北。春、秋二季采挖。

【处方用名】知母、知母肉、毛知母、盐知母。

【主要药性】苦、甘，寒。归肺、胃、肾经。

【基本功效】清热泻火，滋阴润燥。

【临床应用】

1. 气分实热证 本品苦寒，主入气分，善"清阳明独胜之热"（《本草便读》），功似石膏而力稍逊，亦为治阳明气分邪热之要药。用于热病之在阳明，高热烦渴者，常与石膏相须为用，如白虎汤（《伤寒论》）。

2. 肺热燥咳 本品入肺经，苦寒能"清肺金而泻火"（《本草纲目》）。甘寒能滋肺阴以润燥。凡肺热咳嗽或阴虚燥咳均可配伍使用。若治肺热咳嗽，咯痰黄稠者，常与贝母、黄芩、桑白皮等同用，如二母宁嗽汤（《古今医鉴》）；治肺热阴伤，燥咳无痰或少痰者，常与贝母、麦冬等同用，如二冬二母汤（《症因脉治》）。

3. 内热消渴　本品苦寒，能"清胃以救津液"（《本草正义》）；甘寒质润，能滋胃阴以生津液。凡津伤口渴或消渴，无论胃火内盛，或阴虚燥热所致者皆可选用。若治气阴不足，内热消渴，症见烦热口渴、多食多饮、倦怠乏力者，可与黄芪、玉竹、地黄等同用，如养阴降糖片（《中国药典》）。

4. 骨蒸潮热　本品既"润肾燥而滋阴"（《本草纲目》），又能"泻无根之肾火，疗有汗之骨蒸"（《用药法象》），为滋阴降火之要药。适用于肾阴不足，阴虚火旺证，症见骨蒸潮热，遗精盗汗等，常与黄柏、地黄等配伍，如知柏地黄丸（《医宗金鉴》）。

此外，本品滋阴润燥，可用于肠燥便秘。

【用法用量】煎服，6～12g。

【使用注意】本品性寒质润，有滑肠作用，故脾虚便溏者慎用。

【典型案例】知母泻肾火案。一男病者，坐下方欲按脉，彼即云小便急，快步而行，回来始为之诊脉。据云小便点滴，行坐一急即出，医治已经3年，屡服补肾药未效。诊其脉弦数，诊断为肾火亢盛。独用知母五钱，翌日来诊云，小便已正常，仍按前法，再服2剂痊愈（《名老中医用药心得》）。

【现代研究】主含知母皂苷BⅡ、薯蓣皂苷、菝葜皂苷、芒果苷、异芒果苷等；尚含多糖、生物碱、有机酸及多种微量元素、黏液质等。《中国药典》规定：含芒果苷（$C_{19}H_{18}O_{11}$）不得少于0.70%，知母片不得少于0.50%，盐知母不得少于0.40%；含知母皂苷BⅡ（$C_{45}H_{76}O_{19}$）不得少于3.0%，盐知母不得少于2.0%。本品有解热、抗炎、抗病原微生物、免疫调节、降血糖、抑制肾上腺皮质激素分解、改善学习记忆、改善动脉粥样斑块病变、保护脑缺血损伤、抗肿瘤等作用。

芦根（Lúgēn）

本品首载于《名医别录》。为禾本科植物芦苇 *Phragmites communis* Trin. 新鲜或干燥的根茎。全国各地均有分布。全年均可采挖。

【处方用名】芦根、鲜芦根。

【主要药性】甘，寒。归肺、胃经。

【基本功效】清热泻火，生津止渴，除烦，止呕，利尿。

【临床应用】

1. 热病烦渴　本品"甘能益胃和中，寒能除热降火，热解胃和，则津液流通而渴止"（《本草经疏》）。其清热泻火之力不及石膏、知母，但清热不碍胃，生津不恋邪。适用于热病伤津，烦热口渴。常以之与麦冬、梨、荸荠、藕共取汁服，如五汁饮（《温病条辨》）。

2. 肺热咳嗽，肺痈吐脓　本品入肺经，"清肺降火是其所能"（《本草求真》），可使肺气清肃，则热咳自除。若治风热犯肺之咳嗽，常与桑叶、菊花、苦杏仁等同用，如桑菊饮（《温病条辨》）。治邪热壅肺之咳嗽痰稠，常配黄芩、浙贝母、瓜蒌等。因其质轻宣透，能祛痰排脓，对于肺痈吐腥臭脓痰者，常与薏苡仁、冬瓜仁、桃仁同用。

3. 胃热呕哕　本品"甘寒除热安胃，亦能下气"（《本草经疏》）。对于"胃阴不足而有火邪上逆为患者最宜"（《本草便读》）。可单用煎浓汁频饮，或与竹叶、生姜等同用，如芦根饮子（《备急千金要方》）。

4. 热淋涩痛　本品能"降火利水"（《本草再新》），可用于热淋涩痛，小便短赤。常配白茅根、车前子等。

【用法用量】煎服，干品 15～30g；鲜品加倍，或捣汁用。

【使用注意】脾胃虚寒者慎用。

【现代研究】主含咖啡酸，龙胆酸，维生素 B_1、B_2、C 等。尚含天冬酰胺及蛋白质、脂肪、多糖等。本品有解热、镇静、保肝、降血压等作用。

【备注】芦根为芦苇的根茎，苇茎为芦苇的嫩茎。二者同出一物，性能、功用相近。但芦根长于生津止渴，苇茎长于清透肺热，多用于肺痈，略有侧重。药肆中多无苇茎供应，可以芦根代之。鲜芦根多由病家自备。

天花粉（Tiānhuāfěn）

首载于《神农本草经》。为葫芦科植物栝楼 *Trichosanthes kirilowii* Maxim. 或双边栝楼 *Trichosanthes rosthornii* Harms 的干燥根。全国各地均产，以河南安阳一带产者质量较好。秋、冬二季采挖。

【处方用名】天花粉、瓜蒌根、栝楼根。

【主要药性】甘、微苦，微寒。归肺、胃经。

【基本功效】清热泻火，生津止渴，消肿排脓。

【临床应用】

1. 热病烦渴，内热消渴 本品味甘苦，性微寒，能"行津液之固结，降烦热之燔腾"（《本草约言》）。功似芦根，其清热泻火不及。但"益胃生津，洵推妙品"（《本草正义》）。为治渴之要药。适宜于热病伤津，口燥烦渴，及阴虚内热，消渴多饮。前者常与沙参、麦冬、玉竹等同用，如沙参麦冬汤（《温病条辨》）；后者多与黄芪、知母、山药等同用，如玉液消渴冲剂（《部颁标准》）。

2. 肺热燥咳 本品入肺经，能清肺，"润肺，化肺中之燥痰，宁肺止嗽"（《医学衷中参西录》）。适宜于燥热伤肺之干咳少痰，或痰中带血。常与天冬、麦冬、生地黄等同用，如滋燥饮（《杂病源流犀烛》）。

3. 疮痈肿毒 本品既能清热泻火而解毒，又能消肿排脓以疗疮。对于疮疡肿毒，无论成脓或破溃与否均可运用，为外科常用之品。若"疔痈初起者，与连翘、山甲并用即消；疮疡已溃者，与黄芪、甘草并用，更能生肌排脓"（《医学衷中参西录》）。

【用法用量】煎服，10～15g。

【使用注意】孕妇慎用，不宜与川乌、制川乌、草乌、制草乌、附子同用。

【现代研究】主含天花粉蛋白、α-羟甲基丝氨酸、天冬氨酸、核糖、木糖、阿拉伯糖、泻醇酸等。本品有降血糖、抗肿瘤、免疫增强、抗菌、抗病毒及引产等作用。天花粉蛋白有较强的抗原性，可致敏。

【备注】本品原名"栝楼根"，出自《神农本草经》。张仲景《伤寒杂病论》中均用此名。天花粉之名始见于《本草图经》，今多用此名。

淡竹叶（Dànzhúyè）

首载于《滇南本草》。为禾本科植物淡竹叶 *Lophatherum gracile* Brongn. 的干燥茎叶。产于长江流域至华南各地。夏季末抽花穗前采割。

【处方用名】淡竹叶。

【主要药性】甘、淡，寒。归心、胃、小肠经。

【基本功效】清热泻火，除烦止渴，利尿通淋。

【临床应用】

1. 热病烦渴 本品甘寒，入心胃经。能泻心火，清胃热，除烦止渴。适用于热病伤津，心烦口渴。因其作用缓和，轻症多用；若重症则功力不济，多入复方，可与黄芩、知母、麦冬等同用，如淡竹叶汤（《医学心悟》）。

2. 口舌生疮，热淋涩痛 本品甘淡性寒，上能清心经之火，下能导小肠之热，清上导下，为"泄火利水之良品"（《本草正义》）。适用于心火上炎之舌尖红赤，口舌生疮；或心热下移小肠的小便赤涩，尿道灼痛等。常与木通、栀子、生地黄等同用。

【用法用量】煎服，6～10g。

【现代研究】主含芦竹素、白茅素、菜油甾醇、蒲公英甾醇等。本品有退热、利尿、抗肿瘤、抗病原微生物等作用。

【备注】关于竹叶与淡竹叶。竹叶为禾本科植物淡竹的嫩叶，又名"淡竹叶"，属木本植物，始载于《神农本草经》；淡竹叶为禾本科植物淡竹叶的干燥茎叶，属草本植物，始载于《滇南本草》。"此非淡竹之叶，另是一种"（《得配本草》）。故凡明以前方中所用之竹叶或淡竹叶，均为今之竹叶。

附：竹叶、竹叶卷心

1. 竹叶 为禾本科植物淡竹 *Phyllostachys nigra*（Lodd）. Munro var. *henois*（Mitf.）Stapf ex Rendle 的干燥嫩叶。竹叶与淡竹叶性能、功效及临床运用相似。然竹叶长于清心，淡竹叶偏于利尿。因二者作用都不甚强，故实际差异并不大，临床常相互替代使用。

2. 竹叶卷心 为淡竹卷而未放的干燥幼叶。其性能、功效及临床运用与竹叶相似，但清心泻火力量更强。多用于温热病热邪内陷心包，发热，神昏谵语，常与莲子心、连翘心、玄参等同用，如清宫汤（《温病条辨》）。

鸭跖草（Yāzhícǎo）

首载于《本草拾遗》。为鸭跖草科植物鸭跖草 *Commelina communis* L. 的干燥地上部分。全国各地均产。夏、秋二季采收。

【处方用名】鸭跖草、鸭脚掌、鸭食草。

【主要药性】甘、淡，寒。归肺、胃、小肠经。

【基本功效】清热泻火，解毒，利水消肿。

【临床应用】

1. 风热表证，热病烦渴 本品性寒，长于清热泻火。治温热病热入气分之高热烦渴，可与石膏、知母、芦根等同用。对于风热表证之发热，也可与薄荷、金银花、牛蒡子等同用。

2. 咽喉肿痛，疮痈肿毒，毒蛇咬伤 本品解毒力强，既能解火热之毒而利咽，又能解蛇虫之毒。若治热毒壅盛之咽喉肿痛，可单用捣汁，频频含服，或与板蓝根、桔梗、玄参等同用。治热毒疮疡，毒蛇咬伤，可单用捣敷患处，或与紫花地丁、野菊花、白花蛇舌草等同用。

3.水肿尿少，热淋涩痛　本品甘淡而寒，能清热利湿，消肿通淋。若治水肿，小便不利，可与车前子、泽泻、淡竹叶等同用。治湿热淋证，小便淋沥涩痛，可与木通、滑石、瞿麦等同用。

【用法用量】煎服，15～30g。外用适量。

【现代研究】主含当药素、异荭草素、水仙苷、芦丁等。本品有解热、抗病原微生物、抗炎、保肝、降血糖、抗氧化、镇痛、止咳等作用。

栀子（Zhīzi）

首载于《神农本草经》。为茜草科植物栀子 *Gardenia jasminoides* Ellis 的干燥成熟果实。产于长江以南各省。9～11月果实成熟呈红黄色时采收。

【处方用名】栀子、炒栀子、焦栀子。

【主要药性】苦，寒。归心、肺、三焦经。

【基本功效】泻火除烦，清热利湿，凉血解毒；外用消肿止痛。

【临床应用】

1.热病心烦　本品味苦气寒，主入心经。"功专除烦泻火"（《本草撮要》），为治热病心烦、躁扰不宁之要药。每与淡豆豉同用，如栀子豉汤（《伤寒论》）。又入三焦经，"能泻一切有余之火"（《本草经疏》）。凡热病火毒炽盛，三焦俱热而见高热烦躁、口燥咽干者。常与黄芩、黄连、黄柏同用，如黄连解毒汤（《外台秘要》）。

2.湿热黄疸，热淋涩痛　本品沉降下行，通利三焦，能导湿热从小便而出，具有清利湿热，退黄通淋之效。适用于湿热黄疸，一身面目俱黄及湿热淋证，尿频尿急，溺时涩痛者。前者常与茵陈、大黄同用，如茵陈蒿汤（《伤寒论》）；后者常与木通、车前子、滑石等同用，如八正散（《太平惠民和剂局方》）。

3.血热出血　本品入血分，"炒黑则能清血郁热"（《本草便读》）以止血。适用于火热炽盛，灼伤血络，迫血妄行所致的出血诸症。若治吐血、衄血、咯血等，常与大黄、侧柏叶、茜草等同用，如十灰散（《十药神书》）。治血淋、尿血等，常与小蓟、白茅根、生地黄等同用，如小蓟饮子（《济生方》）。

4.热毒证　本品苦寒沉降，能清热泻火，凉血解毒，可用于多种热毒证。若治火热炎上之口舌生疮，牙龈肿痛，目赤眩晕，咽喉肿痛等，常配金银花、大黄、黄连等，如栀子金花丸（《中国药典》）。治疮痈肿毒，红肿热痛者，常与金银花、连翘、蒲公英等同用。

此外，本品研末，醋调外敷，对于扭挫伤痛有消肿止痛之效。

【用法用量】煎服，6～10g。外用生品适量，研末调敷。

【使用注意】本品苦寒伤胃，脾虚便溏者不宜用。

【现代研究】主含栀子苷、羟异栀子苷、栀子素、西红花素、西红花酸、熊果酸、栀子花甲酸、栀子花乙酸、绿原酸，以及挥发油、多糖、多种微量元素等。《中国药典》规定：含栀子苷（$C_{17}H_{24}O_{10}$）不得少于1.8%，炒栀子不得少于1.5%，焦栀子不得少于1.0%。本品有保肝、利胆、解热、抗炎、镇静、镇痛、抗胰腺炎、抗病毒、抗内毒素等作用。

夏枯草（Xiàkūcǎo）

首载于《神农本草经》。为唇形科植物夏枯草 *Prunella vulgaris* L. 的干燥果穗（见彩图14）。

产于江苏、浙江、安徽等地。夏季果穗呈棕红色时采收。

【处方用名】夏枯草、夏枯球。

【主要药性】辛、苦，寒。归肝、胆经。

【基本功效】清肝明目，散结消肿。

【临床应用】

1.目赤肿痛，目珠夜痛　本品苦寒，"独走厥阴，能解肝家郁火"（《本草便读》）。凡"一切热郁肝经等症，得此治无不效"（《本草求真》）。适用于肝火上炎之目赤肿痛，可单用，或配菊花、决明子、石决明等。因其兼能"补厥阴血脉"（《本草纲目》）。故对于肝虚目珠疼痛，至夜尤甚者有效，可与香附、甘草共为末，清茶调服，如夏枯草散（《简要济众方》）。

2.瘰疬瘿瘤，乳痈乳癖　本品辛散苦泄，主入肝经。"功专散结"（《本草便读》）。能"破癥坚瘰瘤结气，散瘰疬鼠瘘头疮"（《本草蒙筌》）。适用于肝郁化火，痰火蕴结之瘰疬，痰核，颈项瘿瘤，皮色不变，或肿或痛者，可单用，如夏枯草膏（《中国药典》）。若治肝气郁结，痰热互结所致的乳痈，乳癖，乳腺胀痛者，可与蒲公英、昆布、玄参等同用，如乳癖消片（《中国药典》）。

此外，本品清泄肝火，也可用于肝阳上亢之眩晕头痛，可配黄芩、磁石、珍珠母等，如清脑降压片（《中国药典》）。

【用法用量】煎服，9～15g。或熬膏服。

【使用注意】脾胃虚弱者慎用。

【典型案例】夏枯草清肝明目案。一男子目珠痛，至夜则重，用黄连点之更甚，诸药不效，乃用夏枯草、香附各二两，甘草四钱，为末，每服一钱半，清茶调服，下咽即疼减，至四五服，良愈也（《本草正》）。

【现代研究】主含迷迭香酸、齐墩果酸、熊果酸、木犀草素、甾类、香豆素类、挥发油等。《中国药典》规定：含迷迭香酸（$C_{18}H_{16}O_8$）不得少于0.20%。本品有降血压、抗炎、抑病原菌、抗肿瘤、降血糖等作用。

决明子（Juémíngzǐ）

首载于《神农本草经》。为豆科植物决明 *Cassia obtusifolia* L. 或小决明 *Cassia tora* L. 的成熟种子。产于安徽、广西、四川等地。秋季采收成熟果实。

【处方用名】决明子，炒决明子、草决明、马蹄决明。

【主要药性】甘、苦、咸，微寒。归肝、大肠经。

【基本功效】清热明目，润肠通便。

【临床应用】

1.目赤肿痛，视物昏花　本品苦能泻，甘能补，主入肝经。长于清肝热，兼能益肝阴，因其善"治眼疾，因名决明"（《本草乘雅》）。"凡目病内外等证，无所不治"（《神农本草经百种录》），故为眼科之要药。无论风热上攻，或肝火上攻所致的目赤肿痛、羞明多泪等均可配伍运用。前者常配菊花、青葙子、茺蔚子等，如决明子丸（《证治准绳》）；后者常配石决明、菊花、木贼等，如决明子散（《银海精微》）。对于肝肾阴虚，视物昏花，目暗不明者，可与枸杞子、熟地、山茱萸等同用。

2.肠燥便秘　本品味苦通泄，质润滑利，入大肠经，能通肠腑之壅滞，润大肠之燥结。主治肠燥津亏之大便秘结。可与火麻仁、瓜蒌仁等同用。

此外，本品清肝热，益肝阴，也可用于阴虚阳亢之眩晕头痛，常配山楂、菊花、夏枯草等，如山菊降压片（《中国药典》）。

【用法用量】煎服，10～15g。

【使用注意】气虚便溏者不宜用。

【典型案例】决明子治便秘案。张某，女，64岁，患肺气肿6年余，时兼便秘，苦楚难堪。以炒决明子10～15g，杏仁、冰糖各10g，沸水冲泡作茶饮，每日1剂，每剂泡3次。服5剂，大便通畅，且喘促憋闷随之大减（《名老中医用药心得》）。

【现代研究】主含大黄酚、橙黄决明素、棕榈酸、油酸、挥发油等。《中国药典》规定：含大黄酚（$C_{15}H_{10}O_4$）不得少于0.20%，炒决明子不得少于0.12%，含橙黄决明素（$C_{17}H_{14}O_7$）不得少于0.080%。本品有降血压、降血脂、保肝、泻下、抑制病原微生物等作用。

密蒙花（Mìménghuā）

首载于《开宝本草》。为马钱科植物密蒙花 *Buddleja officinalis* Maxim. 的干燥花蕾及其花序。产于湖北、四川、陕西等地。春季花未开放时采收。

【处方用名】密蒙花。

【主要药性】甘，微寒。归肝经。

【基本功效】清热泻火，养肝明目，退翳。

【临床应用】

目赤肿痛，眼生翳膜，视物昏花 本品甘寒，主入肝经，能清肝火，养肝阴，明目退翳，为眼科之常用药物。所治目疾，无论新久、虚实均可配伍使用。若用于肝火上炎之目赤肿痛，羞明多泪，眼生翳膜等，常配木贼、石决明、菊花等，如密蒙花散（《太平惠民和剂局方》）。治肝阴不足，目失所养之视物昏花，两目干涩者，可与女贞子、何首乌、桑椹子等同用。治肝虚有热所致的目赤羞明，视物昏花者，多配菊花、枸杞子、白蒺藜等，如绿风还睛丸（《医宗金鉴》）。

【用法用量】煎服，3～10g。

【现代研究】主含蒙花苷、芹菜苷、刺槐苷、木犀草苷、密蒙花新苷、木犀草素–7-*O*–葡萄糖苷等。《中国药典》规定：含蒙花苷（$C_{28}H_{32}O_{14}$）不得少于0.50%。本品有抗病原微生物、降血糖、抗血管内皮细胞增生，调节体内性激素水平，抑制泪腺细胞凋亡等作用。

青葙子（Qīngxiāngzǐ）

首载于《神农本草经》。为苋科植物青葙 *Celosia argentea* L. 的干燥成熟种子。产于我国中部及南部各省。秋季果实成熟时采割植株或摘取果穗，收集种子。

【处方用名】青葙子。

【主要药性】苦，微寒。归肝经。

【基本功效】清肝泻火，明目退翳。

【临床应用】

1. 肝热目赤、眼生翳膜 本品苦寒，主入肝经，能清肝明目。凡"目科风热、肝火诸证统以治之"（《本草正义》）。如治风热上攻之目赤肿痛、羞明多泪，常与菊花、木贼等同用。治肝火上炎所致目赤肿痛、眼生翳膜，可与决明子、茺蔚子、羚羊角等同用，如青葙丸（《证治准绳》）。

若治肝肾两亏，虚火上炎所引起的视力减退，夜盲昏花，目涩羞明，迎风流泪等，可与琥珀、菊花、枸杞子等同用，如琥珀还睛丸（《部颁标准》）。

2.肝火眩晕　本品能清肝火，平肝阳，可用治肝阳化火所致头痛眩晕、烦躁不寐，常配石决明、菊花、夏枯草等同用。

【**用法用量**】煎服，10～15g。

【**使用注意**】本品有扩散瞳孔作用，青光眼患者禁用。

【**现代研究**】主含棕榈酸、硬脂酸、油酸、亚油酸、青葙苷A、B，以及多种氨基酸。本品有降血糖、保肝、扩瞳、抑菌等作用。

第二节　清热燥湿药

本节药物多为苦寒，苦能燥湿，寒能清热，以清热燥湿为主要作用。适用于湿热蕴结所致的多种病证。诸如身热不扬、头身困重、胸脘痞闷、呕吐泻痢、黄疸尿赤、湿疹湿疮、阴肿阴痒、舌苔黄腻等。多数药物兼能泻火解毒，可用于多脏腑之火热病证及热毒疮疡。

因其寒性较甚，苦燥性强，寒易伤脾，燥易伤阴，故凡脾胃虚弱及阴津不足者当慎用，必要时可与健胃药或养阴药同用。

黄芩（Huángqín）

首载于《神农本草经》。为唇形科植物黄芩 *Scutellaria baicalensis* Georgi 的干燥根（见彩图15）。产于河北、山西、内蒙古等地。春、秋两季采挖。

【**处方用名**】黄芩、炒黄芩、酒黄芩、黄芩炭。

【**主要药性**】苦，寒。归肺、胆、脾、大肠、小肠经。

【**基本功效**】清热燥湿，泻火解毒，止血，安胎。

【**临床应用**】

1.湿热证　本品味苦能燥湿，性寒能胜热，有较强的清热燥湿作用，能"通治一切湿热"，凡"内外女幼诸科之湿聚热结病证，无不治之"（《本草正义》）。若治湿温病，发热身痛，口不渴，或渴不多饮者，常与滑石、豆蔻、通草等同用，如黄芩滑石汤（《温病条辨》）。治暑湿蕴结，身热肢酸，胸闷腹胀者，可与滑石、石菖蒲、藿香等同用，如甘露消毒丸（《中国药典》）。治湿热泻痢，常与葛根、黄连等同用。治湿热黄疸，常配茵陈、栀子等。

2.肺热咳嗽　本品苦寒，能直折火邪，清热泻火力强，可用于多种火热证。因其主入肺经，"最善清肺经气分之热"（《医学衷中参西录》），"定肺病之喘嗽"（《本草正义》）。适用于邪热壅肺之咳嗽，可单用，即清金丸（《丹溪心法》）。若治肺热燥咳，可与知母、贝母、麦冬等同用，如清肺汤（《医宗金鉴》）。治痰热阻肺所致的咳嗽，痰黄稠黏者，常与知母、浙贝母、桔梗等同用，如清肺抑火丸（《中国药典》）。

3.疮痈肿毒　本品有清解热毒作用，常用于热毒疮疡。可配黄连、连翘、甘草等，如芩连片（《中国药典》）。

4.血热出血　本品能泄亢盛之火热，"止上炎之失血"（《本草正义》），有凉血止血之功。适用于火毒炽盛，迫血妄行所致的吐血、衄血等出血。可单用黄芩炭，或与大黄、黄连同用，如泻心汤（《金匮要略》）。

5. 胎动不安　本品能清胞宫之热，使"火退则胎安"（《本草便读》）。常用于妊娠胎中有火热不安者，可配知母、白芍、白术等同用，如孕妇清火丸（《部颁标准》）。

【用法用量】煎服，3～10g。清热多生用，安胎多炒用，清上焦热可酒炙用，止血可炒炭用。子芩偏泻大肠火，清下焦湿热；枯芩偏泻肺火，清上焦热。

【使用注意】本品苦寒伤胃，脾胃虚寒者不宜使用。

【典型案例】黄芩清肺止咳案。予（李时珍）年二十时，因感冒咳嗽既久，且犯戒，遂病骨蒸发热，肤如火燎，每日吐痰碗许，暑月烦渴，寝食几废，六脉浮洪。遍服柴胡、麦门冬、荆沥诸药，月余益剧，皆以为必死矣。先君偶思李东垣治肺热如火燎，烦躁引饮而昼盛者，气分热也。宜一味黄芩汤，以泻肺经气分之火。遂按方用片芩一两，水二盏，煎一盏，顿服。次日身热尽退，而痰嗽皆愈。药中肯綮，如鼓应桴，医中之妙，有如此哉（《本草纲目》）。

【现代研究】主含黄芩苷、黄芩素、汉黄芩苷、汉黄芩素、黄芩新素、去甲汉黄芩素等。《中国药典》规定：含黄芩苷（$C_{21}H_{18}O_{11}$）不得少于 9.0%，饮片不得少于 8.0%。本品有解热、抑菌、抗炎、缓解气管收缩、保肝、利胆、降压、抑制血小板聚集、降血脂、抗氧化、抗肿瘤、抗过敏等作用。

黄连（Huánglián）

首载于《神农本草经》。为毛茛科植物黄连 *Coptis chinensis* Franch.、三角叶黄连 *Coptis deltoidea* C. Y. Cheng et Hsiao 或云连 *Coptis teeta* Wall. 的干燥根茎（见彩图 16）。分别称为"味连""雅连"和"云连"。产于四川、云南、湖北。秋季采挖。

【处方用名】黄连、味连、雅连、云连、川黄连、酒黄连、姜黄连、萸黄连、吴萸连。

【主要药性】苦，寒。归心、脾、胃、肝、胆、大肠经。

【基本功效】清热燥湿，泻火解毒。

【临床应用】

1. 湿热证　本品苦寒，"能泄降一切有余之湿火"（《本草正义》）。"凡药能去湿者必增热，能除热者必不能去湿。惟黄连能以苦燥湿，以寒除热，一举两得，莫神于此"（《神农本草经百种录》）。清热燥湿之力胜于黄芩，可广泛用于湿热诸证。因其主入中焦，善除脾胃、大肠湿热，故对中焦湿热病证多用，尤为治湿热泻痢之要药。可单用，如黄连胶囊（《中国药典》）；或与木香为伍，如香连丸（《太平惠民和剂局方》）。若治湿热蕴结中焦，胸脘痞闷，呕吐泄泻者，可与厚朴、石菖蒲、栀子等同用，如连朴饮（《霍乱论》）。

2. 心、胃火炽盛证　本品苦寒，清热泻火力强，作用范围广泛，可用于各脏腑的火热病证。因其以清泄心、胃之火见长，故尤多用于心火亢盛及胃火炽盛诸证。如治心火上炎之口舌生疮，可与栀子、竹叶等同用。治心火亢盛之心烦不寐，心悸不宁，可与朱砂、甘草为伍，如黄连安神丸（《直指方》）。治热入心包、热盛动风证，症见高热烦躁、神昏谵语及小儿高热惊厥者，常与牛黄、栀子、黄芩等同用，如万氏牛黄清心丸（《中国药典》）。治胃热呕吐，可与竹茹、半夏等同用。治胃火牙痛，常与生地黄、升麻、牡丹皮等同用，如清胃散（《脾胃论》）。治胃热炽盛，消谷善肌，烦渴多饮，常与麦冬、石膏、知母等同用。若治肝火犯胃之呕吐吞酸，每以本品为主药，佐以吴茱萸，如左金丸（《丹溪心法》）。

本品泻火解毒力强，凡"诸家失血而邪热有余，非此不凉"（《本草纂要》）。尤宜于火毒炽盛，迫血妄行所致的吐血、衄血，常与大黄、黄芩同用，如泻心汤（《金匮要略》）。

3. 疮痈肿毒 本品有良好的泻火解毒作用。凡"诸疮肿毒必用之"（《本草集要》）。用于疮痈疔肿，热毒炽盛而见红肿热痛者，可与黄芩、黄柏、栀子同用，如黄连解毒汤（《外台秘要》）。

此外，本品研末外掺，或调敷，可用治湿疹，湿疮，耳道流脓。

【用法用量】煎服，2～5g；外用适量。生用清热力较强，炒用能降低其苦寒性。酒黄连善清上焦火热，用于目赤，口疮；姜黄连清胃和胃止呕，用于寒热互结，湿热中阻，痞满呕吐；萸黄连舒肝和胃止呕，用于肝胃不和，呕吐吞酸。

【使用注意】本品大苦大寒，过服久服易伤脾胃，脾胃虚寒者忌用；苦燥易伤阴津，阴虚津伤者慎用。

【典型案例】黄连治疗心火炽盛案。李公老人，年近花甲，犹有壮容，从不医事。一日，突觉头晕目眩，眼前发花，无奇不有，形状万千。延医入诊，服用归脾汤10剂无效，且心烦失眠，自语不休。家人以为其癫，医更以礞石汤5剂，病不瘥。求余治。心火炽盛，扰乱清阳而为视惑之证。嘱进黄连30g，水浸频饮，药到病除，单味而愈（《名老中医用药心得》）。

【现代研究】主含小檗碱、黄连碱、甲基黄连碱、巴马汀、表小檗碱，小檗胺、木兰花碱等。《中国药典》规定：本品以盐酸小檗碱计，味连含小檗碱（$C_{20}H_{17}NO_4$）不得少于5.5%，表小檗碱（$C_{20}H_{17}NO_4$）不得少于0.80%，黄连碱（$C_{19}H_{13}NO_4$）不得少于1.60%，巴马汀（$C_{21}H_{21}NO_4$）不得少于1.5%。雅连含盐酸小檗碱（$C_{20}H_{18}ClNO_4$）不得少于4.5%，云连含盐酸小檗碱（$C_{20}H_{18}ClNO_4$）不得少于7.0%。味连饮片含小檗碱（$C_{20}H_{17}NO_4$）不得少于5.0%，含表小檗碱（$C_{20}H_{17}NO_4$）、黄连碱（$C_{19}H_{13}NO_4$）和巴马汀（$C_{21}H_{21}NO_4$）的总量不得少于3.3%。本品有抗病原微生物、抗细胞毒素、解热、抗炎、止泻、抗动脉粥样硬化、抗心肌缺血、抗心率失常、降血压、抗脑缺血、抗胃溃疡、利胆、保肝等作用。

黄柏（Huángbò）

首载于《神农本草经》。为芸香科植物黄皮树 *Phellodendron chinense* Schneid. 的干燥树皮（见彩图17）。主产于四川。清明之后剥取树皮。

【处方用名】黄柏、川黄柏、盐黄柏、黄柏炭。

【主要药性】苦，寒。归肾、膀胱经。

【基本功效】清热燥湿，泻火除蒸，解毒疗疮。

【临床应用】

1. 湿热证 本品苦寒，"清热之中，而兼燥湿之效"（《神农本草经读》），可用于多种湿热病证。因其性沉降，"独入肾与膀胱，清泄下焦湿火"（《本草便读》），故尤善治下焦湿热诸证。若治湿热泻痢，可与黄连、秦皮等同用。治湿热郁蒸之黄疸尿赤，可与栀子、甘草同用，如栀子柏皮汤（《伤寒论》）。治湿热下注膀胱之小便混浊，尿有余沥者，可与萆薢、茯苓、车前子等同用，如萆薢分清饮（《医学心悟》）。治下焦湿热之痿痹、脚气、带下、湿疮等，每与苍术为伍，如二妙散（《丹溪心法》）。

2. 阴虚火旺证 本品既能清实热，又能退虚火。其清热泻火，功似黄连、黄芩。用于多种火热病证，每常相须为伍，协同增效。因其主入肾经，以泻肾火，退虚热擅长，"专治阴虚生内热诸证"（《本草经疏》）。适用于肾阴不足，虚火上炎所致的骨蒸潮热，盗汗遗精等。常与知母、地黄、山药等同用，如知柏地黄丸（《医宗金鉴》）。

3. 疮痈肿毒 本品泻火解毒之功与黄连相似而力稍逊。治热毒疮疡，红肿热痛者，可与大黄同用为散，醋调外搽；或与大黄、白芷、天花粉等同用，如如意金黄散（《外科正宗》）。

【用法用量】煎服，3～12g，外用适量。

【使用注意】本品苦寒伤胃，脾胃虚寒者忌用。

【典型案例】黄柏治疗遗精案。代某，男，18岁，1995年12月初诊。自述遗精频繁，夜寐不安，见异性则有遗意，神志恍惚，颇感痛苦。曾服金锁固精丸等效不显，口苦目涩，咽干，胸闷乏力，小便黄，舌质红，苔黄腻，脉弦滑。以黄柏、芡实各20g，共研末冲服，每日3次，服10天后复诊，遗精止，精神睡眠均有改善，乃令其续服1个月。半年后随访，诸症消失，再未复发（《名老中医用药心得》）。

【现代研究】主含小檗碱、巴马汀、黄柏碱、木兰花碱、药根碱等。《中国药典》规定：含小檗碱计以盐酸小檗碱（$C_{20}H_{17}NO_4 \cdot HCl$）计不得少于3.0%，含黄柏碱以盐酸黄柏碱（$C_{20}H_{23}NO_4 \cdot HCl$）计不得少于0.34%。本品有抗病原微生物、抗炎、抗变态反应、降压、抗溃疡、降血糖、抗痛风等作用。

附：关黄柏

本品为芸香科植物黄檗 *Phellodendronamurense* Rupr. 的树皮。自2005年版《中国药典》始，将黄柏的正品定为黄皮树的树皮，而把关黄柏作为新增品种单列。关黄柏与黄柏的性能、功用相似。

龙胆（Lóngdǎn）

首载于《神农本草经》。为龙胆科植物条叶龙胆 *Gentiana manshurica* Kitag.、龙胆 *Gentiana scabra* Bge.、三花龙胆 *Gentiana triflora* Pall. 或滇龙胆 *Gentiana rigescens* Franch. 的干燥根及根茎。前三种习称"龙胆"，后一种习称"坚龙胆"。各地均有分布。春、秋二季采挖。

【处方用名】龙胆、龙胆草、胆草。

【主要药性】苦，寒。归肝、胆经。

【基本功效】清热燥湿，泻肝胆火。

【临床应用】

1.湿热证 本品苦寒，清热燥湿力强，可用于多种湿热病证。因其性沉降，"善清下焦湿热"（《药品化义》），故尤宜于下焦湿热诸证。若治肝胆湿热所致的胁痛口苦、尿黄、身目发黄，常与茵陈、栀子等同用，如茵胆平肝胶囊（《中国药典》）。治肝经湿热下注所致的阴肿阴痒、湿疹瘙痒、带下黄臭等，可与栀子、泽泻、车前子等同用，如龙胆泻肝汤（《兰室秘藏》）。

2.肝经热盛证 本品大苦大寒，纯泻无补，"专清肝胆一切有余之邪火"（《本草便读》）。"凡属肝经热邪为患，用之神效"（《药品化义》）。适宜于肝胆火盛之胁痛口苦，头痛目赤，耳肿耳聋等，可与柴胡、黄芩、栀子等同用，如龙胆泻肝汤（《兰室秘藏》）。若治肝经热盛风动，高热惊厥，手足抽搐者，可与牛黄、钩藤等同用，如凉惊丸（《小儿药证直诀》）。

【用法用量】煎服，3～6g。

【使用注意】脾胃寒者不宜用，阴虚津伤者慎用。

【现代研究】主含龙胆苦苷、当药苦苷、当药苷、苦龙胆酯苷、龙胆碱、龙胆黄碱等。《中国药典》规定：龙胆含龙胆苦苷（$C_{16}H_{20}O_9$）不得少于3.0%，饮片不得少于2.0%，坚龙胆不得少于1.5%，坚龙胆饮片不得少于1.0%。本品有抗病原微生物、解热、抗炎、利胆、保肝等作用。

苦参（Kǔshēn）

首载于《神农本草经》。为豆科植物苦参 Sophora flavescens Ait. 的干燥根。我国各地均产。春、秋二季采挖。

【处方用名】苦参。

【主要药性】苦，寒。归心、肝、胃、大肠、膀胱经。

【基本功效】清热燥湿，杀虫，利尿。

【临床应用】

1. 湿热证　本品"大苦大寒，退热泄降，荡涤湿火，其功效与芩、连、龙胆皆相近，而苦参之苦愈甚，其燥尤烈。"（《本草正义》）。可用于多种湿热病证。若治湿热泻痢，常与白芍、木香同用，如痢必灵片（《部颁标准》）。治湿热下注所致的带下量多、阴部瘙痒，常与黄柏、土茯苓等同用，如妇炎康片（《中国药典》）。治大肠湿热所致的痔疮肿痛，便血，常与黄柏、冰片等同用，如化痔栓（《中国药典》）。

2. 带下阴痒，湿疹疥癣　本品苦能燥湿，寒能清热。"热生风，湿生虫，故又能治风杀虫"（《本草纲目》），为治瘙痒性皮肤病之要药，内服外洗均可。如治湿热带下，阴肿阴痒，可与黄柏、椿皮等同用。治湿疹、湿疮，可单用，如苦参片（《部颁标准》）；或与黄柏、蛇床子煎水外洗。治疥癣，皮肤瘙痒，可与荆芥为伍，如苦参丸（《太平惠民和剂局方》）。

3. 小便不利，灼热涩痛　本品入膀胱经，能"清湿热而通淋涩"（《长沙药解》）。常用于湿热蕴结之小便不利、灼热涩痛，可单用，或与车前子、栀子等同用。

此外，本品苦寒，入心经，"专治心经之火"（《神农本草经百种录》）。可用于心火亢盛之心悸不宁及疮痈肿毒。

【用法用量】煎服，4.5～9g。外用适量。

【使用注意】脾胃虚寒者忌用，不宜与藜芦同用。

【典型案例】苦参杀虫止痒案。有人病遍身风热细疹，痒痛不可任，连胸颈脐腹，及近隐处皆然，涎痰亦多，夜不得睡。以苦参末一两，皂角二两，水一升，揉滤取汁，银石器熬成膏，和苦参末为丸如梧桐子大，食后温水服二十至三十丸，次日便愈（《本草衍义》）。

【现代研究】主含苦参碱、氧化苦参碱、槐果碱、苦参醇碱、苦参素等。《中国药典》规定：含苦参碱（$C_{15}H_{24}N_2O$）和氧化苦参碱（$C_{15}H_{24}N_2O_2$）的总量不少于1.2%，饮片不得少于1.0%。本品有解热、抗炎、抗病原微生物、抗胃溃疡、抗肿瘤、免疫抑制、抗心律失常及心肌缺血、升高白细胞等作用。

秦皮（Qínpí）

首载于《神农本草经》。为木犀科植物苦枥白蜡树 Fraxinus rhynchophylla Hance、白蜡树 Fraxinus chinensis Roxb.、尖叶白蜡树 Fraxinus szaboana Lingelsh. 或宿柱白蜡树 Fraxinus stylosa Lingelsh. 的干燥枝皮或干皮。产于吉林、辽宁、河南等地。春、秋二季剥取。

【处方用名】秦皮。

【主要药性】苦、涩，寒。归肝、胆、大肠经。

【基本功效】清热燥湿，收涩止痢，止带，明目。

【临床应用】

1. 湿热泻痢，赤白带下　本品苦寒，能清热燥湿；"以其收涩，故治崩带下痢"（《本草从新》）。主要用于湿热泻痢，里急后重及湿热下注，赤白带下。前者可与黄芩、地锦草、地榆同用，如泻痢宁片（《部颁标准》）；后者可与椿皮、黄柏等同用。

2. 目赤肿痛，目生翳膜　本品苦寒，入肝经，长于清肝泻火、明目退翳，常用于肝火上炎所致的目赤肿痛、目生翳膜。可单用煎水洗眼，或"煎汁澄净，点洗无时。白膜遮明，视物不见者旋效；赤肿作痛，流泪无休者殊功"（《本草蒙筌》）。

【用法用量】煎服，6～12g。外用适量，煎洗患处。

【使用注意】脾胃虚寒者忌用。

【典型案例】秦皮治疗天行赤目案。饶某，男，成人，1973年7月初诊。两目白睛红赤，眼珠、头额刺痛，迎风流泪，眼眵稠黏，口苦而干，小便黄短，纳差，睡眠不安，舌苔黄，脉弦数。脉症合参，诊为天行赤目。由风热上扰，风火上攻于目所致，疏方以秦皮眼药水（秦皮250g，加清水500mL，分煎两次，将两次药液混合再熬成250mL，用滤纸过滤去残渣，灌注空眼药瓶内，每支10mL）1支滴眼，辅以秦皮汤外洗而愈［湖北中医杂志，1985（3）：4］。

【现代研究】主含秦皮甲素、秦皮乙素、秦皮素、秦皮苷，以及酚类、皂苷、鞣质等。《中国药典》规定：含秦皮甲素（$C_{15}H_{16}O_9$）和秦皮乙素（$C_9H_6O_4$）的总量不得少于1.0%，饮片不得少于0.80%。本品有抗病原微生物、抗炎、镇痛、抗痛风、保肝、抗肿瘤，抑制血管平滑肌增殖及血小板聚集等作用。

白鲜皮（Báixiānpí）

首载于《神农本草经》。为芸香科植物白鲜 *Dictamnus dasycarpus* Turcz. 的干燥根皮（见彩图18）。产于辽宁、河北、四川等地。春、秋二季采挖。

【处方用名】白鲜皮。

【主要药性】苦，寒。归脾、胃、膀胱经。

【基本功效】清热燥湿，祛风解毒。

【临床应用】

1. 湿疹湿疮，风疹疥癣　本品苦寒，长于"燥湿清热，外治皮毛肌肉湿热之毒"（《本草汇言》），凡"诸痛痒疮，服之亦大有捷效"（《本草正义》）。为治皮肤瘙痒之要药。用于上述疾病，内服外用均宜。可与苦参、百部、花椒等外搽或外洗患部，如肤疾洗剂（《部颁标准》）；或与苦参、土茯苓、地黄等同用，如湿毒清胶囊（《部颁标准》）。

2. 湿热黄疸，风湿热痹　本品既能"行水道"（《本草备要》），导湿热之邪从小便而出，治黄疸尿赤；又能祛风行痹，通利关节，治风湿热痹，关节红肿热痛者。故李时珍誉之"为诸黄风痹要药"（《本草纲目》）。前者可与茵陈、金钱草等同用，后者可与秦艽、忍冬藤等同用。

【用法用量】煎服，5～10g。外用适量。

【使用注意】脾胃虚寒者慎用。

【典型案例】白鲜皮治顽固性荨麻疹案。周某，女，52岁。患顽固性荨麻疹5年之久，曾用扑尔敏（氯苯那敏）、泼尼松等治疗，不能控制。经用白鲜皮30g，滑石20g。共为细末，打片，每片0.5g。日服2次，每次3～4片。连服7日痊愈。随访半年未见复发［辽宁医学杂志，1977（2）：13］。

【现代研究】主含梣酮、黄柏酮、柠檬苦素、白鲜碱、白鲜明碱、槲皮素、异槲皮素、花椒毒素、东莨菪素，以及甾醇、皂苷等。《中国药典》规定：含梣酮（$C_{14}H_{16}O_3$）不得少于 0.050%，黄柏酮（$C_{26}H_{34}O_7$）不得少于 0.15%。本品有抑菌、抗炎、解热、抗肿瘤、保肝等作用。

第三节 清热解毒药

本节药物多为苦寒，清热之中更长于解火热之毒。主要适用于各种热毒证。诸如疮痈肿毒、丹毒、痄腮、咽喉肿痛、热毒下痢、水火烫伤，以及蛇虫咬伤、癌肿等。亦可用于其他里热证。

因其药性寒凉，应中病即止，以免伤及脾胃。

金银花（Jīnyínhuā）

首载于《名医别录》。为忍冬科植物忍冬 *Lonicera japonica* Thunb. 的干燥花蕾或带初开的花（见彩图 19）。产于山东、河南等地，夏初花开放前采收。

【处方用名】金银花、二花、双花、银花、忍冬花、金银花炭。

【主要药性】甘，寒。归肺、心、胃经。

【基本功效】清热解毒，疏散风热。

【临床应用】

1. 疮痈肿毒 本品甘寒，能清解热毒，为"外科治毒通行要剂"（《本草求真》）。大凡外疡内痈，热毒壅盛者皆宜。故有"疮疡必用金银花"（《本草新编》）之说。若治疮痈初起，红肿热痛者，可单用，如金银花合剂（《部颁标准》）；或与穿山甲、白芷、当归等同用，如仙方活命饮（《校注妇人良方》）。治疗疮肿毒，坚硬根深者，常与蒲公英、紫花地丁、野菊花等同用，如五味消毒饮（《医宗金鉴》）。治肺痈咳吐脓血者，常与桔梗、白及、薏苡仁等同用，如加味桔梗汤（《医学心悟》）。治肠痈腹痛，常与当归、黄芪、白芷等配伍，如排脓散（《外科正宗》）。

2. 风热表证，温病发热 本品甘寒质轻，又能"散热解表"（《本草纲目》），为表里双解之剂。大凡热证，无论表、里皆宜。若治外感风热，或温病初起，发热，微恶风寒，咽痛口渴者，常与连翘、薄荷、牛蒡子等同用，如银翘散（《温病条辨》）、双黄连口服液（《中国药典》）。治温热病气分热盛，壮热烦渴者，常与石膏、知母等同用。治温热病热入营分，身热夜甚，心烦少寐，舌绛者，常与生地黄、玄参等清热凉血药中加入本品，如清营汤（《温病条辨》）。能使营分热邪从气分转出而解，有"透热转气"之效。

3. 热毒血痢 本品清热解毒力强，又入血分，能凉血止痢。适用于热毒血痢，大便脓血，可单用本品浓煎频服；或配伍黄连、白头翁、秦皮等。

此外，本品经蒸馏制成金银花露，有清解暑热作用。"暑月以之代茶，饲小儿无疮毒，尤能散暑"（《本草纲目拾遗》）。可用于暑热烦渴，以及小儿热疖、痱子等。

【用法用量】煎服，6～15g。疏散风热、清泄里热用生品；炒炭多用于热毒血痢；露剂多用于暑热烦渴。

【使用注意】脾胃虚寒及气虚疮疡脓清者忌用。

【现代研究】主含绿原酸、异绿原酸、咖啡酸、木犀草苷、忍冬苷、金丝桃苷、槲皮素，以及挥发油、环烯醚萜苷、三萜皂苷等。《中国药典》规定：含绿原酸（$C_{16}H_{18}O_9$）不得少于 1.5%，含木犀草苷（$C_{21}H_{20}O_{11}$）不得少于 0.050%。本品有广谱抗病原微生物、抗病毒、解热、抗炎、增强免疫、抗过敏、保肝、抗氧化、降血糖、降血脂、抗肿瘤等作用。

附：忍冬藤、山银花

1. 忍冬藤　为忍冬科植物忍冬的干燥茎枝。甘，寒；归肺、胃经。功能清热解毒，疏风通络。用于温病发热，热毒血痢，疮痈肿毒，风湿热痹，关节红肿热痛。煎服，9～30g。

2. 山银花　为忍冬科植物灰毡毛忍冬 *Lonicera macranthoides* Hand.-Mazz.、红腺忍冬 *Lonicera hypoglauca* Miq.、华南忍冬 *Lonicera confusa* DC. 或黄褐毛忍冬 *Lonicera fulvotomentosa* Hsu et S. C. Cheng 的干燥花蕾或带初开的花。2000 年版《中国药典》及其以前，山银花一直作为金银花药用。自 2005 年版《中国药典》以后，将金银花的正品定格为忍冬的干燥花蕾或带初开的花，把山银花另作品种单列。金银花与山银花的性能、功效及临床运用相似。

连翘（Liánqiáo）

首载于《神农本草经》。为木犀科植物连翘 *Forsythia suspensa*（Thunb.）Vahl 的干燥果实。产于山西、河南、陕西等地，秋季采收。

【处方用名】连翘、青翘、老翘、连翘心。

【主要药性】苦，微寒。归肺、心、小肠经。

【基本功效】清热解毒，消肿散结，疏散风热。

【临床应用】

1. 疮痈肿毒，瘰疬痰核　本品苦寒，主入心经，既能清心火，解疮毒，又能消散痈肿结聚。凡"瘰疬结核，诸疮痈肿，热毒炽盛。未溃可散，已溃解毒"（《本草汇言》）。故有"疮家圣药"（《本经逢原》）之称。无论外疡内痈，热毒壅盛者皆可运用，尤以治外痈擅长。若治热毒蕴结肌肤所致的疮疡，症见红、肿、热、痛而未溃者，以及乳痈肿痛，乳房结块等，可与黄芩、生天南星、白芷等制成涂膏，局部外敷，如伤疖膏（《中国药典》）。治痰火郁结，瘰疬痰核，常与海藻、昆布、青皮等同用，如海藻玉壶汤（《外科正宗》）。

2. 风热表证，温病发热　本品轻清升散，苦寒降泄。外可疏风热，内能解热毒。适用于风热表证，温病发热，常与金银花、黄芩同用，既可内服，如双黄连片（《中国药典》）；也可直肠给药，如双黄连栓（《中国药典》）。因其"泻心经客热殊功"（《本草蒙筌》）。故可用于热入心包之高热神昏，常配伍水牛角、莲子心、竹叶卷心等，如清宫汤（《温病条辨》）。

此外，本品苦寒通降，"又能利小水，导下焦湿热"（《本草正义》），常用于热淋尿闭。

【用法用量】煎服，6～15g。

【使用注意】脾胃虚寒、气虚疮疡脓清者不宜用。

【典型案例】连翘治风温案。曾治一少年，风温初得，俾单用连翘一两煎汤服，彻夜微汗，翌晨病若失（《医学衷中参西录》）。

【现代研究】主含连翘苷、连翘苷元、右旋松脂酚、连翘酯苷 A、芦丁、齐墩果酸、熊果酸、白桦脂酸等。《中国药典》规定：含连翘苷（$C_{27}H_{34}O_{11}$）不得少于 0.15%，含连翘酯苷 A（$C_{27}H_{46}O_{15}$）不得少于 0.25%。本品有广谱抗菌、抗病毒、抗辐射损伤、强心、升压、抑制毛细血管通透性、保肝、解热、镇吐、抗肿瘤等作用。

【备注】关于连轺与连翘。连轺与连翘乃同出一物。"仲景方中所用之连轺，乃连翘之根，即《神农本草经》之连根也。其性与连翘相近，其发表之力不及连翘，而其利水之力则胜于连翘，故仲景麻黄连轺赤小豆汤用之，以治瘀热在里将发黄，取其能导引湿热下行也"（《医学衷中参西录》）。连轺今已少用，故凡方中用连轺者，可用连翘代之。

穿心莲（Chuānxīnlián）

首载于《岭南采药录》。为爵床科植物穿心莲 *Andrographis paniculata*（Burm.f.）Nees 的干燥地上部分。产于广东、广西、福建等地，秋季茎叶茂盛时采割。

【处方用名】穿心莲、一见喜。

【主要药性】苦，寒。归心、肺、大肠、膀胱经。

【基本功效】清热解毒，凉血，消肿。

【临床应用】

1. 疮痈肿毒，毒蛇咬伤 本品苦寒，长于清热解毒，凉血消肿，又能解蛇毒。常用于热毒壅聚之痈肿疮疡，口舌生疮，咽喉肿痛，以及毒蛇咬伤，可单味使用，如穿心莲片（《中国药典》）。

2. 风热表证，温病初起，肺热咳嗽 本品苦寒清泄，善清肺热，解热毒。若治外感风热或温病初起，发热头痛者，单用有效。治肺热咳嗽，常与黄芩、鱼腥草等同用。

3. 湿热泻痢，热淋涩痛 本品苦能燥湿，寒能清热。治胃肠湿热，泄泻痢疾，可单用，或与苦参、木香同用，如止痢宁片（《部颁标准》）。治膀胱湿热，小便淋痛，可与车前子、滑石等同用。

【用法用量】煎服，6～9g。因其味甚苦，入汤剂易致恶心呕吐，故多作丸、片剂服用。外用适量。

【使用注意】本品苦寒伤胃，故脾胃虚寒者慎用。

【现代研究】主含穿心莲内酯、脱水穿心莲内酯、新穿心莲内酯，尚含黄酮类、甾醇、皂苷等。《中国药典》规定：含穿心莲内酯（$C_{20}H_{30}O_5$）、新穿心莲内酯（$C_{20}H_{30}O_5$）、14-去氧穿心莲内酯（$C_{20}H_{30}O_4$）和脱水穿心莲内酯（$C_{20}H_{28}O_4$）的总量不得少于 1.5%。本品有抗病原微生物、抗炎、解热、增强免疫、保肝利胆、保护心肌缺血、抗血栓、抗血小板聚集、抗肿瘤、抗蛇毒等作用。

大青叶（Dàqīngyè）

首载于《名医别录》。为十字花科植物菘蓝 *Isatis indigotica* Fort. 的干燥叶（见彩图 20）。产于河北、陕西、江苏等地，夏、秋两季采收。

【处方用名】大青叶、大青。

【主要药性】苦，寒。归心、胃经。

【基本功效】清热解毒，凉血消斑。

【临床应用】

1. 风热表证，温病发热 本品质轻，"味苦气寒，清热解毒之上品，专主温邪热病"（《本草正义》）。具有表里两清、气血双解之效，故可用于温热病卫、气、营、血的各个阶段。若治外感时疫，憎寒壮热，头痛无汗，口渴咽干者，常与连翘、柴胡、黄芩等同用，如清瘟解毒丸（《中国药典》）。治温热病热入气分之壮热汗出，烦渴引饮，可与石膏、知母等同用。治温病热入营血之高热、神昏、发斑发疹等，常与生地黄、玄参等同用。

2. 痄腮喉痹，丹毒痈肿　本品苦寒，"能解心胃热毒"（《本草纲目》），"平丹毒而解喉痹"（《本草易读》）。对于上述病证，"凡以热兼毒者，皆宜捣汁用之"（《本草正》），也可随证配伍使用。若治感冒发热、咽喉红肿、耳下肿痛等，可与金银花、拳参、羌活等同用，如复方大青叶合剂（《部颁标准》）。治疮痈丹毒，可用鲜品捣烂外敷；或配野菊花、蒲公英、紫花地丁等同用。

【用法用量】煎服，9～15g，鲜品30～60g。外用鲜品适量，捣烂敷患处或捣汁内服。

【使用注意】脾胃虚寒者忌用。

【现代研究】主含靛玉红、靛蓝、菘蓝苷、5-羟基吲哚酮、扶桑甾醇以及铁、锰、铜、锌等。《中国药典》规定：含靛玉红（$C_{16}H_{10}N_2O_2$）不得少于0.020%。本品有广谱抗菌、抗病毒、抗肿瘤、解热、抗炎、利胆、增强白细胞吞噬功能、抑制血小板聚集等作用。

【备注】关于大青叶。《中国药典》将菘蓝叶定为大青叶之正品。将蓼科植物蓼蓝 *Polygonum tinctorium* Ait. 的叶定名为蓼大青叶。另有爵床科植物马蓝 *Baphicacanthus cusia*（Nees）Bremek. 或马鞭草科植物路边青 *Clerodendron cyrtophyllum* Turcz. 的叶，分别在福建、四川、广西，及江西、湖南、湖北等地也作为大青叶使用，其性能、功效及临床运用相似。

板蓝根（Bǎnlángēn）

首载于《新修本草》。为十字花科植物菘蓝 *Isatis indigotica* Fort. 的干燥根（见彩图21）。产于河北、江苏、陕西等地，秋季采挖。

【处方用名】板蓝根。

【主要药性】苦，寒。归心、胃经。

【基本功效】清热解毒，凉血利咽。

【临床应用】

1. 风热表证，温病发热　本品苦寒，"辟瘟解毒能凉血"（《本草便读》）。功用似大青叶，亦为表里双解，气血两清之品，适用于温热病卫、气、营、血的各个阶段。对于温疫时疾，未病可防，已病可治，单用或入复方均可。若治外感风热、热毒壅盛之发热、咽喉肿痛等，常与大青叶、连翘、拳参同用，如感冒退热颗粒（《中国药典》）。治气分实热，大热大渴，常与石膏、知母等同用。治温热病气血两燔，或热入营血之高热、发斑等，常与紫草、生地黄、玄参等同用，如神犀丹（《医效秘传》）。

2. 痄腮喉痹，丹毒痈肿　本品苦寒，"解诸毒恶疮，散毒去火"（《分类草药性》），"治天行大头热毒"（《本草述》）。功用与大青叶相似，每常相须为用，如板蓝大青颗粒（《部颁标准》）。本品以利咽见长。若治热毒壅盛之咽喉肿痛、口咽干燥、腮部肿胀等。可单用，如板蓝根颗粒（《中国药典》）。治大头瘟疫，头面红肿、咽喉不利，及丹毒、痄腮等，常与牛蒡子、连翘、玄参等同用，如普济消毒饮（《东垣试效方》）。

【用法用量】煎服，9～15g。

【使用注意】体虚而无实火热毒者忌服，脾胃虚寒者慎用。

【现代研究】主含告依春、表告依春，以及板蓝根乙素、丙素、丁素，靛蓝、靛玉红、β-谷甾醇、植物性蛋白、树脂状物、糖类、多种氨基酸等成分。《中国药典》规定：含（R，S）-告依春（C_5H_7NOS）不得少于0.020%，饮片不得少于0.030%。本品有抗菌、抗病毒、解热、抗炎、抗肿瘤、增强免疫等作用。

附：南板蓝根

为爵床科植物马蓝 *Baphicacanthus cusia*（Nees）Bremek. 的干燥根及根茎。苦，寒；归心、胃经。功能清热解毒，凉血消斑。用于温疫时毒，发热咽痛，温病发斑，丹毒。煎服，9～15g。

青黛（Qīngdài）

首载于《药性论》。为爵床科植物马蓝 *Baphicacanthus cusia*（Nees）Bremek.、蓼科植物蓼蓝 *Polygonum tinctorium* Ait. 或十字花科植物菘蓝 *Isatis indigotica* Fort. 的叶或茎叶经加工制得的干燥粉末、团块或颗粒。产于江苏、安徽、福建等地。

【处方用名】青黛、建青黛。

【主要药性】咸，寒。归肝经。

【基本功效】清热解毒，凉血消斑，泻火定惊。

【临床应用】

1. 温毒发斑，血热出血 本品寒咸入血，能"除热解毒，兼能凉血"（《要药分剂》），善"治血分之郁火"（《本草便读》）而凉血消斑。功似与大青叶、板蓝根，但解热之力稍逊。用于温热病温毒发斑，与生地黄、栀子、生石膏等同用，如青黛石膏汤（《通俗伤寒论》）。治血热妄行之吐血、衄血、咳血、咯血等多种出血证，常与白茅根、侧柏叶、生地黄等同用。

2. 痄腮喉痹，口疮痈肿 本品有清热解毒、凉血消肿之功。治咽喉红肿，口舌肿痛，风火牙疳，常与黄连、硼砂、山豆根等同用，如口疳吹药（《部颁标准》）。治喉痹乳蛾，疗疖肿毒以及口舌生疮，常与牛黄、冰片、山豆根等同用，如喉痛解毒丸（《部颁标准》）。

3. 小儿惊痫，胸痛咳血 本品咸寒，专入肝经，"大泻肝经实火及散肝经火郁"（《本草求真》），适用于肝热生风之高热急惊，烦躁不安，惊痫抽搐等，常与全蝎、钩藤、琥珀等同用，如清热镇惊散（《部颁标准》）。若治肝火犯肺之咳嗽胸痛、痰中带血，可单用水调服，或与海蛤粉同用，如黛蛤散（《卫生鸿宝》）。

【用法用量】内服 1～3g，宜入丸散用。外用适量。

【使用注意】胃寒者慎用。

【现代研究】主含靛蓝、靛玉红、青黛酮等。《中国药典》规定：含靛蓝（$C_{10}H_{10}N_2O_2$）不得少于 2.0%，含靛玉红（$C_{16}H_{10}N_2O_2$）不得少于 0.13%。本品有抗病原微生物、抗炎、镇痛、抗肿瘤、抗真菌、保肝等作用。

贯众（Guànzhòng）

首载于《神农本草经》。为鳞毛蕨科植物粗茎鳞毛蕨 *Dryopteris crassirhizoma* Nakai 或紫萁科植物紫萁 *Osmunda japonica* Thunb. 的干燥根茎和叶柄残基（见彩图 22）。前者为绵马贯众，产于黑龙江、吉林、辽宁等地，秋季采挖；后者为紫萁贯众，产于河南、山东、甘肃等地，春、秋二季采挖。

【处方用名】贯众、绵马贯众、紫萁贯众、贯众炭。

【主要药性】苦，微寒；有小毒。归肝、胃经。

【基本功效】清热解毒，止血，杀虫。

【临床应用】

1. 时疫感冒，风热头痛，温毒发斑，痄腮肿痛　本品"味苦微寒，泻邪热，解疫毒"（《药性切用》）。主要用于时疫感冒或风热表证，症见发热头痛，鼻塞咽痛，全身乏力等，常与金银花、赤芍为伍，即抗感颗粒（《中国药典》）。也可作为预防用药。若"疫发之时，以此药置水中，令人饮此水则不传染"（《本草经疏》）。本品又入血分，善解血分热毒而凉血消斑。用于温热病热入营血，或温毒发斑，可配赤芍、升麻等，如快斑散（《小儿卫生总微论方》）。治痄腮肿痛，可与牛蒡子、青黛等同用，内服外敷均可。

2. 血热出血　本品性寒入血分，有凉血止血之功，可用于吐血、咯血、衄血、便血等多种血热出血，尤以"治血痢下血，甚有捷效"（《本草正义》）。若治下痢脓血，常与黄连、木香、板蓝根等同用，如贯众丸（《圣济总录》）。治崩漏下血，常与熟地、焦芥、侧柏等同用，如抑红煎（《医学集成》）。

3. 虫积腹痛　本品苦寒，能"杀三虫"（《神农本草经》）。"三虫皆由湿热所生，苦寒除湿热，则三虫自死"（《本草经疏》）。可用于绦虫、钩虫、蛔虫等多种肠道寄生虫病。如治蛔虫病，可与使君子、苦楝皮等同用；治绦虫病，可与槟榔、雷丸等同用。治钩虫病，可单用浓煎取汁，临睡前浸洗或搽于肛门。

【用法用量】　煎服，4.5～9g。清热解毒宜生用；止血宜炒炭用。外用适量。

【使用注意】　本品有小毒，用量不宜过大。孕妇及脾胃虚寒者慎用。

【现代研究】　主含绵马酸类、黄绵马酸类、白绵马素、粗蕨素等，尚含多种微量元素。本品有驱虫、抗病毒、抗真菌、止血、镇痛、消炎等作用。

【备注】　贯众是临床历来常用的处方用名，主要包括绵马贯众与紫萁贯两个品种。2005版《中国药典》只收载了绵马贯众，2010年版又增加了紫萁贯众，并将各自单列，分别命名。致使"贯众"之名被淡化。由于二者性能、功用趋同，故此处一并介绍，仍以贯众名之。

蒲公英（Púgōngyīng）

首载于《新修本草》。为菊科植物蒲公英 *Taraxacum mongolicum* Hand.-Mazz.、碱地蒲公英 *Taraxacum borealisinense* Kitam. 或同属数种植物的干燥全草（见彩图23）。全国各地均有分布，春至秋季花初开时采挖。

【处方用名】　蒲公英、黄花地丁。

【主要药性】　苦、甘，寒。归肝、胃经。

【基本功效】　清热解毒，消肿散结，利尿通淋。

【临床应用】

1. 疮痈肿毒　本品苦寒，"善能消疮毒，而又善于消火"（《本草新编》），善治一切热毒疮疡。若治疗疮肿毒，常与金银花、紫花地丁、野菊花等同用，如五味消毒饮（《医宗金鉴》）。治肺痈、肠痈等，常与金银花、玄参、当归同用，如立消汤（《洞天奥旨》）。因其主入肝、胃经，兼能疏郁通乳，"治乳痈乳疖，红肿坚块，尤有捷效"（《本草正义》），故尤为治乳痈之要药。可单用，如蒲公英片（《部颁标准》），或与忍冬藤、生甘草同用，如英藤汤（《洞天奥旨》）。

2. 湿热黄疸，热淋涩痛　本品有清利湿热之功。治湿热黄疸，常与茵陈、大黄、栀子等同用。又"为通淋妙品"（《本草备要》）。凡"淋症多属热结，用此可以通解"（《本草求真》）。常与车前子、滑石等同用。

此外，本品尚能清肝明目，可用于肝火上炎所致的目赤肿痛。可单用，如蒲公英汤（《医学衷中参西录》）；也可配菊花、夏枯草等同用。

【用法用量】煎服，10～15g。外用鲜品适量，捣敷或煎汤熏洗患处。

【使用注意】用量过大可致缓泻。

【现代研究】主含菊苣酸、咖啡酸、绿原酸、蒲公英素、蒲公英苦素、木犀草素，及挥发油等。《中国药典》规定：含菊苣酸（$C_{22}H_{18}O_{12}$）不得少于 0.30%。本品有抗病原微生物、抗溃疡、抗氧化、抗肿瘤、保肝利胆、利尿、提高免疫力等作用。

紫花地丁（Zǐhuādìdīng）

首载于《本草纲目》。为堇菜科植物紫花地丁 *Viola yedoensis* Makino 的干燥全草。产于江苏、浙江、安徽等地，春、秋二季采收。

【处方用名】紫花地丁、地丁、地丁草。

【主要药性】苦、辛，寒。归心、肝经。

【基本功效】清热解毒，凉血消肿。

【临床应用】

疮痈肿毒　本品苦泄辛散，寒能清热，入心肝血分，善清热解毒、凉血消肿。"专为痈肿疔毒通用之药"（《本草正义》）。凡内外痈肿，惟血热壅滞，红肿发焮者宜之。尤以"治疗疮毒壅为胜"（《本草便读》）。可单用，如紫花地丁软膏（《部颁标准》）；或与金银花、蒲公英、野菊花等同用，如五味消毒饮（《医宗金鉴》）。

此外，本品尚能解蛇毒，用于毒蛇咬伤，可用鲜品捣汁内服，或捣烂外敷。

【用法用量】煎服，15～30g。外用鲜品适量，捣烂敷患处。

【使用注意】脾胃虚寒者慎用。

【现代研究】主含秦皮乙素、山柰酚 –3–O– 吡喃鼠李糖苷、棕榈酸、对羟基苯甲酸、反式对羟基桂皮酸、琥珀酸、地丁酰胺等。《中国药典》规定：含秦皮乙素（$C_9H_6O_4$）不得少于 0.20%。本品有广泛抗病原微生物、解热、抗炎等作用。

野菊花（Yějúhuā）

首载于《日华子本草》。为菊科植物野菊 *Chrysanthemum indicum* L. 的干燥头状花序。产于江苏、四川、山东等地，秋、冬二季花初开放时采摘。

【处方用名】野菊花。

【主要药性】苦、辛，微寒。归肝、心经。

【基本功效】清热解毒，泻火平肝。

【临床应用】

1. 疮痈肿毒，咽喉肿痛　本品辛散苦泄，寒能清热。长于清热解毒，消痈散肿，力胜菊花，"为外科痈肿药"（《本草求真》）。常用于热毒壅盛之疮痈肿毒，可单用捣敷局部，鲜品为佳；或配金银花、蒲公英、紫花地丁等同用，如五味消毒饮（《医宗金鉴》）。若治热毒蕴结之咽喉肿痛，常与板蓝根、山豆根等同用。

2. 目赤肿痛，头痛眩晕　本品苦寒，主入肝经，长于泻肝火、平肝阳，兼能疏风热，清头目。治风热上攻或肝火上炎之目赤肿痛，常与决明子、密蒙花等同用。治肝阳上亢、头痛眩晕，可单味泡水代茶饮，或与决明子为伍，如菊明降压片（《部颁标准》）。

此外，本品内服并煎汤外洗，也用于湿疹、湿疮等湿热火毒所致之皮肤病。

【用法用量】煎服，9～15g。外用适量，煎汤外洗或制膏外涂。

【现代研究】主含蒙花苷、菊花内酯、野菊花三醇、野菊花酮等。《中国药典》规定：含蒙花苷（$C_{28}H_{32}O_{14}$）不得少于0.80%。本品有抗病原微生物、扩张血管、增加冠脉血流量、抑制血小板聚集、降压、抗炎、促进白细胞吞噬功能等作用。

重楼（Chónglóu）

首载于《神农本草经》。为百合科植物云南重楼 *Paris polyphylla* Smith var. *yunnanensis*（Franch.）Hand.-Mazz. 或七叶一枝花 *Paris polyphylla* Smith var. *chinensis*（Franch.）Hara 的干燥根茎。主产于云南、广西等地，秋季采挖。

【处方用名】蚤休、七叶一枝花、重楼、草河车。

【主要药性】苦，微寒；有小毒。归肝经。

【基本功效】清热解毒，消肿止痛，凉肝定惊。

【临床应用】

1. 疮痈肿毒，咽喉肿痛，虫蛇咬伤　本品苦寒，善能清热解毒，消肿止痛。"攻各种疮毒痈疽，发背痘疔等症最良"（《滇南本草》），"惟阳发红肿大痛者为宜（《本草正义》）。适用于热毒疮疡及一切无名肿毒，症见红肿热痛者。可与南板蓝根、蒲公英、甘草等同用，如热毒清片（《部颁标准》）。本品又善"去蛇毒"（《神农本草经》），凡"虫蛇之毒，得此治之即休"（《本草纲目》）。为治虫蛇咬伤之要药。可单用鲜品捣烂外敷；或配伍白花蛇舌草、半边莲、半枝莲等。

2. 惊风抽搐　本品苦寒，入肝经。有凉肝泻火，息风定惊之功。对于"肝风上凌，直上颠顶之病，蚤休能治此症"（《本草正义》）。适用于小儿热极生风，惊痫抽搐。可单用研末冲服，或与钩藤、菊花、蝉蜕等配伍。

此外，本品消肿止痛，尚可用于跌打损伤，瘀血肿痛。

【用法用量】煎服，3～9g。外用适量，研末调敷。

【使用注意】本品有小毒，孕妇及阴证疮疡忌用。

【现代研究】主含重楼皂苷Ⅰ、重楼皂苷Ⅱ、重楼皂苷Ⅵ、重楼皂苷Ⅶ，尚含蜕皮激素、甾酮等。《中国药典》规定：含重楼皂苷Ⅰ（$C_{44}H_{70}O_{16}$）、重楼皂苷Ⅱ（$C_{51}H_{82}O_{20}$）、重楼皂苷Ⅶ（$C_{51}H_{82}O_{21}$）的总量不得少于0.60%。本品有抗病原微生物、抗蛇毒、止咳、平喘、止血、抗肿瘤等作用。

拳参（Quánshēn）

首载于《本草图经》。为蓼科植物拳参 *Polygonum bistorta* L. 的干燥根茎。产于河北、山东、甘肃等地，春初发芽时或秋季茎叶将枯萎时采挖。

【处方用名】拳参、紫参。

【主要药性】苦、涩，微寒。归肺、肝、大肠经。

【基本功效】清热解毒，消肿，止血。

【临床应用】

1. 痈肿瘰疬，虫蛇咬伤 本品苦泄寒凉，既解热毒，又解蛇毒，并能消肿散结。治疗上述病证，可用本品捣烂敷于患处，或煎汤外洗，或配伍金银花、连翘、白花蛇舌草等。

2. 肺热咳嗽，热毒泻痢 本品性寒清热，入肺与大肠经。故在上可清肺热，用于肺热咳嗽，常配黄芩、知母等。在下可清大肠之热，并能凉血止痢，兼涩肠止泻。用于湿热泄泻，赤痢腹痛，可单用，或与穿心莲、苦参等配伍。

3. 血热吐衄，痔疮出血 本品苦寒，入肝经血分，能凉血止血。治血热妄行所致的吐血、衄血，常与阿胶、甘草同用，即紫参散（《圣济总录》）。治痔疮出血，常与白芷、贯众等同用，如紫参丸（《外台秘要》）。本品单用研末外用，还可用于外伤出血。

【用法用量】煎服，5～10g。外用适量。

【使用注意】无实火热毒者慎用。

【现代研究】主含没食子酸、并没食子酸、D-儿茶酚、L-表儿茶酚、阿魏酸、绿原酸，以及鞣质、淀粉、糖类、果胶、树胶、黏液质、树脂等成分。《中国药典》规定：含没食子酸（$C_7H_6O_5$）不得少于0.12%。本品有抗病原菌、消炎镇痛、抗心肌缺血、抗心律失常、止血等作用。

漏芦（Lòulú）

首载于《神农本草经》。为菊科植物祁州漏芦 *Rhaponticum uniflorum*（L.）DC. 的干燥根。产于河北、山西、陕西等地，春、秋二季采挖。

【处方用名】漏芦。

【主要药性】苦，寒。归胃经。

【基本功效】清热解毒，消痈，下乳，舒筋通脉。

【临床应用】

1. 痈肿疮毒，瘰疬痰核 本品苦寒清泄，长于清热解毒、消痈散结，适宜于热毒疮痈初起，红肿疼痛者。常与连翘、紫花地丁等同用。若治痰火郁结之瘰疬痰核，可与海藻、玄参等同用。因其主入胃经，兼通乳络，故为治乳痈肿痛之要药。常与蛇蜕、瓜蒌同用，即漏芦散（《太平惠民和剂局方》）。

2. 乳汁不通 本品味苦降泄，能"下乳汁，通经脉"（《本草正》），为治产后乳汁不下的常用药物。如治产后乳络塞滞，乳汁不下者，常与穿山甲、王不留行等同用。治产后气血亏损，化源不足，乳少或无乳者，常与黄芪、当归等同用，如通乳颗粒（《中国药典》）。

此外，本品性善通利，能舒筋通脉，也可用于痹证，筋脉拘挛、骨节疼痛者。

【用法用量】煎服，5～9g。外用适量。

【使用注意】孕妇慎用。

【现代研究】主含 β-蜕皮甾酮、β-谷甾醇、牛蒡子醛、牛蒡子醇及挥发油、多糖等成分。《中国药典》规定：含 β-蜕皮甾酮（$C_{27}H_{44}O_2$）不得少于0.040%。本品有抗炎镇痛、保肝、抗氧化、抗动脉粥样硬化、清除体内自由基、抗衰老、提高免疫力等作用。

附：禹州漏芦

为菊科植物蓝刺头 *Echinops latifolius* Tausch 或华东蓝刺头 *Echinops grijisii* Hance 的干燥根。

1990 年版《中国药典》及其以前，祁州漏芦和禹州漏芦均作漏芦药用。自 1995 版《中国药典》始将二者单列，并把祁州漏芦定为漏芦的正品，以后历版《中国药典》皆从之。禹州漏芦和漏芦的性能、功效及临床运用相似。

土茯苓（Tǔfúlíng）

首载于《本草纲目》。为百合科植物光叶菝葜 *Smilax glabra* Roxb. 的干燥根茎（见彩图 24）。产于广东、湖南、湖北等地，夏、秋二季采挖。

【处方用名】土茯苓。

【主要药性】甘、淡，平。归肝、胃经。

【基本功效】解毒，除湿，通利关节。

【临床应用】

1. 梅毒及汞中毒　本品甘淡性平，长于"清湿热，利关节，止拘挛，除骨痛"（《本经逢原》），专"解杨梅疮毒，及轻粉留毒，溃烂疼痛诸证"（《本草正》），为治梅毒之要药。适用于梅毒或因梅毒服汞剂中毒而致肢体拘挛，筋骨疼痛者。因其"淡而无味，极其平和之物，断非少数所能奏绩"（《本草正义》）。故以单用大剂量水煎频服，如土萆薢汤（《景岳全书》）；或与白鲜皮、金银花、薏苡仁等同用，如搜风解毒汤（《本草纲目》）。

2. 湿淋带下，湿疹疥癣　本品平而偏凉，能利湿去热，"搜剔湿热之蕴毒"（《本草正义》）。适用于湿热下注或蕴结皮肤所致的多种病症。如治热淋，常与车前子、滑石、木通等同用。治湿热带下，常与黄柏、苦参等同用，如妇炎康片（《中国药典》）。治湿疹、疥癣瘙痒，常与白鲜皮、苦参等同用。

此外，本品解毒除湿，也用于痈疮红肿溃烂，瘰疬溃疡。

【用法用量】煎服，15～60g。

【使用注意】服药时忌茶。

【现代研究】主含落新妇苷、土茯苓苷 A～E、阿魏酸，及挥发油、生物碱、鞣质、树脂、糖、淀粉等成分。《中国药典》规定：含落新妇苷（$C_{21}H_{22}O_{11}$）不得少于 0.45%。本品有抗病原微生物、抗炎、抗肿瘤、解汞毒、降尿酸、拮抗棉酚中毒等作用。

鱼腥草（Yúxīngcǎo）

首载于《名医别录》。为三白草科植物蕺菜 *Houttuynia cordata* Thunb. 的新鲜全草或干燥地上部分（见彩图 25）。主产于长江以南各地，鲜品全年均可采割；干品夏季茎叶茂盛花穗多时采割。

【处方用名】鱼腥草、鲜鱼腥草、蕺菜。

【主要药性】辛，微寒。归肺经。

【基本功效】清热解毒，消痈排脓，利尿通淋。

【临床应用】

1. 肺痈吐脓，肺热咳嗽　本品味辛能散，性寒入肺，长于清解热毒，消痈排脓，"善理热痰于肺内"（《药镜》）。为"治痰热蕴肺，发为肺痈吐脓血之要药"（《本草经疏》）。可单用捣汁饮用，或与天花粉、芦根、桔梗等同用。因其善清肺热，故也常用于肺热咳嗽，每与金荞麦、麻黄、紫菀等配伍，如急支糖浆（《中国药典》）。

2. 疮痈肿毒　本品清热解毒，"散热毒痈肿"（《本草纲目》），也常用于外痈疮毒。可单用鲜品捣烂外敷；或与连翘、野菊花、蒲公英等同用。

3. 热淋热痢　本品能清热利湿，可收通淋、止泻之效。如治湿热淋证，常与车前子、滑石、海金沙等同用。治湿热泻痢，常与白头翁、黄连等同用。

【**用法用量**】煎服，15～25g，不宜久煎。鲜品用量加倍，水煎或捣汁服。外用适量，捣敷或煎汤熏洗患处。

【**使用注意**】虚寒证及阴性疮疡忌用。

【**现代研究**】主含挥发油、阿福豆苷、金丝桃苷等。本品有抗病原微生物、抗病毒、解热、抗炎、镇痛、镇咳、抗肿瘤、抗辐射、提高机体免疫力等作用。

金荞麦（Jīnqiáomài）

首载于《新修本草》。为蓼科植物金荞麦 *Fagopyrum dibotrys*（D. Don）Hara 的干燥根茎（见彩图 26）。产于江苏、江西、浙江等地，冬季采挖。

【**处方用名**】金荞麦、野荞麦、荞麦根。

【**主要药性**】微辛、涩，凉。归肺经。

【**基本功效**】清热解毒，排脓祛瘀。

【**临床应用**】

1. 肺痈吐脓，肺热咳嗽　本品微辛能散，凉能清热，专入肺经，能清热解毒，消痈排脓，功似鱼腥草而力稍逊，也为治肺痈咯吐脓痰腥臭之常用药物。可单用，如金荞麦片（《部颁标准》）；或配鱼腥草、芦根等同用。治疗肺热咳嗽，常与黄芩、枇杷叶等同用。

2. 乳蛾肿痛　本品清肺热，能利咽喉。治疗热毒蕴结之乳蛾肿痛，可单用醋磨漱口，或与射干、山豆根、马勃等同用。

【**用法用量**】15～45g，用水或黄酒隔水密闭炖服。

【**现代研究**】主含表儿茶素、双聚原矢车菊素、香豆酸、阿魏酸、绿原酸等。《中国药典》规定：含表儿茶素（$C_{15}H_{14}O_6$）不得少于 0.030%，饮片不得少于 0.020%。本品有抗病原微生物、解热、抗炎、抗肿瘤、增强免疫、抗血小板聚集、抗突变等作用。

大血藤（Dàxuèténg）

首载于《本草图经》。为木通科植物大血藤 *Sargentodoxa cuneata*（Oliv.）Rehd. et Wils. 的干燥藤茎（见彩图 27）。产于江苏、江西、湖北等地，秋、冬二季采收。

【**处方用名**】大血藤、红藤、血藤。

【**主要药性**】苦，平。归大肠、肝经。

【**基本功效**】清热解毒，活血，祛风止痛。

【**临床应用**】

1. 肠痈腹痛，热毒疮疡　本品清热解毒，活血消痈。无论内外痈肿皆可选用。因其主入大肠经，以清肠中之热毒，行肠中之瘀滞见长，故为治肠痈腹痛之要药。常与败酱草、大黄、桃仁等同用，如阑尾消炎片（《部颁标准》）。若治热毒疮疡，常与连翘、当归尾、金银花等同用。

2. 经闭痛经，跌仆肿痛　本品能活血化瘀、消肿止痛。治疗瘀滞之经闭、痛经，常与桃仁、红花、当归等同用。治疗跌打损伤、瘀肿疼痛，常与续断、赤芍等同用。

3. 风湿痹痛　本品有祛风通络止痛之功。治风湿痹痛，筋骨无力，屈伸不利，步履艰难，腰膝疼痛等，常与杜仲、独活、威灵仙等同用，如杜仲壮骨丸（《部颁标准》）。

【**用法用量**】煎服，9～15g。

【**使用注意**】孕妇慎服。

【**现代研究**】主含大黄素、大黄酚、大黄素甲醚、大血藤苷、毛柳苷、红景天苷、绿原酸、没食子酸、香草酸、原儿茶酸等。《中国药典》规定：含总酚以没食子酸（$C_7H_8O_6$）计，不得少于 6.8%，含红景天苷（$C_{14}H_{20}O_7$）不得少于 0.040%，含绿原酸（$C_{16}H_{18}O_9$）不得少于 0.20%。本品有抗病原微生物、抗炎、抗肿瘤、抑制血小板聚集、扩张冠状动脉、增加冠脉流量、抑制血栓形成等作用。

败酱草（Bàijiàngcǎo）

首载于《神农本草经》。为败酱科植物黄花败酱 *Patrinia scabiosaefolia* Fisch.、白花败酱 *Patrinia villose* Juss. 的干燥全草。全国大部分地区均产。夏季花开时采集。

【**处方用名**】败酱草、败酱。

【**主要药性**】辛、苦，微寒。归胃、大肠、肝经。

【**基本功效**】清热解毒，消痈排脓，祛瘀止痛。

【**临床应用**】

1. 肠痈肺痈，疮痈肿毒　本品辛苦微寒，能"泻热解毒，破血排脓，为外科专药"（《药性切用》）。凡内外痈肿，本品皆宜，尤善治内痈。因其主入大肠经，故为治肠痈之要药。常与薏苡仁、附子同用，如薏苡附子败酱散（《金匮要略》）。若治肺痈吐脓，可与鱼腥草、冬瓜子、桔梗等同用。治疮痈肿毒，可与野菊花、紫花地丁等同用。

2. 产后瘀阻腹痛　本品辛散行滞，"能破凝血，疗产后诸病"（《本草从新》）。适用于产后瘀阻腹痛，可单用煎服，或与当归、红花、川芎等同用。

此外，本品性寒，入肝经，尚用于肝热目赤肿痛。

【**用法用量**】煎服，9～15g。外用适量。

【**使用注意**】脾胃虚弱，食少泄泻者忌服。

【**现代研究**】主含黄花败酱皂苷 A～F、常春藤皂苷、齐墩果酸、木犀草素、槲皮素、芦丁、异荭草苷、异牡荆苷、东莨菪内酯、七叶内酯，以及挥发油、环烯醚萜类、甾醇类等。本品有抗病原微生物、抗肿瘤、镇静、保肝、止血、抗缺氧等作用。

附：墓头回

为败酱科植物异叶败酱 *Patrinia hetrophylla* Bunge. 及糙叶败酱 *P.scabra* Bunge. 的干燥根。产于山西、河南、河北等地。秋季采挖。辛、苦，微寒；归胃、大肠、肝经。其性能、功用、用法用量与败酱草相似。兼有止血、止带的功效，多用于治疗崩漏下血、赤白带下等。

射干（Shègān）

首载于《神农本草经》。为鸢尾科植物射干 *Belamcanda chinensis*（L.）DC. 的干燥根茎。产于河南、湖北、江苏等地，春初刚发芽或秋末茎叶枯萎时采挖。

【处方用名】射干。

【主要药性】苦，寒。归肺经。

【基本功效】清热解毒，祛痰，利咽。

【临床应用】

1.咽喉肿痛 本品苦能泄降，寒能清热。善能清热解毒、利咽消肿，为"治喉痹咽痛要药"（《本经逢原》）。因其兼能祛痰，故对痰热壅盛之咽喉肿痛尤宜。可单用，或与升麻、桔梗等同用，如射干汤（《圣济总录》）。若治风热外袭、肺胃热盛所致的咽部红肿、咽痛失音、咳嗽痰多等，常与山豆根、桔梗、青果等同用，如清咽润喉片（《中国药典》）。

2.痰壅咳喘 本品苦寒，能清肺热，降气消痰以平喘止咳，凡"热痰寒饮，喘逆上气，皆能治之"（《本草正义》）。主要用于痰热壅肺之咳嗽气喘，可与麻黄、胆南星、黄芩等同用。若治寒饮射肺之咳嗽气喘，痰多清稀者，常与麻黄、细辛、半夏等同用，如射干麻黄汤（《金匮要略》）。

【用法用量】煎服，3～10g。

【使用注意】脾虚便溏者不宜使用，孕妇慎用。

【现代研究】主含次野鸢尾黄素、鸢尾黄素、鸢尾苷，以及二苯乙烯类化合物、二环三萜类及其衍生物等。《中国药典》规定：含次野鸢尾黄素（$C_{20}H_{18}O_8$）不得少于0.10%。本品有抗病原微生物、抗真菌、解热、抗炎、镇痛、镇咳、祛痰、平喘、利尿、清除自由基等作用。

山豆根（Shāndòugēn）

首载于《开宝本草》。为豆科植物越南槐 *Sophora tonkinensis* Gagnep. 的干燥根和根茎（见彩图28）。产于广西、广东、贵州等地，秋季采挖。

【处方用名】山豆根、苦豆根、广豆根、南豆根。

【主要药性】苦，寒；有毒。归肺、胃经。

【基本功效】清热解毒，消肿利咽。

【临床应用】

1.咽喉肿痛 本品苦寒降泄，能直折火毒之上炎，"为解毒清热之上药"（《本草经疏》）。尤善利咽消肿，为"解咽喉肿痛第一要药"（《本草求真》）。凡"一切喉证之属于火者，得苦降之性，自然热除病退"（《本草便读》）。适用于乳蛾喉痹，咽喉肿痛属热毒蕴结者，可单用，或与天花粉、麦冬、玄参等同用，如鼻咽灵片（《中国药典》）。

2.齿龈肿痛，口舌生疮 本品清热解毒，还可用于火热上攻之牙龈肿痛，口舌生疮。可单用煎汤漱口，或配伍黄连、升麻、生石膏等。

【用法用量】煎服，3～6g。

【使用注意】本品有毒，故用量不宜过大。脾胃虚寒者慎用。

【现代研究】主含苦参碱、氧化苦参碱、槐果碱、氧化槐果碱、臭豆碱、山豆根酮、山豆根皂苷等，还含咖啡酸及多糖类成分。《中国药典》规定：含苦参碱（$C_{15}H_{24}N_2O$）和氧化苦参碱（$C_{15}H_{24}N_2O_2$）的总量不得少于0.70%，饮片不得少于0.60%。本品有抗炎、解热、抗肿瘤、抗溃疡、抗菌、抗心律失常、保肝等作用。

附：北豆根

为防己科植物蝙蝠葛 *Menispermum dauricum* DC. 的干燥根茎。产于河北、山东、辽宁等地。春、秋二季采挖。苦，寒；有小毒。归肺、胃、大肠经。功能清热解毒，祛风止痛。用于咽喉肿痛，热毒泻痢，风湿痹痛。煎服，3～9g。脾胃虚寒者慎用。

马勃（Mǎbó）

首载于《名医别录》。为灰包科真菌脱皮马勃 *Lasiosphaera fenzlii* Reich.、大马勃 *Calvatia gigantea*（Batsch ex Pers.）Lloyd 或紫色马勃 *Calvatia lilacina*（Mont.et Berk.）Lloyd 的干燥子实体。产于辽宁、吉林、甘肃等地，夏、秋二季子实体成熟时采收。

【处方用名】马勃。

【主要药性】辛，平。归肺经。

【基本功效】清肺利咽，止血。

【临床应用】

1. 咽喉肿痛　本品味辛能散，性平偏凉，轻虚入肺，"力能散肺中邪热"（《本经逢原》），"消肿解热，为咽喉肿痛要药"（《药性切用》）。因其药性平和，无论热毒、风热或虚火上炎所致的咽喉不利或肿痛，均可选用。尤宜于风热郁肺之咽喉肿痛，咳嗽失音。常与金银花、连翘、射干等同用，如银翘马勃散（《温病条辨》）。若治热毒蕴结、气滞血瘀所致的声音嘶哑，咽喉肿痛，常与金银花、板蓝根、木蝴蝶等同用，如金嗓散结丸（《中国药典》）。

2. 出血　本品有止血之功，可用于吐血、衄血、外伤出血等多种出血。内服外用皆宜，尤以外用为佳。"外用敷疮最为稳妥"（《本草分经》）。

【用法用量】煎服，2～6g，布包煎。外用适量，研末撒，或调敷患处，或作吹药。

【使用注意】风寒咳嗽、失音者不宜使用。

【现代研究】主含马勃素、马勃菌酸、麦角甾醇等。本品有止血、抗病原微生物、抗肿瘤等作用。

青果（Qīngguǒ）

首载于《日华子本草》。为橄榄科植物橄榄 *Canarium album* Raeusch. 的干燥成熟果实。产于福建、广东、广西等地，秋季果实成熟时采收。

【处方用名】青果、橄榄。

【主要药性】甘、酸，平。归肺、胃经。

【基本功效】清热解毒，利咽，生津。

【临床应用】

1. 咽喉肿痛　本品性平偏凉，能清热解毒、利咽消肿，"治一切喉火上炎"（《滇南本草》）。适用于风热上攻或热毒壅盛所致的咽部红肿疼痛、失音声哑，常与金银花、玄参、桔梗等同用，如青果丸（《中国药典》）。

2. 咳嗽痰黏，烦热口渴　本品主入肺、胃经，性平偏凉以清热，甘酸化阴以生津，略兼化痰之功。用于肺热咳嗽痰黏，胃热津伤口渴。可单用，或与金银花、芦根、桔梗等同用。

此外，本品"能解一切鱼蟹毒"（《本草纲目》），可用于进食鱼蟹中毒。另有一定的醒酒作用。

【用法用量】煎服，5～10g。

【现代研究】主含挥发油、麝香草酚，以及三萜类、氨基酸、脂肪酸、鞣质等。本品有保肝、镇痛、抗炎及抗病原微生物等作用。

木蝴蝶（Mùhúdié）

首载于《本草纲目拾遗》。为紫薇科植物木蝴蝶 *Oroxylum indicum*（L.）Vent. 的干燥成熟种子。产于广西、云南、贵州等地，秋、冬二季采收。

【处方用名】木蝴蝶、千张纸。

【主要药性】苦、甘，凉。归肺、肝、胃经。

【基本功效】清肺利咽，疏肝和胃。

【临床应用】

1. 喉痹音哑　本品苦凉清热，体轻善升，主入肺经。能清肺热，利咽喉，开音哑，为治疗咽喉肿痛的常用药。若治风热邪毒所致的咽喉肿痛，声音嘶哑，常与玄参、板蓝根、胖大海等同用，如金嗓开音丸（《中国药典》）。治痰湿内阻、肝郁气滞所致的咽部异物感、咽部不适、声音嘶哑，常与橘红、紫苏梗、枳实等同用，如金嗓利咽丸（《中国药典》）。本品清肺热，也可用于肺热咳嗽。

2. 肝胃气痛　本品味苦能泄，入肝胃经，能疏肝理气、和胃止痛。治疗肝胃不和之胁腹胀痛，可单用研末，酒调送服；或配柴胡、白芍等同用。

【用法用量】煎服，1～3g。

【现代研究】主含白杨素，木蝴蝶苷 A、B，黄芩素，特土苷，芹菜素，高山黄芩素，高山黄芩苷，黄芩苷等。《中国药典》规定：含木蝴蝶苷 B（$C_{27}H_{30}O_{15}$）不得少于 2.0%。本品有抗炎、镇咳、祛痰、抗氧化、抗白内障等作用。

白头翁（Báitóuwēng）

首载于《神农本草经》。为毛茛科植物白头翁 *Pulsatilla chinensis*（Bge.）Regel 的干燥根。产于吉林、辽宁、河北等地，春、秋二季采挖。

【处方用名】白头翁。

【主要药性】苦，寒。归胃、大肠经。

【基本功效】清热解毒，凉血止痢。

【临床应用】

热毒血痢　本品苦寒泄降，主入大肠经，能清热解毒，凉血止痢。"通治实热毒火之滞下赤白，日数十次者，颇见奇效"（《本草正义》），为治痢要药。无论热毒、湿热痢疾，症见便下脓血，里急后重，或休息痢，腹痛便血，屡发屡止，经久不愈者皆宜。前者常与黄连、黄柏、秦皮同用，如白头翁汤（《伤寒论》）。后者可与艾叶同用，即白头翁丸（《圣济总录》）。

此外，本品煎汤内服，外洗，可用于阴痒带下。

【用法用量】煎服，9～15g。

【使用注意】虚寒泄痢忌用。

【现代研究】主含白头翁皂苷、白头翁素、白桦脂酸等。《中国药典》规定：含白头翁皂苷（$C_{59}H_{96}O_{26}$）不得少于 4.6%。本品有抗阿米巴原虫、抗阴道滴虫、抗菌、抗病毒、抗肿瘤、镇静、镇痛、抗痉挛等作用。

马齿苋（Mǎchǐxiàn）

首载于《本草经集注》。为马齿苋科植物马齿苋 *Portulaca oleracea* L. 的干燥地上部分。我国大部分地区均有出产，夏、秋二季采收。

【处方用名】马齿苋、鲜马齿苋。

【主要药性】酸，寒。归肝、大肠经。

【基本功效】清热解毒，凉血止血，止痢。

【临床应用】

1. 热毒血痢　本品性寒滑利，入血分，善清大肠热毒，并能凉血止血，为治热毒痢疾，下痢脓血，里急后重之常用药。可单用，如马齿苋片（《部颁标准》），或与三颗针为伍，如清热治痢丸（《部颁标准》）。

2. 血热出血　本品性寒，入肝经血分，有凉血止血之功。主要用于血热妄行所致的崩漏、便血、痔血等下部出血。如治便血，痔血，可单用，或配地榆、槐花等同用。治崩漏下血，可用鲜品捣汁服，或配苎麻根、茜草炭等同用。

3. 疮痈肿毒，湿疹丹毒　本品性寒，"善解痈肿热毒"（《本草正义》）。既可内服，亦可外治。更"长于外治，故以之敷痈散肿，为尤贵耳"（《本草便读》）。如"治多年恶疮，用马齿苋捣烂，敷两三遍即瘥；治秃疮湿癣，用马齿苋烧灰，煎膏涂之；治小儿丹毒，用马齿苋捣汁饮，渣涂之"（《滇南本草》）。

【用法用量】煎服，9～15g，鲜品 30～60g。外用适量，捣敷患处。

【使用注意】脾胃虚寒，肠滑作泄者慎用。

【现代研究】主含草酸、苹果酸、柠檬酸、*β*-香树脂醇、丁基帕迷醇、甜菜苷，异甜菜苷，以及多巴、多巴胺、不饱和脂肪酸、黄酮类、氨基酸、单糖及多糖等。本品有抗病原微生物、兴奋子宫，利尿、升高血钾、抗氧化、促溃疡愈合等作用。

鸦胆子（Yādǎnzǐ）

首载于《本草纲目拾遗》。为苦木科植物鸦胆子 *Brucea javanica*（L.）Merr. 的干燥成熟果实。主产于广西、广东。秋季采收。

【处方用名】鸦胆子、苦参子。

【主要药性】苦，寒；有小毒。归大肠、肝经。

【基本功效】清热解毒，止痢，截疟；外用腐蚀赘疣。

【临床应用】

1. 热毒血痢　本品味极苦，性寒凉，主入大肠经。善能清血分之热及肠中之热而止痢。"凡痢之偏于热者，用之皆有捷效，而以治下鲜血之痢，泻血水之痢则尤效"（《医学衷中参西录》）。如治热毒血痢，便下脓血，里急后重，可单用去壳取仁，以龙眼肉包裹吞服。治湿热久痢，休息痢，可与黄连、椿皮、木香等同用，如久痢丸（《部颁标准》）。

2. 疟疾 本品苦寒，入肝经，有较强的杀虫截疟之功，对各种类型的疟疾均可应用，尤以间日疟及三日疟效果较好。可单用去壳取仁，以龙眼肉包裹或装入胶囊服用。

3. 赘疣鸡眼 本品外用"能腐肉"（《本草求原》），有较强的腐蚀作用。治赘疣、鸡眼，可以鸦胆子仁捣烂涂敷患处，能使赘疣脱落，鸡眼腐烂。

【用法用量】内服，0.5～2g，以龙眼肉包裹或装入胶囊吞服，亦可压去油制成丸剂、片剂服，不宜入煎剂。外用适量。

【使用注意】本品有毒，对胃肠道及肝肾均有损害，内服需严格控制剂量，不宜多用久服。外用注意用胶布保护好周围正常皮肤，以防止对正常皮肤的刺激。孕妇及小儿慎用。胃肠出血及肝肾病患者不宜使用。

【典型案例】鸦胆子治食管癌案。某男，48岁。因1年来进行性吞咽困难，自感食后停滞感，不刻食物又反流，流出物为食物伴泡沫样黏液，确诊为中段食管癌。嘱患者单服鸦胆子油，每日3次，每次20mL，经服1000mL后，自感明显好转，自述服药恶心，但不吐，能咽下食物，吞咽流畅，继服3000mL后，上述自觉症状基本消失，食量增多，体重增加。又继服3000mL，复查上述诸症完全消失，随访半年未见复发［青海医药杂志，1992（3）：41］。

【现代研究】主含鸦胆子苷A～P，鸦胆子素、油酸、亚油酸、棕榈酸，以及蒽醌类及黄酮类等。《中国药典》规定：含油酸（$C_{18}H_{34}O_2$）不得少于8.0%。本品有杀灭阿米巴原虫、驱杀绦虫、鞭虫、蛔虫、滴虫、抗疟原虫、抗肿瘤、抑制流感病毒、对赘疣细胞可使细胞核固缩，细胞坏死、脱落等作用。

地锦草（Dìjǐncǎo）

首载于《嘉祐本草》。为大戟科植物地锦 *Euphorbia humifusa* Willd. 或斑地锦 *Euphorbia maculata* L. 的干燥全草。全国大部分地区均产。夏、秋二季采收。

【处方用名】地锦草、血见愁。

【主要药性】辛，平。归肝、大肠经。

【基本功效】清热解毒，凉血止血，利湿退黄。

【临床应用】

1. 热毒泻痢 本品主入大肠经，为"解毒止痢之药"（《本草汇言》）。主要用于大肠湿热所致的泄泻、痢疾，症见大便泄泻，或大便脓血、里急后重、腹痛腹胀等。可单用，如地锦草片（《部颁标准》）；或与樟树根、香薷、枫树叶等同用，如肠炎宁片（《中国药典》）。

2. 血热出血 本品入血分，既能凉血止血，兼能活血散瘀，有止血而不留瘀的特点。故"凡血病而因热所使者用之合宜"（《本草汇言》）。诸如吐血，衄血，血痢血崩，产后流血不止，月经过多及外伤出血等多种出血，每与三七为伍，如三七止血片（《部颁标准》）。

3. 湿热黄疸 本品能通"利小便"（《本草纲目》），导湿热从小便而出，可收清热利湿退黄之效。用于湿热黄疸，可单用煎服，或与茵陈、栀子、黄柏等同用。

此外，本品解毒，还可用于热毒疮疡及蛇虫咬伤。

【用法用量】煎服，9～20g。外用适量。

【现代研究】主含槲皮素，芹菜素，木樨草素，木樨草苷、异多花独尾草烯醇、东莨菪素、乙酸蒲公英赛醇酯、棕榈酸，没食子酸，及老鹳草鞣质等。《中国药典》规定：含槲皮素（$C_{15}H_{10}O_7$）不得少于0.10%。本品有抑菌、中和毒素、止血、抗炎、止泻等作用。

半边莲（Bànbiānlián）

首载于《本草纲目》。为桔梗科植物半边莲 Lobelia chinensis Lour. 的干燥全草。产于安徽、江苏、浙江等地。夏季采收。

【处方用名】半边莲。

【主要药性】辛，平。归心、小肠、肺经。

【基本功效】清热解毒，利尿消肿。

【临床应用】

1. 痈肿疮毒，蛇虫咬伤　本品味辛能散，性平偏凉，能清解热毒，治"一切疮毒最良"（《滇南本草》）。内服外用均可，尤以鲜品捣烂外敷为佳。本品又能解蛇虫之毒。治蛇虫咬伤，可单用"捣汁饮，以滓围涂之"（《本草纲目》）；或与两面针、全蝎、雄黄等同用，如蛇咬丸（《部颁标准》）。

2. 鼓胀水肿，湿热黄疸　本品有利水除湿之功。治水湿停蓄，大腹水肿，小便不利，可与茯苓、泽泻、猪苓等同用；治湿热黄疸，小便短赤，可与茵陈、栀子、金钱草等配伍。

3. 湿疹湿疮　本品外用有解毒祛湿之功，以"枝叶熬水，洗诸毒疮癣，其效如神"（《滇南本草》）。也可配苦参、蛇床子、白鲜皮等同用，局部湿敷或外搽患处。

【用法用量】煎服，9 ～ 15g，鲜品 30 ～ 60g。外用适量。

【使用注意】虚证水肿忌用。

【现代研究】主含 L- 山梗菜碱、山梗菜酮碱、对羟基苯甲酸，延胡索酸，琥珀酸，及皂苷、氨基酸等。本品有利尿、扩张支气管、抗蛇毒、抗肿瘤等作用。

附：半枝莲

为唇形科植物半枝莲 Scutellaria barbata D. Don 的干燥全草。产于河北、河南、山西等地。夏、秋二季茎叶茂盛时采挖。辛、苦，寒；归肺、肝、肾经。功能清热解毒，化瘀利尿。用于疗疮肿毒，咽喉肿痛，跌仆伤痛，水肿，黄疸，蛇虫咬伤。煎服，15 ～ 30g。

白花蛇舌草（Báihuāshéshécǎo）

首载于《广西中药志》。为茜草科植物白花蛇舌草 Oldenlandia diffusa（willd.）Roxb. 的干燥全草。产于云南、广东、广西等地。夏、秋二季采收。

【处方用名】白花蛇舌草、蛇舌草。

【主要药性】微苦、甘，寒。归胃、大肠、小肠经。

【基本功效】清热解毒，散结消肿，利湿通淋。

【临床应用】

1. 痈肿疮毒，毒蛇咬伤　本品苦寒，既能解火热之毒，又能解蛇虫之毒。可用于多种热毒证及毒蛇咬伤，内服外用皆宜。如治痈肿疮毒，可单用鲜品捣烂外敷，或与金银花、连翘、野菊花等同用。治肠痈腹痛，常与红藤、败酱草、牡丹皮等同用。治毒蛇咬伤，可单用鲜品捣烂绞汁内服或水煎服，渣敷伤口；或与半边莲、夏枯草、杠板归等同用，如云南蛇药（《部颁标准》）。因其解毒散结力强，也可用于各种癌肿而热毒壅盛者。

2. 热淋涩痛，湿热黄疸　本品苦寒，有清热除湿，利尿通淋之功。用于下焦湿热所致的热淋，症见尿频、尿急、尿痛、腰痛、小腹坠胀等，可与泽泻、车前子、黄柏等同用，如癃清片（《中国药典》）。若配茵陈、金钱草等，也可用于湿热黄疸。

【用法用量】煎服，6～30g。外用适量。

【使用注意】阴疽及脾胃虚寒者忌用。

【现代研究】主含车叶草苷酸，去乙酸基车叶草苷酸、熊果酸，齐墩果酸、甾醇、蒽醌、黄酮苷等。本品有抗肿瘤、抗病原微生物、增强免疫、抗炎、保肝利胆等作用。

山慈菇（Shāncígū）

首载于《本草拾遗》。为兰科植物杜鹃兰 *Cremastra appendiculata*（D. Don）Makino、独蒜兰 *Pleione bulbocodioides*（Franch.）Rolfe 或云南独蒜兰 *Pleione yunnanensis* Rolfe 的干燥假鳞茎。前者习称"毛慈菇"，后二者习称"冰球子"。产于四川、贵州等地。夏、秋二季采挖。

【处方用名】山慈菇、山茨菇、毛慈菇、冰球子。

【主要药性】甘、微辛，凉。归肝、脾经。

【基本功效】清热解毒，化痰散结。

【临床应用】

1. 痈肿疮毒，瘰疬痰核，蛇虫咬伤　本品味辛能散，寒能清热，"散坚消结，化痰解毒，其力颇峻"（《本草正义》）。"治毒疮，攻痈疽，敷诸疮肿毒，有脓者溃，无脓者消"（《滇南本草》）。若治热毒壅盛之疮痈肿毒，可与雄黄、朱砂、麝香等外用，醋磨调敷患处，如紫金锭（《中国药典》）。治痰火郁结之瘰疬痰核，可与玄参、浙贝母、夏枯草等同用。治蛇虫咬伤，可与白花蛇舌草同用。

2. 癥瘕痞块　本品解毒消疮，化痰散结，可用于多种肿瘤，癥瘕痞块。若治晚期胃癌、食管癌属痰湿瘀阻及气滞血瘀者，常与金银花、蒲公英、莪术等同用，如金蒲胶囊（《中国药典》）。

【用法用量】煎服，3～9g。外用适量。

【使用注意】体虚者慎用。

【现代研究】主含独蒜兰属醇，独蒜兰素 C、D，独蒜兰醇，以及杜鹃兰素 I、II，黄烷酮-3-醇类等。本品有抗肿瘤、抗病原微生物等作用。

熊胆粉（Xióngdǎnfěn）

首载于《药性论》。为脊椎动物熊科棕熊 *Ursus arctos* Linnaeus、黑熊 *Selenarctos thibetanus* Cuvier、或人工养殖熊的胆汁经干燥后入药。产于云南、西藏、新疆等地。

【处方用名】熊胆粉。

【主要药性】苦，寒。归肝、胆、心经。

【基本功效】清热解毒，息风止痉，清肝明目。

【临床应用】

1. 热毒疮痈，痔疮，咽喉肿痛　本品极苦而寒，清热解毒效佳，常用于热毒蕴结诸证。如治疮痈肿毒，可用水调化或加入少许冰片，涂于患部；或配牛黄、芦荟、麝香等制成软膏外用。治痔疮肿痛出血，痔漏，肠风下血。常与冰片、煅炉甘石、珍珠母共制成软膏，涂布于肛门内外，如熊胆痔灵膏（《中国药典》）。治喉痹肿痛，可与冰片、牛黄、硼砂共为末，吹喉中痛处，如熊胆冰黄散（《囊秘喉书》）。

2. 热极生风，惊痫抽搐 本品主入肝经，能"泻有余之热"（《本草经疏》），有凉肝息风止痉之功。适用于热盛风动之惊痫抽搐，单用有效，如熊胆胶囊（《中国药典》）。

3. 肝热目赤，目生翳膜 本品"性本苦寒，功归肝胆，退热邪而明目"（《本草便读》），"去目翳至效"（《本草征要》）。常用于肝火上炎之目赤肿痛、羞明流泪及目生障翳等，常与冰片外用点眼，如复方熊胆滴眼液（《中国药典》），或与龙胆草、泽泻、决明子等同用，如龙泽熊胆胶囊（《中国药典》）。

【用法用量】内服，0.25～0.5g，入丸、散，由于本品有腥苦味，口服易引起呕吐，故宜用胶囊剂。外用适量，调涂患处。

【使用注意】脾胃虚寒者忌服。孕妇忌用。

【现代研究】主含熊去氧胆酸、鹅去氧胆酸、去氧胆酸、牛黄熊去氧胆酸、牛黄鹅脱氧胆酸、牛黄胆酸、胆固醇、胆红素、无机盐、脂肪、磷质及多种氨基酸等。本品有增加胆汁分泌、解痉、抑菌、促进脂肪消化吸收、溶石、降脂、降糖、促进角膜翳处上皮细胞新陈代谢等作用。

【备注】熊胆首载于《药性论》，在我国应用已有一千多年的历史。在古代主要采取"猎熊取胆"的方法。1988年《中华人民共和国野生动物保护法》颁布实施。棕熊、黑熊被列为"国家二级保护动物"和"濒危野生动植物种国际贸易公约"。因为数量稀少，禁止猎杀。目前，我国熊胆粉的来源主要依靠人工养殖，通过活体无管引流胆汁的方法获得。再经过滤、干燥等步骤处理方得熊胆粉。

千里光（Qiānlǐguāng）

首载于《图经本草》。为菊科植物千里光 *Senecio scandens* Buch.-Ham. 的干燥地上部分。产于江苏、浙江、广西等地。全年均可采收。

【处方用名】千里光。

【主要药性】苦，寒。归肺、肝经。

【基本功效】清热解毒，明目，利湿。

【临床应用】

1. 热毒证 本品"寒平清利，治一切热毒诸疾，咸需用之"（《本草汇言》）。若治热毒疮疡、咽喉肿痛，可单用，如清热散结片（《部颁标准》）。治水火烫伤，可与白及煎浓汁，外搽。治毒蛇咬伤，可与雄黄捣烂外敷。

2. 目赤肿痛 本品苦寒入肝，善清肝经之热邪而明目，用于风热上攻，或肝火上炎所致目赤肿痛，羞明多泪。可单用煎汤熏洗眼部，或与菊花、夏枯草、桑叶等同用。

3. 湿热泻痢，皮肤湿疹 本品苦寒，能清热利湿。用于大肠湿热，腹痛泄泻，或里急后重，下痢脓血等，可单用，或与穿心莲同用，如千喜片（《部颁标准》）。若治湿疹湿疮、阴囊湿痒，可单用，水煎熏洗患处；或与苦参、蛇床子等同用。

4. 表证发热 本品清热解毒，对于风热表证兼有目赤肿痛、咽喉肿痛者尤宜。常与蒲公英、臭灵丹同用，如感冒消炎片（《部颁标准》）。

【用法用量】煎服，15～30g。外用适量，煎水熏洗。

【现代研究】主含千里光宁碱、金丝桃苷、阿多尼弗林碱、毛茛黄素、香草酚、水杨酸、挥发油、鞣质等。《中国药典》规定：含阿多尼弗林碱（$C_{18}H_{22}NO_7$）不得少于 0.004%，含金丝桃苷（$C_{21}H_{20}O_{12}$）不得少于 0.030%。本品有明目、抗病原微生物、抗炎等作用。

白蔹（Báiliǎn）

首载于《神农本草经》。为葡萄科植物白蔹 *Ampelopsis japonica*（Thunb.）Makino 的干燥块根。产于河南、湖北。春、秋二季采挖。

【处方用名】白蔹。

【主要药性】苦，微寒。归心、胃经。

【基本功效】清热解毒，消痈散结，敛疮生肌。

【临床应用】

1. 痈肿疮毒 本品苦寒，有清热解毒、消痈散结、敛疮生肌之功。大凡疮疡，"未脓可消，已脓可拔，脓尽可敛"（《本草汇言》）。内服外用皆宜，故"为疗肿痈疽要药"（《本草经疏》）。若治痈肿疮毒初起，红肿热毒者，可单用，或与金银花、连翘、蒲公英等同用。治痈疽肿毒，诸疮瘰疬，脓成未溃者，可与皂角、当归、赤芍等同用，如消痈提毒膏（《部颁标准》）。治溃疡不敛，可与白及、络石藤同用，如白蔹散（《鸡峰普济方》）。

2. 烧烫伤，手足皲裂 本品解毒敛疮生肌。治水、火、电灼烫伤，可单用研末，香油调敷患处，或与地榆、槐米、黄连等同用，如京万红膏（《部颁标准》）。治手足皲裂，可与紫草、当归、冰片等同用，如紫归治裂膏（《部颁标准》）。

【用法用量】煎服，5～10g。外用适量，煎汤洗或研成极细粉敷患处。

【使用注意】不宜与川乌、制川乌、草乌、制草乌、附子同用。

【现代研究】主含酒石酸、延胡索酸、没食子酸等。本品有抗病原微生物、抗炎、抗肿瘤等作用。

四季青（Sìjìqīng）

首载于《本草拾遗》。为冬青科植物冬青 *Ilex chinensis* Sims 的干燥叶。产于安徽、贵州。秋、冬二季采收。

【处方用名】四季青。

【主要药性】苦、涩，凉。归肺、大肠、膀胱经。

【基本功效】清热解毒，消肿祛瘀。

【临床应用】

1. 肺热咳嗽，咽喉肿痛 本品苦凉，入肺经。长于清肺止咳利咽。适用于肺热咳嗽，胸闷咽痛等，可与鱼腥草、金荞麦、麻黄等同用，如急支糖浆（《部颁标准》）。

2. 热毒泻痢，小便淋痛 本品苦凉，入大肠、膀胱经。能清二经之热毒而收止痢、通淋之效。适用于热毒所致的腹痛泻滞、下痢脓血、肛门灼热，小便淋沥涩痛、短赤灼热等，可单用，如四季青片（《部颁标准》）。

3. 烧烫伤，皮肤溃疡 本品苦涩性寒，外用有清解热毒，敛疮生肌之功。若治烧烫伤、皮肤溃疡，可单用水煎浓缩，涂搽患处。

此外，本品尚有收敛止血之功，可用于外伤出血。

【用法用量】煎服，15～60g。外用适量，水煎外涂。

【现代研究】主含长梗冬青苷、熊果酸、冬青三萜苷 A、冬青三萜苷 B 甲酯、原儿茶酸，原儿茶醛，咖啡酸，龙胆酸，异香草酸，以及鞣质等。《中国药典》规定：含长梗冬青苷（$C_{36}H_{58}O_{10}$）不得少于 1.35%。本品有抗菌、减少渗出、抗炎、抗肿瘤等作用。

绿豆（Lǜdòu）

首载于《日华子本草》。为豆科植物绿豆 *Phaseolus radiatus* L. 的干燥种子。全国大部分地区均产。秋季采收。

【处方用名】绿豆。

【主要药性】甘，寒。归心，胃经。

【基本功效】清热解暑，利水，解毒。

【临床应用】

1. 暑热烦渴　本品甘寒，能"清暑热，静烦渴"（《本草汇言》），为夏令常用清热祛暑之佳品。用治暑热烦渴，可单用本品煮汤饮或煮粥食。如《景岳全书》用绿豆煮汤饮用，治暑热烦渴，小便短赤。《普济方》用绿豆煮汁，或煮作粥，预防中暑。

2. 水肿，小便不利　本品有一定的利水作用，可用于水肿、小便不利。如《圣惠方》以本品与陈皮、冬麻子同用煮食，用于治疗小便不通，淋沥不畅，水肿等。《医级》以之与赤小豆、大豆黄卷等分，水煎服，或为末作散服，主治水肿胀满，小便不利，不堪行水者。

3. 痈肿疮毒　本品性寒，善"解毒热"（《本草汇言》）。"凡一切痈肿等症。无不用此奏效"（《本草求真》）。如《普济方》以绿豆、黑豆、赤小豆、川姜黄共研为末，以水调敷，治痈疽。

4. 药食中毒　本品不仅解热毒，"并解一切草木、金石、砒霜等毒"（《本草求真》），广泛用于各种药食中毒，可单用，或与甘草同用，故有"解毒须合甘草更验"（《医林纂要》）之说。

【用法用量】煎服，15～30g。外用适量。

【使用注意】脾胃虚寒，肠滑泄泻者忌用。

【现代研究】主含蛋白质、脂肪、磷脂、胡萝卜素、维生素 E 及多种微量元素。本品有解毒、降脂、抗肿瘤、抗动脉粥样硬化等作用。

附：绿豆衣

为绿豆的干燥种皮。甘，寒；归心、胃经。功同绿豆，但解暑之力不及绿豆，其清热解毒之功胜于绿豆；并能退目翳，治疗斑痘目翳。煎服，6～12g。

第四节　清热凉血药

本节药物多为苦寒、甘寒或咸寒，善入血分。以清解营、血分热邪为主要作用。适用于营分、血分证。营分证以营阴受损、心神被扰为特征，主要表现为身热夜甚、心烦不寐、斑疹隐隐、舌绛等。血分证以耗血、伤阴、动血、动风为特征，主要表现为身热夜甚、躁扰不宁，甚或神昏谵语，或见抽搐；斑疹显露、吐血衄血、尿血便血、舌深绛等。因能凉血，亦可用于其他疾病引起的血热出血。

生地黄（Shēngdìhuáng）

首载于《神农本草经》。为玄参科植物地黄 *Rehmannia glutinosa* Libosch. 的干燥块根（见彩图 29）。主产于河南。秋季采挖。

【处方用名】生地黄、生地、怀生地、干地黄、地黄。

【主要药性】甘，寒。归心、肝、肾经。

【基本功效】清热凉血，养阴生津。

【临床应用】

1.营血分证 本品甘寒，入心肝血分，为清热凉血之要药。治温热病热入营分，身热夜甚，心烦不寐，斑疹隐隐，舌绛脉数者，可与玄参、丹参、连翘等同用，如清营汤（《温病条辨》）。若治热入血分，身热发斑，各种出血，神昏谵语，舌深绛者，常与水牛角、赤芍、牡丹皮等同用。

2.血热出血 本品寒凉入血，善"通彻诸经之血热"（《药品化义》），"凉血为最"（《本草约言》）。凡吐血、衄血等出血，"审其症果因于热成者，无不用此调治"（《本草求真》）。若治血热妄行之吐血、衄血，血色鲜红者，常与生侧柏叶、生荷叶、生艾叶同用，如四生丸（《妇人大全良方》）。治肠热便血，肛门灼热，痔疮肿痛，常与黄连、槐角、地榆炭等同用，如脏连丸（《中国药典》）。

3.热病伤阴，口渴消渴，津伤便秘 本品滋润寒凉，能清热养阴，滋胃生津。治热病伤阴之口干咽燥，常与麦冬、沙参、玉竹等药同用，如益胃汤（《温病条辨》）。治阴虚燥热之消渴，常与葛根、天花粉、黄芪等同用，如玉泉丸（《杂病源流犀烛》）。本品又能润燥滑肠，对"老人津液枯绝，大肠燥结不润者，皆当用之"（《药鉴》）。可配玄参、麦冬同用，如增液汤（《温病条辨》）。

4.阴虚发热 本品入肾经，"能滋阴清火"（《医学衷中参西录》）。大抵因真阴亏损，相火不能潜藏，"病人虚而有热者，宜加用之"（《本经逢原》）。适用于阴虚内热，潮热骨蒸。常与知母、地骨皮、牡丹皮等同用，如地黄膏（《古今医统》）。对于温病后期，余热未尽，阴津已伤，邪伏阴分，症见夜热早凉、舌红脉数者，常配青蒿、鳖甲、知母等同用，如青蒿鳖甲汤（《温病条辨》）。

【用法用量】煎服，10～15g。

【使用注意】脾虚湿滞，腹满便溏者不宜使用。

【现代研究】主含梓醇、益母草苷、桃叶珊瑚苷、毛蕊花糖苷、D-葡萄糖、D-半乳糖、D-果糖、水苏糖、葡萄糖胺、D-甘露醇、腺苷及氨基酸等。《中国药典》规定：含梓醇（$C_{15}H_{22}O_{14}$）不得少于 0.20%，含地黄苷 D（$C_{27}H_{42}O_{20}$）不得少于 0.10%。本品有降压、镇静、抗炎、抗过敏、强心、利尿、增强免疫功能及缩短凝血时间等作用。

附：鲜地黄

为地黄的新鲜块根。甘、苦，寒；归心、肝、肾经。功能清热生津，凉血，止血。用于热病伤阴，舌绛烦渴，发斑发疹，吐血，衄血，咽喉肿痛。煎服，12～30g。

玄参（Xuánshēn）

首载于《神农本草经》。为玄参科植物玄参 *Scrophularia ningpoensis* Hemsl. 的干燥根。产于长江流域及陕西、福建等地。冬季茎叶枯萎时采挖。

【处方用名】玄参、元参、黑参。

【主要药性】甘、苦、咸，微寒。归肺、胃、肾经。

【基本功效】清热凉血，滋阴降火，解毒散结。

【临床应用】

1. 营血分证　本品咸寒，入血分，"清泄血热，洵是专长"（《脏腑药式补正》）。主要用于温热病热入营分，身热夜甚，心烦不寐，斑疹隐隐，舌绛脉数者，可与生地黄、丹参、连翘等同用，如清营汤（《温病条辨》）。若治温热病气血两燔，发斑发疹者，可配水牛角、石膏、知母等同用，如化斑汤（《温病条辨》）。

2. 骨蒸劳嗽，津伤便秘　本品甘寒质润，苦寒清泄。"入肺以清肺家燥热，解毒消火，最宜于肺病结核、肺热咳嗽"（《医学衷中参西录》）。若治阴虚肺燥，咽喉干痛，干咳少痰或痰中带血者，常与麦冬、地黄、川贝母等同用，如养阴清肺膏（《中国药典》）。治肺肾阴虚，劳嗽骨蒸，可配百合、生地黄、贝母等同用，如百合固金汤（《慎斋遗书》）。本品质地滋润，能养阴增液，适用于肠燥津亏，水不足以行舟，而结粪不下者，每与生地黄、麦冬同用，如增液汤（《温病条辨》）。

3. 咽喉肿痛，瘰疬痰核，疮痈肿毒　本品既能清热解毒，又能滋阴降火，为治"咽喉肿痛之专药"（《本经逢原》）。大凡咽喉肿痛，无论热毒壅盛，还是虚火上炎所致者皆宜。前者可与黄芩、栀子、桔梗等同用，如玄参解毒汤（《外科正宗》）；后者常与麦冬、桔梗、甘草同用，如玄麦甘桔含片（《中国药典》）。本品苦寒泻火解毒，咸寒软坚散结。能"散周身痰结热痈"（《本草正》），"为治瘰疬结核之主药"（《本草正义》）。治痰火郁结之瘰疬痰核，常配浙贝母、牡蛎同用，如消瘰丸（《医学心悟》）。治热毒蕴结之痈肿疮毒，可配伍金银花、连翘、蒲公英等同用。若治热毒脱疽，症见患肢暗红微热灼痛，疼痛剧烈者，可配金银花、当归、甘草等同用，如四妙勇安汤（《验方新编》）。

此外，本品滋阴降火，也可用于肝火上炎之目赤肿痛。

【用法用量】煎服，10～15g。

【使用注意】脾胃虚寒，食少便溏者不宜使用。反藜芦。

【现代研究】主含哈巴苷、哈巴俄苷，玄参苷、苯丙素苷等。《中国药典》规定：含哈巴苷（$C_{15}H_{24}O_{10}$）和哈巴俄苷（$C_{24}H_{30}O_{11}$）的总量不得少于0.45%。本品有降血压、抗菌、抗炎、抑制血小板聚集、镇痛、保肝、解热、止痒等作用。

牡丹皮（Mǔdānpí）

首载于《神农本草经》。为毛茛科植物牡丹 *Paeonia suffruticosa* Andr. 的干燥根皮。产于安徽、山东等地。秋季采挖。

【处方用名】牡丹皮、丹皮、粉丹皮。

【主要药性】苦、辛，微寒。归心、肝、肾经。

【基本功效】清热凉血，活血化瘀。

【临床应用】

1. 营血分证　本品苦寒清热，入血分，"专清血分之热"（《脏腑药式补正》），"为凉血热之要药"（《本草经疏》）。适用于温热病热入营血，迫血妄行所致的斑色紫暗，吐血衄血等。常与猪蹄甲、地黄、赤芍同用，如血美安胶囊（《中国药典》）。

2.血瘀证 本品辛行苦泄，善通血脉中壅滞，且"行血滞而不峻"（《本草正》）。适用于经闭痛经，跌打损伤等多种血瘀证。前者可与桃仁、川芎、桂枝等同用，如桂枝茯苓丸（《金匮要略》）；后者可与血竭、当归、红花等配伍，如正骨紫金丹（《医宗金鉴》）。因其性寒，既能散瘀，又能凉血，故对血热瘀滞之证最为适宜。也可用于热毒壅滞之疮痈肿痛，常配金银花、蒲公英等。

3.阴虚发热 本品辛寒入血，长于清透阴分之伏热。适用于温病后期，热伏阴分，阴液已伤，症见夜热早凉，热退无汗者，常与青蒿、鳖甲、生地黄等同用，如青蒿鳖甲汤（《温病条辨》）。本品又入肝肾经，能清相火，退虚热，为"治骨蒸之圣药"（《本草新编》）。适用于阴虚发热，骨蒸潮热，常与知母、黄柏、熟地等同用。

【用法用量】煎服，6～12g。清热凉血宜生用，活血祛瘀宜酒炙用。

【使用注意】血虚有寒、月经过多及孕妇不宜使用。

【现代研究】主含丹皮酚、芍药苷、氧化芍药苷、苯甲酰芍药苷、牡丹酚苷、牡丹酚原苷、牡丹酚新苷、苯甲酰基氧化芍药苷、没食子酸等。《中国药典》规定：含丹皮酚（$C_9H_{10}O_3$）不得少于1.2%。本品有抗菌、抗炎、镇痛、解痉、抗肿瘤、抗动脉粥样硬化、降压、降脂、抗心律失常、抗脏器缺血等作用。

赤芍（Chìsháo）

首载于《神农本草经》。为毛茛科植物芍药 *Paeonia lactiflora* Pall. 或川赤芍 *Paeonia veitchii* Lynch 的干燥根（见彩图30）。全国大部分地区均产。春、秋二季采挖。

【处方用名】赤芍、赤芍药、炒赤芍、京赤芍。

【主要药性】苦，微寒。归肝经。

【基本功效】清热凉血，散瘀止痛。

【临床应用】

1.营血分证 本品苦寒清热，入血分，能清热凉血，其功用与牡丹皮相似而力稍逊。对于温热病热入营血，迫血妄行所致的斑色紫暗，吐血衄血等。二者常相须为用。

2.血瘀证 本品"能于血中活滞"（《本草求真》），其活血散瘀功似牡丹皮相而力胜，尤善止痛。"故有瘀血留着作痛者宜之"（《本经逢原》）。因其"能凉血逐瘀"（《本草求真》），故尤宜于血热瘀滞之证。若治肝郁血滞之胁痛，可配柴胡、牡丹皮等同用，如赤芍药散（《博济方》）。治血滞经闭痛经，癥瘕腹痛，可配当归、川芎、延胡索等同用，如少腹逐瘀汤（《医林改错》），治跌打损伤，瘀肿疼痛，可与乳香、没药等同用。本品既能清解热毒，又能散瘀消痈，故可用于热毒痈肿疮疡，常配金银花、白芷、天花粉等，如仙方活命饮（《校注妇人良方》）。

3.目赤肿痛 本品苦寒，入肝经，"专泻肝火"（《药品化义》），能"除热明眼目"（《药性解》）。适用于肝经热盛之目赤肿痛，羞明多眵，或目生翳障，常与菊花、决明子等配伍。

【用法用量】煎服，6～12g。

【使用注意】孕妇及月经过多者不宜使用。不宜与藜芦同用。

【现代研究】主含芍药苷、氧化芍药苷、苯甲酰芍药苷、白芍苷、芍药苷元酮、芍药新苷、丹皮酚，及其他醇类和酚类等。《中国药典》规定：含芍药苷（$C_{23}H_{28}O_{11}$）不得少于1.8%，饮片不得少于1.5%。本品有抗炎、抗病原微生物、抗内毒素、抗血栓形成、抗血小板聚集、抗凝血、抗心肌缺血、抗脑缺血、保肝等作用。

紫草（Zǐcǎo）

首载于《神农本草经》。为紫草科植物新疆紫草 *Arnebia euchroma*（Royle）Johnst. 或内蒙古紫草 *Arnebia guttata* Bunge 的干燥根。产于辽宁、河北、新疆等地。春、秋季采挖。

【处方用名】紫草、紫草根。

【主要药性】甘、咸，寒。归心、肝经。

【基本功效】清热凉血，活血解毒，透疹消斑。

【临床应用】

1. 血热毒盛，斑疹麻疹 本品咸寒入血分，善能"清理血分之热"（《本草正义》），并能行血解毒，透疹消斑。主要适用于斑疹、麻疹属血热毒盛者。若治温毒发斑，斑疹紫暗者，可与芍药、蝉蜕等同用，如紫草快斑汤（《张氏医通》）。治麻疹不透，疹色紫暗，兼咽喉肿痛者，可配牛蒡子、山豆根、连翘等，如紫草消毒饮（《张氏医通》）。

2. 疮疡湿疹，水火烫伤 本品清热解毒，凉血活血，"凡外疡家血分实热者，皆可用之"（《本草正义》）。若治疮疡初起，红肿热痛者，可与金银花、连翘、蒲公英等同用。治溃疡疮面疼痛，疮色鲜活，脓腐将尽者，可与白芷、乳香、没药等同用，如紫草膏（《中国药典》）。治湿疹，可配黄连、黄柏等同用，如紫草膏（《直指方》）。治烧伤烫伤，可与冰片、黄连、甘草等同用，如紫花烧伤膏（《中国药典》）。

【用法用量】煎服，5～10g。外用适量，熬膏或用植物油浸泡涂搽。

【使用注意】本品性寒而滑利，脾虚便溏者忌用。

【现代研究】主含 β,β'-二甲基丙烯酰阿卡宁、乙酰紫草素、去氧紫草素、紫草素、异丁酰紫草素等，另含苯酚类、生物碱类、酚酸类等。《中国药典》规定：含羟基蒽醌总色素以左旋紫草素（$C_{16}H_{16}O_5$）计，不得少于 0.80%，含 β,β'-二甲基丙烯酰阿卡宁（$C_{21}H_{22}O_6$）不得少于 0.30%。本品有抗菌、抗炎、解热、抗肿瘤、抗生育、兴奋心脏等作用。

水牛角（Shuǐniújiǎo）

首载于《名医别录》。为牛科动物水牛 *Bubalus bubalis* Linnaeus 的角。主产于华南、华东地区。

【处方用名】水牛角、水牛角粉。

【主要药性】苦，寒。归心、肝经。

【基本功效】清热凉血，解毒，定惊。

【临床应用】

营血分证 本品苦寒，入心肝血分。长于凉血解毒，清心定惊。适用于温热病邪深入血分，内扰心神，迫血妄行以及动风所致的高热、躁扰不宁，甚或神昏谵语，斑疹紫暗，吐血衄血，或惊风抽搐等，可单用，如浓缩水牛角片（《部颁标准》），配石膏、玄参、羚羊角等同用，如紫雪散（《中国药典》）。

此外，本品苦寒，泻火解毒力强，也可用于热毒壅盛之疮痈肿毒，喉痹咽痛。

【用法用量】镑片或粗粉煎服，15～30g，宜先煎3小时以上。水牛角浓缩粉冲服，每次1.5～3g，每日2次。

【使用注意】脾胃虚寒者忌用。

【现代研究】主含胆甾醇、肽类、角纤维及丝氨酸、甘氨酸、丙氨酸等多种氨基酸。本品有抗炎、解热、抗内毒素、镇惊、降压、强心、止血等作用。

【备注】关于取消犀牛角和虎骨的药用标准。犀牛和虎是国际上重点保护的濒危野生动物，被列为我国已签署了的《濒危野生动植物种国际贸易公约》附录一物种。《国务院关于禁止犀牛角和虎骨贸易的通知》（国发〔1993〕39号）指出：从1993年起，国家严禁进出口犀牛角和虎骨，禁止出售、收购、运输、携带、邮寄犀牛角和虎骨，取消犀牛角和虎骨药用标准，今后不得再用犀牛角和虎骨制药。因此，凡古方中用犀角者，皆以水牛角代用之。

第五节　清虚热药

本节药物药性寒凉，主入肝肾经。以清退虚热主要作用，适用于肝肾阴虚，虚火内扰所致骨蒸潮热、手足心热、虚烦不眠、遗精盗汗、舌红少苔、脉细数，以及热病后期，余热未清，阴液已伤所导致的夜热早凉、热退无汗、舌红绛，脉细数等。

因其重在清退虚热以治标，宜与滋阴药配伍，以期标本兼治。若治热病后期的阴虚内热证，还应配伍清热凉血、解毒之品，以清除余邪。

青蒿（Qīnghāo）

首载于《神农本草经》。为菊科植物黄花蒿 *Artemisia annua* L. 的干燥地上部分（见彩图31）。全国大部分地区均有分布。秋季花盛开时采割。

【处方用名】青蒿、黄花蒿。

【主要药性】苦、辛，寒。归肝、胆经。

【基本功效】清虚热，除骨蒸，解暑，截疟，退黄。

【临床应用】

1. 阴虚发热　本品苦寒清热，辛香透散，长于清透阴分伏热而退虚热。适用于温热病后期，阴液已伤，邪热未尽，深伏阴分之夜热早凉，热退无汗。常与鳖甲、知母、牡丹皮等药同用，如青蒿鳖甲汤（《温病条辨》）。又能清虚热，退骨蒸，以"治骨蒸劳热为最"（《本草图经》）。适用于肝肾阴虚，骨蒸潮热，或低热日久不退。常与银柴胡、胡黄连、知母等同用，如清骨散（《证治准绳》）。

2. 暑热证　本品辛香而散，苦寒清热，"尤能泄暑热之火"（《本草新编》）。适用于夏令外感暑热，发热烦渴、头痛、胸闷无汗等，常与藿香、香薷、野菊花等同用，如香菊感冒颗粒（《部颁标准》）。

3. 疟疾寒热　本品主入肝胆经，有较好的退热与截疟之功。能缓解疟疾发作时的寒战壮热，为治疟疾寒热之要药。可用大量鲜品捣汁服用，或与草果、黄芩、柴胡等同用。若治湿热郁遏少阳，寒热如疟，寒轻热重者，可与黄芩、滑石、半夏等药同用，如蒿芩清胆汤（《通俗伤寒论》）。

4. 湿热黄疸　本品"苦寒清热，而又含芳香清冽之气，故能醒脾胃而理湿热"（《本草正义》）。可用于治湿热黄疸，常配茵陈、栀子等。

【用法用量】煎服，6～12g，不宜久煎；或鲜用绞汁服。

【使用注意】脾胃虚弱，肠滑泄泻者忌用。

【典型案例】青蒿治疟疾案。某中年妇女，形体瘦弱，向有头晕作痛、心悸耳鸣等证。秋初病疟，先寒后热，已有一周，口渴呕恶，舌苔黄，脉细弦而滑。前医用小柴胡汤加减，疟疾不已，头晕头痛更甚。即将原方中柴胡一味改为青蒿，投剂即瘥（《金寿山医论选集》）。

【现代研究】主含青蒿素、青蒿酸，以及挥发油、多糖等。本品有抗疟、抗病原微生物、抗内毒素、解热、镇痛、抗炎、抗肿瘤等作用。

【备注】中国科学家屠呦呦因青蒿素研究成果获得 2015 年诺贝尔生理学或医学奖。她从中医典籍《肘后备急方》所载"青蒿一握，以水二升渍，绞取汁，尽服之"中获得灵感，创造性地从植物黄花蒿茎叶中发现了青蒿素，开创了疟疾治疗的新方法，全世界数亿人因此受益。屠呦呦的感言说："青蒿素是传统中医药送给世界人民的礼物。"原国务院原副总理刘延东在中国中医科学院成立六十周年纪念大会上指出："青蒿素是中医药为人类健康作出的重要贡献。"

白薇（Báiwēi）

首载于《神农本草经》。为萝藦科植物白薇 *Cynanchum atratum* Bge. 或蔓生白薇 *Cynanchum versicolor* Bge. 的干燥根及根茎。全国大部分地区均有分布。春、秋二季采挖。

【处方用名】白薇、炒白薇。

【主要药性】苦、咸，寒。归胃、肝、肾经。

【基本功效】清热凉血，利尿通淋，解毒疗疮。

【临床应用】

1. 阴虚发热，产后发热　本品苦寒，入血分。"于清热之中，已隐隐含有养阴性质"（《本草正义》）。既清实热，又退虚热，尤以退虚热见长。适用于热病后期，阴液未复而余热未清，夜热早凉，或阴虚发热，骨蒸潮热，常与青蒿、知母、生地黄等配伍。治产后血虚发热，低热不退等，可与当归、人参、甘草同用，如白薇汤（《全生指迷方》）。

2. 热淋血淋　本品既能清热凉血，又能利尿通淋。适用于膀胱湿热蕴结所致的热淋、血淋，小便涩痛。常与滑石、小蓟、白茅根等同用。

3. 疮痈肿毒，咽喉肿痛，毒蛇咬伤　本品能解毒疗疮，消肿散结。治血热毒盛的疮痈肿毒、毒蛇咬伤，常与天花粉、赤芍、甘草等同用，如白薇散（《证治准绳》）；若治咽喉红肿疼痛，常与金银花、桔梗等同用。

此外，本品益阴除热，无伤阴留邪之弊。尚可用于阴虚外感风热表证，症见发热，微恶风寒，咽干口燥等，常与玉竹、薄荷等配伍，如加减葳蕤汤（《通俗伤寒论》）。

【用法用量】煎服，5～10g。

【使用注意】脾胃虚寒、食少便溏者不宜使用。

【典型案例】白薇解毒疗疮案。刘某，男，24 岁。2 天前劳动时，左足底被扎伤，至今日中午足底疼痛难忍，足背红肿，且有一条红丝迅速上走腘窝，腹股沟淋巴结红肿疼痛，行走不便，且感发热头痛，脉弦数。诊为红丝疔，予白薇 30g，苍术 10g，加水 2 碗，煎成 1 碗，一次顿服，药渣捣碎敷患处，每日 1 剂，连服 2 日。当晚痛止神安，第二天肿消热退（《名老中医用药心得》）。

【现代研究】主含直立白薇苷 A～F、直立白薇新苷 A～D、蔓生白薇苷 A～E、蔓生白薇新苷、前白苷 C 和 H、前白苷元等。本品有抗炎、解热、祛痰、平喘等作用。

地骨皮（Dìgǔpí）

首载于《神农本草经》。为茄科植物枸杞 *Lycium chinense* Mill. 或宁夏枸杞 *Lycium barbarum* L. 的干燥根皮。主产于宁夏。春初或秋后采挖。

【处方用名】地骨皮。

【主要药性】甘，寒。归肺、肝、肾经。

【基本功效】凉血除蒸，清肺降火。

【临床应用】

1. 阴虚发热 本品甘寒清润，"专清阴中之热"（《脏腑药式补正》）。"凡人真阴中有火，自相蒸烁，而见有汗骨蒸，宜此对待之"（《本草述钩元》）。适用于阴虚内热，骨蒸盗汗，可单用，如地骨皮露（《部颁标准》）；或与知母、鳖甲、银柴胡等配伍，如清骨散（《证治准绳》）。

2. 肺热咳嗽 本品性寒，入肺经。能清肺中之郁热，降肺中之伏火，"疗肺热有余咳嗽"（《药品化义》）。适用于邪热壅肺，气逆不降之咳嗽气喘。常与桑白皮、甘草等配伍，如泻白散（《小儿药证直诀》）。

3. 血热出血 本品甘寒入血分，善清泄血分之实热以凉血止血。适用于血热妄行所致的吐血、衄血、咯血等出血，可与大蓟、仙鹤草、侧柏叶等配伍。

此外，本品甘寒不燥，清热除蒸之中，兼能"解消渴"（《本草正》），可用于阴虚内热之消渴。

【用法用量】煎服，10～15g。

【使用注意】外感风寒发热及脾虚便溏者不宜使用。

【典型案例】地骨皮凉血止血案。王某，女，49岁。近2个月以来，月经紊乱，崩漏不止，血色鲜红，质稠量多，且逐月加重。西医诊断为"更年期功能性子宫出血"，症见崩漏不止，伴头晕耳鸣，五心烦热，精神疲惫，舌淡、苔薄白，脉细数。证属肾阴亏虚。治拟滋肾养阴，凉血止血。用炒地骨皮60g（以甜酒汁100mL拌炒至黑），干荔枝（连壳捣烂）10g，3剂，水煎服，每日1剂。服药后出血量减少，再进2剂血止（《名老中医用药心得》）。

【现代研究】主含甜菜碱、苦可胺A、莨菪亭、枸杞酰胺、阿托品、天仙子胺，以及有机酸、酚类及甾醇成分。本品有解热、抗菌、抗病毒、降压、降血糖、降血脂、止痛、免疫调节、兴奋子宫等作用。

银柴胡（Yíncháihú）

首载于《本草纲目》。为石竹科植物银柴胡 *Stellaria dichotoma* L. var. *lanceolata* Bge. 的干燥根（见彩图32）。主产于西北地区。春、夏间植株萌发或秋后茎叶枯萎时采挖，栽培品于种植后第三年9月中旬或第四年4月中旬采挖。

【处方用名】银柴胡。

【主要药性】甘，微寒。归肝、胃经。

【基本功效】清虚热，除疳热。

【临床应用】

阴虚发热，疳积发热 本品甘寒，长于清虚热，退骨蒸。因其"退热而不苦泄，理阴而不升腾，固虚热之良药"（《本草正义》）。适用于阴虚发热、骨蒸劳热、潮热盗汗，多与地骨皮、青蒿、鳖甲等配伍，如清骨散（《证治准绳》）。本品又为清疳热要药。适用于小儿食滞或虫积日久所致的疳积发热，腹部膨大、口渴消瘦、毛发焦枯等，常与胡黄连、鸡内金、使君子等配伍。

【用法用量】煎服，3～10g。

【使用注意】外感风寒，血虚无热者忌用。

【现代研究】主含 α- 菠菜甾醇、豆甾 -7- 烯醇、α- 菠菜甾醇葡萄糖苷、豆甾 -7- 烯醇葡萄糖苷、豆甾醇、棕榈酸豆甾 -7- 烯醇酯、棕榈酸 α- 菠菜醇酯、汉黄芩素等。本品有解热、抗动脉粥样硬化及杀精子等作用。

胡黄连（Húhuánglián）

首载于《新修本草》。为玄参科植物胡黄连 *Picrorhiza serophulariiflora* Pennell 的干燥根茎。产于云南、西藏等地。秋季采挖。

【处方用名】胡黄连。

【主要药性】苦，寒。归肝、胃、大肠经。

【基本功效】退虚热，除疳热，清湿热。

【临床应用】

1. 阴虚发热，疳积发热　本品苦寒，善除阴分伏热，有退虚热、除疳热，除骨蒸之效。适用于阴虚骨蒸潮热，及小儿疳积发热。前者常与银柴胡、地骨皮等同用，如清骨散（《证治准绳》）。后者常与白术、山楂、使君子等同用，如肥儿丸（《医宗金鉴》）。

2. 湿热泻痢，黄疸尿赤，痔疮肿痛　本品苦寒，能清热燥湿，功同黄连。"沉降之性尤速，故清导下焦湿热，其功愈专"（《本草正义》）。常用于湿热泻痢，黄疸尿赤，痔疮肿痛等下部湿热病证。如治湿热泻痢，可单用，或与黄芩、黄柏、白头翁等同用。治湿热黄疸，可与茵陈、栀子等同用。治痔疮肿痛，可与地榆、槐花等同用。

【用法用量】煎服，3～10g。

【使用注意】本品苦寒，脾胃虚寒者慎用。

【现代研究】主含胡黄连苷Ⅰ、Ⅱ、Ⅲ，梓醇，桃叶珊瑚苷，云杉苷，另含酚类及有机酸类等。《中国药典》规定：含胡黄连苷Ⅰ（$C_{24}H_{28}O_{11}$）与胡黄连苷Ⅱ（$C_{23}H_{28}O_{13}$）的总量不得少于9.0%。本品有抗病原微生物、抗炎、抗过敏、抗氧化、保肝等作用。

【复习思考题】

1. 结合李时珍与黄芩的案例，谈谈你对中药的认知和感悟。

2. 青蒿—青蒿素—诺贝尔奖给予我们哪些启迪？

3. 何谓"解肌"？石膏"辛能解肌"，如何理解？

4. 连翘、蒲公英、地丁、鱼腥草、败酱草同为解毒消痈药，如何区别使用？

5. 在运用清虚热药时，常与养阴药配伍，为什么？

扫一扫，查阅本章数字资源，含PPT、音视频、图片等

一、含义

凡以泻下通便为主要功效，常用以治疗里实积滞证的药物，称为泻下药。

泻下药一般分为攻下药、润下药和峻下逐水药三类。

二、性能特点

泻下药多为苦寒沉降之品，主入大肠经。能引起腹泻，或滑利大肠，以促使排便。本章药物的主要功效为泻下、攻下、润下、峻下逐水等。

所谓泻下，是指药物能通利大便，以排除体内有形实邪，治疗里实积滞证的作用。其中，泻下力强，以治疗胃肠积滞，大便秘结为主的作用，称为攻下，又称泻下攻积、攻积导滞。泻下力缓，以治疗肠燥津亏便秘为主的作用，称为润下，又称润肠通便、缓下通便。泻下力猛，服后能引起剧烈腹泻，以排除体内积水，治疗胸腹积水为主的作用，称为峻下、峻下逐水、攻逐水饮、泻水逐饮。

三、主治病证

适用于各种原因所致的胃肠积滞，大便秘结及水饮内停等里实证。

四、应用原则

泻下药以通为用，必须辨清证候，审查虚实，分别选用攻下药、润下药和峻下逐水药。同时应根据饮食、痰湿、瘀血、寄生虫等不同积滞，分别选择消食、化痰、祛湿、活血、驱虫等药物同用。因积滞内停，易壅塞气机；气机不畅，可加剧积滞。故运用泻下药常需配伍行气药，以消除气滞胀满，增强泻下通便作用。若里实兼表证者，当先解表后攻里，必要时可与解表药同用，表里双解；里实而正虚者，应与补虚药同用，攻补兼施。若属热积便秘，应配伍清热药；寒积便秘，应配伍温里药。

五、使用注意

本章药物以攻下药与峻下逐水药作用较峻猛，或具有毒性，易伤正气和脾胃，故年老体虚或脾胃虚弱者慎用，妇女胎前产后及月经期忌用。应用作用较强的泻下药时，以"得泻"为度，慎勿过剂，以免损伤正气，甚至造成虚脱。

六、现代研究

泻下药能促进肠蠕动，或升高肠腔渗透压，增加肠容积而致泻，有利于大便排出。此外，尚有利尿、保肝、利胆、降脂、改善血液流变性、促进血凝、抗菌、抗病毒、抗炎、抗肿瘤等多种药理作用。

第一节 攻下药

本节药物多为苦寒，其性沉降，主入胃、大肠经。既能攻下通便，又能荡涤积滞，作用较强。主要适用于实热积滞，大便秘结，以及多种胃肠积滞之证。

使用攻下药，常与行气药同用，以消除胀满，有助排便。还应根据胃肠积滞的不同类型，分别配伍相应的药物，以提高疗效。因本节药物泻下力强，故孕妇体虚无积滞者禁用。

大黄（Dàhuáng）

首载于《神农本草经》。为蓼科植物掌叶大黄 *Rheum palmatum* L.、唐古特大黄 *Rheum tanguticum* Maxim. ex Balf. 或药用大黄 *Rheum officinale* Baill. 的干燥根和根茎（见彩图 33，彩图 34）。前二者主产于青海、甘肃，后者主产于四川。秋末或次春采挖。

【处方用名】大黄、生大黄、制大黄、酒大黄、熟大黄、大黄炭。

【主要药性】苦，寒。归脾、胃、大肠、肝、心包经。

【基本功效】泻下攻积，清热泻火，凉血解毒，逐瘀通经，利湿退黄。

【临床应用】

1. 积滞便秘 本品味苦通泄，"专入阳明胃府大肠"（《本草求真》）。能"荡涤肠胃，推陈致新"（《神农本草经》），有斩关夺门之力，为"除实热燥结，下有形积滞之要品"（《本草经疏》）。凡胃肠积滞，大便秘结，无论寒热虚实，皆可配伍使用。因其性寒，故尤宜于实热积滞便秘，常与芒硝、厚朴、枳实配伍，如大承气汤（《伤寒论》）。若治寒实积滞，腹痛便秘者，可与附子、细辛同用，如大黄附子汤（《金匮要略》）。治脾阳不足，冷积便秘者，可与附子、干姜等同用，如温脾汤（《千金要方》）。治热结便秘，兼有气血不足者，常与人参、当归、甘草等同用，如黄龙汤（《伤寒六书》）。治热结阴亏，肠燥便秘者，常与麦冬、生地黄、玄参等同用，如增液承气汤（《温病条辨》）。

2. 热毒证 本品苦寒沉降，既能直折上炎之火，又能导热下行，有釜底抽薪之妙。常用于目赤、咽喉肿痛等上部的火热病证，无论有无便秘皆宜，每与黄芩、栀子等同用，如凉膈散（《太平惠民和剂局方》）。本品"又善解疮疡热毒"（《医学衷中参西录》）。外可治热毒痈肿疔疮，常与金银花、蒲公英、连翘等同用；内可治肠痈腹痛，常与牡丹皮、桃仁、芒硝等同用，如大黄牡丹汤（《金匮要略》）。此外，本品单用，或配地榆粉，用麻油调敷，也可治水火烫伤。

3. 出血 本品寒凉入血分，既能止血，又能"大泻血分实热"（《要药分剂》），有凉血止血之功。兼能化瘀，"止血而不留瘀，尤为妙药"（《血证论》），可用于体内外多种出血。因其苦寒降泄，故对于吐血、衄血等上部血热出血尤宜，常与黄连、黄芩同用，如泻心汤（《金匮要略》）。

4. 血瘀证 本品入血分，善能活血逐瘀，为治疗瘀血证的常用药物。大凡血滞诸疾，无论新瘀、宿瘀皆宜。若治妇女产后瘀阻腹痛，或恶露不尽，及瘀血阻滞，经水不利等，常与桃仁、土鳖虫同用，如下瘀血汤（《金匮要略》）；治跌打损伤，瘀血肿痛，常与当归、红花、穿山甲等同用，如复元活血汤（《医学发明》）。

5. 湿热证　本品苦寒，沉而下行，能通畅肠腑，兼利小便，导湿热从二便分消，可用于湿热蕴结诸证。若治湿热泻痢，腹痛里急后重者，与黄连、木香等配伍，如芍药汤（《素问病机气宜保命集》）。治湿热黄疸，一身面目俱黄者，常配茵陈、栀子，如茵陈蒿汤（《伤寒论》）。治湿热淋证，小便淋沥不畅者，常配木通、车前子、栀子等，如八正散（《太平惠民和剂局方》）。

【用法用量】 煎服，3～15g；外用适量，研末敷于患处。泻下攻积宜生用，入汤剂宜后下，或用开水泡服；活血宜酒炙用；止血多炒炭用。

【使用注意】 脾胃虚弱者慎用；孕妇及月经期、哺乳期慎用。

【典型案例】 大黄泻热通便案。梁武帝因发热欲服大黄。姚僧坦曰：大黄乃是快药，至尊年高，不可轻用。常弗从，几至委顿。梁元帝常有心腹疾，诸医咸谓宜用平药，可渐宣通。僧坦曰：脉洪而实，此有宿妨，非用大黄无瘥理。帝从之，遂愈（《本草纲目》）。

【现代研究】 主含芦荟大黄素，大黄酸，大黄酚，大黄素甲醚，大黄素，大黄素甲醚-8-葡萄糖苷，芦荟大黄素-8-葡萄糖苷，番泻苷A、B、C、D，另含挥发油及鞣质等。《中国药典》规定：含总蒽醌以芦荟大黄素（$C_{15}H_{10}O_5$）、大黄酸（$C_{15}H_8O_6$）、大黄素（$C_{15}H_{10}O_5$）、大黄酚（$C_{15}H_{10}O_4$）和大黄素甲醚（$C_{16}H_{12}O_5$）的总量不得少于1.5%。含游离蒽醌以芦荟大黄素（$C_{15}H_{10}O_5$）、大黄酸（$C_{15}H_8O_6$）、大黄素（$C_{15}H_{10}O_5$）、大黄酚（$C_{15}H_{10}O_4$）和大黄素甲醚（$C_{16}H_{12}O_5$）的总量不得少于0.20%。本品有泻下、抗溃疡、保护肠黏膜屏障，抗内毒素损伤、抗急性胰腺炎、解热、镇痛、抗炎、抗病原微生物、抗肾衰、保肝、利胆、抗纤维化、降脂、抗动脉粥样硬化、抗肿瘤等作用。

【备注】

1. 关于大黄的用法。大黄为泻下攻积之要药，历代医药学家对其用法十分考究。如《本草正》云："大黄，欲速者生用，汤泡便吞；欲缓者熟用，和药煎服。"《本草新编》云："大黄过煮，则气味全散，攻毒不勇，攻邪不急，有用而化为无用矣。大黄之妙，全在生用为佳。将群药煎成，再投大黄，略煎一沸即服，功速而效大，正取其迅速之气而用之也。不可畏其猛烈，过煎煮以去其峻利也。"《医学衷中参西录》云："凡气味俱厚之药，皆忌久煎，而大黄尤甚，且其质经水泡即软，煎一两沸药力皆出，与他药同煎宜后入，若单用之开水浸服即可，若轧作散服之，一钱之力可抵煎汤者四钱。"提示本品生用、后下或泡服，攻下之力强，和药煎服则泻下力缓。

2. 根据"六腑以通为用"、"不通则痛、通则不痛"的理论，现常以大黄为主，配伍清热解毒药、活血化瘀药等，用于治疗急性胆囊炎、胰腺炎、胆石症、胆道蛔虫症、肠梗阻等急腹症，取得了较好的效果。归纳起来，大黄治疗急腹症不外乎五个方面的作用：一是调整胃肠功能；二是改善血液循环；三是清洁肠道，减少毒素吸收；四是保护肠屏障；五是调整免疫，保护器官。

芒硝（Mángxiāo）

首载于《名医别录》。为硫酸盐类矿物芒硝族芒硝精制而成的结晶体。主含含水硫酸钠（$Na_2SO_4 \cdot 10H_2O$）。产于沿海各产盐区及四川、内蒙古、新疆等内陆盐湖。全年均可采集提炼。

【处方用名】 芒硝、朴硝、马牙硝、玄明粉、元明粉。

【主要药性】 咸、苦，寒。归胃、大肠经。

【基本功效】 泻下通便，润燥软坚，清火消肿。

【临床应用】

1. 积滞便秘 本品苦寒泻热通便，味咸润燥软坚，能使燥结坚硬之大便软化而易于排泄，故为治实热积滞，大便燥结之要药。每与大黄相须为用，如大承气汤（《伤寒论》）。

2. 热毒证 本品外用清热消肿，可用于多种热毒证。若治咽喉肿痛、口舌生疮，可与硼砂、冰片等共研末吹患处，如冰硼散（《外科正宗》）。治目赤肿痛，可用本品化水点眼，或煎汤熏洗。治痔疮肿痛，可单用水煎局部熏洗。治肠痈初起，可与大黄、大蒜共捣烂外敷。

此外，本品外敷尚可回乳，用于乳痈初起。

【用法用量】冲入药汁内或开水溶化后服，6～12g。外用适量。

【使用注意】孕妇慎用；不宜与硫黄、三棱同用。

【现代研究】主含含水硫酸钠。《中国药典》规定：含硫酸钠（Na_2SO_4）不得少于99.0%。本品能阻止肠内水分的吸收、促进肠蠕动而致泻，有泻下、抗炎、镇痛等作用。

【备注】

1. 关于硝石与芒硝。硝石，原作"消石"，始载于《神农本草经》。云：消石"一名芒消"，即芒消为硝石的异名。芒硝，原作"芒消"，始载于《名医别录》。云：芒消"生于朴消"。《雷公炮炙论》云："芒消是朴消中炼出，形似麦芒者"，说明芒硝为朴硝的炼制品。二者同名异物，功用有别，不能混同一物。

2. 关于朴硝、芒硝与玄明粉。三者同出一物，因加工不同而有别。将天然产品用热水溶解，滤过，放冷析出结晶，通称"皮硝"。再取萝卜洗净切片，置锅内加水与皮硝共煮，取上层液，放冷析出结晶，即芒硝；下层的结晶称朴硝。芒硝经风化失去结晶水而成白色粉末称玄明粉（元明粉）。三者功相近似，但朴硝含杂质较多，多做外敷用；芒硝质地较纯，可内服；玄明粉质纯净，除内服外，常作口腔眼病外用药。

番泻叶（Fānxièyè）

首载于《饮片新参》。为豆科植物狭叶番泻 *Cassia angustifolia* Vahl 或尖叶番泻 *Cassia acutifolia* Delile 的干燥小叶（见彩图 35）。主产于印度、埃及。我国广东、广西及云南亦有栽培。9月采收。

【处方用名】番泻叶、泻叶。

【主要药性】甘、苦，寒。归大肠经。

【基本功效】泻热行滞，通便，利水。

【临床应用】

1. 热结便秘 本品苦寒，主入大肠经。功能荡涤积滞，泻热通便，功似大黄、芒硝而力稍逊，可用于多种积滞便秘，不论慢性或临时性便秘均有效，尤以治热结便秘最宜。可单用本品泡服，或配当归、肉苁蓉同用，如通便灵胶囊（《部颁标准》）。

2. 腹水肿胀 本品能泻下行水消胀，用于腹水肿胀，二便不利，可单味泡服，或与牵牛子、大腹皮同用。

【用法用量】煎服，2～6g，后下，或开水泡服。小剂量可起缓泻作用，大剂量则可攻下。

【使用注意】妇女哺乳期、月经期及孕妇慎用。

【现代研究】主含番泻苷 A～D 等。《中国药典》规定：含番泻苷 A（$C_{40}H_{38}O_{20}$）和番泻苷 B（$C_{42}H_{38}O_{20}$）的总量不得少于 1.1%。本品有泻下、抗菌、止血等作用。

【备注】关于番泻叶的用法。本品的有效成分易溶于水，故一般不入汤剂，宜泡服。据报道，本品有效成分能溶出的最适宜水温为 95℃～100℃。若低于 95℃，泻下作用减弱；低于 70℃，几乎不导泻。因此，必须用沸水或开水泡服。

芦荟（Lúhuì）

首载于《药性论》。为百合科植物库拉索芦荟 *Aloe barbadensis* Miller、好望角芦荟 *Aloe ferox* Ailler 或其他同属近缘植物叶的汁液浓缩干燥物。主产于南美洲、非洲，我国广东、广西、云南等地有栽培。全年可采。

【处方用名】芦荟、老芦荟。

【主要药性】苦，寒。归肝、胃、大肠经。

【基本功效】泻下通便，清肝泻火，杀虫疗疳。

【临床应用】

1. 热结便秘 本品苦寒降泄，能泻热通便，功似大黄，可用于实热积滞，大便秘结。因其"至苦至寒"（《本草经疏》），故一般少作泻下药用。

2. 肝经实热证 本品苦寒入肝，专主泻肝涤热，"凡属肝脏为病有热者，用之必无疑"（《本草汇言》）。主要用于肝经火盛之头晕头痛，烦躁易怒，甚至惊痫抽搐等。因其凉肝、通便兼容，故对于热结便秘，兼见肝经热甚者尤为适宜。常与朱砂为伍，如更衣片（《部颁标准》）。

3. 小儿疳积 本品"大苦大寒，功专杀虫除疳"（《本草求真》），兼能泻下导滞。凡"小儿疳热积滞非此不除"（《本经逢原》）。可与使君子等份为末，米饮调服；或与银柴胡、槟榔、山药等同用，如芦荟肥儿丸（《医宗金鉴》）。

此外，本品外用杀虫止痒，可用治癣疮。

【用法用量】入丸散服，2～5g。外用适量，研末敷患处。

【使用注意】脾胃虚弱，食少便溏者及孕妇忌用。

【典型案例】芦荟泻下通便案。孔某，男，60 岁。患者为一外科痔疮住院患者，手术后不大便已 6 日，曾多次服泻下药无效，继又灌肠 2 次，大便仍不通，甚以为苦。诊视病人大腹胀硬，面红气粗，欲大便不得。舌红少津，六脉沉涩。治以芦荟 9g，朱砂 4.5g（研细末），滴好酒为丸，每一丸重 3g。每服 1 丸，日 3 次。服药 2 次，翌晨即下硬结大便一小盆，腹胀硬消失，药未服完而病愈（《中国现代名中医医案精华》）。

【现代研究】主含芦荟苷、芦荟大黄素苷、异芦荟大黄素苷，以及多糖、甾醇、及脂肪酸类等。《中国药典》规定：含芦荟苷（$C_{21}H_{22}O_9$），库拉索芦荟不得少于 18.0%，好望角芦荟不得少于 6.0%。本品有泻下、抗菌、抗炎、抗氧化、延缓衰老、保肝、促进伤口愈合、护肤美白等作用。

第二节 润下药

本节药物多为植物种子或种仁，富含油脂，味甘质润，药性平和，能润滑大肠，促进排便而不致峻泻。适用于年老津枯、产后血虚、热病伤津及失血等所致的肠燥便秘。

火麻仁（Huǒmárén）

首载于《神农本草经》。为桑科植物大麻 *Cannabis sativa* L. 的干燥成熟果实（见彩图 36）。

产于山东、河北、黑龙江等地。秋季采收。

【处方用名】火麻仁、麻子仁、麻仁、炒火麻仁。

【主要药性】甘，平。归脾、胃、大肠经。

【基本功效】润肠通便。

【临床应用】

肠燥便秘 本品甘平，质润多脂，长于润燥滑肠，兼能滋养补虚。"凡年老血液枯燥，产后气血不顺，病后原气未复，或禀弱不能运行者皆治"（《药品化义》）。适用于老人、产后、病后体虚，津枯血少之肠燥便秘，可单用，或与大黄、枳实、厚朴等同用，如麻子仁丸（《伤寒论》）。

【用法用量】煎服，10～15g。打碎入煎。

【现代研究】主含胡芦巴碱、甜菜碱、胆碱、木犀草素、牡荆素、荭草苷，以及酚类、蛋白质、多种脂肪酸等。本品有缓泻、降脂、抗动脉粥样硬化、抗氧化、延缓衰老、降血压等作用。

【备注】关于麻子与麻仁。麻子是大麻连壳果实，麻仁是大麻的果实经加工脱壳后的果仁。《本草纲目》指出："大麻壳有毒而仁无毒也。"2020 年版《中国药典》在火麻仁【炮制】项中强调要"除去杂质及果皮"。说明火麻仁药用其脱壳后的果仁，而不是连壳的果实。

郁李仁（Yùlǐrén）

首载于《神农本草经》。为蔷薇科植物欧李 *Prunus humilis* Bge.、郁李 *Prunus japonica* Thunb. 或长柄扁桃 *Prunus pedunculata* Maxim. 的干燥成熟种子。前二种习称"小李仁"，后一种习称"大李仁"，产于内蒙古、河北、辽宁等地。夏、秋二季采收。

【处方用名】郁李仁、炒郁李仁、蜜郁李仁。

【主要药性】辛、苦、甘，平。归脾、大肠、小肠经。

【基本功效】润肠通便，下气利水。

【临床应用】

1. 肠燥便秘 本品甘平，质润多脂，能润肠通便，功似火麻仁而力强，无补虚之用。且辛行苦降，兼行大肠气滞。"专治大肠气滞，燥涩不通"（《本草纲目》），常与火麻仁、柏子仁、杏仁等同用，如五仁丸（《世医得效方》）。

2. 水肿，脚气浮肿，小便不利 本品其性主降，能利小便，通水道，可使"小便利则水气悉从之而出"（《本草经疏》）。适宜于水肿，脚气，小便不利等水气泛滥之证。每与桑白皮、赤小豆等同用，如郁李仁汤（《圣济总录》）。

【用法用量】煎服，6～10g。打碎入煎。

【使用注意】孕妇慎用。

【现代研究】主含阿弗则林、郁李仁苷、山柰苷、营实苷、香草酸、原儿茶酸、熊果酸、苦杏仁苷，以及脂肪油、皂苷、纤维素等。《中国药典》规定：含苦杏仁苷（$C_{20}H_{27}NO_{11}$）不得少于 2.0%。本品有促进肠蠕动、抗炎、镇痛、镇咳祛痰及降压等作用。

松子仁（Sōngzǐrén）

首载于《开宝本草》。为松科植物红松 *Pinus koraiensis* Sieb.et Zucc 等的干燥成熟种仁。主产于东北。于果实成熟后采收。

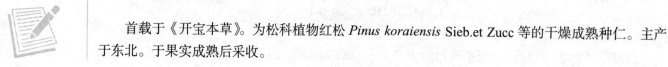

【处方用名】松子仁、松子、海松子。

【主要药性】甘，微温。归肝、肺、大肠经。

【基本功效】润肠通便，润肺止咳。

【临床应用】

1. 肠燥便秘 本品味甘质润，入大肠经。能"滑肠通秘"（《玉楸药解》）。适用于津亏液少，大便虚秘，每与火麻仁、柏子仁、肉苁蓉等同用，如五仁润肠丸（《部颁标准》）。

2. 肺燥干咳 本品甘润入肺，有润肺止咳之功。适用于肺燥咳嗽，少痰或无痰，可单用，或与胡桃仁同用。

此外，本品气香可口，亦为药食两用佳品。

【用法用量】煎服，5～10g。

【使用注意】脾虚便溏，湿痰壅盛者不宜使用。

【现代研究】主含脂肪油74%，尚含掌叶防己碱、蛋白质、挥发油等。本品有抑制动脉粥样硬化、溶化胆固醇及含胆固醇量较多的混合型胆石等作用。

第三节 峻下逐水药

本节药物大多苦寒有毒，药力峻猛，服药后能引起剧烈腹泻，使体内留滞的水湿从大便排出。部分药物兼能利尿。适用于全身水肿，胸腹积水及痰饮积聚、喘满壅实等形证俱实，或用一般利水消肿药难以奏效者。

因其攻伐力强，副作用大，易伤正气，临床应用当"中病即止"，不可久服。同时要应注意顾护正气。体虚者慎用，孕妇忌用。还要注意本节药物的炮制、剂量、用法及禁忌等，以确保用药安全、有效。

甘遂（Gānsuí）

首载于《神农本草经》。为大戟科植物甘遂 *Euphorbia kansui* T. N. Liou ex T. P. Wang 的干燥块根。产于陕西、山西、河南等地。春季开花前或秋末茎叶枯萎后采挖。

【处方用名】甘遂、生甘遂、醋甘遂。

【主要药性】苦，寒；有毒。归肺、肾、大肠经。

【基本功效】泻水逐饮，消肿散结。

【临床应用】

1. 水肿胀满，胸腹积水，痰饮积聚 本品苦寒降泄，"专于行水，攻决为用"（《本草衍义》）。能"直达水气所结之处，乃泄水之圣药"（《本草汇言》）。作用迅猛，药后可连续泻下，使体内潴留水饮排泄体外。主要用于水肿、大腹鼓胀、胸胁停饮而正气未衰者。可单用研末服，或与大戟、芫花为末，枣汤送服，如十枣汤（《伤寒论》）。

此外，本品尚逐饮行痰，可用于顽痰凝结，癫痫发狂。常以本品为末，入猪心内煨过，与朱砂末为丸服，如遂心丹（《济生方》）。"服后，大便连泻七八次，降下痰涎若干，癫狂顿愈"（《医学衷中参西录》）。

2. 疮痈肿毒 本品外用消肿散结，治疮痈肿毒，可用甘遂末水调外敷。

【用法用量】多入丸散用，0.5～1.5g，内服醋炙以减轻毒性。外用适量。

【使用注意】体弱及孕妇禁用，不宜与甘草同用。

【现代研究】主含大戟二烯醇、甘遂醇、巨大戟萜醇、甘遂萜酯 A 和 B；还含棕榈酸，枸橼酸，草酸等。《中国药典》规定：含大戟二烯醇（$C_{30}H_{50}O$）不得少于 0.12%。本品有泻下、利尿、抗急性胰腺炎、抗病毒、抗肿瘤、抗生育等作用。

【备注】关于甘遂的用法与禁忌。《医学衷中参西录》指出："凡用甘遂，宜为末，水送服。或用其末，调药汤中服。若入汤剂煎服，必然吐出。又凡药中有甘遂，不可连日服之，必隔两三日方可再服，不然亦多吐出。又其性与甘草相犯，用者须切记。"提示甘遂不入汤剂，宜入散服；且中病即止，不可过服或久服；反甘草。

京大戟（Jīngdàjǐ）

首载于《神农本草经》。为大戟科植物大戟 *Eughorbia pekinensis* Rupr. 的干燥根。产于河北、山西、甘肃等地。秋、冬二季采挖。

【处方用名】京大戟、大戟、醋大戟。

【主要药性】苦，寒；有毒。归肺、脾、肾经。

【基本功效】泻水逐饮，消肿散结。

【临床应用】

1. 水肿胀满，胸腹积水，痰饮积聚 本品苦寒降泄，泻水逐饮，功似甘遂而力稍逊，用于水肿、鼓胀、胸胁停饮而正气未衰者，每与甘遂、芫花同用，如十枣汤（《伤寒论》）。

2. 疮痈肿毒，瘰疬痰核 本品消肿散结，内服外用均可。适用于热毒壅滞之痈肿疮毒，痰火凝结之瘰疬痰核。前者可鲜用捣烂外敷，后者可与鸡蛋同煮，食鸡蛋。

【用法用量】煎服，1.5～3g。入丸散服，每次 1g。内服醋炙后用；外用适量。

【使用注意】体弱及孕妇禁用，不宜与甘草同用。

【现代研究】主含京大戟素、大戟醇、大戟酸、大戟苷，以及生物碱、有机酸、鞣质、树脂胶、多糖等。本品有泻下、镇痛、镇静、抗肿瘤等作用。

附：红大戟

又名红芽大戟。为茜草科植物红大戟 *Knoxia valerianoides* Thorelet Pitard 的干燥块根。其性能、功用、用法用量与京大戟相似。但京大戟偏于泻水逐饮，红大戟偏于消肿散结。

芫花（Yuánhuā）

首载于《神农本草经》。为瑞香科植物芫花 *Daphne genkwa* Sieb.et Zucc. 的干燥花蕾。产于河南、安徽、江苏等地。春季花未开放时采收。

【处方用名】芫花、醋芫花。

【主要药性】苦、辛，温；有毒。归肺、脾、肾经。

【基本功效】泻水逐饮，外用杀虫疗疮。

【临床应用】

1. 水肿胀满，胸腹积水，痰饮积聚 本品泻水逐饮，功似甘遂、京大戟而力稍逊，三者常相须为用。因其以泻胸胁水饮见长，兼能祛痰止咳，故以治胸胁停饮所致的喘咳痰多，胸胁引痛最为适宜，可单用或与大枣煎服。

2.疥癣、秃疮、痈肿、冻疮　本品外用杀虫疗疮，治疥癣、秃疮、痈肿及冻疮，可研末单用，或加雄黄研末，猪脂调敷。

【用法用量】煎服，1.5～3g。入散剂，研末吞服，每次0.6～0.9g，每日1次。内服醋炙以减轻毒性。外用适量。

【使用注意】体弱及孕妇禁用，不宜与甘草同用。

【现代研究】主含芫花素，3'-羟基芫花素，芹菜素，木犀草素，芫根苷，芫花酯甲、乙、丙、丁、戊，芫花瑞香宁，还含脂肪酸、挥发油等。《中国药典》规定：含芫花素（$C_{16}H_{12}O_5$）不得少于0.20%。本品有泻下、利尿、祛痰、镇咳、镇痛、抗炎、抗肿瘤、抗生育等作用。

附：狼毒

为大戟科植物月腺大戟 *Euphorbia ebracteolata* Hayata 或狼毒大戟 *Euphorbia fischeriana* Steud. 的干燥根。辛，平；有毒。归肝、脾经。功能散结，杀虫。外用于淋巴结核、皮癣；灭蛆。熬膏外敷，内服宜慎。不宜与密陀僧同用。

商陆（Shānglù）

首载于《神农本草经》。为商陆科植物商陆 *Phytolacca acinosa* Roxb. 或垂序商陆 *Phytolacca americana* L. 的干燥根。前者产于河南、安徽、湖北等地；后者产于山东、浙江、江西等地。秋季至次春采挖。

【处方用名】商陆、醋商陆。

【主要药性】苦，寒；有毒。归肺、脾、肾、大肠经。

【基本功效】逐水消肿，通利二便。外用解毒散结。

【临床应用】

1.水肿胀满，二便不通　本品苦寒通降，"降者能行逆折横流之水，通者能行壅瘀停蓄之水"（《本经疏证》）。长于通利二便，功专行水，使水湿之邪从二便排除，善治水肿胀满之病。可单用，或与泽泻、赤小豆、茯苓皮等同用，如疏凿饮子（《济生方》）。或将本品捣烂，入麝香少许贴脐，亦可收外治消水肿之效。

2.疮痈肿毒　本品外用解毒散结，"总敷无名肿毒"（《本草蒙筌》）。治疮痈肿毒初起，可用鲜品，酌加食盐，捣烂外敷。

【用法用量】煎服，3～9g，内服醋制。外用适量。

【使用注意】孕妇禁用。

【现代研究】主含商陆皂苷甲、商陆皂苷辛、商陆苷A～N、美商陆皂苷元、商陆苷元等；尚含甾醇、萜类及多糖等。商陆皂苷甲是本品的毒性成分，也是有效成分。《中国药典》规定：含商陆皂苷甲（$C_{42}H_{66}O_{16}$）不得少于0.15%，醋商陆不得少于0.20%。本品有泻下、利尿、抗肾损伤、抗炎、祛痰、抗肿瘤等作用。

牵牛子（Qiānniúzǐ）

首载于《名医别录》。为旋花科植物裂叶牵牛 *Pharbitis nil*（L.）Choisy 或圆叶牵牛 *Pharbitis purpurea*（L.）Voigt 的干燥成熟种子。全国大部分地区均产。秋末果实成熟、果壳未开裂时采收。

【处方用名】牵牛子、炒牵牛子、二丑、黑丑、白丑、黑白丑。

【主要药性】苦，寒；有毒。归肺、肾、大肠经。

【基本功效】泻水通便，消痰涤饮，杀虫攻积。

【临床应用】

1. 水肿胀满，二便不通　本品苦寒降泄，能通利二便以排泄水湿。若"是真正水邪，用牵牛利之，始效验如响"（《本草新编》）。其逐水之力较甘遂、京大戟稍缓，但仍属峻下之品。故以治水肿胀满，二便不利，水湿壅盛而正气未衰者为宜。可单用研末服，或与甘遂、京大戟等同用，如舟车丸（《景岳全书》）。

2. 痰饮喘咳　本品苦降泄下，能泻降肺气，祛痰逐饮，使痰饮蠲除，肺气宣通，则喘咳自平。用于痰饮积聚，气逆喘咳。常与葶苈子、杏仁等配伍，如牵牛子散（《圣惠方》）。

3. 虫积腹痛　本品既能杀虫，"少则动大便"（《本草蒙筌》），有助虫体从大便排除。治蛔虫、绦虫及虫积腹痛者，每与槟榔同用。

【用法用量】煎服，3～6g。入丸散服，每次 1.5～3g。炒用药性减缓。

【使用注意】孕妇禁用，不宜与巴豆、巴豆霜同用。

【现代研究】主含牵牛子苷、裸麦角碱，野麦碱、田麦角碱、咖啡酸、咖啡酸乙酯、肉桂酸、阿魏酸、绿原酸、绿原酸甲酯等，还含有脂肪油及糖类等。本品有泻下、利尿、驱蛔等作用。

巴豆霜（Bādòushuāng）

首载于《神农本草经》。为大戟科植物巴豆 *Groton tiglium* L. 的炮制加工品。

【处方用名】巴豆霜。

【主要药性】辛，热；有大毒。归胃、大肠经。

【基本功效】峻下冷积，逐水退肿，豁痰利咽，外用蚀疮。

【临床应用】

1. 寒积便秘　本品辛热峻下，开通闭塞，"祛脏腑沉寒，通大便寒结"（《本草求真》），有"斩关夺门"之力。用于寒实冷积，病起急骤，气血未衰，形证俱实者。症见卒然腹满胀痛，大便不通，甚至气急口噤，每与大黄、干姜同用，如三物备急丸（《金匮要略》）。若小儿冷积，停乳停食，秘结腹胀，痰壅惊悸者，可用巴豆霜合六神曲、天南星、朱砂共为末，峻药轻投，如保赤散（《中国药典》）。

2. 腹水鼓胀　本品峻泻，又能逐水退肿。用治腹水鼓胀，二便不通之水湿实证，常与杏仁为丸服。

3. 喉痹痰阻　本品能祛痰利咽以利呼吸。常用于喉痹痰涎壅塞气道，呼吸困难，甚则窒息欲死者。可与朱砂、雄黄等同用，如缠喉散（《部颁标准》）。

4. 恶疮疥癣　本品外用有较强的腐蚀性，能蚀腐肉、疗疮毒。用于痈疽成脓未溃，或溃后腐肉不脱，或疥癣恶疮等，可研末涂患处，或捣烂以纱布包擦患处。

【用法用量】多入丸散用，0.1～0.3g，外用适量。

【使用注意】孕妇禁用，不宜与牵牛子同用。

【现代研究】主含脂肪油、巴豆油酸、巴豆酸、巴豆苷，尚含巴豆毒素、巴豆异鸟嘌呤等。《中国药典》规定：含脂肪油 18.0%～20.0%，含巴豆苷（$C_{10}H_5O_3$）不得少于 0.80%。本品有泻下、促进平滑肌运动、抗肿瘤、抗菌、抗炎、免疫抑制等作用。

附：巴豆

为大戟科植物巴豆 *Croton tiglium* L. 的干燥成熟果实。产于四川、广西、云南等地。秋季采收。辛，热；有大毒。归胃、大肠经。外用蚀疮。用于恶疮疥癣，疣痣。本品专作外用，不作内服。外用适量，研末涂患处，或捣烂以纱布包擦患处。孕妇禁用，不宜与牵牛子同用。

千金子（Qiānjīnzǐ）

首载于《蜀本草》。为大戟科植物续随子 *Euphorbia lathyris* L. 的干燥成熟种子。产于河北、浙江、四川等地。夏、秋二季采收。

【处方用名】千金子、续随子、千金子霜。

【主要药性】辛，温；有毒。归肝、肾、大肠经。

【基本功效】泻下逐水，破血消癥，外用疗癣蚀疣。

【临床应用】

1.水肿鼓胀 本品辛温，泻下力峻，功似甘遂、京大戟，兼能利尿，主要用于二便不利之水肿鼓胀实证，可单用本品压去油服，或与大黄末，酒水为丸服。

2.血瘀证 本品辛散温通，长于破瘀血，消癥瘕，通月经。治瘀滞癥瘕痞块，常与轻粉、青黛、糯米为丸服，如续随子丸（《圣济总录》）；治瘀滞经闭，可与当归、川芎、丹参等同用。

此外，本品外用能疗癣蚀疣，可用治顽癣、赘疣、恶疮肿毒及毒蛇咬伤等。

【用法用量】千金子：1～2g，去壳，去油用，多入丸散服。外用适量，捣烂敷患处。千金子霜：0.5～1g，多入丸散服。外用适量。

【使用注意】孕妇禁用。体弱便溏者忌用。

【现代研究】主含油酸、亚油酸、千金子甾醇、菜油甾醇、瑞香素等。《中国药典》规定：含脂肪油不得少于 35.0%。千金子甾醇（$C_{32}H_{40}O_8$）不得少于 0.35%。本品有泻下、利尿、抗肺纤维化、抗肿瘤等作用。

【复习思考题】

1.大黄既可用于便秘，又可用于泻痢，机理何在？

2.甘遂为峻下逐水之要药，能否入汤煎服？为什么？

3.芒硝与玄参均能软坚，如何区别使用？

第九章
祛风湿药

扫一扫，查阅本章数字资源，含PPT、音视频、图片等

一、含义

凡以祛除风湿为主要功效，常用以治疗痹证的药物，称为祛风湿药。

祛风湿药一般分为祛风寒湿药、祛风湿热药、祛风湿强筋骨药三类。

二、性能特点

祛风湿药多为辛苦，药性或温或凉，主入肝、脾、肾经。能祛除留滞于肌肉、筋骨、关节的风寒湿邪或风湿热邪，以缓解经络闭阻，解除痹痛。本章药物的主要功效为祛风湿、舒筋、活络等。

所谓祛风湿，是指药物能祛除风湿以治疗各种痹证的作用。又称祛除风湿、蠲痹、除痹、祛风除痹、散风湿、胜湿。所谓舒筋，即舒缓筋急，以解除筋急拘挛、关节屈伸不利的治疗作用，又称伸筋。所谓活络，即通利脉络，以缓解肢体麻木和半身不遂的治疗作用，又称通络、通经络。舒筋与活络往往并称，又称舒筋通络、舒筋通脉、通筋活络等。

三、主治病证

适用于风、寒、湿、热等外邪侵袭人体，闭阻经络，气血运行不畅所致的痹证，症见肢体关节疼痛、酸楚、麻木、重着、屈伸不利，甚至关节肿大灼热等。

四、应用原则

应根据痹证的不同类型、病变部位、病程长短等选择和配伍用药。如治风邪偏盛的行痹，当选用以辛散祛风为主的祛风湿药，配以养血活血之品，所谓"治风先治血，血行风自灭"之意。治寒邪偏重的痛痹，当选用以温性较强的祛风湿药，配以温经止痛之品，使寒凝易散，气血流通，通则不痛。治湿邪偏重的着痹，当选用温燥的祛风湿药，配以健脾渗湿之品，使土旺则能胜湿。治关节红肿热痛的热痹，当选用寒凉的祛风湿药，配以清热之品。若痹证日久，累及肝肾，筋骨不健，或气血亏虚，筋骨失养，宜配伍补益肝肾或益气养血之品同用，以扶正祛邪，标本兼顾。若久病入络，病程迁延难愈者，可配全蝎、蜈蚣等虫类药物同用，以搜风通络。

五、使用注意

痹证属慢性疾患，多需要长期用药治疗。故祛风湿药一般多制成酒剂或丸剂服用。酒可增强祛风湿药的功效。丸者缓也，符合慢病缓治的需要。本类药物多辛香苦燥，易耗伤阴血，故阴虚

血亏者应慎用。

六、现代研究

祛风湿药具有不同程度的抗炎、镇痛、抑制异常免疫反应等作用，此外，尚有扩张冠脉、抗心律失常、抗血小板聚集、抗肿瘤、抗生育等多种药理作用。

第一节　祛风寒湿药

本节药物多为辛苦温，以祛风、除湿、散寒、止痛为主要作用。适用于风寒湿痹。其中，痹痛游走不定者为行痹；痛势较甚，痛有定处，遇寒加剧者为痛痹；关节酸痛、重着者为着痹，皆属本节药物的运用范围。若配伍清热药，亦可用于风湿热痹。

因其偏于温燥，故精血亏虚或者阴虚内热者应慎用。

独活（Dúhuó）

首载于《神农本草经》。为伞形科植物重齿毛当归 *Angelica pubescens* Maxim. f. *biserrata* Shan et Yuan 的干燥根（见彩图 37）。产于四川、湖北、安徽等地。春初或秋末采挖。

【处方用名】独活。

【主要药性】辛、苦，微温。归肾、膀胱经。

【基本功效】祛风除湿，通痹止痛。

【临床应用】

1. 痹证　本品辛散苦燥，气香温通，功善祛风湿，通经络，止痹痛。凡风寒湿痹，无论新久，均可运用。因其主入肾经，性善下行，"专理下焦风湿"（《本草正》）。故以治下部的痹证，症见腰膝、腿足关节疼痛属寒湿者尤为适宜。常与桑寄生、防风、当归等同用，如独活寄生汤（《千金要方》）。

2. 风寒夹湿表证　本品辛能发散，苦能燥湿，温能祛寒，主入足太阳膀胱经，为"解散肌表风寒湿邪之药"（《本草便读》），功似羌活而力稍逊，适用于外感风寒夹湿之表证，症见恶寒发热，头痛身重，一身尽痛者。常与羌活、藁本、防风等同用，如羌活胜湿汤（《内外伤辨惑论》）。

此外，本品尚能祛风止痛、止痒，用于少阴头痛，皮肤瘙痒等。

【用法用量】煎服，3～10g。外用适量。

【使用注意】本品药性温燥，易耗伤阴液，故阴血亏虚者慎用。

【现代研究】主含蛇床子素、东莨菪内酯、伞花内酯、东莨菪素、异欧前胡素、二氢欧山芹醇当归酸酯、当归醇等，还有甾醇类等。《中国药典》规定，本品含蛇床子素（$C_{15}H_{16}O_3$）不得少于 0.50%，含二氢欧山芹醇当归酸酯（$C_{19}H_{20}O_5$）不得少于 0.080%。本品有抗炎、镇痛及镇静、抗心律失常、降压、抑制血小板聚集等作用。

【备注】关于独活与羌活。独活始载于《神农本草经》。云："一名羌活。"《新修本草》分别记载羌活与独活的功用。云："疗风宜用独活，兼水宜用羌活。"《本草品汇精要》云："按旧本羌独不分，混而为一，然其形色、功用不同，表里行径亦异，故分为二则，各适其用也。"《本草纲目》云："独活、羌活乃一类二种。"可见独活、羌活在古本草中常出现分合混用的现象。《中国药典》将其作为两个品种单列，现已分开使用。

威灵仙（Wēilíngxiān）

首载于《新修本草》。为毛茛科植物威灵仙 *Clematis chinensis* Osbeck、棉团铁线莲 *Clematis hexapetala* Pall. 或东北铁线莲 *Clematis manshurica* Rupr. 的干燥根及根茎（见彩图 38）。前一种产于江苏、安徽、浙江等地，应用较广。后两种部分地区应用。秋季采挖。

【处方用名】威灵仙。

【主要药性】辛、咸，温。归膀胱经。

【基本功效】祛风湿，通经络。

【临床应用】

痹证 本品辛温行散，走而不守。既能祛风湿，又能通经络而止痛，为治风湿痹痛之要药。因其性善走窜，长于"疏风邪，走络通经"（《本草便读》），故尤宜于风邪偏盛之行痹，症见肢体麻木，筋脉拘挛，屈伸不利，无论上下皆可应用。可单用为末服，或与羌活、防己、川芎等同用，如威灵丸（《丹溪心法》）。

此外，本品宣通经络止痛之功，可用于治跌打伤痛、头痛、牙痛、胃脘痛等多种痛证。若以本品单用，或与砂糖、醋煎后慢慢咽下，也可用诸骨哽咽。

【用法用量】煎服，6～10g。外用，适量。

【使用注意】本品辛散走窜，气血虚弱者慎服。

【典型案例】威灵仙祛风通络案。先时，商州有人病手足不遂，不履地者数十年。良医殚技莫能疗。所亲置之道旁，以求救者。遇一新罗僧见之，告曰：此疾一药可活，但不知此土有否？因为之入山求索，果得，乃威灵仙也。使服之，数日能步履。其后山人邓思齐知之，遂传其事（《本草纲目》）。

【现代研究】主含威灵仙皂苷 A、B，齐墩果酸、常春藤皂苷，以及挥发油等。《中国药典》规定：含齐墩果酸（$C_{30}H_{48}O_3$）不得少于 0.30%。本品有镇痛、抗炎、保肝利胆、促尿酸排泄以及松弛平滑肌等作用。

徐长卿（Xúchángqīng）

首载于《神农本草经》。为萝摩科植物 *Cynanchum paniculatum*（Bge.）Kitag. 的干燥根和根茎。产于江苏、河北、安徽等地。秋季采挖。

【处方用名】徐长卿、逍遥竹。

【主要药性】辛、温。归肝、胃经。

【基本功效】祛风，化湿，止痛，止痒。

【临床应用】

1. 多种痛证 本品辛散温通，具有良好的止痛作用，可用于多种痛证。如治风湿痹痛，可单用浸酒服，或与八角枫、白芷、甘草合用，即风湿定片（《中国药典》）。治肝胃气痛，胃脘胀痛，胸胁痛，月经痛，常与延胡索、香附、川楝子同用，复方元胡止痛片（《部颁标准》）。治牙痛，可与细辛、花椒同用。治腰痛，常配续断、杜仲、独活等同用。治外伤肿痛，可单用煎服，或与栀子捣烂外敷。

2. 风疹湿疹 本品能祛风止痒，善治风淫湿侵所致的瘙痒性皮肤病。如治风疹、湿疹、顽癣等皮肤瘙痒，可单用煎水外洗，或与苦参、硫黄、细辛等同用，如徐长卿散（《圣济总录》）。

此外，本品尚能解虫蛇之毒，用于蛇虫咬伤，可单用水煎服，渣捣烂外敷。

【用法用量】煎服，3～12g，后下。外用适量。

【典型医案】徐长卿止痒案。麻某，女，50岁。患者外阴瘙痒5年，经西医妇科多次检查，无真菌及滴虫生长。服用西药和中药，疗效均不佳。予徐长卿30g，煎10分钟，煎汁250mL，50mL口服，200mL熏洗外阴。1周后，自觉症状有所缓解，继续巩固治疗，1个月后痊愈，随访3年未复发［中医杂志，2001（9）：521］。

【现代研究】主含丹皮酚、异丹皮酚、丹皮酚原苷，丹皮酚苷、直立白薇苷、白前苷、多糖，以及徐长卿苷A、B、C等。《中国药典》规定：含丹皮酚（$C_9H_{10}O_3$）不得少于1.3%。本品有抗炎镇痛，免疫调节、松弛胃肠道平滑肌及改善心肌代谢等作用。

川乌（Chuānwū）

首载于《神农本草经》。为毛茛科植物乌头 *Aconitum carmichaelii* Debx. 的干燥母根（见彩图39）。主产于四川。6月下旬至8月上旬采挖。

【处方用名】川乌、制川乌。

【主要药性】辛、苦，热；有大毒。归心、肝、肾、脾经。

【基本功效】祛风除湿，温经止痛。

【临床应用】

1. 痹证 本品辛苦性热，"猛劣有毒，其气锋锐且急，能通经络，利关节，寻蹊达径，而直抵病所"（《本草汇言》）。长于祛风除湿，温经止痛，为治风寒湿痹之佳品。因其"驱逐寒湿之力甚捷"（《长沙药解》），故对于寒邪偏胜之痛痹最宜。常与制马钱子、蜈蚣、全蝎等同用，如通痹片（《中国药典》）。若治寒湿闭阻经络所致的痹病，症见腰脊疼痛、四肢关节冷痛等，可与制草乌、红花、木瓜等同用，如风湿骨痛胶囊（《中国药典》）。

2. 心腹冷痛，寒疝作痛 本品辛散温通，功能温煦脏腑，散寒止痛之功著。"必须沉寒痼冷，足以相当"（《本草述钩元》），适用于多种疼痛属寒邪凝滞者。若治寒凝心脉，心痛彻背，背痛彻心，手足不温者，常与赤石脂、附子、干姜等同用，如乌头赤石脂丸（《金匮要略》）。治寒疝绕脐腹痛，手足厥冷者，每与蜂蜜同煎，如大乌头煎（《金匮要略》）。

此外，本品止痛，还用于跌打损伤，瘀肿疼痛。古方亦常以本品作为麻醉止痛药。

【用法用量】煎服，1.5～3g；宜先煎、久煎。

【使用注意】生品内服宜慎；酒浸、酒煎服易致中毒，应慎用。孕妇禁用。不宜与半夏、瓜蒌、瓜蒌子、瓜蒌皮、天花粉、川贝母、浙贝母、平贝母、伊贝母、湖北贝母、白蔹、白及同用。

【现代研究】主含苯甲酰乌头原碱，苯甲酰次乌头原碱，苯甲酰新乌头原碱，酯型生物碱等生物碱。《中国药典》规定：含双酯型生物碱以乌头碱（$C_{34}H_{47}NO_{11}$）、次乌头碱（$C_{35}H_{45}NO_{10}$）和新乌头碱（$C_{33}H_{45}NO_{11}$）的总量计不得超0.040%，苯甲酰乌头原碱（$C_{32}H_{45}NO_{10}$），苯甲酰次乌头原碱（$C_{31}H_{43}NO_9$），苯甲酰新乌头原碱（$C_{31}H_{43}NO_{10}$）的总量应为0.070%～0.15%。本品有抗炎、镇痛、免疫抑制等作用。

附：草乌

为毛茛科植物北乌头 *Aconitum kusnezoffii* Reichb. 的干燥根。主产于东北、华北。秋季茎叶枯萎时采挖。其性能、功效及临床应用与川乌相似，而毒性更强。

蕲蛇（Qíshé）

首载于《雷公炮炙论》。为蝰科动物五步蛇 *Agkistrodon acutus*（Güenther）的干燥全体。主产于湖北。多于夏、秋二季捕捉。

【处方用名】蕲蛇、蕲蛇肉、酒蕲蛇。

【主要药性】甘、咸，温；有毒。归肝经。

【基本功效】祛风，通络，止痉。

【临床应用】

1. 痹证 本品性善走窜，能内彻脏腑，外达皮毛，透骨搜风，大凡风湿痹痛无不相宜。因其以祛风通络见长，故尤其适用于风邪偏盛之行痹及日久难愈之顽痹。症见关节拘挛疼痛，肢体麻木不仁等，常与木瓜、大血藤、当归等同用，如蕲蛇风湿酒（《部颁标准》）。

2. 中风不遂，麻风疥癣 本品善能祛风，凡"因风所生之证，无不借其力以获瘥"（《本草经疏》）。若治风痰阻络所致的中风，症见半身不遂、口舌喎斜、手足麻木、疼痛拘挛、言语謇涩者，常与全蝎、天麻、僵蚕等同用，如再造丸（《中国药典》）。治麻风，毛眉脱落，遍身疮疡，皮肤瘙痒，抓之成疮，及一切疥癣风疾，常与乌梢蛇、苦参等同用，如愈风散（《医学正传》）。治风癣疮，皮肤疮，痒久不愈者，常与黄芩、防风、白鲜皮等同用，如白花蛇丸（《圣惠方》）。

3. 小儿惊风，破伤风 本品入肝经，能祛风而定惊止痉，为治抽搐痉挛常用之药。若治小儿惊风，高热惊厥，四肢抽搐者，常与全蝎、牛黄、丹砂等同用，如白花蛇丸（《圣济总录》）。治破伤风，颈项紧硬，身体强直者，常与乌梢蛇、蜈蚣同用，如定命散（《圣济总录》）。

【用法用量】煎汤，3～9g；研末吞服，1次1～1.5g，1日2～3次。或酒浸、熬膏、入丸散服。

【使用注意】阴虚内热及血虚生风者忌用。

【现代研究】主含蛋白质及脂肪类成分。本品有抗炎、抗血栓、降血压、抗肿瘤、镇静、催眠及镇痛等作用。

【备注】关于蕲蛇与白花蛇。本品原名"白花蛇"。以湖北蕲春所产者为最佳，故名蕲蛇。1963年版《中国药典》始载本品，名"白花蛇（蕲蛇）"。1977年版删去了"白花蛇"，以"蕲蛇"为正名，以后历版《中国药典》皆从之，将蕲蛇的基原定为蝰科动物五步蛇 *Agkistrodon acutus*（Güenther）的全体。但在早期的《中药学》教材（1977年版）中，本品与金钱白花蛇曾一度均作为白花蛇药用。为了避免混淆，《中国药典》已将蕲蛇与金钱白花蛇作为两个品种单列，不再使用"白花蛇"这个名称。

附：金钱白花蛇

为眼镜蛇科动物银环蛇 *Bungarus multicinctus* Blyth 的幼蛇干燥体。分布于长江以南各地。夏、秋二季捕捉。其性能、功用与蕲蛇相似。煎服，2～5g；研粉吞服1～1.5g。

乌梢蛇（Wūshāoshé）

首载于《药性论》。为游蛇科动物乌梢蛇 *Zaocys dhumnades*（Cantor）的干燥体。产于浙江、江苏、湖北等地。多于夏、秋二季捕捉。

【处方用名】乌梢蛇、乌蛇、乌梢蛇肉、酒乌梢蛇。

【主要药性】甘，平。归肝经。

【基本功效】祛风，通络，止痉。

【临床应用】

本品"功用与蕲蛇同，无毒而力浅"（《本草分经》），可作为蕲蛇的代用品使用。

【用法用量】煎服，6～12g；研末，每次2～3g；或入丸剂、酒浸服。外用适量。

【使用注意】血虚生风者慎用。

【现代研究】主含蛋白质及脂肪类成分：如赖氨酸、亮氨酸、谷氨酸、丙氨酸、胱氨酸等17种氨基酸，并含果糖-1,6-二磷酸酶，原肌球蛋白等。本品有抗炎、镇痛、镇静及调节免疫等作用。

附：蛇蜕

为游蛇科动物黑眉锦蛇 *Elaphe taeniura* Cope、锦蛇 *Elaphe carinata*（Guenther）或乌梢蛇 *Zaocys dhumnades*（Cantor）等蜕下的干燥表皮膜。全国各地均产。春末夏初或冬初采集。咸、甘，平；归肝经。功能祛风，定惊，退翳，解毒。用于小儿惊风，抽搐痉挛，翳障，喉痹，疔肿，皮肤瘙痒。煎服，2～3g；研末吞服0.3～0.6g。

木瓜（Mùguā）

首载于《名医别录》。为蔷薇科植物贴梗海棠 *Chaenomeles speciosa*（Sweet）Nakai 的干燥近成熟果实（见彩图40）。主产于安徽宣城。夏、秋二季果实绿黄时采收。

【处方用名】木瓜、宣木瓜、皱皮木瓜。

【主要药性】酸，温。归肝、脾经。

【基本功效】祛风湿，舒筋活络，和胃化湿。

【临床应用】

1.痹证　本品味酸性温，入肝经，善能舒筋活络，又能祛湿除痹。凡"风寒痹湿之邪，服之能宣达"（《本草便读》）。故为治风湿痹痛所常用，尤为治湿痹，筋脉拘挛之要药。常与羌活、独活、千年健等同用，如木瓜酒（《部颁标准》）。

2.吐泻转筋　本品气香入脾，能芳化湿浊；味酸入肝，能舒筋缓急。凡"筋急者得之能舒，筋缓者得之能利"（《本草征要》），历来视为舒筋活络之要药。凡因吐泻过多而致转筋挛痛，无论属寒属热均可配伍使用。若属寒湿所致者，常与吴茱萸、小茴香、甘草同用，如木瓜汤（《三因方》）；属湿热所致者，常与蚕沙、山栀、黄芩等同用，如蚕矢汤（《霍乱论》）。

3.脚气水肿　本品温能通肌肉之滞，驱寒湿之邪。凡"脚气湿肿得此能安"（《本草约言》）。用于寒湿伤于足络，脚气水肿，足胫肿痛不可忍者，每与吴茱萸、紫苏、槟榔等同用，如鸡鸣散《朱氏集验方》。

此外，本品尚能消食，生津止渴，用于消化不良，津伤口渴。

【用法用量】煎服，6～9g。

【使用注意】胃酸过多者不宜使用。

【典型案例】木瓜舒筋活络案。广德顾安中，患香港脚筋急腿肿。因附舟，以足搁一袋上，渐觉不痛，乃问舟子袋中何物？曰：宣州木瓜也。及归制木瓜袋用之顿愈（《本草纲目》）。

【现代研究】主含齐墩果酸、熊果酸、3-O-乙酰熊果酸、白桦脂酸、苹果酸、酒石酸、枸橼酸、琥珀酸、苯甲酸等。《中国药典》规定：含齐墩果酸（$C_{20}H_{48}O_3$）和熊果酸（$C_{10}H_{48}O_3$）的总量不得少于 0.50%。本品有镇痛、抗炎、保肝、松弛胃肠道平滑肌及抑菌等作用。

【备注】关于木瓜祛风湿。木瓜首载于《名医别录》，并将其"主湿痹邪气"列为功用之首。《本草乘雅》对此给予了充分肯定，认为木瓜"主湿痹邪气，湿伤于下者，取效甚捷"。尽管历版《中药学》教材均无一例外的将木瓜置于"祛风湿药"一章中，也可用于风湿痹痛，却无"祛风湿"的功效表述。既然肯定木瓜是祛风湿药，理应有祛风湿的功效，否则就不是祛风湿药。因此，本教材在木瓜的【基本功效】中增加了"祛风湿"的内容。

蚕沙（Cánshā）

首载于《名医别录》。为蚕蛾科昆虫家蚕 *Bombyx mori* L. 幼虫的干燥粪便。育蚕地区皆产。以江苏、浙江、四川等地产量最多。6～8 月收集。

【处方用名】蚕沙、蚕矢、晚蚕沙。

【主要药性】甘、辛，温。归肝、脾、胃经。

【基本功效】祛风湿，和胃化湿。

【临床应用】

1. 痹证　本品辛散温通，能祛风湿，舒筋活络，"专治风湿为病"（《本草撮要》）。因其作用缓和，可用于各种痹证，无论寒热新久皆可相机为用。如治风湿痹痛，肢体不遂者，可单用蒸热，更熨患处；或与羌活、独活、威灵仙、防己、薏苡仁、栀子等同用。治风湿热痹，肢节烦疼，常与防己、薏苡仁、连翘等同用，如宣痹汤（《温病条辨》）。

2. 吐泻转筋　本品既能化脾胃湿浊以止吐泻，又能入肝舒筋以缓解脚腓挛急之转筋。适宜于湿浊中阻之吐泻转筋，每与木瓜、薏苡仁等同用，如蚕矢汤（《霍乱论》）。

此外，本品能祛风止痒，"凡一切皮肤等疾，因于风湿而至者，无不得此以为调治"（《本草求真》）。用于风疹、湿疹瘙痒。可单用煎汤外洗，或与白鲜皮、地肤子、蝉蜕等同用。

【用法用量】煎服，5～15g；宜布包入煎。外用适量。

【现代研究】主含叶绿素、植物醇、β-谷甾醇、胆甾醇、麦角甾醇、蛇麻脂醇、氨基酸、胡萝卜素、维生素 B 和 C 等。本品有抗炎、抗癌等作用。

伸筋草（Shēnjīncǎo）

首载于《本草拾遗》。为石松科植物石松 *Lycopodium japonicum* Thunb. 的干燥全草。产于湖北、浙江、贵州等地。夏、秋二季茎叶茂盛时采收。

【处方用名】伸筋草。

【主要药性】微苦、辛，温。归肝、脾、肾经。

【基本功效】祛风湿，舒筋活络。

【临床应用】

痹证　本品辛温善行，主入肝经。能除风湿，舒筋活络。用于风湿痹痛，筋脉拘急，关节伸屈不利。可单用，煎服或泡酒服，或与豨莶草、秦艽、鸡血藤等同用，如关节风痛丸（《部颁标准》）。

取其舒筋活络之功，亦可用于跌打损伤，瘀肿疼痛。

【用法用量】煎服，3～12g。外用适量。

【使用注意】孕妇慎用。

【现代研究】主含石松碱、棒石松宁碱、棒石松毒、烟碱、石松三醇、石松四醇酮、千层塔烯二醇、二表千层塔烯二醇、香草酸，阿魏酸，壬二酸等。本品有抗炎、镇痛、调节免疫及镇静等作用。

油松节（Yóusōngjié）

首载于《名医别录》。为松科植物油松 *Pinus tabulieformis* Carr.、马尾松 *Pinus massoniana* Lamb. 的干燥瘤状节或分枝节。全国大部分地区均产。全年均可采收。

【处方用名】油松节、松节。

【主要药性】苦、辛，温。入肝、肾经。

【基本功效】祛风除湿，通络止痛。

【临床应用】

1. 痹证　本品气温性燥，主入肝肾经。善祛除筋骨间风寒湿邪而通络止痛，"故筋骨间风湿诸病宜之"（《本草纲目》）。适用于风湿痹痛，历节风痛，转筋挛急，可与糯米、细曲酿酒服，如松节酒（《圣惠方》）；或与牛膝、当归、熟地等同用，如松节浸酒（《普济方》）。

2. 跌打损伤　本品通络止痛力优，用于跌打损伤，瘀肿疼痛。可单用炒为末服，如松节散（《圣惠方》）；或与当归、续断、伸筋草等同用，如养血荣筋丸（《部颁标准》）。

【用法用量】煎服，9～15g。外用适量。

【使用注意】阴虚血燥者慎服。

【现代研究】主含挥发油。《中国药典》规定：含挥发油不得少于 0.40%（mL/g），含 α- 蒎烯（$C_{10}H_{16}$）不得少于 0.10%。本品有镇痛、抗炎、抗肿瘤等作用。

附：松花粉

为松科植物马尾松 *Pinus massoniana* Lamb.、油松 *Pinus tabulaeformis* Carr. 或同属数种植物的干燥花粉。春季花刚开时采集。甘，温；归肝、脾经。功能收敛止血，燥湿敛疮。用于外伤出血，湿疹，黄水疮，皮肤糜烂，脓水淋漓。外用适量，撒敷患处。

海风藤（Hǎifēngténg）

首载于《本草再新》。为胡椒科植物风藤 *Piper kadsura*（Choisy）Ohwi 的干燥藤茎。产于福建、海南、浙江等地。夏、秋二季采割。

【处方用名】海风藤、风藤。

【主要药性】辛、苦，微温。归肝经。

【基本功效】祛风湿，通经络，止痹痛。

【临床应用】

痹证　本品辛苦微温，功专祛风湿，通经络，止痹痛，尤善通络。用于风寒湿痹，肢体关节疼痛，筋脉拘挛、屈伸不利。可与细辛、生川乌、桂枝等制膏贴于患处，如风伤止痛膏（《部颁标准》）；或与木瓜、络石藤、鸡血藤等同用，如祛风湿骨痛酒（《部颁标准》）。

此外，本品尚能通经络，和血脉，用于跌打损伤，瘀肿疼痛。

【用法用量】煎服，6～12g。外用适量。

【现代研究】主含海风藤酮、海风藤酚、甲基海风藤酚、海风藤素 A～L、风藤素 F、M，夫妥烯酮，以及挥发油等。本品有抗炎、镇痛、抑制血小板活化因子、抗脑缺血等作用。

青风藤（Qīngfēngténg）

首载于《本草纲目》。为防己科植物青藤 *Sinomenium acutum*（Thunb.）Rehd. et Wils. 及毛青藤 *Sinomenium acutum*（Thunb.）Rehd. et Wils. var. *cinereum* Rehd. et Wils. 的干燥藤茎。产于浙江、湖北、江苏等地。秋末冬初采割。

【处方用名】青风藤、清风藤、青藤。

【主要药性】苦、辛，平。归肝、脾经。

【基本功效】祛风湿，通经络，利小便。

【临床应用】

1. 痹证　本品味苦辛，性平偏温，入肝、脾经。能"温达肝脾，用使搜风兼胜湿；味归辛苦，功能蠲痹并舒筋"（《本草便读》）。为散风寒湿痹之药。适用于风寒湿痹，症见关节疼痛、局部畏恶风寒、屈伸不利、四肢麻木、腰腿疼痛。可单用浸酒服，或与威灵仙、木瓜、秦艽等同用，如祛风舒筋丸（《中国药典》）。

2. 水肿，脚气　本品味苦降泄，能通利小便，治疗水肿，脚气湿肿。前者可与茯苓、车前子等同用，后者可与吴茱萸、木瓜等同用。

【用法用量】煎服，6～12g。

【现代研究】主含青藤碱、异青藤碱、双青藤碱、四氢表小檗碱，还有脂类、甾醇类等。《中国药典》规定：含青藤碱（$C_{19}H_{23}O_4$）不得少于 0.50%。本品有镇痛、抗炎、镇咳、镇静、抗惊厥、降压、抗心律失常等作用。

丁公藤（Dīnggōngténg）

首载于《中国药典》。为旋花科植物丁公藤 *Erycibe obtusfolia* Benth. 或光叶丁公藤 *Erycibe schmidtii* Craib 的干燥藤茎。主产于广东。全年均可采收。

【处方用名】丁公藤。

【主要药性】辛，温；有小毒。归肝、脾、胃经。

【基本功效】祛风除湿，消肿止痛。

【临床应用】

1. 痹证　本品辛可散风寒湿邪，温可通经络止痹痛。用于风寒湿痹，手足麻木，腰腿酸痛。

常与桂枝、麻黄、当归等制成酒剂，擦于患处，如冯了性风湿跌打药酒（《中国药典》）。

2. 跌仆肿痛　本品有良好的消肿止痛之功，可用于跌打损伤，瘀肿疼痛。如冯了性风湿跌打药酒（《中国药典》）。

【用法用量】煎服，3 ～ 6g；或配制酒剂，内服或外搽。

【使用注意】本品有强烈的发汗作用，虚弱者慎用，孕妇忌服。

【现代研究】主含东莨菪内酯、东莨菪苷、丁公藤甲素和丙素。《中国药典》规定：含东莨菪内酯（$C_{10}H_8O_4$）不得少于 0.050%。本品有抗炎、调节免疫、缩瞳和降眼压等作用。

昆明山海棠（Kūnmíngshānhǎitáng）

首载于《植物名实图考》。为卫矛科植物昆明山海棠 *Tripterygium hypoglaucum*（Levl.）Hutch. 的干燥根。产于云南、四川、贵州等地。9 ～ 10 月采挖。

【处方用名】昆明山海棠。

【主要药性】苦、辛，温；有大毒。归肝、脾、肾经。

【基本功效】祛风湿，祛瘀通络，续筋接骨。

【临床应用】

1. 痹证　本品辛散温通，能祛风湿，通经络而止痛，适用于风寒湿痹，筋骨疼痛，麻木不仁等。可单用，如昆明山海棠片（《部颁标准》），或与当归、川牛膝、木瓜等酒浸服。

2. 跌打损伤　本品辛能行散，善能祛瘀通络，续筋接骨，治跌打损伤，骨折肿痛，可单用外敷，或与当归、川芎、刘寄奴等同用，如紫金皮散（《世医得效方》）。

【用法用量】煎服，6 ～ 15g，宜先煎。或酒浸服。外用适量。

【使用注意】孕妇及体弱者忌服。因其有大毒，故不宜过量久服。

【现代研究】主含雷公藤碱，雷公藤次碱，雷公藤三萜酸 C、A，山海棠萜酸等。本品有免疫调节、抗炎、抗生育、抗癌等作用。

路路通（Lùlùtōng）

首载于《本草纲目拾遗》。为金缕梅科植物枫香树 *Liquidambar formosana* Hance 的干燥成熟果序。产于江苏、浙江、湖北。冬季果实成熟后采收。

【处方用名】路路通、枫香果。

【主要药性】苦，平。归肝、肾经。

【基本功效】祛风活络，利水，通经。

【临床应用】

1. 痹证　本品既能祛风除湿，又能舒筋络，通经脉。善治风寒湿痹，关节疼痛，麻木拘挛，常与鸡血藤、香加皮、毛冬青等同用，如抗风湿液（《部颁标准》）。

2. 水肿胀满　本品苦降下行，能通利小便。用治水肿、小便不利等，可与茯苓、泽泻、车前子等同用。

3. 血瘀证　本品能通行经脉而散瘀止痛，可用于多种血瘀痛证。因其力缓，常入复方或作辅助药用。若治跌打损伤，瘀肿疼痛，可与延胡索、当归、苏木等局部外用，如筋骨宁搽剂（《部颁标准》）。治妇女产后血虚体弱，瘀血不祛，下腹疼痛，可与阿胶、益母草、桃仁等同用，如阿胶生化膏（《部颁标准》）。治血瘀气滞之胸痹心痛，胸闷气短等，可与三七、冰片、蟾酥等同用，如心益好片（《部颁标准》）。

此外，本品尚能祛风止痒，可用于风疹瘙痒。

【用法用量】煎服，5～10g。外用适量。

【使用注意】月经过多及孕妇忌服。

【现代研究】主含路路通酸、路路通内酯、熊果酸、齐墩果酸等。《中国药典》规定：含路路通酸（$C_{30}H_{46}O_3$）不得少于0.15%。本品有抗炎、镇痛等作用。

穿山龙（Chuānshānlóng）

首载于《东北药用植物志》。为薯蓣科植物穿龙薯蓣 Dioscorea nipponica Makino. 的干燥根茎。全国大部分地区有产。春、秋二季采挖。

【处方用名】穿山龙。

【主要药性】甘、苦，温。归肝、肾、肺经。

【基本功效】祛风除湿，舒筋活络，活血止痛，止咳平喘。

【临床应用】

1.痹证 本品入肝、肾经，能祛风湿，舒筋活络。常用于风湿痹痛，肩背酸沉、腰痛寒腿、四肢麻木、筋脉拘挛等。每与狗腿骨为伍，如骨龙胶囊（《部颁标准》）；或与乌梢蛇、木瓜、老鹳草等浸酒饮，如风湿关节酒（《部颁标准》）。

2.跌打损伤，闪腰岔气 本品有活血止痛之功，常用于跌打损伤，瘀滞肿痛，闪腰岔气等，常与红花、马钱子、骨碎补等同用，如跌打止痛散（《部颁标准》）。

3.咳嗽气喘 本品味苦降泄，入肺止咳平喘，常治咳嗽气喘，可与瓜蒌、苦杏仁、黄芩等同用。

【用法用量】煎服，9～15g；或酒浸服。外用适量。

【现代研究】主含薯蓣皂苷、纤细薯蓣皂苷、多糖等。《中国药典》规定：含薯蓣皂苷（$C_{45}H_{72}O_{16}$）不得少于1.3%。本品有抗炎、镇痛、调节免疫、镇咳、平喘、祛痰等作用。

第二节　祛风湿热药

本节药物多为辛苦寒，以祛风除湿、清热通络为主要作用。适用于风湿热痹。症见关节肿胀、皮肤恍红、灼热疼痛等。若配伍散寒止痛药，亦可用于风寒湿痹。

秦艽（Qínjiāo）

首载于《神农本草经》。为龙胆科植物秦艽 Gentiana macrophylla Pall.、麻花秦艽 Gentiana straminea Maxim.、粗茎秦艽 Gentiana crassicaulis Duthie ex Burk. 或小秦艽 Gentiana dahurica Fisch. 的干燥根（见彩图41）。主产于陕西、甘肃、内蒙古等地。春、秋二季采挖。

【处方用名】秦艽、炒秦艽、酒秦艽。

【主要药性】辛、苦，平。归胃、肝、胆经。

【基本功效】祛风湿，清湿热，止痹痛，退虚热。

【临床应用】

1. 痹证　本品辛能散风，苦能燥湿，既可祛风湿之邪，又能通利关节，流通脉络，为治风湿痹痛之要药。"然散风湿之药多燥，此独偏润，故又为风药中润剂"（《本草便读》）。大凡风湿痹痛，无问寒热新久均可配伍应用。因其性平偏凉，兼能清热，故尤宜于热痹，关节红肿热痛者。常配黄柏、延胡索、川牛膝等，如痛风定胶囊（《中国药典》）。若治风寒湿痹，可与天麻、羌活、川芎等同用，如秦艽天麻汤（《医学心悟》）。

本品祛风通络之功，还可用于风邪初中经络，手足不能运动，舌强不能言语；或半身不遂，口眼㖞斜。常与当归、白芍、防风等同用，如大秦艽汤《素问病机气宜保命集》。

2. 湿热黄疸　本品苦平偏凉，入肝胆经，能清除肝胆之湿热而退黄。主要用于湿热黄疸，可单用为末服；亦可与茵陈、栀子、大黄等同用，如急肝退黄胶囊（《部颁标准》）。

3. 骨蒸潮热，疳积发热　本品尚能清虚热，除骨蒸，退疳热，为治虚热证之常用药物。若治骨蒸盗汗，肌肉消瘦，唇红颊赤者，常与鳖甲、地骨皮、知母等同用，如秦艽鳖甲散（《卫生宝鉴》）。治小儿疳积发热，形体消瘦，食欲减退者，可与薄荷、炙甘草同用，如秦艽散（《小儿药证直诀》）。

【用法用量】煎服，3～10g。

【典型案例】秦艽清湿热退黄疸案。一患者，男，43岁。患慢性乙肝伴胆汁淤积，以清化湿热瘀毒、清热利湿等法治疗后黄疸明显下降，谷丙转氨酶亦恢复正常，但黄疸指数仍难控制，遂在原方基础上加秦艽，2周后黄疸消退，恢复正常［新中医，2007（3）：72］。

【现代研究】主含龙胆苦苷、獐牙菜苦苷、秦艽苷、当归苷、马钱苷酸、龙胆碱，龙胆次碱，尚含有机酸类、糖类及挥发油等。《中国药典》规定：含龙胆苦苷（$C_{16}H_{20}O_9$）和马钱苷酸（$C_{16}H_{24}O_{10}$）的总量不得少于2.5%。本品有镇静、镇痛、抗炎、保肝、降压等作用。

防己（Fángjǐ）

首载于《神农本草经》。为防己科植物粉防己 *Stephania tetrandra* S. Moore 的干燥根（见彩图42）。产于广东、广西、云南等地。秋季采挖。

【处方用名】防己、粉防己、汉防己。

【主要药性】苦，寒。归膀胱、肺经。

【基本功效】祛风止痛，利水消肿。

【临床应用】

1. 痹证　本品既能祛风湿，又能止痹痛，为治风湿痹痛之常用药。因其性寒清热，故对风湿热邪壅滞经络，关节红肿热痛之热痹尤宜。常与忍冬藤、海桐皮、木瓜等同用，如风痛安胶囊（《中国药典》）。若治风寒湿痹，关节疼痛，可与制川乌、肉桂、白术等同用，如防己关节丸（《部颁标准》）。

2. 水肿脚气　本品苦寒降泄，入膀胱经，功专行水决渎，"清利湿热是其专职"（《本草正义》）。因其善走下焦，故以治下部水湿停留之证尤宜。若治水饮停积，走于肠道，辘辘有声，腹满便秘者，可与椒目、葶苈子、大黄配伍，如己椒苈黄丸（《金匮要略》）。治表虚不固，风水客搏，腿脚浮肿，上轻下重，不能屈伸者，可与黄芪、白术、甘草同用，如防己黄芪汤（《金匮要略》）。治脚气肿满，小便不利，喘促不食者，常与赤茯苓、槟榔、桑白皮等同用，如汉防己散《圣惠方》。

此外，本品苦以燥湿，寒以清热，可用于治疗湿热为患之湿疹、疮毒，常与苦参、黄连、金银花等同用。

【用法用量】煎服，5～10g。

【使用注意】本品苦寒，易伤胃耗阴，胃纳不佳及阴虚体弱者慎用。

【现代研究】主含粉防己碱、防己诺林碱、轮环藤酚碱、氧防己碱、防己斯任碱、小檗胺等。《中国药典》规定：含粉防己碱（$C_{38}H_{42}N_2O_6$）、防己诺林碱（$C_{37}H_{40}N_2O_6$）的总量不得小于1.4%。本品有利尿、镇痛、抗炎、抗菌、免疫抑制、降压、降血糖、抗肿瘤等作用。

【备注】关于取消广防己药用标准。广防己为马兜铃科植物广防己 *Aristolochia fangchi* Y. C. Wu ex L. D. Chou et S. M. Hwang 的根，又称"木防己"，过去曾作为"防己"药用。因广防己含有马兜铃酸，用量过大可致肾衰竭。故国家食品药品监督管理局《关于加强广防己等6种药材及其制剂监督管理的通知》（国食药监注［2004］379号）明确指出：取消广防己药用标准，凡国家药品标准处方中含有广防己的中成药品种应于2004年9月30日前将处方中的广防己替换为《中国药典》2000年版一部收载的防己。

桑枝（Sāngzhī）

首载于《本草图经》。为桑科植物桑 *Morus alba* L. 的干燥嫩枝。全国各地均产。春末夏初采收。

【处方用名】桑枝、炒桑枝、酒桑枝。

【主要药性】微苦，平。归肝经。

【基本功效】祛风湿，利关节。

【临床应用】

痹证　本品药性平和，能"达四肢，行经络，利关节"（《本草便读》），"除风寒湿痹诸痛"（《本草纲目》）。大凡痹证，无问新久、寒热均可应用。因其性上行，偏走上肢，故尤宜于上肢之痹痛，肩臂关节疼痛麻木者。可单用，如桑枝膏（《部颁标准》）。也可随证配伍使用。若痹证偏寒者，多与独活、桂枝、防风等同用；偏热者，多与络石藤、忍冬藤等同用。

此外，本品尚能利水，可用于水肿，小便不利。

【用法用量】煎服，9～15g。

【现代研究】主含桑酮、桑素、桑色素，以及生物碱、多糖、香豆素等。本品有抗炎、镇痛、增强免疫、抗氧化、降血脂、降血糖等作用。

豨莶草（Xīxiāncǎo）

首载于《新修本草》。为菊科植物豨莶 *Siegesbeckia orientalis* L.、腺梗豨莶 *Siegesbeckia pubescens* Makino 或毛梗豨莶 *Siegesbeckia glabrescens* Makino 的干燥地上部分。产于湖南、湖北、江苏等地。夏、秋二季花开前及花期均可采割。

【处方用名】豨莶草、酒豨莶草、制豨莶草。

【主要药性】辛、苦，寒。归肝、肾经。

【基本功效】祛风湿，利关节，解毒。

【临床应用】

1. 痹证 本品辛散苦燥，"祛风除湿，是其本功"（《本草便读》）。兼能"通利机关，和调血脉，尤为纯粹，凡风寒湿热诸痹，多服均获其效"（《本草正义》）。因其性寒，故以治风湿热痹，症见关节红肿热痛者为宜。可单用，如豨莶丸（《中国药典》）；或与防己、威灵仙、桑枝等同用，如豨莶风湿片（《部颁标准》）。

2. 风疹，湿疮，疮痈 本品辛能散风邪，苦寒能解热毒，清湿热。可用于风疹、湿疮瘙痒及热毒疮痈。治风疹、湿疮，可单用本品内服或外洗，亦可与白蒺藜、地肤子、白鲜皮等配用；治疮痈肿毒，红肿热痛，可与蒲公英、野菊花等同用。

此外，本品祛风，通利关节，尚可用于风中经络之口眼㖞斜，半身不遂，每与蕲蛇、黄芪、当归等同用。

【用法用量】煎服，9～12g。外用适量。治风湿痹痛、半身不遂宜酒制用，治风疹湿疮、疮痈宜生用。

【现代研究】主含奇壬醇、豨莶精醇、豨莶酸、豨莶糖苷等，尚内酯类，甾醇类等。《中国药典》规定：含奇壬醇（$C_{20}H_{34}O_4$）不得少于0.050%。本品有抗炎、镇痛、免疫抑制、抗血栓、抗菌、抗病毒、降压等作用。

臭梧桐叶（Chòuwútóngyè）

首载于《本草图经》。为马鞭草科植物海州常山 *Clerodendrum trichotomum* Thunb. 的干燥叶。产于江苏、安徽、浙江等地。夏季采收。

【处方用名】臭梧桐叶、臭梧桐。

【主要药性】辛、苦、平。归肝经。

【基本功效】祛风除湿，平肝。

【临床应用】

1. 痹证 本品辛散苦燥，能祛风湿，通经络，止痹痛。因其性平和缓，大凡痹证，无论偏寒偏热均可选用。可单用，或与豨莶草相须为用，如豨桐胶囊（《部颁标准》）。

2. 风疹，湿疮 本品辛苦偏凉，能祛肌肤风热或湿热之邪。用于风疹，湿疮，皮肤瘙痒。可单用煎汤外洗。

3. 肝阳上亢证 本品性平偏凉，主入肝经，能凉肝热，平肝阳，适用于肝阳上亢之眩晕头痛，可单用，或与决明子、黄芩、山楂等同用，如降压片（《部颁标准》）。

此外，本品祛风，通经活络，尚可用于风中经络之口眼㖞斜，半身不遂，每与豨莶草同用。

【用法用量】煎服，10～15g；不宜久煎。外用适量。

【现代研究】主含刺槐素-α-二葡萄糖醛酸苷、臭梧桐糖苷等。本品有镇痛、镇静、抗炎、降压等作用。

海桐皮（Hǎitóngpí）

首载于《海药本草》。为豆科植物刺桐 *Erythrina variegata* L. 或乔木刺桐 *Erythrina arborescens* Roxb. 的干皮或根皮。刺桐产于广东、广西、云南等地；乔木刺桐产于云南、四川、贵州。夏、秋采集。

【处方用名】海桐皮，刺桐皮。

【主要药性】苦、辛，平。归肝、脾经。

【基本功效】祛风除湿，舒筋通络，杀虫止痒。

【临床应用】

1. 痹证　本品辛能散风，苦能燥湿，"专去风湿"（《本经逢原》）。能行经络，达病所，缓拘挛，止疼痛。尤善蠲除下焦风寒湿痹，理腰膝之疼。治风湿四肢酸痛，伸展不利，百节拘挛疼痛者，常与川乌、薏苡仁、片姜黄等同用，如关节克痹丸（《部颁标准》）。治腰脚风冷疼痛，行立无力者，常与桂心、牛膝、杜仲等同用，如海桐皮丸（《圣惠方》）。

2. 疥癣，湿疹　本品外能祛除肌肤间风湿之邪而杀虫止痒，用于风湿之邪郁积肌肤或湿邪浸淫肌肤，发为疥癣及湿疹瘙痒，可单用，或与蛇床子、苦参、土茯苓等同用，煎汤外洗或内服均可。

【用法用量】煎服，6～12g；或酒浸服。外用适量。

【现代研究】主含刺桐文碱、水苏碱等。本品有抗炎、镇痛、镇静、降压、抗菌等作用。

络石藤（Luòshíténg）

首载于《神农本草经》。为夹竹桃科植物络石 *Trachelospermum jasminoides*（Lindl.）Lem. 的干燥带叶藤茎（见彩图43）。产于江苏、湖北、山东等地。冬季至次春采割。

【处方用名】络石藤。

【主要药性】苦，微寒。归心、肝、肾经。

【基本功效】祛风通络，凉血消肿。

【临床应用】

1. 痹证　本品善走经脉，通达肢节，祛风通络。"凡病筋脉拘挛，不易屈伸者，服之无不获效"（《要药分剂》）。故可用于风湿痹痛，腰膝酸痛，筋脉拘挛，屈伸不利者。因其性微寒清热，以治热痹最为适宜。可单用酒浸服，或与五加皮、牛膝等同用。

2. 咽喉肿痛，痈肿疮毒　本品味苦微寒，入血分而凉血清热，利咽消肿。适用于热毒壅盛之咽喉肿痛、痈肿疮毒。前者可单用本品水煎，慢慢含咽；后者可与皂角刺、乳香、没药等同用，如止痛灵宝散（《外科精要》）。

此外，取其通经络，消肿止痛之功，又可用治跌仆损伤，瘀滞肿痛，可与三七、红花、透骨草等同用。

【用法用量】煎服，6～12g。外用适量，鲜品捣敷。

【现代研究】主含牛蒡苷、络石苷等，《中国药典》规定：含络石苷（$C_{27}H_{34}O_{12}$）不得少于0.45%，饮片不得少于0.4%，本品有抗炎、镇痛、镇静、催眠、抗疲劳、抗肿瘤等作用。

雷公藤（Léigōngténg）

首载于《本草纲目拾遗》。为卫矛科植物雷公藤 *Tripterygium wilfordii* Hook. f. 的干燥根的木质部（见彩图44）。产于浙江、江苏、安徽等地。春、秋二季采挖。

【处方用名】雷公藤。

【主要药性】苦，寒；有毒。归肝、肾经。

【基本功效】祛风湿，活血通络，消肿定痛。

【临床应用】

1. 痹证 本品性猛毒大，其性最烈。长于祛风活络，为治风湿顽痹之要药。因苦寒清热力强，消肿止痛功著，故尤宜于关节红肿热痛、肿胀难消、晨僵、功能受限，甚至关节变形之顽痹。单用有效，如雷公藤片（《部颁标准》）；或单用捣烂局部外敷，配羌活、当归、威灵仙等同用。

2. 麻风、顽癣、湿疹、疥疮 本品苦寒有毒，善能以毒攻毒，除湿杀虫止痒，可用于多种皮肤疾患。如治麻风病，可单用炖服，或与金银花、黄柏、玄参等同用。治头癣、疥疮，可单用研成细粉，醋调外敷。

【用法用量】煎汤，1～3g，先煎。外用适量。

【使用注意】心、肝、肾功能不全及白细胞减少者慎服；孕妇忌用。

【现代研究】主含雷公藤碱、雷公藤次碱、雷公藤戊碱、雷公藤新碱、雷公藤甲素、雷公藤乙素、雷公藤酮、雷酮内酯、雷酚萜、雷公藤内酯甲、雷公藤内酯乙、雷公藤三萜酸等，还含有脂肪油、挥发油、蒽醌及多糖等。本品有免疫抑制、抗炎、镇痛、神经保护、抗肿瘤及抗生育、抗凝等作用。

【备注】关于雷公藤药用部位。目前主要有用"根皮""根的木质部"，或"带皮入药"等不同。《中华本草》和《中药大辞典》指出，皮部的毒性太大，常刮去之。因此，本品药用部位当以根的木质部为宜。

老鹳草（Lǎoguàncǎo）

首载于《救荒本草》。为牻牛儿苗科植物牻牛儿苗 *Erodium stephanianum* Willd.、老鹳草 *Geranium wifordii* Maxim. 或野老鹳草 *Geranium carolinianum* L. 的干燥地上部分。全国大部分地区有产。夏、秋二季果实近成熟时采割。

【处方用名】老鹳草。

【主要药性】辛、苦，平。归肝、肾、脾经。

【基本功效】祛风湿，通经络，止泻痢。

【临床应用】

1. 痹证 本品辛行且散，苦燥除湿，性善疏通。长于祛风湿，通经络。用于风湿痹痛，麻木拘挛，筋骨酸痛，可单用浸酒常饮，或与槲寄生、威灵仙、独活等同用，如祛风止痛片（《中国药典》）。

2. 泄泻，痢疾 本品味苦能燥湿，平而偏凉能清热，有清热止泻之功。用于湿热泄泻及热毒痢疾，可单用煎服，或与黄连、白头翁、秦皮等同用。

【用法用量】煎服，9～15g；或熬膏、酒浸服。外用适量。

【现代研究】主含金丝桃苷等，还含鞣质。本品有抗炎、镇痛、抗溃疡、止泻、抗氧化、抗病原微生物等作用。

丝瓜络（Sīguāluò）

首载于《本草纲目》。为葫芦科植物丝瓜 *Luffa cylindrical*（L.）Roem. 干燥成熟果实的维管束。

我国各地均有栽培。夏、秋二季果实成熟、果皮变黄、内部干枯时采摘。

【处方用名】丝瓜络。

【主要药性】甘，平。归肺、胃、肝经。

【基本功效】祛风，通络，活血，下乳。

【临床应用】

1. 痹证　本品甘缓性平，体轻通利，善能祛风通络，用于风湿痹痛，筋脉拘挛，多入复方，或作辅助药用。

2. 胸胁胀痛　本品入肝经，能通经络，和血脉，常用于气血瘀滞之胸胁胀痛，可与柴胡、香附、郁金等配伍使用。

3. 乳汁不通，乳痈肿痛　本品入肝、胃二经，能通经下乳，促进乳汁分泌。治产后气血亏损，乳少，乳汁不通等，常与王不留行、路路通、穿山甲等同用，如生乳片（《部颁标准》）。治乳痈肿痛，或经期乳胀痛有块等，可与浙贝母、橘核、郁金等同用，如乳核内消液（《部颁标准》）。

【用法用量】煎服，5～12g。

【现代研究】主含木聚糖、甘露聚糖、半乳聚糖等，还含齐墩果酸等。本品有抗炎、镇痛、止咳、降血脂等作用。

第三节　祛风湿强筋骨药

本节药物性温或平，主入肝肾经。以祛风湿，补肝肾，强筋骨为主要作用。适用于风湿日久，肝肾虚损，腰膝酸软，脚弱无力等。亦可用于肾虚腰痛，骨痿，软弱无力者。

本节药物虽有补益祛邪、标本兼顾之长，但补益力不强，若治肝肾不足，久病体虚者，宜配伍补肝肾药物。

桑寄生（Sāngjìshēng）

首载于《神农本草经》。为桑寄生科植物桑寄生 *Taxillus chinensis*（DC.）Danser 的干燥带叶茎枝（见彩图45）。产于广东、广西、云南等地。冬季至次春采割。

【处方用名】桑寄生、桑上寄生。

【主要药性】苦、甘，平。归肝、肾经。

【基本功效】祛风湿，补肝肾，强筋骨，安胎元。

【临床应用】

1. 痹证　本品味甘性平，苦而不燥，能祛风湿，作用缓和。长于补益肝肾，强筋健骨，为强壮性祛风湿药。对痹证日久，伤及肝肾，腰膝酸软，筋骨无力者尤宜。常与独活、杜仲、牛膝等同用，如独活寄生汤（《千金要方》）。

2. 妊娠漏血，胎动不安　本品味甘能补，入肝肾经。能补益肝肾，兼能养血，"为补肾补血要剂"（《本草求真》）。故可固冲任，安胎元。适用于肝肾亏虚，冲任不固之妊娠下血，胎动不安。常与阿胶、续断、菟丝子等同用，如寿胎丸（《医学衷中参西录》）。

【用法用量】煎服，9～15g。

【现代研究】主含广寄生苷、槲皮素、金丝桃苷、槲皮苷，以及挥发油等。本品有镇痛、抗炎，降血脂、抗肿瘤，降压、利尿、抗菌、抗病毒等作用。

附：槲寄生

为桑寄生科植物槲寄生 *Viscum coloratura*（Komar.）Nakai 的干燥带叶茎枝。苦，平；归肝、肾经。功能祛风湿，补肝肾，强筋骨，安胎元。用于风湿痹痛，腰膝酸软，筋骨无力，崩漏经多，妊娠漏血，胎动不安，头晕目眩。煎服，9～15g。

五加皮（Wǔjiāpí）

首载于《神农本草经》。为五加科植物细柱五加 *Acanthopanax gracilistylus* W. W. Smith 的干燥根皮（见彩图 46）。习称"南五加皮"。产于湖北、河南、安徽等地。夏、秋二季采挖。

【处方用名】五加皮、南五加皮。

【主要药性】辛、苦，温。归肝、肾经。

【基本功效】祛风除湿，补益肝肾，强筋壮骨，利水消肿。

【临床应用】

1. 痹证　本品辛能散风，温能除寒，苦能燥湿，入肝肾二经。"功专壮筋骨，除风湿"（《本草撮要》），与桑寄生相似，亦为强壮性祛风湿药。对于痹证兼有肝肾亏损，腰膝酸软，筋骨无力者尤为适宜。可单用浸酒饮，如五加皮酒（《本草纲目》）；或与女贞子为伍，如追风强肾酒（《部颁标准》）。

2. 筋骨痿软，小儿行迟　本品补肝肾，强筋骨，又常用于肝肾不足之筋骨痿软，以及小儿坐立行走迟缓。前者常与杜仲、牛膝等同用，如五加皮散（《卫生家宝》）；后者可单用为末，粥饮调服，如五加皮散（《三因方》）。

3. 水肿　本品尚能利水消肿。可用于水湿内停之水肿，小便不利，常与茯苓皮、大腹皮、生姜皮同用，如五皮饮（《太平惠民和剂局方》）。

【用法用量】煎服，5～10g；或酒浸、入丸散服。

【现代研究】主含紫丁香苷、刺五加苷 B_1、无梗五加苷 A～D、K_2、K_3，还有多糖、脂肪酸及挥发油等。本品有抗炎、调节免疫、抗疲劳、镇静、抗应激、降血糖、抗肿瘤、抗诱变、抗溃疡、抗排异、性激素样作用等。

狗脊（Gǒujǐ）

首载于《神农本草经》。为蚌壳蕨科植物金毛狗脊 *Cibotium barometz*（L.）J.Sm. 的干燥根茎（见彩图 47）。产于云南、广西、浙江等地。秋、冬二季采挖。

【处方用名】狗脊、金毛狗脊、烫狗脊。

【主要药性】苦、甘，温。归肝、肾经。

【基本功效】祛风湿，补肝肾，强腰膝。

【临床应用】

1. 痹证　本品主入肝肾经，既能祛风湿，又能补肝肾，健腰膝，利关节。对于"肝肾虚而有风寒湿邪痹着关节者，最为相宜"（《本草便读》）。适用于风寒湿痹，或兼有肝肾不足，症见腰膝酸软，下肢无力，或腰痛脊强，不能俯仰者，可单用，如金毛狗脊丸（《部颁标准》）；或与牛膝、海风藤、杜仲等同用，如狗脊饮（《易简方便》）。

2. 遗尿，带下　本品甘温，入肾经，又有温补固摄之功，可用于肾虚不固之尿频遗尿，及冲任虚寒之带下清稀。前者可与桑螵蛸、益智仁等同用；后者宜与鹿茸、白蔹、艾叶同用，如白蔹丸（《普济方》）。

此外，本品的绒毛有止血作用，外敷可用于金疮出血。

【**用法用量**】煎服，6～12g。

【**使用注意**】肾虚有热，小便不利，或短涩黄赤者慎服。

【**现代研究**】主含十六酸、十八碳二烯酸、金粉蕨素、原儿茶酸等。《中国药典》规定：烫狗脊含原儿茶酸（$C_7H_6O_4$）不得少于0.020%。本品有抗骨质疏松、抗炎、镇痛、止血、增加心肌血流量等作用。

千年健（Qiānniánjiàn）

首载于《本草纲目拾遗》。为天南星科植物千年健 *Homalomena occulta*（Lour.）Schott 的干燥根茎（见彩图48）。产于云南、广西等地。春、秋二季采挖。

【**处方用名**】千年健。

【**主要药性**】苦、辛，温。归肝、肾经。

【**基本功效**】祛风湿，健筋骨。

【**临床应用**】

痹证　本品辛温苦燥，能宣通经络，祛风逐痹；又入肝肾经，能强筋健骨。尤以"老人最宜食此药"（《本草纲目拾遗》）。适用于风寒湿痹，四肢麻木，筋骨疼痛，行步艰难。常与羌活、牛膝、木瓜等同用，如舒筋丸（《中国药典》）。

【**用法用量**】煎服，5～10g；或酒浸服。

【**使用注意**】阴虚内热者慎服。

【**现代研究**】主含 α-蒎烯、β-蒎烯、柠檬烯、芳樟醇、α-松香醇、橙花醇、香叶醇等。《中国药典》规定：含芳樟醇（$C_{10}H_{18}O$）不得少于0.20%。本品有抗炎、镇痛、抗凝血等作用。

雪莲花（Xuěliánhuā）

首载于《本草纲目拾遗》。为菊科植物绵头雪莲花 *Saussurea laniceps* Hand.-Mazz.、鼠曲雪莲花 *Saussurea gnaphaloides*（Royle）Sch.-Bip.、水母雪莲花 *Saussurea medusa* Maxim. 三指雪莲花 *Saussurea tridactyla* Sch.-Bip. ex Hook. f.、槲叶雪莲花 *Saussureae quercifoliae* W. W. Smith 的带根全草。产于四川、云南、西藏等地。6～7月间花开时拔取全株。

【**处方用名**】雪莲花、雪莲。

【**主要药性**】甘、微苦，温。归肝、肾经。

【**基本功效**】祛风湿，强筋骨，补肾阳，调经止血。

【**临床应用**】

1. 痹证　本品味甘微苦性温，入肝、肾经。既能补肝肾、强筋骨，又能除筋骨间之风湿。适用风寒湿痹，筋骨疼痛，四肢麻木等，可与秦艽、肉苁蓉、羌活等同用，如雪莲药酒（《部颁标准》）。

2. 肾虚阳痿，月经不调 本品甘温，能温肾阳，调冲任，壮阳起痿，调经止带。用于肾虚阳痿，腰膝酸软等，可单用，亦可与冬虫夏草、仙茅、枸杞浸酒服用。用于下元虚冷，冲任失调所致的月经不调，如崩漏、闭经、痛经及带下量多，可单用蒸服，或与党参等炖鸡食用。

此外，本品外敷，可用于外伤出血。

【用法用量】煎服，6～12g。外用适量。

【使用注意】孕妇禁服。

【现代研究】主含东莨菪素、伞形花内酯、芹菜素、芹菜素-6-甲氧基黄酮、木樨草素、山奈素、槲皮素、芦丁等。本品有抗炎、镇痛、抗氧化、降压、强心及兴奋子宫等作用。

附：天山雪莲

为菊科植物天山雪莲 *Saussurea involucrate*（Kar.et Kir.）Sch.–Bip. 的地上部分。主产于新疆。夏、秋二季花开时采收。微苦，温。功能温肾助阳，祛风胜湿，通经活血。用于风寒湿痹，小腹冷痛，月经不调。水煎或酒浸服，3～6g。外用适量。孕妇忌用。

【复习思考题】

1. 威灵仙、木瓜、川乌、防己、雷公藤、桑寄生均可治疗风湿痹痛，如何区别使用？
2. 川乌为有毒之品，简述其用法用量及使用注意。
3. 祛风湿药多入丸剂或酒剂服用，为什么？

第十章
化湿药

扫一扫，查阅本章数字资源，含PPT、音视频、图片等

一、含义

凡以化湿运脾为主要功效，常用以治疗湿阻中焦证的药物，称为化湿药。因其气味芳香，又称芳香化湿药。

二、性能特点

化湿药多气味芳香，性偏温燥，主入脾胃经。能祛除停聚于中焦之湿邪，恢复脾胃的健运功能。本章药物的主要功效为化湿、燥湿等。

所谓化湿，是指气味芳香的药物能祛除湿浊，治疗湿阻中焦证的作用。又称芳香化湿、化湿运脾、化湿健脾、化湿和中等。所谓燥湿，多指苦味的药物能祛除湿邪的作用。根据其药性的寒温不同，又有苦寒燥湿与苦温燥湿之分。另有芳香温燥的药物，虽无苦味，但化湿力强，主要用于寒湿中阻证的作用，也称燥湿，如草豆蔻、草果等。

三、主治病证

适用于脾为湿困，运化失常之湿阻中焦证。症见脘腹痞满、呕吐泛酸、大便溏薄、食少体倦、口甘多涎、舌苔白腻等。也可用于湿温和暑湿。

四、应用原则

湿为阴邪，易阻遏气机，影响脾的运化功能；脾主运化水液，若健运失常，则水液易聚而生湿，故应用化湿药常需配伍健脾药和行气药同用。湿有寒湿与湿热之分。若寒湿偏甚者，宜配伍温中祛寒药；湿热偏甚者，宜配清热燥湿药。《医学正传》云："治湿不利小便，非其治也"。故运用化湿药常与利湿药配伍，使邪有去路。

五、使用注意

本类药物多辛香温燥，易耗气伤阴，对阴虚津亏及气虚者慎用。又因芳香辛烈，多含挥发油，故入汤剂宜后下。

六、现代研究

本类药物所含挥发油，能刺激嗅觉、味觉及胃黏膜，促进胃液分泌，增强食欲；能双向调节胃肠兴奋和抑制，促进肠道的吸收功能。此外，尚有抗溃疡、抑制肠道病原微生物等多种药理作用。

广藿香（Guǎnghuòxiāng）

首载于《名医别录》。为唇形科植物广藿香 *Pogostemon cablin*（Blanco）Benth. 的干燥地上部分。主产于广东。夏秋季枝叶茂盛时采割。

【处方用名】广藿香、藿香。

【主要性能】辛，微温。归脾、胃、肺经。

【基本功效】芳香化浊，和中止呕，发表解暑。

【临床应用】

1. 湿阻中焦证　本品气味芳香，能芳化湿浊，醒脾开胃，且"芳香而不嫌其猛烈，温煦而不偏于燥热，能祛除阴霾湿邪而助脾胃正气"（《本草正义》），为芳香化浊之要药。适用于湿阻中焦，脾失健运之脘腹痞闷，少食作呕，神疲体倦，舌苔厚腻等，常与苍术、厚朴、半夏等同用，如不换金正气散（《太平惠民和剂局方》）。

2. 呕吐　本品化湿浊，畅中焦，"止呕吐尤效"（《本草新编》）。"治脾胃吐逆，为最要之药"（《图经本草》）。可用于治疗多种呕吐，以湿浊中阻之呕吐最为适宜。单用有效，若与半夏为伍，则止呕效果更佳。对于其他呕吐，也可相机为用。若偏湿热者，配黄连、竹茹等；脾胃虚弱者，配党参、白术、陈皮等；妊娠呕吐者，配砂仁、苏梗等。

3. 暑湿表证，湿温初起　本品辛温能发散风寒，芳香能化湿和中，为暑湿时令要药。常用于暑月外感风寒，内伤湿浊所致之恶寒发热，头痛脘闷，呕恶吐泻，舌苔白腻等。常与紫苏、厚朴、半夏等同用，如藿香正气散（《太平惠民和剂局方》）。若湿温初起，湿热并重，症见身热肢酸，口渴尿赤，舌苔白腻或微黄等，多与黄芩、滑石、石菖蒲等同用，如甘露消毒丹（《温热经纬》）。

【用法用量】煎服，3～10g。鲜品加倍。

【使用注意】阴虚血燥者不宜用。

【现代研究】主含百秋李醇、广藿香醇、广藿香酮、广藿香二醇、藿香黄酮醇、商陆黄素、芹菜素、鼠李素等。《中国药典》规定：含百秋李醇（$C_{15}H_{26}O$）不得少于0.10%。本品有调节胃肠道功能、止咳、祛痰、平喘、抗病原微生物、抗炎、镇痛、扩张微血管而略有发汗等作用。

【备注】关于广藿香与藿香。据《中华本草》考："明代以前所称的'藿香'，必系今日《中国药典》收载之'广藿香'无疑"。《滇南本草》所载之"土藿香"即今之"藿香"。二者过去均作"藿香"药用。《中华本草》则将广藿香与藿香分作二个药物单列。2020年版《中国药典》仅收载了广藿香。

佩兰（Pèilán）

首载于《神农本草经》。为菊科植物佩兰 *Eupatorium fortunei* Turcz. 的干燥地上部分。产于江苏、浙江、河北等地。夏、秋二季分两次采割。

【处方用名】佩兰、兰草。

【主要药性】辛，平。归脾、胃、肺经。

【基本功效】芳香化湿，醒脾开胃，发表解暑。

【临床应用】

1. 湿阻中焦证　本品气味芳香，化湿和中，"与藿香同为夏令治理中焦之要义》)。治湿阻中焦证，二者每相须为用，或与苍术、厚朴、白豆蔻等同用。因其性平而不温燥，以化湿浊、去陈腐见长。用于脾经湿热，口中甜腻、多涎、口臭、舌苔垢腻之脾瘅证，可单用煎服，如兰草汤（《素问》)，或与黄芩、白芍、甘草等同用。

2. 暑湿表证，湿温初起　本品既能化湿，又能发表解暑。功似广藿香而发表之力不及，也用于暑湿表证或湿温初起。前者常配广藿香、陈皮、厚朴等，如芳香化浊法（《时病论》)；后者常与藿香叶、薄荷叶、芦根等同用，如五叶芦根汤（《重订广温热论》)。

【**用法用量**】煎服，3～10g。鲜品加倍。

【**现代研究**】主含挥发油，以及生物碱、有机酸、甾醇及其酯类成分。《中国药典》规定：含挥发油不得少于 0.30%（mL/g)，饮片不得少于 0.25%（mL/g)。本品有促消化、抗炎、抗病原微生物、祛痰等作用。

苍术（Cāngzhú）

首载于《神农本草经》。为菊科植物茅苍术 *Atractylodes lancea*（Thunb.）DC. 或北苍术 *Atractylodes chinensis*（DC.）Koidz. 的干燥根茎（见彩图 49)。前者主产于江苏茅山一带，质量最好，故名茅苍术；后者产于内蒙古、山西、辽宁等地。春、秋二季采挖。

【**处方用名**】苍术、茅苍术、北苍术、麸炒苍术。

【**主要药性**】辛、苦，温。归脾、胃、肝经。

【**基本功效**】燥湿健脾，祛风散寒，明目。

【**临床应用**】

1. 湿阻中焦证　本品苦温燥湿，辛香运脾，气味浓厚，最能燥脾健胃，"为湿家要药"（《本草征要》)。主要用于湿滞中焦，脾失健运而致脘腹胀满，恶心呕吐，食欲不振，舌苔白腻等，常与厚朴、陈皮、甘草等配伍，如平胃散（《太平惠民和剂局方》)。若脾虚湿聚，水湿内停的痰饮或外溢肌肤之水肿，可与茯苓、泽泻、猪苓等同用，如胃苓汤（《世医得效方》)。

2. 痹证　本品味辛主散，性温而燥，燥可祛湿，故以治湿盛之着痹尤宜。常与薏苡仁、独活、羌活等同用，如薏苡仁汤（《类证治裁》)。若湿热下注之痿痹，症见两足麻木或肿痛，痿软无力等，常与黄柏、川牛膝同用，如三妙丸（《医学正传》)。

3. 风寒夹湿表证　本品辛温，"性专开腠，故能发汗而去风寒湿气"（《本经逢原》)。适宜于恶寒发热，头身重疼，无汗鼻塞等风寒夹湿之表证。常与麻黄、白芷、荆芥等同用，如感冒解痛散（《部颁标准》)。

此外，本品尚能明目，用于夜盲症及眼目昏涩。可单用，或与羊肝、猪肝蒸煮同食。

【**用法用量**】煎服，3～9g。

【**使用注意**】阴虚内热，气虚多汗者忌用。

【**现代研究**】主含挥发油，油中的主要成分为苍术素、丁香烯等。尚含白术内酯、苍术烯内酯丙等。《中国药典》规定：含苍术素（$C_{13}H_{10}O$）不得少于 0.30%，麸炒苍术不得少于 0.20%。本品有调节胃肠道功能、抗溃疡、抗病原微生物、镇痛、抗炎、利尿、抗氧化、调节血糖和血脂等作用。苍术中富含的胡萝卜素，在人体肠内经胆汁酸盐的作用，可转化为维生素 A，用于夜盲症的治疗。

厚朴（Hòupò）

首载于《神农本草经》。为木兰科植物厚朴 *Magnolia officinalis* Rehd.et Wils. 或凹叶厚朴 *Magnolia officinalis* Rehd.et Wils.var.*biloba* Rehd.et Wils. 的干燥干皮、根皮及枝皮（见彩图50）。4～6月剥取。

【**处方用名**】厚朴、川厚朴、姜厚朴。

【**主要药性**】苦、辛，温。归脾、胃、肺、大肠经。

【**基本功效**】燥湿消痰，下气除满。

【**临床应用**】

1. 湿阻气滞证 本品苦燥辛散，既能燥湿，又能行气。"主治多在中焦"（《本草思辨录》），"善破壅塞而消胀满"（《长沙药解》），为消胀除满之要药。凡湿阻中焦，或胃肠积滞，气机失畅之脘腹胀满皆可应用，尤以去实满擅长。若治湿滞中焦之脘腹胀满，舌苔白腻者，常与苍术、陈皮、甘草等同用，如平胃散（《太平惠民和剂局方》）。治胃肠积滞之便秘腹胀，常与大黄、枳实同用，如厚朴三物汤（《伤寒论》）。

2. 痰饮喘咳 本品苦燥而降，能燥湿化痰，"降冲逆而止嗽，破壅阻而定喘"（《长沙药解》）。适用于痰湿内阻，肺气壅逆之喘咳胸闷，每与苏子、陈皮、半夏等同用，如苏子降气汤（《太平惠民和剂局方》）。若治寒饮化热，咳嗽喘逆，胸满烦躁，咽喉不利，痰声辘辘者，常与麻黄、石膏、杏仁等同用，如厚朴麻黄汤（《金匮要略》）。治宿有喘病，复感风寒，表证未解而微喘者，可与桂枝、杏仁、生姜等同用，如桂枝加厚朴杏子汤（《伤寒论》）。

此外，本品燥湿消痰，下气宽中，与半夏、茯苓、苏叶等配伍，可用治痰气搏结于咽喉所致的梅核气。

【**用法用量**】煎服，3～10g。或入丸、散。

【**使用注意**】本品辛苦温燥湿，易耗气伤津，故气虚津亏者慎用。

【**典型案例**】厚朴消除胀满案。愚二十余岁时，于中秋之月，每至申酉时腹中作胀。后于将作胀时，但嚼服厚朴六、七分许，如此二日，胀遂不作（《医学衷中参西录》）。

【**现代研究**】主含厚朴酚、和厚朴酚、木兰醇等，尚含有挥发油及生物碱等。《中国药典》规定：含厚朴酚（$C_{18}H_{18}O_2$）与和厚朴酚（$C_{18}H_{18}O_2$）的总量不得少于2.0%，姜厚朴不得少于1.6%。本品有调节胃肠道功能、抗病原微生物、抗炎、镇痛、兴奋呼吸、抗溃疡、降压、松弛肌肉、抑制皮肤肿瘤等作用。

附：厚朴花

为厚朴或凹叶厚朴的干燥花蕾。于春季花未开放时采摘。苦，微温；归脾、胃经。功能芳香化湿，理气宽中。其功似厚朴而力缓，用于脾胃湿阻气滞之胸腹胀满疼痛，纳少苔腻等证。煎服，3～9g。

砂仁（Shārén）

首载于《药性论》。为姜科植物阳春砂 *Amomum villosum* Lour.、绿壳砂 *Amomum villosum* Lour. Var. *xanthioides* T. L. Wu et Senjen 或海南砂 *Amomum longiligulare* T. L. Wu 的干燥成熟果实（见彩图51）。产于广东、广西、云南等地。夏、秋二季果实成熟时采收。

【处方用名】砂仁、缩砂仁、阳春砂、春砂仁。

【主要药性】辛，温。归脾、胃、肾经。

【基本功效】化湿开胃，温脾止泻，理气安胎。

【临床应用】

1. 湿阻气滞证 本品辛温气香，主入脾胃二经，既能芳化中焦之湿浊，又能温行脾胃之滞气，为醒脾调胃要药。对于"中焦之气凝聚而不舒，用砂仁治之奏效最捷"（《本草汇言》）。凡湿阻中焦，或脾胃气滞之证皆宜，尤宜于寒湿气滞之证。若治湿阻中焦，脘腹胀满，食欲不振者，常与厚朴、白豆蔻等同用。治脾虚气滞，脘腹痞闷，食欲不振，大便溏软者，可与木香、枳实、白术等同用，如香砂枳术丸（《景岳全书》）。

2. 呕吐泄泻 本品性温，长于温暖中焦而止呕止泻。"若呕吐恶心，寒湿冷泻，腹中虚痛，以此温中调气"（《药品化义》）。用于脾胃虚寒之呕吐，泄泻。常与附子、干姜等配伍。若食伤胃寒，呕吐而泻者，宜与陈皮、丁香、木香等同用，如砂仁益黄散（《医方考》）。

3. 胎动不安 本品能行气和中，"安气滞之胎"（《本草正》）。适用于妊娠气滞，呕逆不能食或胎动不安。可单用为散服，或与苏梗、白术等同用。若气血不足，胎动不安者，可与人参、白术、熟地等配伍，如泰山磐石散（《古今医统》）。

此外，本品常与补益药同用，"以苏其脾胃之气，则补药尤能消化"（《本草新编》），可使之补而不滞。

【用法用量】煎服，3～6g。

【使用注意】阴虚血燥者慎用。

【现代研究】主含挥发油，还含有黄酮类等。《中国药典》规定阳春砂、绿壳砂种子团含挥发油不得少于 3.0%（mL/g），海南砂种子团含挥发油不得少于 1.0%（mL/g）；含乙酸龙脑酯（$C_{12}H_{20}O_2$）不得少于 0.90%。本品有调节胃肠功能、抗炎、镇痛、抑制血小板聚集、降糖等作用。

附：砂仁壳

为阳春砂、绿壳砂或海南砂砂仁的果壳。其性能、功用与砂仁相似，但温性略减，药力稍逊。煎服，3～6g。宜后下。

豆蔻（Dòukòu）

首载于《名医别录》。为姜科植物白豆蔻 *Amomum kravanh* Pierre ex Gagnep. 或瓜哇白豆蔻 *Amomum compactum* Soland ex Maton 的干燥成熟果实（见彩图 52）。主产于泰国、柬埔寨、印度尼西亚爪哇，我国云南、广东、广西等地亦有栽培。秋季果实由绿色转成黄绿色时采收。

【处方用名】豆蔻、白豆蔻、白蔻仁。

【主要药性】辛，温。归肺、脾、胃经。

【基本功效】化湿行气，温中止呕，开胃消食。

【临床应用】

1. 湿阻气滞证 本品性温气香，善化湿浊，行气滞，畅中焦，适用于湿阻中焦、脾胃气滞，脘腹胀满，食欲不振等。常与砂仁、厚朴、广藿香等配伍。

2. 湿温初起 本品芳香之气上行，善能驱膈上郁浊，适用于湿温初起，头痛恶寒，身重疼痛，胸闷不饥等。若湿重于热者，每与薏苡仁、杏仁等同用，如三仁汤（《温病条辨》）；热重于湿者，常与黄芩、滑石、茯苓皮等同用，如黄芩滑石汤（《温病条辨》）。

3.呕吐　本品性温，主入中焦，能温暖脾胃，和胃降逆，开胃消食。"凡呕吐呃逆等证，因于寒滞者皆可用之"（《本草便读》）。尤以胃寒湿阻气滞之呕吐最为适宜，常与广藿香、半夏、生姜等同用，如白豆蔻汤（《杂病源流犀烛》）。若胃虚气寒，饮食无味，呕吐冷痰者，常与半夏、丁香、青皮等同用，如白豆蔻汤（《圣济总录》）。

【用法用量】煎服，3～6g。

【使用注意】阴虚血燥者慎用。

【现代研究】主含桉油精，β- 蒎烯，α- 蒎烯，丁香烯，乙酸龙脑酯等。《中国药典》规定：原豆蔻仁含挥发油不得少于5.0%（mL/g），印尼豆蔻仁不得少于4.0%（mL/g），豆蔻仁含桉油精（$C_{10}H_{18}O$）不得少于3.0%。本品能促进胃液分泌、增进胃肠蠕动、制止肠内异常发酵、祛除胃肠积气，有良好的芳香健胃、止呕作用。

【备注】关于豆蔻之名。《中华本草》指出：古时豆蔻有两种，一为进口者，即今之白豆蔻；一为国产者，即今之草豆蔻。《中国药典》（2020年版）将其作为二种药物单列，符合临床用药实际。但将白豆蔻命名为"豆蔻"，容易造成混淆。

附：豆蔻壳

为白豆或瓜哇白豆蔻的干燥果壳。其性能、功用与豆蔻相似，惟性温、药力不及。煎服，3～6g。宜后下。

草豆蔻（Cǎodòukòu）

首载于《雷公炮炙论》。为姜科植物草豆蔻 *Alpinia katsumadai* Hayata 的干燥近成熟种子。产于云南、广西、广东等地。夏、秋二季采收。

【处方用名】草豆蔻、草蔻、草蔻仁。

【主要药性】辛，温。归脾、胃经。

【基本功效】燥湿行气，温中止呕。

【临床应用】

1.寒湿中阻证　本品芳香温燥，功用与豆蔻相似，但温中燥湿之力强，而行气之力稍逊。主要用于寒湿困脾，气机不畅，脘腹胀满冷痛，不思饮食，舌苔白腻。常与干姜、厚朴、木香等同用，如厚朴温中汤（《内外伤辨惑论》）。

2.呕吐　本品香能入脾，能祛脾胃之寒凝湿滞，降逆止呕。主要用于寒湿内盛，胃气上逆的呕吐。常与高良姜、白术、陈皮等同用，如草豆蔻散（《圣惠方》）。

【用法用量】煎服，3～6g。

【使用注意】阴虚血燥者慎用。

【现代研究】主含挥发油：桉油精，蛇麻烯，反 - 麝子油醇，樟脑等；黄酮类成分：山姜素，乔松素，小豆蔻明等；二苯基庚烃类成分：桤木酮；还含有皂苷等。《中国药典》规定：含挥发油不得少于1.0%（mL/g），含山姜素（$C_{16}H_{14}O_4$）、乔松素（$C_{15}H_{12}O_4$）和小豆蔻明（$C_{16}H_{14}O_4$）的总量不得少于1.35%，含桤木酮（$C_{19}H_{18}O$）不得少于0.50%。本品有调节胃肠功能、抗溃疡、抗病原微生物、改善脓毒血症、抗炎、抗氧化等作用。

草果（Cǎoguǒ）

首载于《饮膳正要》。为姜科植物草果 *Amomum tsao-ko* Crevost et Lemaire 的干燥成熟果实。产于云南、广西、贵州等地。秋季果实成熟时采收。

【处方用名】草果、草果仁。

【主要药性】辛，温。归脾、胃经。

【基本功效】燥湿温中，截疟除痰。

【临床应用】

1. 寒湿中阻证　本品气浓味厚，"辛温燥烈，善除寒湿而温燥中宫，故为脾胃寒湿之主药"（《本草正义》）。其燥湿、温中之力强于草豆蔻，适用于寒湿偏盛之脘腹冷痛，呕吐泄泻，舌苔浊腻等。常与吴茱萸、干姜、砂仁等药同用。

2. 疟疾　本品芳香辟浊，温脾燥湿，除痰截疟，用治疟疾以寒湿偏盛者为宜。多与常山、槟榔等同用，如草果饮（《普济方》）。

【用法用量】煎服，3～6g。

【使用注意】阴虚血燥者慎用。

【现代研究】主含挥发油：桉油精、2-癸烯醛、香叶醇、2-异丙基苯甲醛、柠檬醛等。《中国药典》规定：种子团含挥发油不得少于 1.4%（mL/g），炒草果仁不得少于 1.0%（mL/g），姜草果仁不得少于 0.7%（mL/g）。本品有调节胃肠功能、镇痛、抗病原微生物、抗氧化等作用。

【复习思考题】

1. 何谓化湿、燥湿？苍术、草果等均属于化湿药，而功效表述则为燥湿，为什么？
2. 厚朴为消胀除满之要药，其机理何在？

第十一章
利水渗湿药

扫一扫，查阅本章数字资源，含PPT、音视频、图片等

一、含义

凡以通利水道，渗除水湿为主要功效，常用以治疗水湿内停病证的药物，称为利水渗湿药，简称利湿药。因服用本类药物，能使小便畅利，尿量增多，故又称为利尿药。

利水渗湿药一般分为利水消肿药、利尿通淋药及利湿退黄药三类。

二、性能特点

利水渗湿药多为甘淡，性平或偏凉，多入膀胱、小肠、肾、脾经。能渗利水湿，畅通小便，增加尿量，使体内蓄积的水湿从小便排泄。本章药物的主要功效为利水渗湿、利水消肿、利尿通淋和利湿退黄等。

所谓利水渗湿，是指甘淡渗湿的药物能通利小便，排除体内积水或湿浊，以治疗水湿内停病证的作用。又称利湿、利尿、利小便。其中，以治疗水肿为主的作用，称为利水消肿；以治疗淋证为主的作用，称为利尿通淋；以治疗黄疸为主的作用，称为利湿退黄。

三、主治病证

适用于水湿内停所致的病证，如水肿、小便不利、淋证、黄疸及痰饮、泄泻、带下、湿疮、湿疹等。

四、应用原则

本章药物均可用于水湿内停病证，但具体运用则各有偏重，临证选择用药应有针对性。如治水肿、小便不利，宜选用利水消肿药为主；治小便频数短涩，宜选用利尿通淋药为主；治黄疸尿赤，以选用利湿退黄药为主，并相机配伍运用。因水不自行，赖以气动。气行则水行，气滞则水停，故运用本章药物常与行气药配伍使用。至于水湿内停所致的泄泻、痰饮、带下等，也可选用本章药物治疗，并与化湿健脾、燥湿化痰、祛湿止带等药配伍。

五、使用注意

本章药物为渗利之品，易耗伤津液，故对阴虚津亏、肾虚遗精、遗尿者，宜慎用或忌用。有些药物有较强的通利作用，孕妇应慎用。

六、现代研究

本类药物能抑制肾小管电解质及水的重吸收，并与钾离子排出、醛固酮受体拮抗等有关，具有不同程度的利尿作用。尚有抗病原体、利胆保肝、抗炎、抗肿瘤、降血脂等多种药理作用。

第一节　利水消肿药

本节药物多为甘淡，性平或微寒。以利水渗湿、消除水肿为主要功效，适用于水湿潴留，泛滥肌肤所致的水肿、小便不利等，也可用于其他水湿内停的病症。

水肿的形成与肺的通调、脾的转输、肾的开合密切相关。故使用本节药物治疗水肿时，常须与开宣肺气、补气健脾，或温补肾阳药配伍使用。

茯苓（Fúlíng）

首载于《神农本草经》。为多孔菌科真菌茯苓 *Poria cocos*（Schw.）Wolf 的干燥菌核（见彩图 53）。主产于云南、安徽、湖北。多于 7～9 月采挖。

【处方用名】茯苓、云苓、云茯苓、白茯苓、赤茯苓。

【主要药性】甘、淡，平。归心、肺、脾、肾经。

【基本功效】利水渗湿，健脾，宁心。

【临床应用】

1. 水肿　本品甘淡渗湿，"功专行水"（《本草分经》）。且药性平和，无寒热之偏，利水而不伤阴，"最为利水除湿要药"（《本草求真》）。凡水肿、小便不利，无论寒热虚实，均可用之。若治水湿内停之水肿，小便不利者，常与猪苓、泽泻、白术等同用，如五苓散（《伤寒论》）。治脾肾阳虚之水肿，常与附子、白术等同用，如真武汤（《伤寒论》）。治水热互结，阴虚小便不利，水肿者，常与滑石、阿胶、泽泻等同用，如猪苓汤（《伤寒论》）。

2. 脾虚泄泻　本品主入脾经，"味独甘淡，甘则能补，淡则能渗"（《药品化义》）。既能健脾补中，又能渗利水湿而止泻，"为补利兼优之品"（《要药分剂》）。适宜于脾虚湿盛之食少倦怠，便溏泄泻。常与白术、山药、薏苡仁等同用，如参苓白术散（《太平惠民和剂局方》）。若治脾胃虚弱，脘腹胀满，呕吐泄泻，不思饮食等，常与党参、白扁豆、木香等同用，如小儿健脾散（《部颁标准》）。

3. 痰饮眩悸　本品渗湿健脾，使湿无所聚，痰无由生，"为渗湿利痰之主药"（《医学衷中参西录》）。适宜于脾失健运，湿聚成痰所致的咳嗽痰多，色白易咯者，常与半夏、陈皮等同用，如二陈汤（《太平惠民和剂局方》）。若治中阳不足，饮停胸胁，症见胸胁胀满，目眩心悸，短气而咳者，常与桂枝、白术、甘草同用，如苓桂术甘汤（《金匮要略》）。

4. 心悸失眠　本品味甘，能益心脾，安心神。适用于心脾两虚，气血不足之心悸怔忡，健忘失眠，常与人参、当归、酸枣仁等同用，如归脾汤（《济生方》）。若治心肾不交之神志不宁，惊悸健忘，失眠等，可与党参、远志、石菖蒲同用，如宁神定志丸（《部颁标准》）。

【用法用量】煎服，10～15g。

【典型案例】茯苓治痰饮眩晕案。李夫人，头目眩晕、心中怔忡、呕吐涎沫，有时觉气上冲，昏愦不省人事。他医治以安神之药无效，继又延医十余人皆服药无效，危险已至极点。……遂俾单用茯苓一两煎汤服之，服后甫五分钟，病即轻减，旋即煎渣再服，益神清气爽，连服数剂，病即痊愈。后每遇类此证者，投此方皆可奏效（《医学衷中参西录》）。

【现代研究】主含茯苓多糖，以 β- 茯苓聚糖含量最高。本品有调节免疫、利尿、保肝、抗肿瘤、抗菌、降血糖、抗疲劳、改善大脑记忆功及抗衰老等作用。

【备注】关于茯苓的用法。《医学衷中参西录》云："茯苓若作煎剂，其切作块者，终日煎之不透。必须切薄片，或捣为末，方能煎透。"提示茯苓当切片或捣末入煎，方有利于提高临床疗效。

附：茯苓皮、茯神

1.茯苓皮　为茯苓菌核的干燥外皮。甘、淡，平；归肺、脾、肾经。功能利水消肿。用于水肿，小便不利。煎服，15～30g。

2.茯神　为茯苓菌核中间带有松根的部分。甘、淡，平；归心、脾、肾经。功能宁心安神。用于心神不安、惊悸、健忘等。煎服，9～15g。

薏苡仁（Yìyǐrén）

首载于《神农本草经》。为禾本科植物薏苡 *Coix lacryma-jobi* L. var. *mayuen*（Roman.）Stapf 的干燥成熟种仁。产于福建、河北、辽宁等地。秋季采收。

【处方用名】薏苡仁、苡仁米、苡仁、苡米、麸炒薏苡仁。

【主要药性】甘、淡，凉。归脾、胃、肺经。

【基本功效】利水渗湿，健脾止泻，除痹，排脓，解毒散结。

【临床应用】

1.水肿，脚气浮肿　本品甘淡渗湿，最善利水，又不损耗真阴之气。"凡遇水湿之症，用薏仁一、二两为君，而佐之健脾去湿之味，未有不速于奏效者"（《本草新编》）。如治脾虚湿盛之水肿，常与黄芪、白术、茯苓等同用；治脚气浮肿，可与防己、木瓜、苍术同用。

2.脾虚泄泻　本品渗利水湿，健脾止泻，功似茯苓。主治脾虚泄泻，每常相须为用，如参苓白术散（《太平惠民和剂局方》）。若治脾虚久泻，便溏腹胀，腹痛肠鸣等，常与白术、肉豆蔻、诃子等同用，如温脾固肠散（《部颁标准》）。因"此药力和缓，凡用之时，须当倍于他药尔"（《本草蒙筌》），非量大难以奏效。

3.湿痹拘挛　本品长于祛肌肉筋骨间之湿邪而除痹。可使"湿去则脾胃健而筋骨利，痹愈则拘挛退而脚膝安"（《本经逢原》）。对于湿痹，"筋急拘挛，屈伸不便者最效"（《本草蒙筌》）。常与羌活、威灵仙、香加皮等同用，如祛风胜湿酒（《部颁标准》）。若治风湿热痹，症见关节红肿热痛、肌肉酸楚者，则须配防己、忍冬藤、石膏等同用，如风痛安胶囊（《中国药典》）。

4.肺痈，肠痈　本品上清肺金之热，下利肠胃之湿，有清热排脓之效。治肺痈咳吐脓痰者，常与苇茎、冬瓜仁、桃仁同用，如苇茎汤（《千金方》）；治肠痈腹痛，可与附子、败酱草同用，如薏苡附子败酱散（《金匮要略》）。

此外，本品"煎服之破毒肿"（《药性论》），可用于赘疣、癌肿等。又因其甘淡性凉，能清热利湿，可用于湿温初起或暑温夹湿之湿重于热证，症见头痛恶寒，胸闷身重者，常配杏仁、白豆蔻等，如三仁汤（《温病条辨》）。

【用法用量】煎服，9～30g。

【现代研究】主含甘油三油酸酯、α- 单油酸甘油酯、α- 单亚麻酯、薏苡素等，还含薏苡多糖。《中国药典》规定：含甘油三油酸酯（$C_{57}H_{104}O_6$）不得少于 0.50%。麸炒薏苡仁不得少于 0.40%。本品有调节胃肠道、抗肿瘤、降糖、镇痛、抑制溃疡、免疫调节、抗肥胖、抗肿瘤等作用。

猪苓（Zhūlíng）

首载于《神农本草经》。为多孔菌科真菌猪苓 *Polyporus umbellatus*（pers.）Fries 的干燥菌核。产于陕西、河北、云南等地。春、秋二季采挖。

【处方用名】猪苓。

【主要药性】甘、淡，平。归肾、膀胱经。

【基本功效】利水渗湿。

【临床应用】

水肿，泄泻，淋浊，带下 本品甘淡性平，其性沉降，主入肾与膀胱经。"功专于行水，凡水湿在肠胃、膀胱、肢体、皮肤者，必须猪苓以利之"（《本草新编》）。"渗利泻水，较之茯苓更捷"（《长沙药解》）。广泛用于上述水湿滞留或湿浊下注之证，可单用，或与茯苓相须为用。

【用法用量】煎服，6～12g。

【使用注意】本品功专利水，"多用能亡津液，久服必伤肾气，昏人眼目，无湿证者勿服"（《本草害利》）。

【现代研究】主含猪苓多糖、麦角甾醇，还含有机酸、蛋白质等。《中国药典》规定：含麦角甾醇（$C_{28}H_{14}O$）不得少于 0.070%，饮片不得少于 0.050%。本品有抗肾结石形成、抗肿瘤、利尿、护肝、调节免疫等作用。

泽泻（Zéxiè）

首载于《神农本草经》。为东方泽泻科植物泽泻 *Alisma orientalis*（Sam.）Juzep. 或泽泻 *Alisma plantago-aquatica* Linn. 的干燥块茎（见彩图 54）。主产于福建、四川。多为栽培。冬季采挖。

【处方用名】泽泻、盐泽泻、建泽泻、川泽泻。

【主要药性】甘、淡，寒。归肾、膀胱经。

【基本功效】利水渗湿，泄热，化浊降脂。

【临床应用】

1. 水肿，泄泻，痰饮眩晕 本品性味甘淡，主入肾与膀胱经。"最善渗泄水道，专能通行小便"（《本草正义》）。利水作用较茯苓强，素有"利水第一良品"（《药品化义》）之称。通过利尿，可收消水肿、实大便、行痰饮之效。凡水湿内停之水肿、小便不利；湿盛之水泻，以及痰饮停聚，清阳不升之头晕目眩等，"皆用泽泻行利停水为最要药"（《本草求真》）。每与猪苓、茯苓等同用，如五苓散（《伤寒论》）。

2. 热淋涩痛，遗精 本品甘淡性寒，长于"泻膀胱及肾经火邪"（《本草分经》）而利湿泄热。凡"因湿热所生之病，靡不除矣"（《本草经疏》）。如治湿热蕴于下焦之小便淋涩，常与木通、车前子等药同用。治肾阴不足，相火妄动之梦遗滑精、潮热盗汗等，可与熟地黄、知母、黄柏等同用，如知柏地黄丸（《医方考》）。

此外，本品利水渗湿，又化浊降脂，可用于高脂血症，常与决明子、山楂、制何首乌配伍，如血脂灵片（《中国药典》）。

【用法用量】煎服，6～10g。

【典型案例】泽泻去饮冒眩案。朱某，男，50岁。头目冒眩，终日昏昏沉沉，如在云之中。两眼懒睁，双手颤抖，不能握笔写字，迭经中西医治疗，病无起色，颇以为苦，视其舌肥大异常，苔呈白滑而根部略腻，切其脉弦软，辨为"心下有支饮其人苦冒眩"之证。方用泽泻24g，白术12g。服第一煎，未见有效，患者有疑。孰料第二煎后，覆杯未久，顿觉周身与前胸后背溅溅汗出，以手拭汗而黏，自觉头轻目爽身觉轻快之至。又服三剂，继出微汗少许，久困之疾从此而愈（《刘渡舟临证验案精选》）。

【现代研究】主含泽泻醇 A、B、C，泽泻醇 A 乙酸脂，泽泻醇 B 单乙酸脂，23-乙酰泽泻醇 B 等，还含少量挥发油、生物碱、黄酮、磷脂、蛋白质及淀粉等。《中国药典》规定：含 23-乙酰泽泻醇 B（$C_{32}H_{50}O_5$）和 23-乙酰泽泻醇 C（$C_{32}H_{48}O_6$）的总量不得少于 0.10%。本品有利尿、抗肾结石形成、降血脂、扩血管、降血糖、抗氧化、抗肾纤维化、抗肺纤维化、抗肝纤维化等作用。

冬瓜皮（Dōngguāpí）

首载于《开宝本草》。为葫芦科植物冬瓜 *Benincasa hispida*（Thunb.）Cogn. 的干燥外层果皮。全国大部分地区均产。夏末初秋果实成熟时采收。

【处方用名】冬瓜皮。

【主要药性】甘，凉。归脾、小肠经。

【基本功效】利尿消肿。

【临床应用】

水肿，小便不利　本品甘淡渗湿，药性平和。能"行皮间水湿，善消肤肿"（《药性切用》）。适用于水肿胀满，小便不利之轻证，可与赤小豆、猪苓、泽泻等同用。

此外，本品性凉，有清热解暑之功。治疗暑热口渴，小便短赤，可与西瓜皮等量，煎水代茶饮。

【用法用量】煎服，9～30g。

【现代研究】主含 *E*-2-己烯醛，正己烯醛，甲酸正己醇酯，2, 5-二甲基吡嗪，及三萜类化合物、维生素、烟酸、胡萝卜素、葡萄糖、果糖、蔗糖、有机酸、淀粉等。本品有利尿、清热解暑等作用。

附：冬瓜子

为冬瓜的干燥成熟种子。甘，微寒；归肺、脾、小肠经。功能清热化痰，排脓，利湿。用于痰热咳嗽、肺痈、肠痈、带下、淋证、水肿。煎服，9～30g。

玉米须（Yùmǐxū）

首载于《滇南本草》。为禾本科植物玉蜀黍 *Zea mays* L. 的干燥花柱及柱头。全国大部分地区均产。夏、秋二季果实成熟时采集。

【处方用名】玉米须。

【主要药性】甘，平。归膀胱、肝、胆经。

【基本功效】利水消肿，利湿退黄。

【临床应用】

1. 水肿　本品甘淡渗泄，利水消肿。用于水肿，小便不利或小便短赤，淋沥涩痛。可单用大剂量煎汤服，或与其他利水消肿、利尿通淋药配伍使用。

2. 湿热黄疸　本品能利湿退黄，治疗湿热黄疸，可单用大剂量煎汤服，或与茵陈、郁金、栀子等同用。

此外，本品兼能平抑肝阳，尚可用于肝阳上亢之眩晕头痛。

【用法用量】煎服，30～60g。鲜者加倍。

【现代研究】主含二十一烷、二十九烷、三十六烷、亚油酸乙酯、豆甾 5- 烯 -3- 醇等，还含有皂苷、生物碱、氨基酸、多糖等。本品有利尿、降糖、抗肿瘤、抗菌、抗氧化、解热、保肝、降脂、降压等作用。

葫芦（Húlú）

首载于《日华子本草》。为葫芦科植物瓢瓜 *Lagenaria siceraria*（Molina）Standl. var. *depressa*（Ser.）Hara 的干燥果皮。全国大部分地区均产。秋季采收。

【处方用名】葫芦。

【主要药性】甘，平。归肺、脾、肾经。

【基本功效】利水消肿。

【临床应用】

水肿　本品味淡气薄，功专利水道而消水肿，适宜于面目浮肿，大腹水肿，小便不利，可单用，亦可与猪苓、茯苓、泽泻等同用。

此外，本品尚可利水通淋，利湿退黄，用于小便涩痛，湿热黄疸。

【用法用量】煎服，15～30g。鲜者加倍。

【现代研究】主含葫芦素 B、葡萄糖、戊聚糖、木质素等。本品有抗肿瘤、抗肝损伤、抗菌等作用。

香加皮（Xiāngjiāpí）

首载于《中药志》。为萝藦科植物杠柳 *Periploca sepium* Bge. 的干燥根皮。产于山西、河南、河北等地。春、秋二季采挖。

【处方用名】香加皮、北五加皮。

【主要药性】辛、苦，温；有毒。归肝、肾、心经。

【基本功效】利水消肿，祛风湿，强筋骨。

【临床应用】

1. 下肢浮肿，心悸气短　本品性温，主入心、肾二经，有温助心肾，利水消肿之效。用于水肿、小便不利，尤多用于下肢水肿，心悸气短者，可与葶苈子、黄芪等药同用。

2. 风寒湿痹，腰膝酸软　本品辛散苦燥，能祛风湿，壮筋骨，强腰膝。治风寒湿痹，腰膝酸软，筋骨疼痛，常与怀牛膝、木瓜、巴戟天等同用。

【用法用量】煎服，3～6g。

【使用注意】本品有毒，不宜过量。

【现代研究】主含杠柳毒苷，杠柳皂苷等强心苷类成分，另含挥发油、甾类及葡萄糖苷等。《中国药典》规定：含 4- 甲氧基水杨醛（$C_8H_8O_3$）不得少于 0.20%。本品有抗肿瘤、抗炎、强心、镇静、利尿等作用。

【备注】关于五加皮与香加皮。香加皮曾一度作五加皮药用，名北五加皮。自 1963 年版《中国药典》始，五加皮与香加皮分别作为两个品种单列，以后历版《中国药典》均从之。二者性能、功效及临床应用基本相似，均能祛风湿，强筋骨，利水消肿。然五加皮长于祛风湿，补肝肾，强筋骨，无毒；香加皮偏于利水消肿，有毒。临证应注意区别使用。

枳椇子（Zhǐjūzǐ）

首载于《新修本草》。为鼠李科植物枳椇 *Hovenia dulcis* Thunb. 的干燥成熟种子。产于陕西、广东、湖北等地。秋季果实成熟时采收。

【处方用名】枳椇子。

【主要药性】甘，平。归胃经。

【基本功效】利水消肿，解酒毒。

【临床应用】

1. 水肿　本品能通利水道，促进尿液排泄，以消除水肿，用于水湿停蓄所致的水肿，小便不利，可与猪苓、泽泻、茯苓等配伍。

2. 醉酒　本品"能解酒毒"（《滇南本草》）。适宜于饮酒过多，烦热口渴，可与麝香共为末，面糊为丸，盐水送服，如枳椇子丸（《世医得效方》）。

【用法用量】煎服，6 ～ 15g。或泡酒服。

【现代研究】主含异欧鼠李碱，枳椇碱 A、B，黑麦草碱，北枳椇苷 A_1、A_2，北枳椇皂苷元 A、B，北拐枣苷 I–V，双氢山柰酚，槲皮素，落叶黄素，杨梅黄素等。本品有保肝、解酒、抗肝纤维化、降压、降脂、抗疲劳等作用。

第二节　利尿通淋药

本节药物多为苦或甘淡，药性偏凉，善走下焦。长于清利湿热，利尿通淋，主要适用于各种淋证。症见小便频数短涩，滴沥刺痛，欲出未尽，小腹拘急，或痛引腰腹等。其中，热淋以小便灼热刺痛为主症；石淋以小便排出砂石为主症；血淋以尿血而痛为主症；膏淋以小便浑浊如米泔水为主症；气淋以小腹胀满明显，小便艰涩疼痛，尿有余沥不尽为主症；劳淋以小便淋沥不已，遇劳即发为主症。以上诸淋，均可选用本节药物治疗，也可用于其他水湿内停的病症。

使用本节药物，应根据不同的淋证分别选用适宜的药物进行治疗。淋证初起多实，治宜清热利尿通淋，佐以行气。病久脾肾两亏，当配伍补益脾肾药物同用。

车前子（Chēqiánzǐ）

首载于《神农本草经》。为车前科植物车前 *Plantago asiatica* L. 或平车前 *Plantago depressa* Willd. 的干燥成熟种子（见彩图 55）。全国各地均产。夏、秋二季种子成熟时采收。

【处方用名】车前子、车前仁、盐车前子。

【主要药性】甘，寒。归肝、肾、肺、小肠经。

【基本功效】清热利尿通淋，渗湿止泻，明目，祛痰。

【临床应用】

1. 淋证，水肿　本品甘寒滑利，性专降泄，善通利水道，清膀胱热结，导湿热下行从小便而出。且"祛秽浊而澄清，利小便而不泄精气"（《本草汇言》），"为利水第一良品"（《药品化义》）。凡湿热下注之淋证及水湿停蓄之水肿皆可运用。因其尤善"通尿管热淋涩痛"（《本草正》），故为治热淋，小便淋沥涩痛之要药。常与木通、滑石、瞿麦等同用，如八正散（《太平惠民和剂局方》）。若治水肿胀满，小便不利，可配猪苓、泽泻、茯苓等同用。

2. 泄泻　本品入小肠经，能通水道而分清浊，"利小水而实大便"（《药鉴》）。以治湿盛之水泻为宜，可单用研末，米饮送服；或与白术、茯苓、泽泻等同用。

3. 目赤肿痛　本品性寒清热，主入肝经，能清肝经之热邪而明目。用于肝火上炎之目赤肿痛，羞明多泪，常配菊花、夏枯草、决明子等同用。若治肝肾阴虚，目暗昏花者，常配熟地黄、菟丝子等同用，如驻景丸（《太平惠民和剂局方》）。

4. 痰热咳嗽　本品性寒入肺，能清肺化痰止咳。对肺热咳嗽痰黄稠者尤宜，常与瓜蒌、贝母、黄芩等同用。

【用法用量】煎服，9～15g。宜布包。

【使用注意】肾虚遗精滑精者慎用。

【典型案例】车前子治湿盛水泻案。欧阳公常得暴下病，国医不能治。夫人买市人药一帖，进之而愈。力叩其方，则车前子一味为末，米饮服二钱匕。云：此药利水道而不动气，水道利则清浊分，而谷藏自止矣（《本草纲目》）。

【现代研究】主含桃叶珊瑚苷、京尼平苷酸、都桷子苷酸、毛蕊花糖苷，还含消旋‑车前子苷，车前子酸，琥珀酸，车前粘多糖 A 及甾醇等。《中国药典》规定：含京尼平苷酸（$C_{16}H_{22}O_{10}$）不得少于 0.50%，含毛蕊花糖苷（$C_{29}H_{36}O_{15}$）不得少于 0.40%。盐车前子含京尼平苷酸不得少于0.40%，毛蕊花糖苷不得少于0.30%。本品有利尿排石，通便，抗炎，镇咳祛痰、平喘等作用。

附：车前草

为车前或平车前的干燥全草。甘，寒；归肝、肾、肺、小肠经。功能清热利尿，祛痰，凉血，解毒。用于热淋涩痛，水肿尿少，暑湿泻痢，痰热咳嗽，吐血衄血，痈肿疮毒。煎服，9～30g。

滑石（Huáshí）

首载于《神农本草经》。为硅酸盐类矿物滑石族滑石，主含含水硅酸镁［$Mg_3(Si_4O_{10})(OH)_2$］。产于江西、山东、辽宁等地。全年可采。

【处方用名】滑石、滑石粉。

【主要药性】甘、淡，寒。归膀胱、肺、胃经。

【基本功效】利尿通淋，清热解暑；外用祛湿敛疮。

【临床应用】

1. 淋证　本品"体滑主利窍，味淡主渗利"（《药品化义》），性寒能清热。善清膀胱之热结，"通水道之淋涩"（《长沙药解》）。故"淋家多用"（《本草衍义》）。主要用于热淋，石淋，尿热涩痛，尤为治石淋之要药。若治热淋，小便淋沥涩痛者，常与木通、车前子、瞿麦等同用，如八正散（《太平惠民和剂局方》）。治石淋，腰腹疼痛，排尿不畅或伴有血尿者，可与连钱草、车前子、石韦等同用，如排石颗粒（《中国药典》）。

2. 暑湿，湿温 本品能"利窍去湿，消暑除热"（《本草经疏》），使内壅之暑热从下而泄，则热可止，渴可解，利可止，故为治暑湿、湿温之常用药。若治暑湿，症见身热烦渴，小便不利，或泄泻，常与甘草同用，如六一散（《宣明论方》）。治湿温初起或暑温夹湿，头痛恶寒，身重胸闷，苔白不渴者，常配杏仁、白蔻仁、生苡仁等，如三仁汤（《温病条辨》）。

3. 湿疹，湿疮，痱子 本品外用有清热祛湿敛疮作用。用治湿疹、湿疮尤宜，以之与甘草等份为末，或加绿豆末外用，如金黄散（《景岳全书》）；或与石膏、枯矾、大黄等份为末外用。用于热痱子，以之与白矾、枣叶为末外用，如滑石散（《圣惠方》）；亦可与薄荷、甘草等配制成痱子粉外用。

【**用法用量**】煎服，10～20g，先煎。滑石粉宜布包先煎。外用适量。

【**使用注意**】脾虚、热病伤津及孕妇禁用。

【**现代研究**】主含含水硅酸镁，还含氧化铝、氧化镍等。《中国药典》规定：含硅酸镁［$Mg_3(Si_4O_{10})(OH)_2$］不得少于 88.0%。本品有抗炎、敛疮等作用。

木通（Mùtōng）

首载于《神农本草经》。为木通科植物木通 *Akebia quinata*（Thunb.）Decne.、三叶木通 *Akebia trifoliata*（Thunb.）Koidz. 或白木通 *Akebia trifoliata*（Thunb.）Koidz. var. *australis*（Diels）Rehd. 的干燥藤茎（见彩图 56）。产于江苏、湖南、湖北等地。秋季采收。

【**处方用名**】木通。

【**主要药性**】苦，寒。归心、小肠、膀胱经。

【**基本功效**】利尿通淋，清心除烦，通经下乳。

【**临床应用**】

1. 淋证，水肿 本品苦寒，"善泄降祛湿，而专治湿热之蕴结不通"（《本草正义》），清热利尿力强，"为热淋尿痛专药"（《药性切用》）。常与瞿麦、车前子、滑石等同用，如八正散（《太平惠民和剂局方》）。也可治疗水肿脚气，小便不利者。常配猪苓、泽泻、桑白皮等。

2. 心烦尿赤，口舌生疮 本品上清心经之热以除烦，下导小肠之火以利尿，"为心与小肠要剂"（《本草汇言》）。常用于心火上炎，口舌生疮或心火下移于小肠之心烦、尿赤，多与生地黄、竹叶、甘草同用，如导赤散（《小儿药证直诀》）。

3. 经闭乳少 本品入血分，能"行经下乳"（《药品化义》），用于血瘀经闭、产后乳少或乳汁不通，每与猪蹄煎汤服之。如"以猪前蹄一只，浓煮清汤，去浮面之油，和入木通汁饮之，于行血之中，隐寓养阴之法，通乳而不致伤阴，堪为良法"（《本草正义》）。

此外，本品能清湿热，"通利九窍血脉关节"（《神农本草经》）；"又能治周身拘挛，肢体痹疼"（《医学衷中参西录》）。尤善治湿热痹证，可配黄柏、牛膝、薏苡仁等同用。

【**用法用量**】煎服，3～6g。

【**使用注意**】孕妇慎用。

【**现代研究**】主含常春藤皂苷元、齐墩果酸、木通皂苷、白桦脂醇、木通苯乙醇苷 B，还含甾醇类等成分。《中国药典》规定：含木通苯乙醇苷 B（$C_{23}H_{26}O_{11}$）不得少于 0.15%。本品有抗炎、抗菌、利尿等作用。

【备注】关于取消关木通药用标准。国家药品监督管理局《关于取消关木通药用标准的通知》（国药监注［2003］121号）指出：决定取消关木通（马兜铃科）药用标准。凡生产龙胆泻肝丸（含浓缩丸、水丸）、龙胆泻肝胶囊（含软胶囊）、龙胆泻肝颗粒、龙胆泻肝片的企业务必于2003年4月30日前将处方中的关木通替换为《中国药典》2000年版2002年增补本中收载的木通（木通科）。

附：川木通

为毛茛科植物小木通 *Clematis armandii* Franch. 或绣球藤 *Clematis montana* Buch.-Ham. 的干燥藤茎。苦，寒；归心、小肠、膀胱经。功能利尿通淋，清心除烦，通经下乳。用于淋证，水肿，心烦尿赤，口舌生疮，经闭乳少，湿热痹痛。煎服，3～6g。孕妇慎用。

通草（Tōngcǎo）

首载于《本草拾遗》。为五加科植物通脱木 *Tetrapanax papyrifer*（Hook.）K. Koch 的干燥茎髓。主产于广西、四川。秋季采收。

【处方用名】通草。

【主要药性】甘、淡，微寒。归肺、胃经。

【基本功效】清热利尿，通气下乳。

【临床应用】

1. 淋证，水肿　本品色白而气寒，味淡而体轻。"清热利水，性与木通相似，但无其苦，则泄降之力缓而无峻厉之弊"（《本草正义》）。"凡阴窍涩而不利，水肿闭而不行，用此立通"（《本草汇言》）。适用于淋证、水肿之轻证。若治热淋之小便不利，淋沥涩痛，常配滑石、石韦、冬葵子同用，如通草饮子（《普济方》）。治水湿停蓄之水肿，小便不利，可与猪苓、地龙、麝香为末，米汤送服，如通草散（《小儿卫生总微论方》）。

2. 乳汁不下　本品"入阳明胃经，通气上达而下乳汁"（《本草纲目》），适宜于产后乳少，无乳，乳汁不通。常与黄芪、当归、路路通等同用，如通乳颗粒（《中国药典》）。

【用法用量】煎服，3～5g。

【使用注意】孕妇慎用。

【现代研究】主含竹节参皂苷Ⅴ、通脱木皂苷等，还含有多糖和氨基酸等。本品有利尿、增加尿钾排出量、促进乳汁分泌、调节免疫、抗氧化、抗炎、解热等作用。

【备注】关于木通与通草的古今称谓。通草之名，始于《神农本草经》，为木通科之木通。通脱木为通草，始于《本草拾遗》，为五加科植物通脱木。《本草纲目》云："今之通草，乃古之通脱木也。"由此可见，今之"木通"，古称"通草"；今之"通草"，古称"通脱木"，在阅读古代医籍和本草著作时应予以注意。

瞿麦（Qúmài）

首载于《神农本草经》。为石竹科植物瞿麦 *Dianthus superbus* L. 或石竹 *Dianthus chinensis* L. 的干燥地上部分。全国大部分地区均产。夏、秋二季花果期采收。

【处方用名】瞿麦。

【主要药性】苦，寒。归心、小肠经。

【基本功效】利尿通淋，活血通经。

【临床应用】

1. 淋证　本品苦寒，主入心与小肠经。长于"利小肠而降心火，逐膀胱湿热，为通淋要药"（《药性切用》）。对于热淋，血淋，石淋等诸淋小便不通，淋沥涩痛，"必实有湿热壅滞者为宜"（《本草正义》）。常与萹蓄、车前子、滑石等同用，如清淋颗粒（《中国药典》）。

2. 经闭瘀阻　本品苦泄下行，"力可行瘀"（《本草便读》），有活血通经之功，对于血热瘀阻之经闭或月经不调，可配益母草、赤芍、丹参等同用。

【用法用量】煎服，9～15g。

【使用注意】孕妇慎用。

【现代研究】主含丁香酚、苯乙醇、苯甲酸苄酯、水杨酸苄酯，及石竹皂苷 A、B 等。本品有利尿、抗衣原体、抗氧化、抗癌、抑菌、兴奋肠管、影响肾血容积、抑制心脏及降压等作用。

萹蓄（Biǎnxù）

首载于《神农本草经》。为蓼科植物萹蓄 *Polygonum aviculare* L. 的干燥地上部分。全国大部分地区均产。夏季叶茂盛时采收。

【处方用名】萹蓄。

【主要药性】苦，微寒。归膀胱经。

【基本功效】利尿通淋，杀虫，止痒。

【临床应用】

1. 淋证　本品微寒清热，沉降下行，主入膀胱经，长于"清利膀胱，渗泻湿热"（《玉楸药解》），有利尿通淋之功。可用于湿热下注膀胱诸淋，尤宜于热淋。常与黄柏、甘草、柴胡等同用，如泌尿宁颗粒（《部颁标准》）。

2. 虫积腹痛，皮肤湿疹，阴痒带下　本品苦寒降泄，能"除湿热杀虫"（《本草求真》），对于"湿热疮疡，浸淫痛痒，红肿四溢，脓水淋漓等证，尤其专职"（《本草正义》）。用于湿疹湿疮、阴痒带下，可单用煎水外洗，亦可配伍地肤子、蛇床子、荆芥等煎汤外洗。若"煮汁饮之，疗小儿蛔虫上攻心腹作痛大效"（《本草正》）。

【用法用量】煎服，9～15g。外用适量，煎洗患处。

【现代研究】主含萹蓄苷、槲皮苷、杨梅苷、木犀草素、金丝桃苷、伞形花内酯、东茛菪素等，还有多糖及酸性成分。《中国药典》规定：含杨梅苷（$C_{21}H_{20}O_{12}$）不得少于 0.030%。本品有利尿、降压、止血、抗菌、降脂减肥、抗肝纤维化等作用。

地肤子（Dìfūzǐ）

首载于《神农本草经》。为藜科植物地肤 *Kochia scoparia*（L.）Schrad. 的干燥成熟果实。产于河北、山西、山东等地。秋季果实成熟时采收。

【处方用名】地肤子。

【主要药性】辛、苦，寒。归肾、膀胱经。

【基本功效】清热利湿，祛风止痒。

【临床应用】

1. 淋证 本品苦寒降泄，"入膀胱而除浮肿，利小便而通淋闭"（《药性切用》）。"凡小便因热而见频数及或不禁，用此苦以入阴，寒以胜热，而使湿热尽从小便而出"（《本草求真》）。用于膀胱湿热，小便不利、淋沥涩痛，可与木通、瞿麦、冬葵子等同用，如地肤子汤（《济生方》）。

2. 风疹湿疹，阴痒带下 本品苦寒能清热祛湿，味辛能散肌肤之风，"主用多在皮肤"（《本草征要》），具有良好的止痒之功，为治疗瘙痒性皮肤病的常用药。若治湿热蕴结肌肤所致之风疹、湿疹，皮肤瘙痒，可与苍耳子、川芎、红花等同用，如肤痒冲剂（《部颁标准》）。治湿热下注之阴部瘙痒，带下量多，可与苦参、土荆皮、蛇床子等煎水外洗。

【用法用量】煎服，9～15g。外用适量，煎汤熏洗。

【现代研究】主含地肤子皂苷 I c、地肤子皂苷 B_2、20- 羟基蜕皮素、齐墩果酸等。《中国药典》规定：含地肤子皂苷 I c（$C_{41}H_{64}O_{13}$）不得少于 1.8%。本品有利尿、抗过敏、抗菌、降糖、调节胃肠运动等作用。

海金沙（Hǎijīnshā）

首载于《嘉祐本草》。为海金沙科植物海金沙 *Lygodium japonicum*（Thunb.）Sw. 的干燥成熟孢子。产于湖北、浙江、湖南等地。秋季采收。

【处方用名】海金沙。

【主要药性】甘、咸，寒。归膀胱、小肠经。

【基本功效】清热利湿，通淋止痛。

【临床应用】

诸淋涩痛 本品性寒清热，主入膀胱、小肠经。"专于利水通淋"（《本草正义》）。尤以止尿道疼痛擅长，凡"五淋疼痛不止者，服之使热尽从小便而出"（《本草求真》）。故为治诸淋尿道涩痛之要药。可单味为末服，或与瞿麦、车前子、猪苓等同用，如金砂五淋丸（《部颁标准》）。

此外，本品通利水道，也可用于水肿、小便不利。

【用法用量】煎服，6～15g。宜包煎。

【使用注意】肾阴亏虚者慎用。

【现代研究】主含棕榈酸、油酸、亚油酸、金沙素等。本品有利胆排石、抗菌、抗氧化、降血糖等作用。

附：海金沙藤

为海金沙的干燥地上部分。其性能、功用与海金沙相似，而更长于清热解毒，尚可用于痈肿疮毒。煎服，9～15g。外用适量，煎汤外洗或捣敷。

石韦（Shíwéi）

首载于《神农本草经》。为水龙骨科植物庐山石韦 *Pyrrosia sheareri*（Bak.）Ching、石韦 *Pyrrosia lingua*（Thunb.）Farwell 或有柄石韦 *Pyrrosia petiolosa*（Christ）Ching 的干燥叶（见彩图 57）。全国大部分地区均产。四季均可采收。

【处方用名】石韦。

【主要药性】甘、苦，微寒。归肺、膀胱经。

【基本功效】利尿通淋，清肺止咳，凉血止血。

【临床应用】

1. 淋证 本品苦寒下行，长于"通膀胱而利水湿，善能通淋"（《本草分经》）。为治湿热诸淋，小便不利之常用药物，可与苦参、萹蓄、黄芪同用，如复方石韦散（《中国药典》）。因其兼能凉血止血，故对于热伤血络之血淋用之尤佳。常与当归、蒲黄、芍药等同用，如石韦散（《千金方》）。

2. 肺热咳喘 本品药性寒凉，归肺经而能清肺热，止咳喘。用于肺热咳喘，可配鱼腥草、黄芩、芦根等同用。

3. 血热出血 本品性寒清热，入血分，能凉血止血，适用于血热妄行之吐血、衄血、尿血、崩漏等多种出血。可单用，或随证配伍侧柏叶、生地黄、生艾叶等同用。

【用法用量】煎服，6～12g。

【现代研究】主含绿原酸、山柰酚、槲皮素、异槲皮素、三叶豆苷、紫云英苷、甘草苷、芒果苷、异芒果苷等。《中国药典》规定：含绿原酸（$C_{16}H_{18}O_9$）不得少于 0.20%。本品有保护肾脏、镇咳去痰、降血糖、抗病毒、抗炎、镇痛、增强免疫、升高白细胞、抑制血小板聚集等作用。

冬葵子（Dōngkuízǐ）

首载于《神农本草经》。为锦葵科植物冬葵 *Malva verticillata* L. 的干燥成熟种子。全国各地均产。夏、秋季种子成熟时采收。

【处方用名】冬葵子。

【主要药性】甘，寒。归大肠、小肠、膀胱经。

【基本功效】清热利尿，下乳，润肠。

【临床应用】

1. 淋证，水肿 本品甘寒滑利通窍，主入小肠、膀胱经，能"滑窍而开癃闭，利水而泻膀胱"（《长沙药解》），可用于热淋涩痛、水肿尿少。前者可与石韦、瞿麦、滑石等同用，后者可与猪苓、泽泻、茯苓等同用。

2. 乳汁不通，乳房胀痛 本品"性最滑利，能宣积壅"（《药性解》），通乳汁。常用于产后乳汁不通、乳房胀痛，可单炒香为末，热酒调服；或配通草。王不留行等同用。

3. 肠燥便秘 本品质润滑利，能润大便，有缓泻之功。适用于肠燥津亏，大便秘结。可单用，或与郁李仁、杏仁、桃仁等同用。

【用法用量】煎服，10～15g。

【使用注意】本品寒润滑利，脾虚便溏者及孕妇慎用。

【现代研究】含多糖、脂肪油、蛋白质等。

灯心草（Dēngxīncǎo）

首载于《开宝本草》。为灯心草科植物灯心草 *Juncus effusus* L. 的干燥茎髓。产于江苏、四川、云南等地。夏末至秋季采收。

【处方用名】灯心草。

【主要药性】甘、淡，微寒。归心、肺、小肠经。

【基本功效】利小便，清心火。

【临床应用】

尿少涩痛，心烦失眠　本品甘淡渗湿，微寒清热。入心与小肠经。"既通水道，则小便无壅滞之苦，小肠既通利，而心中之热随之下行，入于膀胱，从前阴而出"（《本草新编》）。故可用于心火上炎之口舌生疮，热扰心神之心烦失眠，以及心火移热于小肠之热淋涩痛。因其质轻力薄，常作辅助药用。如治心烦失眠，可单味煎服，或配淡竹叶、栀子等同用。治热淋涩痛，可配车前子、木通、瞿麦等同用，用灯心草水煎送服，如八正散（《太平惠民和剂局方》）。

此外，本品"火烧为灰，取少许吹喉中，治急喉痹甚捷"（《本草衍义补遗》）。"烧灰涂乳上，饲小儿，止夜啼"（《本经逢原》）。

【用法用量】煎服，1～3g。

【现代研究】主含灯心草二酚、去氢灯心草二酚、去氢灯心草醛、去氢-6-甲基灯心草二酚等，还含有木犀草素、酚类及有机酸等。本品有镇痛、抗菌、抗氧化、抗焦虑等作用。

萆薢（Bìxiè）

首载于《神农本草经》。为薯蓣科植物绵萆薢 *Dioscorea septemloba* Thunb. 或福州薯蓣 *Dioscorea futschauensis* Uline ex R.kunth 和粉背薯蓣 *Dioscorea hypoglauca* Palibin 的干燥根茎。前两者称"绵萆薢"，产于浙江、湖北等地；后者称"粉萆薢"，产于安徽、浙江、江西等地。秋、冬二季采挖。

【处方用名】萆薢、绵萆薢、粉萆薢。

【主要药性】苦，平。归肾、胃经。

【基本功效】利湿去浊，祛风除痹。

【临床应用】

1.膏淋，白浊，带下　本品性味淡薄，主入胃经。善"治阳明之湿而固下焦，故能去浊分清"（《本草纲目》），凡"男子白浊，茎中作痛，女子白带，病由胃中浊气下流所致，以此入胃驱湿，其症自愈"（《药品化义》）。尤为治小便混浊，白如米泔之膏淋要药。常与益智仁、石菖蒲、乌药同用，如萆薢分清饮（《杨氏家藏方》）；若治妇女湿盛白带过多者，可与薏苡仁、白术、泽泻等同用。

2.痹证　本品能祛风湿，舒筋络而止痹痛，用于风湿痹痛，关节不利，腰膝疼痛。因其性平，以"治湿为长，治风次之，治寒则尤其次也"（《本草便读》）。故以治湿邪偏盛之着痹最为适宜，可与独活、蚕砂、木瓜等同用。若治风湿热痹，则须与黄柏、忍冬藤、防己等同用。

【用法用量】煎服，9～15g。

【使用注意】肾阴亏虚，遗精、滑精者慎用。

【现代研究】主含薯蓣皂苷等多种甾体皂苷。还含鞣质、淀粉、蛋白质等。本品有抗痛风、抗骨质疏松、抗心肌缺血、抗肿瘤、抗菌等作用。

第三节　利湿退黄药

本节药物多为苦寒，以清泄湿热，利胆退黄为主要功效。适用于湿热黄疸（阳黄），症见目黄、身黄、小便黄等，其中以目睛黄染为主要特征。通过配伍，也可用于寒湿郁滞之黄疸（阴黄）及其他水湿内停的病症。

茵陈（Yīnchén）

首载于《神农本草经》。为菊科植物滨蒿 *Artemisia scoparia* Waldst. et Kit. 或茵陈蒿 *Artemisia capillaris* Thunb. 的干燥地上部分（见彩图 58）。产于陕西、山西、河北等地。春、秋二季采收。其中，春季采收者习称"绵茵陈"，秋季采收者习称"花茵陈"。

【处方用名】茵陈、茵陈蒿、绵茵陈。

【主要药性】苦、辛，微寒。归脾、胃、肝、胆经。

【基本功效】清利湿热，利胆退黄。

【临床应用】

黄疸　本品苦寒，能"利水道而泻湿淫，消瘀热而退黄疸"（《长沙药解》）。"为治湿病黄疸之要药"（《本草便读》）。无论湿热郁蒸之阳黄，或寒湿郁滞之阴黄，"总以茵陈为君，随佐使之寒热，而理黄症之阴阳也"（《本草通玄》）。因其苦寒，以清利湿热见长，故以身目发黄，小便短赤之阳黄最宜。常与栀子、大黄为伍，如茵陈蒿汤（《伤寒论》）。若治阴黄，多与附子、干姜等同用，如茵陈四逆汤（《卫生宝鉴》）。

此外，本品"行水最捷，故凡下焦湿热痒疮，及足胫跗肿，湿疮流水，并皆治之"（《本草正义》）。可单味煎汤外洗，或与黄柏、苦参、地肤子等同用。本品清热利湿，亦可用于湿温或暑湿。

【用法用量】煎服，6～15g。外用适量，煎汤熏洗。

【使用注意】蓄血发黄者及血虚萎黄者慎用。

【典型案例】茵陈利湿退黄案。张某，自觉全身酸软无力，恶寒发热，胸胁胀满，恶心，厌油腻，小便深黄似浓茶，白睛及皮肤呈橘黄色。舌苔薄黄，脉弦略数。诊为急性黄疸型肝炎，治以清热解毒，健脾利湿。处方：茵陈60g（布包），大枣250g，绿豆125g，加水煎煮，至枣及豆稀烂为止，去茵陈，吃枣及豆，并取汤频饮。三剂后，小便增多，身黄及睛黄明显消退。又服四剂，黄疸全消，饮食恢复正常（《刘惠民医案》）。

【现代研究】主含滨蒿内酯、东莨菪素、茵陈黄酮、异茵陈黄酮、绿原酸、水杨酸、香豆酸等，还含有挥发油、三萜、甾体。《中国药典》规定：绵茵陈含绿原酸（$C_{16}H_{18}O_9$）不得少于0.50%。花茵陈含滨蒿内酯（$C_{11}H_{10}O_4$）不得少于0.20%。本品有抗肝损伤、利胆、抗病原微生物、抗肿瘤、改善微循环、降血压、降血脂、抗凝血、抗氧化、镇痛等作用。

金钱草（Jīnqiáncǎo）

首载于《本草纲目拾遗》。为报春花科植物过路黄 *Lysimachia christinae* Hance 的干燥全草（见彩图 59）。主产于四川。夏、秋二季采收。

【处方用名】金钱草、大金钱草。

【主要药性】甘、咸，微寒。归肝、胆、肾、膀胱经。

【基本功效】利湿退黄，利尿通淋，解毒消肿。

【临床应用】

1. 湿热黄疸，胆胀胁痛 本品甘淡渗湿，微寒清热，主入肝胆经，善能清湿热，退黄疸，利胆排石。治湿热黄疸，常与茵陈、栀子、虎杖等同用。治肝胆结石，胆胀胁痛，可单用，或与茵陈、大黄、郁金等同用，如利胆排石片（《中国药典》）。

2. 石淋，热淋 本品其性通利，有清热利尿、通淋排石之功，为治热淋，沙淋，尿涩作痛之要药。可单用大剂量煎汤代茶饮，或制片服用，如金钱草片（《部颁标准》）；或与琥珀、海金沙、鸡内金等同用，如琥珀消石颗粒（《部颁标准》）。

3. 痈肿疔疮，毒蛇咬伤 本品既解热毒，又解蛇毒，内服外敷皆效。如治热毒疮疡，可用鲜品捣汁内服或捣烂外敷，或配蒲公英、野菊花等同用。治"毒蛇咬，捣此草汁饮，以渣罨伤口，立愈"（《本草纲目拾遗》）。

【用法用量】煎服，15～60g。鲜品加倍。外用适量。

【典型案例】金钱草通淋排石案。徐某，男，38岁。一年前突发肾绞痛，经检查为右肾输尿管结石引起。刻诊：右侧腰腹部绞痛甚剧，汗出肢冷，尿赤不爽。急予乌药30g，金钱草90g，煎服。药后30分钟绞痛即缓解，4小时后又继服2煎，绞痛即定，次日排除如绿豆结石2枚（《朱良春用药经验集》）。

【现代研究】主含槲皮素、山柰素，还含有苷类、鞣质、挥发油、氨基酸、胆碱、甾醇等。《中国药典》规定：含槲皮素（$C_{15}H_{11}O_7$）和山柰素（$C_{15}H_{10}O_6$）的总量不得少于0.10%。本品有抗尿路结石、促进胆汁分泌、排石、溶解结石、利尿、抑菌、免疫抑制、抗炎、抗氧化等作用。

【备注】关于金钱草的品种。全国各地作金钱草药用的植物品种较多。如唇形科植物活血丹（连钱草），为江苏、浙江一带习用，称"江苏金钱草"；豆科植物广金钱草，为广东、广西一带习用，称"广金钱草"；伞形科植物白毛天胡荽，为江西一带习用，称"江西金钱草"；旋花科植物马蹄金，为四川部分地区习用，称"小金钱草"。在诸多品种中，以产于四川的报春花科植物过路黄的全草使用较多，《中国药典》将其定为"金钱草"正品。

虎杖（Hǔzhàng）

首载于《名医别录》。为蓼科植物虎杖 *Polygonum cuspidatum* Sieb. et. Zucc. 的干燥根茎和根（见彩图60）。主产于华东、西南地区。春、秋二季采挖。

【处方用名】虎杖。

【主要药性】微苦，微寒。归肝、胆、肺经。

【基本功效】利湿退黄，清热解毒，散瘀止痛，止咳化痰。

【临床应用】

1. 湿热证 本品苦寒，长于走下焦，利小便，使湿热从小便而出，有清热利湿之功。常用于黄疸，淋浊，带下等下焦湿热证。若治湿热黄疸，可单用本品煎服，或与金银花、黄连、蒲公英等同用，如双虎清肝颗粒（《中国药典》）。治湿热蕴结下焦之小便涩痛，淋浊带下，可单用为末，米饮送下，或配黄柏、车前子、萆薢等同用。

2. 痈肿疮毒，水火烫伤，毒蛇咬伤 本品苦寒，有清热解毒之效。若治热毒疮疡，可用鲜品捣烂外敷，或配连翘、紫花地丁、蒲公英等同用。治水火烫伤，可单用研末，水调敷，或与黄柏、冰片同用，如烧伤灵酊（《中国药典》）。治毒蛇咬伤，则可鲜品捣烂外敷，或配半枝莲、蚤休等同用。

3. 血瘀证　本品善入肝经血分，能活血散瘀。凡瘀血阻滞之经闭痛经，癥瘕积聚，跌打损伤等皆可运用。若治血瘀经闭、痛经，常与红花、牛膝、当归等同用，如虎杖散（《圣惠方》）。治癥瘕积聚，可与三棱、莪术等同用。治跌打损伤，瘀肿疼痛，每与赤芍共为末，温酒送服，如虎杖散（《圣济总录》）。

4. 肺热咳嗽　本品苦寒，入肺经，能清肺热，降肺气，有止咳化痰之功，用于肺热咳嗽。可单用，如复方虎杖片（《部颁标准》），也可与鱼腥草、黄芩等配伍。

此外，本品尚有泻热通便作用，可用于热结便秘。

【**用法用量**】煎服，9～15g。外用适量，制成煎液或油膏涂敷。

【**使用注意**】孕妇慎用。

【**典型案例**】虎杖治石淋案。某女患砂石淋者十三年矣。每溺痛楚不可忍。溺器中小便下砂石，剥剥有声，百方不效，偶得此方（以虎杖一合，用水五盏，煎一盏，去滓。用麝香、乳香少许，研调下）啜之，一夕而愈，目所见也（《普济方》）。

【**现代研究**】主含大黄素、大黄素甲醚、大黄酚、虎杖苷、白藜芦醇等，还含多糖、氨基酸等。《中国药典》规定：含大黄素（$C_{15}H_{10}O_5$）不得少于 0.60%，含虎杖苷（$C_{20}H_{22}O_8$）不得少于 0.15%。本品有抗肝损伤、调脂、改善微循环、降血压、降血糖、祛痰镇咳平喘、止血、抑菌消炎、泻下、镇痛、抗氧化、抗病原微生物、抗肿瘤等作用。

地耳草（Dìěrcǎo）

首载于《植物名实图考》。为藤黄科植物地耳草 *Hyptericum japonicum* Thunb. 的干燥全草。产于广东、广西、四川等地。春、夏二季采挖。

【**处方用名**】地耳草、田基黄。

【**主要药性**】苦，凉。归肝、胆经。

【**基本功效**】利湿退黄，清热解毒，活血消肿。

【**临床应用**】

1. 湿热黄疸　本品苦凉，入肝胆经，能清热利湿退黄，治湿热黄疸，可单用大剂量煎汤服，或配金钱草、茵陈、蒲公英等同用，如肝康颗粒（《部颁标准》）。

2. 痈肿疮毒　本品又能清热解毒，善"消阳症结疽"（《质问本草》），无论外疡、内痈用之皆可。如治乳痈，可与蒲公英、穿山甲等同用。治肺痈，常配鱼腥草、薏苡仁、芦根等。治肠痈，多与败酱草、冬瓜仁、红藤等合用。

3. 跌打损伤　本品入肝经血分，能活血消肿，治跌打损伤，瘀肿疼痛，可单用或配骨碎补、乳香、没药等煎服，亦可同时用鲜品捣烂外敷。

【**用法用量**】煎服，15～30g。外用适量。

【**现代研究**】主含槲皮苷、异槲皮苷、田基黄苷，还含香豆素、蒽醌等。本品有抗肝损伤、调节免疫、抗肿瘤、抗菌、抗病毒、抗动脉粥样硬化等作用。

垂盆草（Chuípéncǎo）

首载于《本草纲目拾遗》。为景天科植物垂盆草 *Sedum sarmentosum* Bunge 的干燥全草。主产于浙江、江苏。夏、秋二季采收。

【处方用名】垂盆草。

【主要药性】甘、淡，凉。归肝、胆、小肠经。

【基本功效】利湿退黄，清热解毒。

【临床应用】

1. 湿热黄疸　本品甘淡利湿，微寒清热，有清热利湿，利胆退黄之功，常用于湿热黄疸，可单用，如垂盆草颗粒（《中国药典》）。或与虎杖、丹参、灵芝同用，如护肝宁片（《部颁标准》）。

2. 痈肿疮毒，水火烫伤，毒蛇咬伤　本品甘凉，既能解火热之毒而消痈，又能解虫蛇之毒而疗伤。治疗上述病症，内服外用均可，尤以鲜品为佳。

【用法用量】煎服，15～30g。

【现代研究】主含槲皮素、山柰酚、异鼠李素、苜蓿素、苜蓿苷、木犀草素等，还含三萜、甾醇、生物碱、氰苷、多糖等。《中国药典》规定：含槲皮素（$C_{15}H_{16}O_7$）、山柰素（$C_{15}H_{10}O_6$）、异鼠李素（$C_{16}H_{12}O_7$）的总量不得少于 0.10%。本品有保肝、免疫调节、降低血清转氨酶、抗疲劳、抗氧化等作用。

鸡骨草（Jīgǔcǎo）

首载于《岭南采药录》。为豆科植物广州相思子 *Abrus cantoniensis* Hance 的干燥全株。主产于广东、广西。全年均可采挖。

【处方用名】鸡骨草。

【主要药性】甘、微苦，凉。归肝、胃经。

【基本功效】利湿退黄，清热解毒，疏肝止痛。

【临床应用】

1. 湿热黄疸　本品甘苦而凉，具清热利湿退黄之功，治湿热黄疸，可单用，或与茵陈、栀子等配伍，如鸡骨草胶囊（《部颁标准》）。

2. 胁肋不舒，胃脘胀痛，乳痈肿痛　本品微苦能泄，性凉清热，主入肝胃经。长于清郁热，舒肝和胃止痛。治肝气郁结，横逆犯胃之胁肋不舒，胃脘胀痛，常与香附、佛手等同用。治乳痈肿痛，可单用本品鲜叶捣烂外敷。

【用法用量】煎服，15～30g。

【现代研究】主含相思子皂醇 A～G 及 L、大豆皂醇、葛根皂醇、相思子皂苷、大黄酚等，还含相思子碱、胆碱等。本品有降脂、保肝、抗肝纤维化、抗炎、抗菌、免疫增强、抗氧化等作用。

珍珠草（Zhēnzhūcǎo）

首载于《生草药性备要》。为大戟科植物叶下珠 *Phyllanthus urinarya* L. 的干燥全草或带根全草。产于广东、广西、四川。夏、秋二季采收。

【处方用名】珍珠草。

【主要药性】甘、苦，凉。归肝、肺经。

【基本功效】利湿退黄，清热解毒，明目，消积。

【临床应用】

1.湿热黄疸，泄痢，淋证 本品甘苦而凉，主入肝经，功能清利湿热，而收退黄、止痢、通淋之效。如治湿热蕴结肝胆之黄疸尿赤，常与茵陈、栀子同用；治膀胱湿热下注膀胱之小便淋痛，常与车前子、金钱草等同用；治湿热泄痢，则配黄连、木香等。

2.疮疡肿毒，蛇犬咬伤 本品苦凉，既能解火热之毒，又能解虫蛇之毒。用于热毒蕴结之疮疡肿毒，以及毒蛇或狂犬咬伤，内服外敷均可。

3.目赤肿痛 本品入肝经，能清热明目。治疗肝火上炎，或风热上攻之目赤肿痛，羞明多泪，可单用或配菊花内服外洗。

4.小儿疳积 本品甘可健脾，善能消积，治疗小儿疳积，可单用水炖服，亦可配使君子、芦荟等同用。

【用法用量】煎服，15～30g。外用适量。

【现代研究】主含酚性成分、三萜成分及没食子鞣质。本品有抑菌、抗病毒、抗癌等作用。

【复习思考题】

1.车前子、金钱草、石韦、萆薢、海金沙均可治疗淋证，如何区别使用？

2.峻下逐水药与利水消肿药均可治疗水肿，如何区别使用？

第十二章

温里药

扫一扫，查阅本章数字资源，含PPT、音视频、图片等

一、含义

凡以温里祛寒为主要功效，常用于治疗里寒证的药物，称为温里药，又称祛寒药。

二、性能特点

温里药多味辛而性温热，长于走脏腑而温散在里之寒邪，温煦脏腑阳气之不足，使里寒得散，阳气得复，则诸恙悉平。即所谓"疗寒以热药"（《神农本草经》）之意。本章药物的主要功效为温里，部分药物尚有助阳、回阳的作用。

所谓温里，即温热药物能祛除寒邪，以减轻或消除里寒证的治疗作用，又称温里祛寒。根据其归经不同，温里作用又分别有温中、温肺、暖肝、温肾、温心阳等不同表述。所谓助阳，即补助阳气之不足，主要针对阳虚证发挥治疗作用的功效，又称补火助阳。所谓回阳，即挽回即将散失的阳气，主要针对四肢厥逆、脉微欲绝之亡阳证发挥治疗作用的功效，又称回阳救逆。

三、主治病证

适用于寒邪直中脏腑或阳气不足，阴寒内生，以冷、凉为主的里寒证。由于里寒证有部位之分，虚实之别，轻重之异，故里寒证又表现出不同的证候特点。诸如脾胃寒证，症见脘腹冷痛、呕吐泻利、食欲不振等。寒饮停肺证，症见咳喘、痰多色白易咯等。寒凝肝脉证，症见少腹、前阴、颠顶等肝经循行部位冷痛等。肾阳虚证，症见腰膝冷痛、性欲减退、夜尿多等。亡阳证，症见四肢厥逆、脉微欲绝等。

四、应用原则

应根据寒邪的致病特点，及里寒证的虚实、轻重、部位等不同分别选择并配伍用药。如寒为阴邪，易伤阳气，且里寒证的形成多与素体阳气不足有关，故运用温里药时常配伍温补助阳药同用。寒主凝滞、收引，容易壅滞气血，故寒凝经脉、气滞血瘀者，常须配伍温通经脉或理气活血药同用。若亡阳气脱者，宜配大补元气药同用；若外寒内侵，表寒未解者，可与辛温解表药同用。

五、使用注意

本类药物多辛热燥烈，易耗阴助火，凡实热、阴虚火旺、津血亏虚者忌用；孕妇及气候炎热时慎用。部分药物有毒，应注意炮制、剂量及用法等，确保用药安全。

六、现代研究

温里药主要有强心作用，可使心肌收缩力增强，心率加快，心输出量增加。部分药物尚有扩张心脑血管、改善微血管、抗心肌缺血、抗休克、抗溃疡、兴奋垂体-肾上腺皮质系统、抗炎、镇痛、镇吐等多种药理作用。

附子（Fùzǐ）

首载于《神农本草经》。为毛茛科植物乌头 *Aconitum carmichaelii* Debx. 的子根的加工品（见彩图 61）。主产于四川。6 月下旬至 8 月上旬采收。

【处方用名】黑顺片、白附片、淡附片、炮附片。

【主要药性】辛、甘，大热；有毒。归心、肾、脾经。

【基本功效】回阳救逆，补火助阳，散寒止痛。

【临床应用】

1. 亡阳证 本品辛甘大热，为纯阳燥烈之品，能逐退在内之阴寒，急回外越之阳气，素有"回阳救逆第一品药"（《神农本草经读》）之称。凡属阳虚阴极之候，服之有起死之殊功。适用于阳气衰微，阴寒内盛之亡阳证，症见大汗淋漓，四肢厥冷，脉微欲绝。常与干姜、甘草同用，如四逆汤（《伤寒论》）。若亡阳兼气脱者，常与人参同用，如参附汤（《正体类要》）。

2. 阳虚证 本品辛甘助阳，能益火消阴。上助心阳以通脉，中温脾阳以散寒，下补肾阳以益火，外达皮毛除表寒。"凡三焦经络、诸脏诸腑，果有真寒，无不可治"（《本草正义》）。故为补火助阳之要药。大凡心、脾、肾诸脏阳气衰弱诸证均可应用。治肾阳不足，命门火衰，症见腰膝酸软，畏寒肢冷，神疲乏力者，常与肉桂、山茱萸、熟地等同用，如右归丸（《景岳全书》）。治脾胃虚寒较甚，或脾肾阳虚，脘腹冷痛，呕吐泄泻，畏寒肢冷者，常与干姜、党参、白术等同用，如附子理中丸（《太平惠民和剂局方》）。治脾肾阳虚，水肿，小便不利者，常与茯苓、白术、生姜等同用，如真武汤（《伤寒论》）。治心阳衰弱，胸痹心痛，心悸气短，可与人参、红花、三七等同用，如益心丸（《中国药典》）。若素体阳虚，复感风寒，症见恶寒发热，脉反沉者，常与麻黄、细辛同用，如麻黄细辛附子汤（《伤寒论》）。

3. 痹证 本品气雄性悍，走而不守，能温通经络，散寒止痛。凡风寒湿痹、周身骨节疼痛者皆可运用。因其性大热，故尤善治寒痹痛剧者。常与桂枝、白术、甘草同用，如甘草附子汤（《伤寒论》）。

【用法用量】煎服，3～15g。先煎，久煎。

【使用注意】阴虚阳亢及孕妇忌用；不宜与半夏、瓜蒌、瓜蒌子、瓜蒌皮、天花粉、川贝母、浙贝母、平贝母、伊贝母、湖北贝母、白蔹、白及同用。

【典型案例】附子散寒止痛案。陈某，男，61 岁。3 日来恶寒肢冷，周身骨节疼痛，腰部酸重，面色苍白，头不痛，口不渴，略有腹痛，溲清便溏，舌苔薄润，脉沉细。此寒邪侵入少阴，阳气不布所致。方用熟附子块 15g，党参 9g，生白术、生白芍各 12g，2 剂，每日 1 剂，水煎服。药后恶寒大减，腹痛、骨节疼痛均痊，腰部酸痛未减，脉转有力，上方白术改 15g，再服 2 剂而愈（《国医大师经方验案精选》）。

【现代研究】主含乌头碱、新乌头碱、次乌头碱、去甲乌头碱等双酯型生物碱，还含有苯甲酰新乌头原碱、苯甲酰乌头原碱、苯甲酰次乌头原碱等单酯型生物碱。双酯型生物碱是附子的主要活性和毒性成分。《中国药典》规定：含单酯型生物碱以苯甲酰新乌头原碱（$C_{31}H_{43}NO_{10}$）、苯甲酰乌头原碱（$C_{32}H_{45}NO_{10}$）和苯甲酰次乌头原碱（$C_{32}H_{45}NO_{11}$）的总量计不得超过 0.010%，含双酯型生物碱以乌头碱（$C_{34}H_{47}NO_{11}$）、新乌头碱（$C_{33}H_{45}NO_{11}$）和次乌头碱（$C_{33}H_{45}NO_{10}$）的总量计不得超过 0.020%。本品有强心、扩血管、升血压、镇痛、抗炎、抗溃疡等作用。

干姜（Gānjiāng）

首载于《神农本草经》。为姜科植物姜 *Zingiber officinale* Rosc. 的干燥根茎。产于四川、湖北、贵州等地。冬季采收。

【**处方用名**】干姜、干姜片、淡干姜。

【**主要药性**】辛，热。归脾、胃、肾、心、肺经。

【**基本功效**】温中散寒，回阳通脉，温肺化饮。

【**临床应用**】

1. 脾胃寒证　本品辛热燥烈，主入中焦，专散里寒，"为暖中散冷专药"（《药性切用》）。凡中焦寒证，无论外寒内侵的寒实证，抑或阳气不足、寒从内生的虚寒证均可使用。若治脾胃虚寒，腹痛吐泻，畏寒肢冷，常与党参、甘草、白术同用，如理中丸（《伤寒论》）。治脾胃实寒之腹痛吐泻，单用研末服有效，或与高良姜同用，如二姜丸（《太平惠民和剂局方》）。

2. 亡阳证　本品辛热，入心、肾经，有回阳通脉之功。用于心肾阳虚，阴寒内盛之亡阳厥逆，脉微欲绝者，"合以附子同投，则能回阳立效，故书则有附子无姜不热之句"（《本草求真》），如四逆汤（《伤寒论》）。

3. 寒饮喘咳　本品辛热，入肺、脾经，上能温肺以散寒化饮，中能温脾以行水消痰。常用于寒饮伏肺，咳嗽喘满，形寒背冷，痰多清稀者。每与蛇胆汁为伍，如蛇胆姜粒（《部颁标准》）。

【**用法用量**】煎服，3～10g。

【**使用注意**】本品辛热燥烈，阴虚内热，血热妄行者忌用；孕妇慎用。

【**典型案例**】干姜温脾案。王某，男，40岁，久患溏泄，日三四行，纳食日减，脘闷腹鸣，其舌淡瘦，脉沉细弱，知病来自中阳衰微，治以温脾益气之法。方药用干姜60g，生黄芪15g，升麻10g。服上方药五剂，纳增，便虽仍溏，但已减为日仅一行，守方连服月余，诸证悉皆痊愈（《北京市老中医经验选编》）。

【**现代研究**】主含挥发油：6-姜辣素、α-姜烯、β-甜没药烯。《中国药典》规定：含挥发油不得少于 0.8%（mL/g）；6-姜辣素不得少于 0.60%，姜炭不得少于 0.50%。本品有抗胃溃疡、调节胃肠运动、利胆、镇吐、镇痛、抗炎等作用。

肉桂（Ròuguì）

首载于《神农本草经》。为樟科植物肉桂 *Cinnamomum cassia* Presl 的干燥树皮（见彩图 62）。产于广东、广西、云南等地。多于秋季剥取。

【**处方用名**】肉桂、官桂。

【**主要药性**】辛、甘，大热。归肾、脾、心、肝经。

【**基本功效**】补火助阳，引火归元，散寒止痛，温通经脉。

【临床应用】

1.肾阳虚证　本品辛甘大热，纯阳温散，入肾经。能"益火消阴，大补阳气，下焦火不足者宜之"（《本经逢原》），为治命门火衰之要药。若治肾阳不足，命门火衰之腰膝冷痛，阳痿宫冷，夜尿频多，滑精遗尿等，常与附子、熟地、山茱萸等同用，如肾气丸（《金匮要略》）。

2.虚阳上浮诸证　本品大热入肾，能引下元虚衰所致上浮无根之火回归于肾中。"若下焦虚寒，法当引火归原者，则此为要药"（《本草正》）。用于元阳亏虚，虚阳上浮之眩晕、面赤、虚喘、脉微弱等，每与辨治方中少佐以本品即可。

3.寒凝诸痛　本品辛热温散，能温通经脉之寒凝而止痛，凡诸痛"因寒因滞而得者，用此治无不效"（《本草求真》），故为治寒凝诸痛之要药。若治胸阳不振，寒邪内侵之胸痹心痛，常与附子、干姜、川椒等同用。治胃寒脘腹冷痛，常与丁香为伍，如丁桂温胃散（《部颁标准》）。治寒疝腹痛，常与小茴香、沉香、乌药等同用，如暖肝煎（《景岳全书》）。治寒凝气滞血瘀之妇女痛经，少腹冷痛，月经不调，经色暗淡者，常与当归、丹参、红花等同用，如痛经宝颗粒（《中国药典》）。

此外，对于久病体虚，气血不足者，在补益气血方中少量加入本品，能鼓舞气血生长，增强或提高补益药的效果。如十全大补汤（《太平惠民和剂局方》）中肉桂之用，即是此义。

【用法用量】煎服，1～5g。

【使用注意】本品辛热耗阴动血，故阴虚火旺者忌服，有出血倾向者及孕妇慎用，不宜与赤石脂同用。

【典型案例】肉桂引火归原案。叶某，男，42岁，工人。1999年10月21日就诊。咳嗽2年，近一月来痰中带血，曾于外院用抗生素、止血剂等治疗效微。来时咳嗽痰中带血，时咳鲜血，1天咳血量约50～100mL，口干苦，精神欠佳，舌红，苔黄，脉细滑。中医诊断为咯血，拟用肉桂末、冰片、硫黄末各3g，大蒜粉9g。蜂蜜调敷贴于双侧涌泉穴。连用3天，咯血好转。复用3天，咯血消失，半年后随访未见复发［江苏中医药，2003（10）：6］。

【现代研究】主含挥发油：桂皮醛、乙酸桂皮脂、桂皮酸乙酯、肉桂酸等；还含有甲基羟基查耳酮、黏液质、鞣质等。《中国药典》规定：含挥发油不得少于1.2%（mL/g）。含桂皮醛（C_9H_8O）不得少于1.5%。本品有抗消化性溃疡、止泻、利胆、镇痛、降血糖、抗血小板聚集、抗菌等作用。

吴茱萸（Wúzhūyú）

首载于《神农本草经》。为芸香科植物吴茱萸 *Euodia rutaecarpa*（Juss.）Benth.、石虎 *Euodia rutaecarpa*（Juss.）Benth. var. *officinalis*（Dode）Huang 或疏毛吴茱萸 *Euodia rutaecarpa*（Juss.）Benth. var. *bodinieri*（Dode）Huang 的干燥近成熟果实（见彩图63）。产于贵州、广西、湖南等地。8～11月果实尚未开裂时采收。

【处方用名】吴茱萸、吴萸、制吴茱萸。

【主要药性】辛，苦，热；有小毒。归肝、脾、胃、肾经。

【基本功效】散寒止痛，降逆止呕，助阳止泻。

【临床应用】

1.寒滞肝脉诸痛　本品辛散苦泄，性热温通，主入肝经。善"散厥阴之寒"（《本草便读》），"疏肝气有偏长"（《本草征要》），为治寒凝肝脉诸痛之要药。因足厥阴肝经上达颠顶，下绕阴器。

故本品主要用于厥阴头痛，寒疝腹痛。前者每与生姜、大枣、人参同用，如吴茱萸汤（《伤寒论》）。后者常与川楝子、木香、小茴香等同用，如疝气丸（《部颁标准》）。若治冲任虚寒，瘀血阻滞之月经不调，小腹冷痛，可与桂枝、当归、川芎等配伍，如温经汤（《金匮要略》）。治寒湿外侵，脚气肿痛，配木瓜、槟榔、苏叶等，如鸡鸣散（《类编朱氏集验医方》）。

2. 呕吐吞酸　本品"辛温暖脾胃而散寒邪"（《本草经疏》），"下气最速"（《本草衍义》），长于降逆止呕，可用于外寒内侵，胃失和降之呕吐。因其"顺折肝木之性，治吞吐酸水如神"（《药鉴》）。故尤宜于肝寒犯胃之呕吐吞酸，常与生姜、半夏等同用。若治肝火犯胃，胁肋疼痛，嘈杂吞酸，呕吐口苦者，则与黄连配伍，即左金丸（《丹溪心法》）。

3. 五更泄泻　本品性热能温脾肾而散阴寒，味苦能"燥肠胃而止久滑之泻"（《本草征要》）。用于脾肾虚寒之五更泄泻。如"四神丸中用吴茱萸者，非尽去寒也，亦借其性燥以去湿耳"（《本草新编》）。

【用法用量】煎服，2～5g；外用适量。

【使用注意】本品辛热燥烈，易耗气动火，故不宜多用、久服。阴虚有热者忌用。孕妇慎用。

【现代研究】主含吴茱萸碱、吴茱萸次碱、吴茱萸新碱等。尚含吴茱萸酸、柠檬苦素、吴茱萸啶酮、吴茱萸苦素及挥发油等。《中国药典》规定：含吴茱萸碱（$C_{19}H_{17}N_3O$）和吴茱萸次碱（$C_{18}H_{13}N_3O$）的总量不得少于 0.15%，含柠檬苦素（$C_{26}H_{30}O_8$）不得少于 0.20%；制吴茱萸不得少于 0.90%。本品有抑制胃肠运动、抗溃疡、止泻、抗心肌损伤、降血压、抗炎、镇痛、抗肿瘤、抗血栓等作用。

小茴香（Xiǎohuíxiāng）

首载于《药性论》。为伞形科植物茴香 *Foeniculum vulgare* Mill. 的干燥成熟果实（见彩图 64）。全国各地均有栽培。秋季果实成熟时采收。

【处方用名】小茴香、盐小茴香。

【主要药性】辛，温。归肝、肾、脾、胃经。

【基本功效】散寒止痛，理气和胃。

【临床应用】

1. 寒疝腹痛，痛经，少腹冷痛　本品辛温，能温肾暖肝，行气止痛，为治寒凝气滞之小肠疝气，症见少腹痛引睾丸，偏坠肿胀的要药。常与乌药、木香、川楝子等同用，如天台乌药散（《圣济总录》）。若治肝经受寒所致少腹冷痛，或冲任虚寒、寒凝气滞血瘀之痛经，多与当归、川芎、肉桂等同用。

2. 脘腹胀痛，食少吐泻　本品辛能行气，温能散寒，入脾胃经。能温中散寒止痛，理气和胃止呕。为"温中快气之药"（《本草汇言》）。适宜于胃寒气滞之脘腹胀痛，食少吐泻，可与高良姜、香附、白术等同用。

【用法用量】煎服，3～6g。

【使用注意】阴虚火旺者慎用。

【现代研究】主含挥发油：反式茴香脑、茴香醛、柠檬烯、小茴香酮、爱草脑、γ-松油烯、α-蒎烯、月桂烯、β-蒎烯、樟脑、甲氧苯基丙酮等。《中国药典》规定：含挥发油不得少于 1.5%（mL/g），含反式茴香脑（$C_{10}H_{12}O$）不得少于 1.4%，盐小茴香不得少于 1.3%。本品有抗炎、镇痛、抗菌、保肝、调节胃肠运动等作用。

附：八角茴香

为木兰科植物八角茴香 *Illicium verum* Hook. F. 的成熟果实。又名大茴香。其性能、功用与小茴香相似，惟其力稍逊，主要用作食物调味品。用法用量与小茴香同。

丁香（Dīngxiāng）

首载于《药性论》。为桃金娘科植物丁香 *Eugenia caryophyllata* Thunb. 的干燥花蕾（见彩图65），习称公丁香。主产于坦桑尼亚、马来西亚、印度尼西亚；我国广东、海南有栽培。通常在9月至次年3月，花蕾由绿转红时采收。

【处方用名】丁香、公丁香。

【主要药性】辛，温。归脾、胃、肺、肾经。

【基本功效】温中降逆，补肾助阳。

【临床应用】

1. 胃寒呕吐、呃逆　本品辛温气香，长于温中健胃。因其性下行，尤善降逆，"最止呕哕"（《玉楸药解》），为治胃寒呕逆之要药。若治小儿胃寒呕吐，常与吴茱萸、干姜、白术等同用，如丁萸理中汤（《医宗金鉴》）。治虚寒呃逆，常配伍人参、生姜、柿蒂等，如丁香柿蒂汤（《症因脉治》）。

2. 肾虚阳痿　本品性温，入肾经。能"暖下焦腰膝寒疼，壮阳道，抑阴邪"（《本草正》），有温肾助阳起痿之功。可用于肾虚阳痿，腰膝酸痛。因其单用力弱，每与淫羊藿、巴戟天、杜仲等同用。

【用法用量】煎服，1～3g。外用适量。

【使用注意】热证及阴虚内热者忌用；不宜与郁金同用。

【现代研究】主含挥发油：丁香酚、乙酰丁香酚、β-丁香烯、甲基正戊基酮、水杨酸甲酯等；尚含齐墩果酸、鼠李素、山奈素等。《中国药典》规定：含丁香酚（$C_{10}H_{12}O_2$）不得少于 11.0%。本品有调节胃肠功能、抗溃疡、镇痛、抗炎、抗菌、抗血栓、抗血小板聚集等作用。

附：母丁香

为丁香的干燥近成熟果实。辛，温。归脾、胃、肺、肾经。温中降逆，补肾助阳。用于脾胃虚寒，呃逆呕吐，食少吐泻，心腹冷痛，肾虚阳痿。1～3g。内服或研末外敷。不宜与郁金同用。其性能、功用与丁香相似，惟其力稍逊。

高良姜（Gāoliángjiāng）

首载于《名医别录》。为姜科植物高良姜 *Alpinia officinarum* Hance 的干燥根茎。产于广东、广西、海南等地。夏末秋初采挖。

【处方用名】高良姜、良姜。

【主要药性】辛，热。归脾、胃经。

【基本功效】温胃止呕，散寒止痛。

【临床应用】

胃寒冷痛，呕吐 本品性热，主入中焦。善能温散中焦之寒邪而止痛、止呕。若治胃寒脘腹冷痛者，可单用为末服，或与炮姜相须为用，即二姜丸（《太平惠民和剂局方》）。治寒凝胃痛，脘腹胀满，呕吐酸水或清水者，常与延胡索、白芍、甘草等同用，如仲景胃灵丸（《中国药典》）。治阳虚胃寒，胃痛绵绵，畏寒喜暖，泛吐清水，神疲肢冷者，常与桂枝、延胡索、小茴香等同用，如安中片（《中国药典》）。治肝胃寒凝气滞之脘腹疼痛，胸胁胀闷者，每与香附同用，即良附丸（《良方集腋》）。

【用法用量】 煎服，3～6g。

【现代研究】 主含桉油精、高良姜酚、高良姜素、山柰酚、槲皮素、异鼠李素、槲皮素–5–甲醚、高良姜素–3–甲醚等。《中国药典》规定：含高良姜素（$C_{15}H_{10}O_5$）不得少于0.70%。本品有调节胃肠运动、抗胃溃疡、镇痛、抗炎、抗凝血、抗血小板聚集、抗真菌等作用。

胡椒（Hújiāo）

首载于《新修本草》。为胡椒科植物胡椒 *Piper nigrum* L. 的干燥近成熟或成熟果实。产于海南、广东、广西等地。秋末至次春采收。

【处方用名】 胡椒、黑胡椒、白胡椒。

【主要药性】 辛，热。归胃、大肠经。

【基本功效】 温中散寒，下气，消痰。

【临床应用】

脾胃寒证 本品辛热，主入中焦。既能温散脾胃之寒，又能降上逆之气。凡胃寒呕吐，腹痛泄泻诸症皆宜，内服外用均可。若治胃寒冷痛，反胃呕吐者，可与丁香、高良姜、肉桂同用，如丁胡三建汤（《古今医鉴》）。治脾胃虚寒所致的脘腹疼痛，大便溏泻者，可与吴茱萸、丁香、肉桂共为细粉，用食醋调成糊状，敷于脐部，如小儿腹泻外敷散（《中国药典》）。

此外，本品"能宣能散，开豁胸中寒痰冷气"（《本草便读》）。可用于癫痫痰多。若用作调味品，有开胃进食之功。

【用法用量】 研粉吞服，每次0.6g～1.5g。外用适量。

【使用注意】 本品辛热，易伤阴动火，阴虚内热者慎用。

【现代研究】 主含胡椒碱、胡椒林碱、辣椒碱、胡椒油碱A、B、C等，尚含挥发油、有机酸及木脂素类等。《中国药典》规定：含胡椒碱（$C_{17}H_{10}NO_3$）不得少于3.3%。本品有镇静、催眠、抗惊厥、降血脂、抗疲劳、抗氧化等作用。

花椒（Huājiāo）

首载于《神农本草经》。为芸香科植物青椒 *Zanthoxylum schinifolium* Sieb. *et* Zucc. 或花椒 *Zanthoxylum bungeanum* Maxim. 的干燥成熟果皮（见彩图66）。主产于四川。秋季采收。

【处方用名】 花椒、蜀椒、川椒、炒花椒。

【主要药性】 辛，温。归脾、胃、肾经。

【基本功效】 温中止痛，杀虫止痒。

【临床应用】

1. 脾胃寒证　本品辛散温燥，入脾胃经，长于"行中道以能温中"（《本经疏证》），散寒凝以能止痛。凡脘腹冷痛，呕吐泄泻，"证属寒凝，诚为要剂"（《药性解》）。若治寒邪凝滞之脘腹冷痛，可单用研末，酒送服；或与高良姜、荜茇等同用。治寒呕吐，可与生姜、半夏同用。治脾胃虚寒之泄泻，可与白术、肉豆蔻同用。

2. 虫积腹痛　本品辛温，有驱蛔之功。若与乌梅、干姜、黄连等配伍，可用于腹痛时作，常自吐蛔，或手足厥冷之蛔厥证，如乌梅丸（《伤寒论》）。

3. 湿疹，阴痒　本品外用，有燥湿杀虫止痒之功，常用于妇人阴痒，湿疹瘙痒。可单用煎汤熏洗，或与苦参、蛇床子、地肤子等同用。

【用法用量】煎服，3～6g。外用适量，煎汤熏洗。

【使用注意】本品辛热，易伤阴动火，阴虚内热者慎用。

【现代研究】主含挥发油：柠檬烯、1,8-桉叶素、月桂烯、α-蒎烯、β-蒎烯、香桧烯，芳樟醇等。《中国药典》规定：含挥发油不得少于1.5%（mL/g）。本品有调节胃肠运动、抗溃疡、抗炎、镇痛、抗菌、杀虫、降血脂、抗肿瘤等作用。

附：椒目

为青椒或花椒的干燥种子。苦，寒；归肺、肾、膀胱经。功能利水消肿、降气平喘。用于水肿胀满、痰饮喘咳等。煎服，3～10g。

荜茇（Bìbá）

首载于《新修本草》。为胡椒科植物荜茇 *Piper longum* L. 的干燥近成熟或成熟果穗。产于海南、云南、广东等地。9～10月间果穗由绿变黑时采收。

【处方用名】荜茇。

【主要药性】辛，热。归胃、大肠经。

【基本功效】温中散寒，下气止痛。

【临床应用】

1. 脾胃寒证　本品辛热，主入胃经。能温中下气，散寒止痛。凡脾胃"病属寒起，皆可以投"（《本草求真》）。若治胃寒积冷，脘腹冷痛，泄泻肠鸣者，常与肉桂、炮姜、高良姜同用，如大已寒丸（《太平惠民和剂局方》）。治脾胃虚冷，饮食不消，呕吐酸水者，常与木香、炮姜、炮附子等同用，如木香散（《圣惠方》）。

2. 头痛，牙痛　本品辛香走窜，能温散止痛，"为头痛、鼻渊、牙痛要药"（《本草纲目》）。多作外用，如"研末嗅鼻，随左右，治偏头痛，及鼻流清涕"（《得配本草》）。若细辛、冰片、白芷等共为末，撒于龋齿或病牙之牙龈上，可用于各种牙痛，如齿痛宁（《部颁标准》）。

【用法用量】煎服，1～3g。外用适量。

【现代研究】主含胡椒碱、四氢胡椒酸、胡椒次碱、胡椒新碱，及挥发油等。《中国药典》规定：含胡椒碱（$C_{17}H_{19}NO_3$）不得少于2.5%。本品有调节胃肠运动、抗胃溃疡、降血脂、抗动脉粥样硬化等作用。

荜澄茄（Bìchéngqié）

首载于《雷公炮炙论》。为樟科植物山鸡椒 *Litsea cubeba*（Lour.）Pers. 的干燥成熟果实。产于广西、四川、湖北等地。秋季果实成熟时采收。

【处方用名】荜澄茄、山鸡椒。

【主要药性】辛，温。归脾、胃、肾、膀胱经。

【基本功效】温中散寒，行气止痛。

【临床应用】

1. 脾胃寒证　本品辛散温通，能温中焦，散寒凝止痛；"暖脾胃，止呕吐哕逆"（《本草纲目》）。常用于胃寒脘腹冷痛、呕吐、呃逆等，可单用，或与高良姜、丁香、肉桂等同用。因其又能行气止痛，也可用于气滞血瘀所致的胃脘痛，常与川楝子、延胡索等同用，如荜铃胃痛颗粒（《中国药典》）。

2. 寒疝腹痛，小便浑浊　本品入下焦，"能暖肾与膀胱之气"（《本草述》）。用于寒疝腹痛，以及下焦虚寒之小便不利或寒湿郁滞之小便浑浊。前者可与金铃子、砂仁、木香配伍，如金铃子散（《圣惠方》）；后者可配乌药、萆薢、茯苓等同用。

【用法用量】煎服，1～3g。

【现代研究】主含挥发油：α- 蒎烯、β- 蒎烯、崁烯，对伞花烃、甲基庚烯酮、丁香酚等；脂肪酸类成分：月桂酸、癸酸、油酸、十碳烯酸、棕榈酸等。本品有调节胃肠运动、抗胃溃疡、镇痛、镇静、抗菌等作用。

【复习思考题】

1. 附子为回阳救逆之要药，干姜为温中散寒之至药，如何理解？

2. 肉桂引火归元、鼓舞气血生长，如何理解？

3. 吴茱萸上治厥阴头痛，下治寒疝腹痛，其机理何在？

扫一扫，查阅本章数字资源，含PPT、音视频、图片等

一、含义

凡以疏理气机为主要功效，常用以治疗气滞证的药物，称为行气药，又称理气药。其中行气力强者，又称破气药。

二、性能特点

行气药多为辛苦温、气味芳香之品，主归脾胃肺肝经。能调理气机，疏通郁滞，促使气的运行通畅。本章药物主要功效为行气。

所谓行气，是指药物能疏畅气机，治疗气滞证的作用。又称理气。其中，行气力强者，又称破气。根据其作用部位的不同，本章药物功效又有不同的表述。如能行肝经之郁滞，主要用于肝气郁滞证者，又称疏肝解郁、疏肝理气、疏肝行气、疏肝行滞、舒肝等。能行中焦之滞气，主要用于脾胃气滞证者，又称行气健脾、理气和中、行气宽中等。能行胸中之滞气，主要用于肺气壅滞证者，又称行气宽胸、理气宽胸等。

三、主治病证

适用于气机阻滞，运行不畅，以胀闷疼痛为主的气滞证。根据其病变部位的不同，气滞证又表现出不同的证候特点。如脾胃气滞证，症见脘腹胀满、嗳气吞酸、恶心呕吐、腹泻或便秘等；肺气壅滞证，症见呼吸不畅、胸闷胸痛、咳嗽气喘等。肝郁气滞证，症见胁肋胀痛、情志抑郁、乳房胀痛、月经不调、疝气痛等。若气机失畅，气的上升太过或下降不及则表现为以呕逆、咳喘为主的气逆证，也可用本类药物治疗。

四、应用原则

应根据气滞所在的部位、证情的轻重，以及引起气机运行不畅的病因等有针对性选择或配伍用药。如治脾胃气滞证，宜选用行气健脾药。若因饮食停积所致者，可配消食药；因湿浊中阻所致者，可配化湿药；因脾虚运行乏力而致者，当配补虚药同用。又如治肝气郁滞证，宜选用疏肝解郁药。若因血虚肝脉失养所致者，可配养血柔肝药；因寒邪凝滞肝脉所致者，宜配暖肝散寒药。再如肺气壅滞证，宜选用行气宽胸药。若属风寒束肺所致者，当配宣肺解表药；因痰饮阻肺所致者，当配温肺化饮药。

五、使用注意

本类药物多辛温香燥，易耗气伤阴，故气阴不足者慎用。

六、现代研究

行气药具有兴奋或抑制胃肠平滑肌作用，能不同程度提高胆汁分泌能力，使胆汁流量明显增加。部分药物具有升高血压、抗休克、兴奋心肌、增加冠状动脉血流量、舒张支气管平滑肌等多种药理作用。

陈皮（Chénpí）

首载于《神农本草经》。为芸香科植物橘 *Citrus reticulata* Blanco 及其栽培变种的干燥成熟果皮（见彩图 67）。主产于广东。秋季采收。

【处方用名】陈皮、橘皮、陈橘皮、广陈皮、新会皮。

【主要药性】苦、辛，温。归脾、肺经。

【基本功效】理气健脾，燥湿化痰。

【临床应用】

1. 脾胃气滞证　本品辛温气香，主入中焦。长于"理气散寒，宽中行滞，健运肠胃，畅利脏腑，为脾胃之圣药"（《本草汇言》）。且性温而不峻烈，适用于各种原因所致的脾胃气滞证。因其味苦，又"能燥脾家之湿"（《本草经疏》）。故对于脘腹胀满，不思饮食，口淡乏味，舌苔白腻等寒湿阻滞中焦者最为适宜。常与苍术、厚朴等同用，如平胃散（《太平惠民和剂局方》）。若治脾虚气滞，胃脘闷胀，食欲不振，大便溏薄，或呕吐、泄泻等，常与党参、白术、茯苓等同用，如异功散（《小儿药证直诀》）。治食积气滞，脘腹痞满胀痛，嗳腐厌食等，常与山楂、神曲、莱菔子等同用，如保和丸（《丹溪心法》）。

2. 咳嗽痰多　本品苦温燥湿，能祛已生之痰；味辛行气，可使气顺则痰消。故"消痰饮极有殊功"（《本草纲目》），凡"痰实气壅服妙"（《本草蒙筌》）。可用于各种痰证，尤以治湿痰、寒痰为宜。若治湿痰咳嗽，痰多易咯者，多与半夏、茯苓等同用，如二陈汤（《太平惠民和剂局方》）。治寒痰咳嗽，痰多清稀者，可与干姜、细辛、五味子等同用。

此外，本品行气，常与补益药同用，可使之补而不滞。

【用法用量】煎服，3～10g。

【现代研究】主含橙皮苷、川陈皮素、新橙皮苷、橙皮素等，还含有辛弗林、挥发油等成分。《中国药典》规定：含橙皮苷（$C_{28}H_{34}O_{15}$）不得少于 3.5%；饮片不得少于 2.5%。本品有调节胃肠运动、抗过敏、平喘、抗肿瘤、升高血压、抗脂质过氧化、扩张支气管、祛痰、利胆、降低血清胆固醇等作用。

【备注】关于陈皮诸名。本品原名"橘皮"。习惯认为新鲜橘皮味较辛辣，气烈而燥。《本草纲目》指出："他药贵新，惟此（橘皮）贵陈"。经放置陈久后，气味缓和，行而不峻，温而不燥烈，其质量为优，故名"陈橘皮"，简称"陈皮"。本品以广东新会所产者为佳品，奉为道地药材，又称"广陈皮"或"新会皮"。

附：橘叶、橘核、橘络、橘红、化橘红

1. 橘叶 为橘及其栽培变种的干燥叶。辛、苦，平；归肝经。功能疏肝理气，散结消肿。用于乳痈、乳房结块、胁肋疼痛等。煎服，6～10g。

2. 橘核 为橘及其栽培变种的干燥成熟种子。苦，平；归肝、肾经。功能理气，散结，止痛。用于疝气疼痛，睾丸肿痛，乳痈肿痛。煎服，3～9g。

3. 橘络 为橘及其栽培变种的中果皮与内果皮之间的纤维束群。甘、苦，平；归肝、肺经。功能祛痰止咳，行气通络。用于痰滞经络之胸痛、咳嗽痰多等。煎服，3～5g。

4. 橘红 为橘及其栽培变种的干燥外层果皮。辛、苦，温；归肺、脾经。功能理气宽中，燥湿化痰。用于喉痒痰多，食积伤酒，呕恶痞闷。煎服，3～10g。

5. 化橘红 本品为芸香科植物化州柚 *Citrus grandis* 'Tomentosa' 或柚 *Citrus grandis*（L.）Osbeek 的未成熟或近成熟的干燥外层果皮。辛、苦，温；归肺、脾经。功能理气宽中，燥湿化痰。用于咳嗽痰多，食积伤酒，呕恶痞闷。煎服，3～6g。

青皮（Qīngpí）

本品首载于《本草图经》。为芸香科植物橘 *Citrus reticulata* Blanco 及其栽培变种的干燥幼果或未成熟果实的果皮（见彩图68）。主产于福建、广东、浙江。5～6月收集自落的幼果，习称"个青皮"；7～8月采收未成熟的果实，将果实纵剖四瓣至基部，除去果瓤，晒干，称为"四花青皮"。

【**处方用名**】青皮、青橘皮、醋青皮。

【**主要药性**】苦、辛，温。归肝、胆、胃经。

【**基本功效**】疏肝破气，消积化滞。

【**临床应用**】

1. 肝郁气滞证 本品辛散温通，苦泄下行，药性较峻。主入肝经，长于疏肝郁，破滞气，为肝胆二经气分之药。适用于肝气郁结所致的胸胁胀痛、乳房肿痛、疝气疼痛等。若治肝郁气滞、胸胁胀痛者，常配柴胡、郁金、香附等同用。治乳痈初起，肿胀疼痛者，常与瓜蒌仁、牛蒡子、柴胡等同用，如瓜蒌牛蒡汤（《医宗金鉴》）。治乳癖，症见乳房肿块或结节者，常与柴胡、王不留行、海藻等同用，如乳疾灵颗粒（《中国药典》）。治疗寒疝，少腹痛引睾丸者，则与乌药、小茴香、川楝子等同用，如天台乌药散（《圣济总录》）。

2. 食积气滞，脘腹胀痛 本品辛散苦降，入胃经，"削坚破滞是其所长"（《本草经疏》）。适宜于食积气滞，脘腹胀痛，常与山楂、神曲、麦芽等同用，如青皮丸（《沈氏尊生书》）；若食滞甚而脘腹胀痛重者，可与枳实、大黄、槟榔等同用。

此外，取其破气散结之功，与莪术、三棱、丹参等配伍，亦可用于气滞血瘀之癥瘕积聚，久疟痞块。

【**用法用量**】煎服，3～10g。醋炙后疏肝止痛力增强。

【**使用注意**】本品性烈耗气，故孕妇及气虚者慎用。

【**现代研究**】主含挥发油、橙皮苷等。《中国药典》规定：含橙皮苷（$C_{28}H_{34}O_{15}$）不得少于5.0%，饮片不得少于4.0%，醋青皮不得少于3.0%。本品有调节胃肠运动功能、保肝利胆、升压、祛痰、平喘、扩张支气管、保护缺血性脑损伤等作用。

枳实（Zhǐshí）

首载于《神农本草经》。为芸香科植物酸橙 *Citrus aurantium* L. 及其栽培变种或甜橙 *Citrus sinensis* Osbeck 的干燥幼果（见彩图 69）。产于江西、四川、湖南等地。5～6 月采收。

【处方用名】枳实、麸炒枳实。

【主要药性】苦、辛、酸，微寒。归脾、胃经。

【基本功效】破气消积，化痰散痞。

【临床应用】

1. 胃肠气滞证　本品辛行苦降，善破胃肠之气结，"荡涤郁陈，功力峻猛，一切腐败壅阻之物，非此不消"（《长沙药解》）。故凡食积、湿热、热结等胃肠积结气滞，痞满胀痛，泻痢后重，大便不通者皆可运用。若治饮食积滞，湿热蕴结之脘腹胀满，泻痢或便秘，可与神曲、大黄、白术等同用，如枳实导滞丸（《内外伤辨惑论》）。治热结便秘，腹满胀痛者，则与大黄、芒硝、厚朴同用，如大承气汤（《伤寒论》）。

2. 胸痹结胸　本品辛行苦泄，性烈而速。善于"化日久之稠痰，削坚年之坚积"（《药鉴》）。"破积有雷厉风行之势，泻痰有推墙倒壁之威。解伤寒结胸，除心下急痞"（《本草害利》）。适用于痰浊痹阻，气结在胸之胸痹，结胸。前者可与桂枝、薤白、瓜蒌等配伍，如枳实薤白桂枝汤（《金匮要略》）；后者则与半夏、瓜蒌、黄连配伍，如小陷胸加枳实汤（《温病条辨》）。

此外，本品与补气、升阳药同用，也可用于胃下垂、子宫脱垂、脱肛等脏器下垂。

【用法用量】煎服，3～10g。

【使用注意】孕妇及脾胃虚弱者慎用。

【典型案例】枳实行气消痞案。患者谢某，男，48 岁，农民。1990 年 10 月就诊。近年脘腹胀满，食后较甚，自觉心窝下按之有坚实感，有时肠鸣，大便或稀或艰，舌苔白，脉细涩。当地医院诊断为慢性浅表性胃炎、胃下垂。此属脾胃虚弱，水饮痞结。治宜行气消痞，健脾化饮。方用枳实 15g，土炒白术 20g，服药 7 剂症状减轻。28 剂后，基本痊愈，原方加补中益气丸 30g（包煎），继服半月痊愈（《国医大师经方验案精选》）。

【现代研究】主含橙皮苷、新橙皮苷，尚含挥发油、辛弗林等。《中国药典》规定：含辛弗林（$C_9H_{13}NO_2$）不得少于 0.30%。本品有调节胃肠道运动、增强心肌收缩力、镇痛、升高血压、抗溃疡、抑制血栓形成等作用。

附：枳壳

本品为酸橙及其栽培变种的干燥未成熟果实。苦、辛、酸，微寒；归脾、胃经。功能理气宽中，行滞消胀。用于胸胁气滞，胀满疼痛，食积不化，痰饮内停；脏器下垂。性能、功用与枳实相似，但作用较缓和，长于行气宽胸、消痞除满。煎服，3～10g。孕妇慎用。

木香（Mùxiāng）

首载于《神农本草经》。为菊科植物木香 *Aucklandia lappa* Decne. 的干燥根（见彩图 70）。原产于印度、缅甸、巴基斯坦，从广州进口，称"广木香"。我国云南有大量引种，又称"云木香"。秋、冬二季采挖。

【处方用名】木香、广木香、云木香、煨木香。

【主要药性】辛、苦，温。归脾、胃、大肠、三焦、胆经。

【功效应用】行气止痛，健脾消食。

【临床应用】

1. 脾胃气滞证 本品辛散温行，气味芳香，"是运行气滞最为灵通之妙药"（《脏腑药式补正》）。尤擅行脾胃之气滞而止痛，健运脾胃而消食化积。为治脾胃气滞，脘腹胀痛之要药，每与砂仁为伍，如木香调气散（《张氏医通》）。若治脾虚气滞，脘腹胀痛、食少便溏者，常与党参、白术、陈皮等同用，如香砂六君子汤（《古今名医方论》）。治食滞中焦，脘腹痞闷，不思饮食者，常与枳实、陈皮、半夏等同用，如木香化滞汤（《内外伤辨惑论》）。治湿浊中阻，胸膈痞闷，脘腹胀痛、呕吐恶心，嗳气纳呆者，常与苍术、厚朴、砂仁等同用，如木香顺气丸（《中国药典》）。

本品又入三焦和胆经，"为三焦宣滞要剂"（《本草求真》）。能疏肝利胆，"止心腹胁气痛甚捷"（《本草正》），可与郁金、香附等合用。

2. 大肠气滞，泻痢后重 本品善行大肠之滞气，为治湿热痢疾，里急后重必用之品。可使肠道气机通畅，大便通调，则后重自除。常与黄连为伍，如香连丸（《太平惠民和剂局方》）。然木香虽为治痢必需，"亦止可少用之为佐使"（《本草新编》）。因其不在止痢，重在行滞，故用量不宜过大。

此外，本品行气，"入于滋补队中，可无窒滞碍化之弊"（《脏腑药式补正》）。故常与滋补药同用，使之补而不滞。

【用法用量】煎服，3～6g。宜后下。"凡入理气药，只生用之。若欲实大肠药，须以面裹煨，面熟为度"（《本草通玄》）。故本品行气宜生用，实肠止泻宜煨用。

【现代研究】主含木香烃内酯、去氢木香内酯、愈创内酯等；还含有木香烯、单紫杉烯、有机酸、氨基酸、胆胺、木香碱等。《中国药典》规定：含香烃内酯（$C_{15}H_{20}O_2$）和去氢木香内酯（$C_{15}H_{18}O_2$）的总量不得少于1.8%；饮片不得少于1.5%。本品有促进消化液分泌、促进胃肠蠕动、促进胃排空、抗消化性溃疡、促进胆囊收缩、松弛气管平滑肌、利尿、抑菌等作用。

【备注】关于木香与青木香。木香始载于《神农本草经》，列为上品。《名医别录》云："一名蜜香。生永昌山谷。"永昌：即云南保山地区。故木香又名"云木香"。梁·《本草经集注》云："此即青木香也。永昌不复贡，今皆从外国舶上来。"说明陶弘景时代，木香主要靠进口。一名"青木香"，实为优质木香，因颜色乌黑而得名。经海上由广州输入而行销内地，故又名"广木香"，为菊科植物。另有马兜铃科植物青木香，《新修本草》以"独行根"为正名，又名"土青木香""兜零根"。《本草蒙筌》则称马兜铃根名"青木香"。由此出现了"青木香"同名异物。一为菊科植物木香的别名，一为马兜铃科植物马兜铃根的别名。前者为临床所习用，后者已取消其药用标准。

沉香（Chénxiāng）

首载于《名医别录》。为瑞香科植物白木香 *Aquilaria sinensis*（Lour.）Gilg 含有树脂的木材（见彩图71）。主产于广东、广西。全年均可采收。

【处方用名】沉香、沉水香。

【主要药性】辛、苦，微温。归脾、胃、肾经。

【基本功效】行气止痛，温胃止呕，纳气平喘。

【临床应用】

1. 寒凝气滞证　本品辛温香窜，长于温散胸腹之寒凝而行气止痛。且"温而不燥，行而不泄"（《本草通玄》）。"治诸冷气逆气，气郁气结，殊为专功"（《本草汇言》）。适宜于寒凝气滞之胸腹胀痛，常与木香、乌药、槟榔等配伍，如沉香四磨汤（《卫生家宝》）。若治肝胃气滞，脘腹胀痛，胸膈痞满，不思饮食，嗳气泛酸者，常与木香、香附、砂仁等同用，如沉香化气丸（《中国药典》）。

2. 胃寒呕吐　本品味苦质重沉降，微温入胃散寒，善能温胃降逆而"安呕逆之气"（《本草新编》）。适用于寒邪犯胃，或脾胃虚寒之呕吐、呃逆，可与丁香、白豆蔻、柿蒂等同用。

3. 肾虚喘息　本品质重沉降，入肾经，既能温肾纳气，又能降逆平喘。"凡下焦虚寒，以致气不归元，上逆而为喘急者，皆宜用耳"（《本草便读》）。适用于下元虚冷、肾不纳气之虚喘，常与附子、肉桂、补骨脂等同用，如黑锡丹（《太平惠民和剂局方》）。若治痰涎壅肺，肾不纳气，上盛下虚之喘嗽，则与苏子、半夏、肉桂等同用，如苏子降气汤（《太平惠民和剂局方》）。

【用法用量】煎服，1～5g，宜后下。

【使用注意】本品性温，阴虚火旺或气虚下陷者慎用。

【现代研究】主含挥发油、树脂等。《中国药典》规定：含沉香四醇（$C_{17}H_{18}O_6$）不得少于0.10%。本品有促进消化液与胆汁分泌、麻醉、止痛、抗菌等作用。

檀香（Tánxiāng）

首载于《名医别录》。为檀香科植物檀香 *Santalum album* L. 树干的干燥心材。主产于印度、澳大利亚、印度尼西亚，我国海南、广东、云南等地亦产。全年均可采伐。

【处方用名】檀香。

【主要药性】辛，温。归脾、胃、心、肺经。

【基本功效】行气温中，开胃止痛。

【临床应用】

寒凝气滞证　本品辛散温通，气味芳香，善"调脾肺，利胸膈，为理气要药"（《本草备要》）。若治寒凝气滞、心脉不通所致的胸痹，症见胸闷、心前区疼痛者，常与苏合香、冰片、土木香等同用，如冠心苏合丸（《中国药典》）。治气滞胃寒，胸胃刺痛，腹胀疼痛等，常与木香、香附、乳香等同用，如温中镇痛丸（《部颁标准》）。

【用法用量】煎服，2～5g。

【现代研究】主含挥发油。《中国药典》规定：含挥发油不得少于3.0%（mL/g）。本品有抗心律失常、抑菌、镇静、调节胃肠运动、促进肠道蠕动等作用。

川楝子（Chuānliànzǐ）

首载于《神农本草经》。为楝科植物川楝 *Melia toosendan* Sieb. et Zucc. 的干燥成熟果实（见彩图72）。主产于四川。冬季采收。

【处方用名】川楝子、金铃子、炒川楝子。

【主要药性】苦，寒；有小毒。归肝、小肠、膀胱经。

【基本功效】疏肝泄热，行气止痛，杀虫。

【临床应用】

1. 肝郁化火证　本品苦寒降泄，主入肝经，能调肝气之横逆，泄肝经之郁热，"最为柔驯刚木之良将"（《藏腑药式补正》），尤能"荡热止痛"（《本经逢原》）。适用于肝郁气滞或肝郁化火所致的胸腹胁肋疼痛，每与延胡索配伍，如金铃子散（《圣惠方》）。本品又"为治疝要药"（《本草思辨录》）。凡疝因热所致者为宜，可与延胡索、香附、橘核等同用。若治寒疝腹痛，则宜配小茴香、木香、吴茱萸等同用，如疝气丸（《部颁标准》）。

2. 虫积腹痛，疥癣瘙痒　本品苦寒有毒，内服能驱蛔止痛，外用能杀虫止痒。若治蛔虫等引起的虫积腹痛，常与使君子、槟榔等同用。治疥癣瘙痒，可单用研末，以油调膏外涂。

【用法用量】煎服，5～10g。外用适量。行气止痛多炒用，杀虫宜生用。

【使用注意】本品苦寒有毒，脾胃虚寒者不宜用，亦不宜过量或持续服用。孕妇慎用。

【现代研究】主含川楝素、苦楝子酮、川楝苷 A、B 等。《中国药典》规定：含川楝素（$C_{30}H_{38}O_{11}$）应为 0.060%～0.20%，炒川楝子应为 0.040%～0.20%。本品有促进胆汁排泄、镇痛、抑菌、抗炎、抗癌、抗生育等作用。川楝子提取物对肝脏、肾脏及造血系统均产生毒性，且随着剂量增加，毒性增强。

【备注】关于苦楝子与川楝子。苦楝子为川楝子同科属不同种植物楝树 *Melia azedarach* L. 的成熟果实。其性能、功用与川楝子相似，但苦楝子的毒性较川楝子大，应区别用药，不能混淆。

乌药（Wūyào）

首载于《本草拾遗》。为樟科植物乌药 *Lindera aggregata*（*Sims*）Kosterm. 的干燥块根（见彩图 73）。主产于浙江、安徽、湖北等地。全年均可采挖。

【处方用名】乌药、天台乌药、天台乌、台乌。

【主要药性】辛，温。归肺、脾、肾、膀胱经。

【基本功效】行气止痛，温肾散寒。

【临床应用】

1. 寒凝气滞证　本品味辛行散，性温祛寒。"诸冷能除，凡气堪顺"（《本草蒙筌》）。"凡病之属气而涉寒者皆可治"（《本草思辨录》）。尤为治寒凝气滞，胸腹诸痛之要药，每与沉香相须为用。若治寒凝气滞，少腹冷痛，脘腹痞满者，常与沉香、肉桂、香附等同用，如暖脐膏（《中国药典》）。治肝经寒凝气滞，少腹痛引睾丸，偏坠肿胀者，常与小茴香、青皮、高良姜等同用，如天台乌药散（《圣济总录》）。治疗经寒腹痛，常与香附、木香、当归等配伍，如乌药汤（《济阴纲目》）。

2. 尿频，遗尿　本品性温，下达肾与膀胱，能温下元，散冷气，缩尿止遗。适用于肾阳不足，膀胱虚冷之小便频数，遗尿不止。常与益智、山药配伍，如缩泉丸（《魏氏家藏方》）。

【用法用量】煎服，6～10g。

【现代研究】主含乌药醚内酯、伪新乌药醚内酯、乌药醇、乌药根烯，以及生物碱、脂肪酸类成分等。《中国药典》规定：含乌药醚内酯（$C_{15}H_{16}O_4$）不得少于 0.030%，含去甲异波尔定（$C_{18}H_{19}NO_4$）不得少于 0.40%。本品有调节胃肠运动、镇痛、抗炎、抗疲劳等作用。

荔枝核（Lìzhīhé）

首载于《本草衍义》。为无患子科植物荔枝 *Litchi chinensis* Sonn. 的干燥成熟种子。产于广东、广西、福建等地。夏季采收。

【处方用名】荔枝核、盐荔枝核。

【主要药性】甘、微苦，温。归肝、胃经。

【基本功效】行气散结，散寒止痛。

【临床应用】

寒疝腹痛，睾丸肿痛　本品味苦能泄，性温散寒，主入肝经，"功专散滞祛寒"（《本草便读》）。尤善行散厥阴肝经之寒凝气滞而散结止痛，"为疝囊肿专药"（《药性切用》）。主要用于寒凝气滞之疝气痛、睾丸肿痛，可与大茴香为伍，如荔核散（《景岳全书》）。若治睾丸偏坠属湿热者，可配龙胆、川楝子、大黄等同用。

此外，本品温行散滞，能疏肝和胃，理气止痛。尚可用于肝郁气滞，胃脘久痛，以及气滞血瘀之痛经及产后腹痛。

【用法用量】煎服，5～10g。

【现代研究】主含棕榈酸、油酸、亚油酸，及挥发油、黄酮、皂苷、有机酸、多糖等。本品有降血糖、调血脂、抗氧化、抗肝损伤、抗肿瘤、抗病原微生物等作用。

香附（Xiāngfù）

首载于《名医别录》。为莎草科植物莎草 *Cyperus rotundus* L. 的干燥根茎（见彩图 74）。产于河南、山东、广东等地。秋季采挖。

【处方用名】香附、香附子、醋香附。

【主要药性】辛、微苦、微甘，平。归肝、脾、三焦经。

【基本功效】疏肝解郁，调经止痛，理气宽中。

【临床应用】

1.肝郁气滞证　本品"辛香甚烈，香气颇浓，皆以气用事，故专治气结为病。气结诸症，因肝胆横逆肆虐为多，此药最能调气"（《本草正义》）。故为疏肝解郁之要药。若治肝气郁结之胁肋胀痛，常与柴胡、川芎、枳壳等同用，如柴胡疏肝散（《景岳全书》）。治肝胃寒凝气滞之脘腹疼痛，胸胁胀闷，每与高良姜同用，即良附丸（《良方集腋》）。治寒疝腹痛，多与小茴香、乌药、吴茱萸等同用。

2.月经不调，经闭痛经　本品辛行苦泄，善于疏畅气机，调经止痛，为调经之要药，"女科之主帅"（《本草纲目》）。适用于肝郁气滞之月经不调，经闭痛经。可单用，如四制香附丸（《女科万金方》）。若治肝郁血虚所致的月经不调，经前胸闷，双乳胀痛，食欲不振者，常与川芎、当归、白芍等同用，如香附丸（《中国药典》）。

3.脾胃气滞证　本品味辛入脾，能行气宽中，消胀除满。适用于脾胃气滞之脘腹胀痛，常与砂仁、木香等同用。若治脾虚气滞所致的胃脘不舒、胀满疼痛、嗳气食少者，常与黄芪、党参、陈皮等同用，如养胃颗粒（《中国药典》）。

【用法用量】煎服，6～10g。醋制后能增强疏肝止痛作用。

【现代研究】主含挥发油，还含有生物碱类、黄酮类及三萜类等。《中国药典》规定：含挥发油不得少于 1.0%（mL/g），醋香附不得少于 0.8%（mL/g）。本品有镇痛、抗炎、抗氧化、抗抑郁、保肝、缓解痛经等作用。

佛手（Fóshǒu）

首载于《滇南本草》。为芸香科植物佛手 *Citrus medica* L. var. *sarcodactylis* Swingle 的干燥果实。主产于四川、广东。秋季果实尚未变黄或变黄时采收。

【处方用名】佛手、佛手柑。

【主要药性】辛、苦、酸，温。归肝、脾、胃、肺经。

【基本功效】疏肝理气，和胃止痛，燥湿化痰。

【临床应用】

1. 肝胃气滞证　本品辛行温通，气味芳香，入肝、脾经。"功专理气快膈，惟肝脾气滞者宜之"（《本草便读》）。适用于肝气郁滞，或肝胃气滞所致的两胁胀满，胃脘疼痛，食欲不振，呃逆呕吐，大便失调，常与香附、郁金、柴胡等同用，如舒肝和胃丸（《中国药典》）。

2. 咳嗽痰多　本品辛香温燥，入肺经，能燥湿化痰，"理气止嗽"（《药性切用》），用于痰湿壅肺，咳嗽痰多，胸闷气急，或胸胁作痛者。常与陈皮、半夏等配伍。

【用法用量】煎服，3～10g。

【现代研究】主含挥发油、橙皮苷、佛手内酯、柠檬内酯，以及萜类成分、多糖、有机酸等。《中国药典》规定：含橙皮苷（$C_{28}H_{34}O_{15}$）不得少于 0.030%。本品有调节胃肠道、平喘、祛痰、抗炎、增强免疫功能、促进毛发生长等作用。

香橼（Xiāngyuán）

首载于《本草拾遗》。为芸香科植物枸橼 *Citrus medica* L. 或香圆 *Citrus wilsonii* Tanaka 的干燥成熟果实。产于四川、云南、福建等地。秋季采收。

【处方用名】香橼。

【主要药性】辛、苦、酸，温。归肝、脾、肺经。

【基本功效】疏肝理气，宽中，化痰。

【临床应用】

本品药性、功效、应用与佛手相似。凡肝胃气滞，胸胁胀痛，脘腹痞满，痰多咳嗽等，二药常相须为用，为临床常用的对药。然佛手略偏于疏肝理气，香橼略偏于燥湿化痰。

【用法用量】煎服，3～10g。

【现代研究】主含挥发油、橙皮苷、柚皮苷，还含二萜内酯类及鞣质等。《中国药典》规定：含柚皮苷（$C_{27}H_{32}O_{14}$）不得少于 2.5%。本品有抗病毒、促进胃肠蠕动、健胃、祛痰、抗炎等作用。

玫瑰花（Méiguīhuā）

首载于《食物本草》。为蔷薇科植物玫瑰 *Rosa rugosa* Thunb. 的干燥花蕾。主产于浙江、江苏。春末夏初花将开放时分批采收。

【处方用名】玫瑰花。

【主要药性】甘，微苦，温。归肝、脾经。

【基本功效】行气解郁，和血，止痛。

【临床应用】

1.肝胃气滞证　本品芳香行气，苦能疏泄，主归肝、脾经。既能"舒肝胆之郁气"（《本草再新》），又能醒脾开胃，行气止痛。且作用和缓，"宣通窒滞而绝无辛温刚燥之弊"（《本草正义》）。适用于肝胃气痛，胸胁胀满，不思饮食等，常与郁金、香附、佛手等同用，如制金柑丸（《部颁标准》）。

2.月经不调，跌仆伤痛　本品能疏通气血，行气解郁，和血止痛。治肝气郁滞之月经不调，经前乳房胀痛，可与当归、香附、柴胡等同用。治损伤瘀痛，可单用浸酒饮服。

【用法用量】煎服，3～6g。

【现代研究】主含挥发油、黄酮类、多糖及鞣质等。本品有抗心肌缺血、改善微循环、调节血管平滑肌、抗肿瘤、抗氧化、降血糖、利胆、解毒、抗菌、抗病毒等作用。

梅花（Méihuā）

首载于《本草纲目》。为蔷薇科植物梅 *Prunus mume*（Sieb.）Sieb. et Zucc. 的干燥花蕾。主产于浙江、江苏。初春花未开放时采摘。

【处方用名】梅花。

【主要药性】微酸、涩，平。归肝、胃、肺经。

【基本功效】疏肝和中，化痰散结。

【临床应用】

1.肝胃气滞证　本品气味芳香，入肝胃经。能疏肝解郁，开胃醒脾，理气和中。治疗肝胃气滞之胁肋脘腹痞满胀痛，嗳气纳呆等，常与佛手、香橼、香附等配伍，如复方制金柑冲剂（《部颁标准》）。

2.梅核气，瘰疬疮毒　本品芳香行气，化痰散结。治疗痰气互结之梅核气，常与半夏、厚朴、紫苏等配伍。治疗瘰疬痰核，疮痈肿毒，可与连翘、夏枯草、浙贝母等同用。

【用法用量】煎服，3～5g。

【现代研究】主含挥发油，尚含绿原酸、金丝桃苷、异槲皮素等。《中国药典》规定：含绿原酸（$C_{16}H_{18}O_9$）不得少于3.0%，含金丝桃苷（$C_{21}H_{20}O_{12}$）及异槲皮素（$C_{21}H_{20}O_{12}$）的总量不得少于0.35%。本品有抗炎、抗氧化等作用。

娑罗子（Suōluózǐ）

首载于《本草纲目》。为七叶树科植物七叶树 *Aesculus chinensis* Bge.、浙江七叶树 *Aesculus chinensis* Bge. var. *chekiangensis*（Hu et Fang）Fang 或天师栗 *Aesculus wilsonii* Rehd. 的干燥成熟种子。产于浙江、江苏、河南等地。秋季果实成熟时采收。

【处方用名】娑罗子。

【主要药性】甘，温。归肝、胃经。

【基本功效】疏肝理气，和胃止痛。

【临床应用】

肝胃气滞证 本品甘温，入肝胃经。能疏肝解郁，理气宽中，和胃止痛。治疗肝胃气滞，胸腹胀闷，胃脘疼痛。常与佛手、木香、香附等配伍。治疗经前乳房胀痛，则与柴胡、郁金、香附等配伍。

【用法用量】煎服，3～9g。

【现代研究】主含七叶皂苷 A～D、异七叶皂苷、隐七叶皂苷、七叶苷等。还含黄酮类、香豆素类、有机酸类、甾醇类等。《中国药典》规定：含七叶皂苷 A（$C_{55}H_{86}O_{24}$）不得少于 0.70%。本品有抗溃疡、抗缺血损伤、抗炎、抑制胃酸分泌、体外杀精等作用。

薤白（Xièbái）

首载于《神农本草经》。为百合科植物小根蒜 *Allium macrostemon* Bge. 或薤 *Allium chinense* G. Don 的干燥鳞茎（见彩图 75）。产于东北、河南、湖北等地。夏、秋二季采挖。

【处方用名】薤白。

【主要药性】辛、苦，温。归心、肺、胃、大肠经。

【基本功效】通阳散结，行气导滞。

【临床应用】

1. 胸痹心痛 本品辛散温通，"最能通胸中之阳"（《本草思辨录》），散阴寒之凝滞，为治胸痹之要药。适用于胸阳不振，寒痰湿浊凝滞于胸中之胸痹心痛。常与瓜蒌、半夏、白酒等同用，如瓜蒌薤白白酒汤、瓜蒌薤白半夏汤（《金匮要略》）。

2. 脘腹胀痛，泄痢后重 本品归胃、大肠经。其"气温则散，散则能使在中寒滞立除"（《本草求真》）；味辛能行，行则能使胃肠滞气得调。适用于胃寒气滞，脘腹痞满胀痛，以及泻痢腹痛，里急后重。前者可与高良姜、陈皮等同用，后者可配木香、砂仁等。

【用法用量】煎服，5～10g。

【使用注意】胃弱纳呆及不耐蒜味者慎用。

【现代研究】主含薤白苷 A～K 等，还含有前列腺素、生物碱及含氮化合物。本品有扩张血管、抗心肌缺血、抗氧化、抗血栓形成、调节脂肪、抗炎、平喘等作用。

大腹皮（Dàfùpí）

首载于《开宝本草》。为棕榈科植物槟榔 *Areca catechu* L. 的干燥果皮。产于云南、广西、海南等地。冬季至次春采收。

【处方用名】大腹皮、大腹毛。

【主要药性】辛，微温。归脾、胃、大肠、小肠经。

【基本功效】行气宽中，利水消肿。

【临床应用】

1. 胃肠气滞证 本品主入中焦，味辛能"散无形之滞气"（《本经逢原》），为行气宽中之常用药。如治食积气滞之脘腹胀满，嗳气吞酸，便秘或泻而不畅者，常与枳实、山楂、麦芽等同用。治湿阻气滞之脘腹胀满，恶心呕吐者，可与苍术、厚朴、藿香等同用。

2. 水肿，脚气　本品"能疏通下泄，为畅达脏腑之剂"（《本草汇言》）。善"消肌肤中水气浮肿，脚气壅逆"（《本草纲目》）。若治皮肤水肿，小便不利者，可与茯苓皮、生姜皮、桑白皮等同用，如五皮散（《华氏中藏经》）。治脚气肿痛，可与桑白皮、槟榔、紫苏叶等同用。

【用法用量】煎服，5～10g。

【现代研究】主含槟榔碱、去甲基槟榔碱等。本品有促进胃肠动力、兴奋胃肠道平滑肌等作用。

土木香（Tǔmùxiāng）

本品首载于《本草图经》。为菊科植物土木香 *Inula helenium* L. 的干燥根。产于河北、新疆、甘肃等地。秋季采挖。

【处方用名】土木香。

【主要药性】辛、苦，温。归肝、脾经。

【基本功效】健脾和胃，行气止痛，安胎。

肝胃气滞证　本品辛香行散，主入肝、脾经。能疏肝行气，宽中和胃。治肝胃气滞，胸胁、脘腹胀痛者，可与藿香、枳壳、陈皮水煎服。治胸胁挫伤，岔气作痛者，可与郁金同用。治湿热痢疾，里急后重者，可与黄连为伍。

此外，本品能行气和中以安胎，可用于气滞所致的妊娠恶阻，胎动不安。

【用法用量】煎汤，3～9g；或入丸、散。

【现代研究】主含土木香内酯、异土木香内酯、二氢异土木香内酯等。本品有镇静、驱虫、抗菌等作用。

【备注】关于取消青木香药用标准。国家食品药品监督管理局《关于加强广防己等6种药材及其制剂监督管理的通知》（国食药监注［2004］379号）指出：取消青木香（马兜铃科植物马兜铃 *Aristolochia debilis* Sieb. et Zucc. 的干燥根）药用标准，凡国家药品标准处方中含有青木香的中成药品种应于2004年9月30日前将处方中的青木香替换为《中国药典》2000年版一部收载的土木香（仅限于以菊科植物土木香 *Inula helenium* L. 的干燥根替换）。

甘松（Gānsōng）

首载于《本草拾遗》。为败酱科植物甘松 *Nardostachys jatamansi* DC. 的干燥根及根茎。产于甘肃、青海、四川等地。春、秋二季采挖。

【处方用名】甘松。

【主要药性】辛、甘，温。归脾、胃经。

【基本功效】理气止痛，开郁醒脾；外用祛湿消肿。

【临床应用】

1. 脾胃气滞证　本品温香行散，主入脾胃经。"功专调气解郁，开胃醒脾"（《药性切用》）。且温而不热，香而不燥，甘而不滞，为"醒脾畅胃之药"（《本草汇言》）。适用于脾胃气滞之脘腹胀满，食欲不振，恶心呕吐等，常与木香、香附、厚朴等同用。

2. 脚气肿毒，牙痛　本品外用能祛湿消肿止痛。如煎汤外洗，可"治脚气膝肿"（《本草纲目》）；若与硫黄为末，泡汤漱口，可治齿痛。

此外，本品"虽无补养之力，却有醒运之功。加入补脾药中，甚为得力"（《本草便读》）。可与补益药同用，使之补而不滞。

【用法用量】煎服，3～6g。外用适量。

【现代研究】主含挥发油、宽叶甘松酮、甘松新酮、齐墩果酸、熊果酸等。《中国药典》规定：含挥发油不得少于 2.0%（mL/g），饮片不得少于 1.8%（mL/g）。含甘松新酮（$C_{15}H_{22}O_3$）不得少于 0.10%。本品有调节胃肠运动、抗溃疡、镇静、抗脑缺血、抗心律失常等作用。

九香虫（Jiǔxiāngchóng）

首载于《本草纲目》。为蝽科昆虫九香虫 *Aspongopus chinensis* Dallas 的干燥体。产于云南、贵州、四川等地。11 月至次年 3 月间捕捉。

【处方用名】九香虫、炒九香虫。

【主要药性】咸，温。归肝、脾、肾经。

【基本功效】理气止痛，温肾助阳。

【临床应用】

1. 肝胃气滞证　本品气香行散，入肝、脾经。善行胁腹之滞气而止痛。适用于肝气郁滞之胸胁胀痛或肝气犯胃之脘腹疼痛，常与柴胡、薄荷、郁金等同用。若治食积气滞所致的脘腹胀痛，嗳腐吞酸疼痛，食欲不振等，常与山楂、六神曲、枳壳等同用，如小儿进食片（《部颁标准》）。

2. 肾阳虚证　本品咸温入肾，"专兴阳益精"（《本草新编》）。适用于肾阳不足，命门火衰之阳痿早泄、腰膝冷痛、夜尿频多等，常与淫羊藿、巴戟天、补骨脂等配伍。

【用法用量】煎服，3～9g。

【现代研究】主含油酸、棕榈酸及多种微量元素。本品有抗菌、抗凝血、抗溃疡、抗肿瘤等作用。

刀豆（Dāodòu）

首载于《救荒本草》。本品为豆科植物刀豆 *Canavalia gladiata*（Jacq.）DC. 的干燥成熟种子。产于安徽、湖北、江苏等地。秋季采收。

【处方用名】刀豆、炒刀豆、盐刀豆。

【主要药性】甘，温。归胃、肾经。

【基本功效】下气止呃，温肾助阳。

【临床应用】

1. 呃逆呕吐　本品性温沉降，长于温中下气，尤善止呃。可用于多种原因所致的呃逆、呕吐，尤以治脾胃虚寒之呃逆为佳，可单用烧存性，研末服之。若治气滞呃逆，胸闷不舒等，也可单炒研末服，如刀豆散（《医级》）。

2. 肾虚腰痛　本品甘温，入肾经。能温肾助阳，善治肾虚腰痛，常与吴茱萸、小茴香、补骨脂等同用。

【用法用量】煎服，6～9g。

【现代研究】主含刀豆四胺、γ-胍氧基丙胺、刀豆赤霉素 I、刀豆赤霉素 II 及蛋白质等。本品有抗免疫刺激、抗肿瘤、抑制流感病毒等作用。

柿蒂（Shìdì）

首载于《名医别录》。为柿树科植物柿 *Diospyros kaki* Thunb. 的干燥宿萼。产于河北、河南、山东等地。冬季果实成熟时采摘，食用时收集。

【处方用名】柿蒂。

【主要药性】苦、涩，平。归胃经。

【基本功效】降气止呃。

【临床应用】

呃逆　本品味苦降泄，专入胃经，善能降胃气，"疗呃逆灵"（《本草蒙筌》），为止呃之要药。因其性平和，凡胃气上逆之呃逆，无论寒热虚实均可选用。若治胃寒呃逆，常配丁香、生姜，如柿蒂汤（《济生方》）。治胃热呃逆，可与竹茹、陈皮、姜汁合用，新制橘皮竹茹汤（《温病条辨》）。治脾胃虚寒呃逆，常与丁香、人参、生姜同用，如丁香柿蒂汤（《症因脉治》）。

【用法用量】煎服，5～10g。

【现代研究】主含三叶豆苷、金丝桃苷、齐墩果酸、熊果酸、没食子酸、白桦脂酸、丁香酸、香草酸等。本品有镇静、抗惊厥、抗心律失常、抗生育等作用。

【复习思考题】

1. 香附为"气病之总司，女科之主帅"，如何理解？
2. 枳实"破积有雷厉风行之势，泻痰有推墙倒壁之威"，如何理解？
3. 葛根、黄连、大黄、车前子、木香均可治疗泻痢，如何区别使用？

一、含义

凡以消化食积为主要功效，常用以治疗饮食积滞证的药物，称为消食药。又称助消化药。

二、性能特点

消食药多为甘平，主入脾、胃二经，能帮助饮食消化，消除胃中宿积，使中焦调和，脾胃健运复常。本章药物的主要功效为消化食积。

所谓消化食积，是指药物能够帮助消化，减轻或消除宿食积滞证的作用。又称消食化积、消食积、消食、消食和中、消食和胃、消食化滞、消食健脾、消食健胃、消食运脾、消食开胃等。

三、主治病证

适用于饮食不节，暴食暴饮，或素体脾胃虚弱，饮食难消所致的饮食积滞证，症见脘腹胀满，不思饮食，嗳腐吞酸，恶心呕吐，大便失常，矢气臭秽等。

四、应用原则

因食积内停，易壅塞气机，气机不畅，又可导致或加重积滞，故运用本章药物常配行气宽中药同用，使气行则食积易化。若正气素虚，或积滞日久，脾胃虚弱者，当配补气健脾药同用，以标本兼顾，消补结合，消食而不伤正。食积腹泻，大便不爽者，可配伍少量泻下药以缓下导滞。若食积日久，又有化热、兼寒之别，可相机配伍清热药和温里药。

五、使用注意

本类药物多药效缓和，但部分药物仍有耗气之弊，故对于气虚而无饮食积滞者慎用。

六、现代研究

消食药大多含有脂肪酶、淀粉酶及维生素等，有不同程度的助消化作用，部分药物尚有降血脂、抗动脉粥样硬化、强心、增加冠脉血流量、抗心肌缺血、降压、抗氧化等多种药理作用。

山楂（Shānzhā）

首载于《本草经集注》。为蔷薇科植物山里红 *Crataegus pinnatifida* Bge. var. *major* N. E. Br. 或

山楂 *Crataegus pinnatifida* Bge. 的干燥成熟果实（见彩图76）。产于山东、河南、河北等地，秋季采收。

【处方用名】 山楂、炒山楂、焦山楂、山楂炭。

【主要药性】 酸、甘，微温。归脾、胃、肝经。

【基本功效】 消食健胃，行气散瘀，化浊降脂。

【临床应用】

1. 饮食积滞证 本品酸甘微温，"消食理滞，是其所长"（《本草新编》）。且"消食积而不伤于刻，行气滞而不伤于荡"（《药性解》），故可用于各种饮食积滞之证。每与麦芽、六神曲、莱菔子等同用，如山楂化滞丸（《中国药典》）。因其善"消肉食之积"（《本草征要》），凡"伤诸肉者，必用之药"（《本草新编》）。故为治油腻肉食积滞之要药，可单用，如山楂丸（《部颁标准》），或与其他消食药相须为用。

2. 血瘀证 本品"善入血分，为化瘀血之要药"（《医学衷中参西录》）。若治妇女血瘀积聚，月经闭止，经期紊乱，行经腹痛，常与香附、三棱、当归等同用，如调经至宝丸（《部颁标准》）。治气滞血瘀所致的胸痹心痛，常与丹参、葛根、三七等同用，如心可舒片（《中国药典》）。

此外，本品能化浊降脂，用于高脂血症，可单用，如山楂精降脂片（《部颁标准》）；或与制何首乌、决明子、葛根等同用，如脂降宁片（《部颁标准》）。

【用法用量】 煎服，9～12g。生山楂长于消食散瘀；炒山楂缓和对胃的刺激，长于消食健胃；焦山楂长于止泻，食滞而腹泻者多用；山楂炭偏于收涩，长于止泻，脾虚腹泄多用。

【使用注意】 胃酸分泌过多者慎用。

【现代研究】 主含枸橼酸、绿原酸、枸橼酸单甲酯、枸橼酸二甲酯、枸橼酸三甲酯、槲皮素、金丝桃苷、牡荆素、熊果酸、白桦脂醇等；还含胡萝卜素、维生素C、维生素B_1等。《中国药典》规定：含有机酸以枸橼酸（$C_6H_8O_7$）计，不得少于5.0%；炒山楂、焦山楂不得少于4.0%。本品有促进脂肪消化，增加胃消化酶分泌，扩张冠状动脉，增加冠脉血流量，降低血清胆固醇及甘油三酯，强心、降血压、抗心律失常，抗血小板聚集，抗氧化，增强免疫，收缩子宫，抑菌等作用。

六神曲（Liùshénqǔ）

首载于《药性论》。为面粉或麸皮与杏仁泥、赤小豆粉，以及鲜青蒿、鲜苍耳、鲜辣蓼自然汁混合后经发酵而成的加工品（见彩图77）。全国各地均有生产。

【处方用名】 神曲、六曲、六神曲、麸炒六神曲、焦六神曲。

【主要药性】 甘、辛，温。归脾、胃经。

【基本功效】 消食化积，健脾和胃。

【临床应用】

饮食积滞证 本品辛以行散消食，甘温健胃和中。能"扶脾胃以进饮食，消隔宿停留胃内之食"（《滇南本草》）。适用于饮食积滞，脘腹胀满，嗳腐吞酸，恶食呕逆等，常配山楂、莱菔子、陈皮等，如保和丸（《丹溪心法》）。

此外，本品又能助金石药物之消化，凡丸剂中有金石、贝壳类药物难以消化者，可以之为赋型剂糊丸，以助消化。

【用法用量】 煎服，6～15g。消食宜炒焦用。

【现代研究】主含酵母菌，还含挥发油、苷类、淀粉酶、维生素 B 等。本品促进消化液分泌、调节肠道菌群和肠道运动等作用。

附：建神曲

简称建曲。为山楂、麦芽、荆芥等数十种中药与面粉、麸皮经混合发酵而成的曲剂。辛、甘，性温；归脾、胃经。功能消食化积，健脾和胃，发散风寒。用于风寒感冒，饮食积滞，脘腹胀满，脾虚泄泻等。其性能、功用与六神曲相似，对风寒表证兼有食滞者尤宜。由于各地方药品标准所载处方药味不甚相同，故用时应加以注意。

麦芽（Màiyá）

首载于《名医别录》。为禾本科植物大麦 *Hordeum vulgare* L. 的成熟果实经发芽干燥的炮制加工品（见彩图 78）。全国大部分地区均产。

【处方用名】麦芽、炒麦芽、焦麦芽。

【主要药性】甘，平。归脾、胃、肝经。

【基本功效】行气消食，健脾开胃，回乳消胀。

【临床应用】

1. 饮食积滞证 本品性味甘平，"功专入胃消食"（《本草求真》），作用平和。"凡一切米面食积，服之立消"（《本草汇言》）。主要用于米、面、薯、芋等淀粉类食积不消，可单用，如麦芽片（《部颁标准》）。若治脾虚食积，不思饮食，嗳腐酸臭，脘腹胀满者，可与太子参、山药、山楂等同用，如健胃消食片（《中国药典》）。

2. 断乳，乳房胀痛 本品能减少乳汁分泌，有回乳消胀之功。适宜于哺乳期妇女断乳，或乳汁郁积之乳房胀痛。可单用炒麦芽煎服，如麦芽煎（《妇人大全良方》）。

此外，本品"善舒肝气"（《医学衷中参西录》）。可用于肝气郁滞或肝胃不和之胁痛、脘腹胀痛等。因其力缓，常作辅助药用。

【用法用量】煎服，10～15g；回乳炒用60g。生麦芽健脾和胃、疏肝行气，用于脾虚食少，乳汁郁积；炒麦芽行气消食回乳，用于食积不消，妇女断乳；焦麦芽消食化滞，用于食积不消，脘腹胀痛。

【使用注意】哺乳期妇女不宜使用。

【典型案例】麦芽行气消食案。一妇人年三十余，气分素弱，一日忽觉有气结于上脘，不能上达亦不下降，俾单用生麦芽一两，煎汤饮之，顿觉气息通顺（《医学衷中参西录》）。

【现代研究】主含大麦芽碱、大麦芽新碱 A、B，还含腺嘌呤、胆碱、蛋白质、蛋白水解酶、淀粉水解酶、氨基酸、转化糖酶、维生素 B、D、E 等。本品有促进胃酸、胃蛋白酶分泌，助消化，小剂量催乳，大剂量回乳，降血糖，抗真菌等作用。

稻芽（Dàoyá）

首载于《名医别录》。为禾本科植物稻 *Oryza sativa* L. 的成熟果实经发芽干燥的炮制加工品。全国大部分地区均产。

【处方用名】稻芽、炒稻芽、焦稻芽。

【主要药性】甘，温。归脾、胃经。

【基本功效】消食和中，健脾开胃。

【临床应用】

饮食积滞证 本品消食和中之功似麦芽而力稍逊。适用于米、面、薯、芋等淀粉类食积不消，常与麦芽相须为用。

【用法用量】煎服，9～15g。炒稻芽偏于消食，用于不饥食少；焦稻芽善化积滞，用于积滞不消。

【现代研究】主含有效成分为淀粉酶，含量较麦芽低。还含蛋白质、脂肪油、淀粉、麦芽糖、腺嘌呤、胆碱及18种氨基酸等。本品有促进消化，促进激素分泌、调节肠道菌群、增进食欲、抗过敏等作用。

附：谷芽

为禾本科植物粟 *Setaria italica*（L.）Beauv. 的成熟果实经发芽干燥而得。为国家基本医疗保险药品。甘，温。归脾、胃经。功能消食和中，健脾开胃。用于食积不消，腹胀口臭，脾胃虚弱，不饥食少。其性能、功用与稻芽相似。煎服，9～15g。炒谷芽偏于消食，用于不饥食少。焦谷芽善化积滞，用于积滞不消。

莱菔子（Láifúzǐ）

首载于《日华子本草》。为十字花科植物萝卜 *Raphanus sativus* L. 的干燥成熟种子（见彩图79）。全国各地均产。夏季采收。

【处方用名】莱菔子、炒莱菔子。

【主要药性】辛、甘，平。归肺、脾、胃经。

【基本功效】消食除胀，降气化痰。

【临床应用】

1. 食积气滞证 本品味辛行散，入脾胃经。既能消食和中，尤能行气消胀，为消食除胀之要药。凡"胃有气食停滞致成鼓胀者，非此不除"（《本草正》）。适用于食积气滞之脘腹痞满胀痛，大便秘结或积滞泻痢，常与山楂、神曲、陈皮等同用，如保和丸（《丹溪心法》）。

2. 痰壅喘咳 本品入肺经，"消痰下气更速"（《本草经疏》）。凡"一切喘嗽因痰者，皆可用之"（《本草便读》）。适用于痰涎壅肺之咳喘，每与白芥子、紫苏子同用，如三子养亲汤（《韩氏医通》）。

【用法用量】煎服，5～12g。

【使用注意】本品辛散耗气，故气虚及无食积、痰滞者慎用。不宜与人参同用。

【现代研究】主含芥酸、亚油酸、亚麻酸、菜子甾醇、22-去氢菜油甾醇、挥发油，还含莱菔素、芥子碱、脂肪油及氨基酸等。《中国药典》规定：含芥子碱以芥子碱硫氰酸盐（$C_{16}H_{24}NO_5 \cdot SCN$）计，不得少于0.40%。本品有祛痰、镇咳、平喘、降压、抑菌、调节胃肠道运动，促进肠道蠕动等作用。

鸡内金（Jīnèijīn）

首载于《神农本草经》。为雉科动物家鸡 *Gallus gallus domesticus* Brisson 的干燥沙囊内壁。全国各地均产。

【处方用名】鸡内金、炒鸡内金、醋鸡内金。

【主要药性】甘，平。归脾、胃、小肠、膀胱经。

【基本功效】健胃消食，涩精止遗，通淋化石。

【临床应用】

1. 饮食积滞，小儿疳积　本品"善化有形郁积"（《医学衷中参西录》）。消食作用较强，又能健运脾胃。可用于多种食积不化之证，对脾虚食积者尤为多用，可单用研末服，或与六神曲为伍，如复方鸡内金片（《部颁标准》）。若治食滞脾胃所致的疳证，症见不思乳食，面黄肌瘦，腹部膨胀，消化不良等，可与使君子、茯苓、谷精草等同用，如疳积散（《中国药典》）。

2. 遗尿，遗精　本品有固精止遗之功。治肾虚固摄无力而遗尿、遗精者，可单用炒焦研末以黄酒送服，或配伍菟丝子、桑螵蛸、鹿茸等，如鸡肶胵散（《圣惠方》）。

3. 石淋涩痛，胆胀胁痛　本品"不但能消脾胃之积，无论脏腑何处有积，鸡内金皆能消之"。尤善"消化砂石"（《医学衷中参西录》），有化坚消石之功。可用于石淋涩痛，胆胀胁痛。前者常与金钱草、海金沙、瞿麦等同用，如肾石通冲剂（《部颁标准》）。后者可与郁金、金钱草等同用。

【用法用量】煎服，3～10g；研末服，每次1.5～3g。研末服效果优于煎剂。

【使用注意】脾虚无积滞者慎用。

【典型案例】鸡内金健胃消食案。龚某，年三十岁，胃脘有硬物堵塞，已数年矣。饮食减少，不能下行。其脉象沉而微弦，右部尤甚，用鸡内金一两，生酒曲五钱，服数剂硬物全消（《医学衷中参西录》）。

【现代研究】主含胃蛋白酶、角蛋白、淀粉酶、多种维生素与微量元素；还含赖氨酸、丝氨酸等18种氨基酸。本品有提高胃液分泌量、调节胃肠功能、增强胃运动机能、加快胃排空速率、抗凝血、调节血脂、降低血糖、抗动脉硬化等作用。

【复习思考题】

1. 何谓"焦三仙"？三者在消食方面有何特点？
2. 谈谈你对山楂"化浊降脂"的认识。

扫一扫，查阅本章数字资源，含PPT、音视频、图片等

第十五章

驱虫药

一、含义

凡以驱除或杀灭人体寄生虫为主要功效，常用以治疗虫证的药物，称为驱虫药。

二、性能特点

驱虫药的药性或寒或温，主入大肠、脾、胃经，部分药物有毒。能对人体寄生虫，尤其是肠道寄生虫产生麻痹或毒杀作用，或促使其排出体外。

三、主治病证

适用于蛔虫、蛲虫、绦虫、钩虫等多种肠道寄生虫病。不同的虫病具有不同的临床特征。如蛔虫病主要表现为脐腹疼痛，时作时止等。蛲虫病主要表现为肛门奇痒，夜间尤甚等。绦虫病主要表现为腹痛腹胀，便下白色节片等。钩虫病主要表现为善饥多食，倦怠乏力，皮色萎黄，面肢浮肿等。部分患者可无明显症状，可通过大便检测以明确诊断。

四、应用原则

应根据不同的虫病，参照化验结果，选择相应的驱虫药。应用驱虫药需常配伍泻下药，有助虫体从大便排除，从而提高驱虫药的治疗效果。若有积滞内停者，当配消积导滞药；体质虚弱者，可先补后攻，或先攻后补。

五、使用注意

本类药物一般宜空腹服用，使药物充分作用于虫体而保证疗效。应用毒性较大的驱虫药要注意用量、用法，以免中毒或损伤正气；孕妇、年老体弱者亦当慎用。腹痛剧烈或发热者，不宜急于驱虫，待症状缓解后，再施用驱虫药。

六、现代研究

驱虫药主要通过麻痹虫体神经系统，或使虫体瘫痪麻痹、弛缓伸长而被排除体外；或兴奋虫体头部神经，导致肌肉痉挛性收缩，使虫体不能附着于肠壁而随粪便排出。某些药物可使虫体节片溶解、破坏而直接杀死虫体。部分驱虫药有促进胃肠蠕动、抗真菌、抗病毒、抗肿瘤、兴奋子宫、减慢心率、扩张血管、降低血压等多种药理作用。

使君子（Shǐjūnzǐ）

首载于《开宝本草》。为使君子科植物使君子 *Quisqualis indica* L. 的干燥成熟果实（见彩图 80）。主产于四川。秋季采收。

【处方用名】使君子、使君子仁、炒使君子仁。

【主要药性】甘，温。归脾、胃经。

【基本功效】杀虫消积。

【临床应用】

1. 蛔虫病、蛲虫病 本品"专杀蛔虫"（《本草正》），为驱蛔要药。因其味甘气香，易于服用，且药性缓和，不易伤正，故尤宜于小儿蛔虫病。轻者可单用炒香嚼服；重者可与苦楝皮、槟榔等同用，如使君子散（《证治准绳》）。若配百部、槟榔、大黄等，也可用治蛲虫病。

2. 小儿疳积 本品甘温不燥，既能驱虫，又能健脾消疳，为消疳杀虫之佳品。适用于小儿疳积，面色萎黄，形瘦腹大，腹痛有虫者，常与天南星、槟榔同用，如使君子丸（《部颁标准》）。若治饮食停积所致的疳证，症见不思乳食、面黄肌瘦、腹部膨胀、消化不良者，可与鸡内金、茯苓、威灵仙等同用，如疳积散（《中国药典》）。

【用法用量】煎服，9～12g，捣碎；取仁炒香嚼服，6～9g，作1～2次分服。小儿每岁1～1.5粒，1日总量不超过20粒。空腹服用，每日1次，连用3天。

【使用注意】大量服用可致呃逆、眩晕、呕吐、腹泻等反应。"忌饮热茶，犯之即泻"（《本草纲目》）。

【现代研究】主含胡芦巴碱、使君子酸、苹果酸、柠檬酸、棕榈酸、油酸、亚油酸、硬脂酸、花生酸等。《中国药典》规定：种子含胡芦巴碱（$C_7H_7NO_2$）不得少于0.20%。本品有驱虫、抗肿瘤等作用。

苦楝皮（Kǔliànpí）

首载于《名医别录》。为楝科植物川楝 *Melia toosendan* Sieb. et Zucc. 或楝 *Melia azedarach* L. 的干燥树皮及根皮。产于四川、湖北、安徽等地。春、秋二季采收。

【处方用名】楝皮、川楝皮、苦楝皮。

【主要药性】苦，寒；有毒。归肝、脾、胃经。

【基本功效】杀虫，疗癣。

【临床应用】

1. 肠道寄生虫病 本品苦寒有毒，杀虫力强，驱虫谱广，疗效较佳。可用治蛔虫、蛲虫、绦虫等多种肠道寄生虫病，尤以驱杀蛔虫擅长。若治蛔虫病，可单用煎水或熬膏敷用，或与鹤虱、槟榔等同用，如化虫丸（《太平惠民和剂局方》）。治蛲虫病，可与百部、乌梅同用，每晚煎取浓液作保留灌肠，连用2～4天。治钩虫病，可与石榴皮同煎服之。

2. 疥癣瘙痒 本品外用能清热燥湿，杀虫止痒，为"去虫杀疥之药"（《本草汇言》）。适宜于疥、癣、湿疹等皮肤瘙痒，可单用为末，醋或猪脂调涂患处；或与硫黄、紫草、冰片等同用。

【用法用量】煎服，3～6g；外用适量。

【使用注意】本品有毒，不宜过量或持续服用。孕妇及脾胃虚寒者、肝肾功能不良者慎服。

【现代研究】主含川楝素、苦楝萜酮内酯、苦楝萜醇内酯、苦楝皮萜酮、苦楝萜酸甲酯、儿茶素等。《中国药典》规定：含川楝素（$C_{30}H_{38}O_{11}$）应为 0.010% ～ 0.20%。本品有驱虫、镇痛、抗炎、抗血栓、降血糖、抗肿瘤等作用。

槟榔（Bīngláng）

首载于《名医别录》。为棕榈科植物槟榔 *Areca catechu* L. 的干燥成熟种子（见彩图 81）。主产于广东、云南。春末至秋初采收。

【处方用名】槟榔、花槟榔、槟榔片、大腹子、炒槟榔、焦槟榔。

【主要药性】苦、辛，温。归胃、大肠经。

【基本功效】杀虫，消积，行气，利水，截疟。

【临床应用】

1. 肠道寄生虫病　本品苦辛，力主杀虫，兼能泻下，"能逐虫下行"（《药鉴》），有助排除虫体。对绦虫、蛔虫、姜片虫等多种肠道寄生虫都有驱杀作用。尤其对绦虫病疗效最佳，可单用，或与南瓜子同用。至于其他虫病，可与其他驱虫药配伍使用。

2. 食积气滞，泻痢后重　本品辛散苦泄，善行胃肠壅滞之气，"下肠胃有形之物"（《要药分剂》）。凡胃肠积结气滞，大便不调，或腹胀便秘，或泻痢后重者皆可应用。若治食积气滞，腹胀便秘者，可与山楂、六神曲、大黄等同用，如小儿化食丸（《中国药典》）。治湿热泻痢，里急后重者，可与木香、黄连、芍药等同用，如芍药汤（《素问病机气宜保命集》）。

3. 水肿脚气　本品既能利水，又能行气，能"除肿胀之气水"（《本草易读》），常用于水肿，脚气肿痛。若治水肿实证，二便不利者，常与商陆、泽泻、木通等同用，如疏凿饮子（《济生方》）。治寒湿脚气，足胫肿痛者，可与木瓜、吴茱萸、陈皮等配伍，如鸡鸣散（《证治准绳》）。

4. 疟疾　本品有截疟之功。治疗疟疾寒热，可与常山、草果、厚朴等同用，如截疟七宝饮（《素问病机气宜保命集》）。

【用法用量】煎服，3 ～ 10g。驱绦虫、姜片虫 30 ～ 60g。

【使用注意】本品有缓泻作用，且易耗气，故脾虚便溏或气虚下陷者忌用；孕妇慎用。

【典型案例】槟榔治疗绦虫案。金某，脐周疼痛两月，时作时止，便检有绦虫节片，喜食辛辣及肉食。处方槟榔片 100g，乌梅 50g，水煎液。服药前晚禁食，晨起顿服，3 小时后腹泻稀水，便挟数节节片，后便出长虫一条（《老中医医案选》）。

【现代研究】主含槟榔碱、槟榔次碱、去甲基槟榔碱、月桂酸、肉豆蔻酸、棕榈酸、硬脂酸、葵酸、油酸、亚油酸、十二碳烯酸、十四碳烯酸、十六碳烯酸等，还含缩合鞣质及氨基酸等。《中国药典》规定：含槟榔碱（$C_8H_{13}O_2$）不得少于 0.20%，焦槟榔不得少于 0.10%。本品有麻痹或驱杀肠道寄生虫、抑制真菌、流感病毒、幽门螺旋杆菌，增加肠蠕动，减慢心率，降低血压、抗血栓形成、改善脑功能等作用。

【备注】关于"咀嚼槟榔"与"药用槟榔"。2003 年，国际癌症研究中心（IARC）发布了一份报告，将槟榔列为一类致癌物，从而引起了"槟榔致癌"风波。须知，IARC 报告中所提含致癌物的槟榔指的是"咀嚼槟榔"而非"药用槟榔"，二者有本质区别，应予明确。①咀嚼槟榔所用为幼果，药用槟榔使用成熟的果仁。②咀嚼槟榔用石灰水浸泡，再添加碱性、刺激性很强的香精、香料等，这些辅料有致癌物质；药用槟榔则须经炮制、加工，符合《中国药典》规定的饮片标准。③咀嚼槟榔可造成对口腔黏膜的化学性刺激、机械性损伤，导致黏膜下纤维化、白斑、苔藓病变；药用槟榔是汤剂或中成药制剂口服，通过肠道吸收，不会长时间刺激口腔黏膜；④咀嚼槟榔没有限时，属于大量、无限制的使用；药用槟榔一般为每天 3 ～ 10g，驱虫用 30 ～ 60g，短期服用。⑤咀嚼槟榔是一种生活习俗，有特定嗜食习惯的人群；药用槟榔有特定的适应证，适宜于有使用槟榔指征的患者。

南瓜子（Nánguāzǐ）

首载于《现代实用中药》。为葫芦科植物南瓜 *Cucurbita moschata*（Duch.）poiret 的干燥成熟种子。全国各地均产。夏、秋季采收。

【处方用名】南瓜子、生南瓜子。

【主要药性】甘，平。归胃、大肠经。

【基本功效】杀虫。

【临床应用】

绦虫病 本品性味甘平，杀虫而不伤正气。治疗绦虫病，可单味生用；若与槟榔、玄明粉同用则疗效更佳。一般先用本品 60 ～ 120g（连壳生用），研粉，冷开水调服；2 小时后服槟榔 60 ～ 120g 的水煎液；再过 30 分钟，用开水冲服玄明粉 15g，促使泻下，有利排虫。

此外，南瓜子亦可用治血吸虫病，但须较大剂量（120 ～ 200g），长期服用。

【用法用量】研粉，冷开水调服，60 ～ 120g。

【现代研究】主含亚油酸、油栓、棕榈酸、硬脂酸、南瓜子氨酸等，还含蛋白质，类脂，维生素 A、B_1、B_2，胡萝卜素等。本品有驱虫杀菌、抗高血压、抗炎、抗氧化、降血糖及调节泌尿系统功能等作用。

鹤草芽（Hècǎoyá）

首载于《中华医学杂志》。为蔷薇科植物龙芽草（即仙鹤草）*Agrimonia pilosa* Ledeb. 的干燥冬芽。全国各地均产。深冬或早春季采挖。

【处方用名】鹤草芽。

【主要药性】苦、涩，凉。归胃、大肠经。

【基本功效】杀虫。

【临床应用】

绦虫病 本品味苦，功专驱杀绦虫，兼能泻下，有利于虫体排出，故为治绦虫病之要药。单用本品研粉，晨起空腹顿服即效，一般在服药后 5 ～ 6 小时可排除虫体。

【用法用量】研粉吞服，每日 30 ～ 45g；小儿 0.7 ～ 0.8g/kg，每日 1 次，早晨空腹服。

【使用注意】因本品有效成分几乎不溶于水，且遇热易被破坏，故不入煎剂，以入丸、散为宜。

【现代研究】主含鹤草酚 A ～ E、槲皮素、芹黄素、没食子酸、咖啡酸、仙鹤草酸 A、B 等，还含仙鹤草内酯、三萜类及鞣质等。本品能使绦虫痉挛而很快死亡，对头节、颈节、体节均有作用，并有抑杀血吸虫、杀灭精子、抗菌等作用。

雷丸（Léiwán）

首载于《神农本草经》。为白蘑科真菌雷丸 *Omphalia lapidescens* Schroet. 的干燥菌核。产于四川、贵州、云南等地。秋季采挖。

【处方用名】雷丸。

【主要药性】微苦，寒。归胃、大肠经。

【基本功效】杀虫消积。

【临床应用】

1. 肠道寄生虫病 本品苦寒，"力能杀虫。不论各虫，皆能驱逐，男妇皆利"（《本草新编》）。可用于绦虫、钩虫、蛔虫等多种肠道寄生虫病。其中，以驱杀绦虫效佳，尤宜于绦虫病，可单用研末吞服。若治疗其他虫病，常与槟榔、苦楝皮等同用，如追虫丸（《证治准绳》）。

2. 小儿疳积 本品"功专消积杀虫"（《本草分经》）。用于小儿疳积、虫积，身体羸瘦，不思饮食等，常与槟榔、使君子、鸡内金等份同用，如驱虫消食片（《部颁标准》）。

【用法用量】研粉，饭后用温开水调服，每次 5～7g，1 日 3 次，连服 3 天，不宜入煎剂。

【现代研究】主含雷丸素、雷丸蛋白酶等；还含雷丸多糖、麦角甾醇、钙、铝、镁等微量元素。《中国药典》规定：含雷丸素以牛血清蛋白计，不得少于 0.60%。本品有杀虫、抗炎、提高免疫、抗肿瘤等作用。

鹤虱（Hèshī）

首载于《新修本草》。为菊科植物天名精 *Carpesium abrotanoides* L. 或伞形科植物野胡萝卜 *Daucus carota* L. 的干燥成熟果实。前者主产于华北各地，称北鹤虱，为本草书籍所记载的正品；后者产于江苏、浙江、安徽等地，称南鹤虱。秋季采收。

【处方用名】鹤虱、北鹤虱、南鹤虱。

【主要药性】苦、辛，平；有小毒。归脾、胃经。

【基本功效】杀虫消积。

【临床应用】

1. 肠道寄生虫病 本品苦辛，有小毒。能"杀五脏诸虫，疗心腹虫痛"（《本草易读》）。为"杀虫方中最要药"（《本经逢原》）。适宜于蛔虫、蛲虫、钩虫、绦虫等多种肠道寄生虫病。可单用作丸散服，或与苦楝皮、槟榔、使君子等同用，如化虫丸（《医方集解》）。

2. 小儿疳积 本品杀虫消积，可用于小儿疳积。若治湿热蕴结之蛔疳，如下虫丸（《医宗金鉴》）。治脾胃虚弱所致的疳积，症见面黄肌瘦、腹胀腹痛、厌食或食欲不振、大便失调者。常与茯苓、槟榔、雷丸等同用，如化积口服液（《中国药典》）。

【用法用量】煎服，3～9g。

【使用注意】孕妇慎用。

【现代研究】主含挥发油、棕榈酸、油酸、亚油酸、β-芹子酸、十四烷酸等。本品有驱虫、降压、杀菌、抗炎、镇痛、消毒、抗生育及抗腹泻等作用。

榧子（Fěizǐ）

首载于《神农本草经》。为红豆杉科植物榧 *Torreya grandis* Fort. 的干燥成熟种子。主产于浙江、福建。秋季采收。

【处方用名】榧子。

【主要药性】甘，平。归肺、胃、大肠经。

【基本功效】杀虫消积，润燥止咳，润肠通便。

【临床应用】

1. 肠道寄生虫病 本品甘平无毒，"杀虫最胜"（《本草新编》）。兼能缓泻，有助虫体从大便排除。凡"腹中有虫积者，食之即愈"（《日用本草》），为驱虫要药。因其性缓力弱，"甘润不伤脾胃"（《本草便读》），故可用于蛔虫、钩虫、绦虫、姜片虫等多种肠道寄生虫病。可单用嚼服，或与其他驱虫药相须为用。

2. 小儿疳积 本品驱虫消疳。若与鸡内金、莪术、槟榔等同用，可用于食滞肠胃所致的疳症，症见不思饮食、消化不良、面黄肌瘦、烦躁口渴、胸膈满闷、积聚痞块，亦用于虫积腹痛。如儿童清热导滞丸（《中国药典》）。

3. 肺燥咳嗽 本品甘润入肺，能润肺燥而止咳嗽。"凡肺不润而燥者，得此则宜"（《本草求真》）。因其力弱，适用于肺热燥咳之轻症，可与川贝母、炙桑叶、沙参等养阴润肺止咳药同用。

4. 肠燥便秘 本品"体润而滑"（《本草求真》），入大肠经，有润肠通便之效。可用于肠燥津亏之大便秘结，每与火麻仁、郁李仁等同用。

【用法用量】煎服，10～15g。入煎服宜生用。

【使用注意】大便溏薄不宜用。

【现代研究】主含亚油酸、油酸、草酸、棕榈酸、硬脂酸、亚麻酸、花生酸、花生二烯酸、花生三烯酸、月桂酸、肉豆蔻酸等，还含甘油酯、甾醇、葡萄糖、多糖、挥发油等。本品有抑制杀灭钩虫、蛔虫、绦虫、调节脂肪，抗肿瘤等作用。

芜荑（Wúyí）

首载于《神农本草经》。为榆科植物大果榆 *Ulmus macrocarpa* Hance 果实的加工品。主产于河北、山西。夏季采收加工。

【处方用名】芜荑。

【主要药性】辛、苦，温。归脾、胃经。

【基本功效】杀虫消积。

【临床应用】

1. 肠道寄生虫病 本品味辛苦，"长于走肠胃，杀诸虫"（《本草经疏》），"为腹中虫痛专药"（《药性切用》）。适用于蛔虫、蛲虫、绦虫等多种肠道寄生虫病。可单用，或与槟榔、木香共研末，石榴根煎汤送服，如芜荑散（《直指方》）。

2. 小儿疳积 本品又能"消食积，为小儿疳泻冷痢必资之药"（《本草述钩元》）。若治饮食失调，伤脾成疳，症见面黄腹大，形体消瘦，毛发焦枯等，常配厚朴、陈皮、芦荟等，如疳积散（《证治准绳》）。治小儿虫积成疳，症见脘腹痞满，消化不良，呕吐嘈杂等，常配黄连、神曲、麦芽，如四味肥儿丸（《证治准绳》）。

此外，本品味苦，外用有燥湿杀虫止痒之功。若用醋或蜜调涂患处，可治疥癣瘙痒、皮肤恶疮。

【用法用量】 煎服，3～10g。入丸散，每次2～3g。外用适量，研末调敷。

【使用注意】 脾胃虚弱者慎用。

【现代研究】 主含鞣酸、糖类、挥发油等。本品有杀虫、抑真菌、抗疟、抗病毒等作用。

【复习思考题】

1. 在运用驱虫药时，常配伍泻下药同用，为什么？
2. "咀嚼槟榔"与"药用槟榔"有何区别？

一、含义

凡以制止体内外出血为主要功效，常用以治疗各种出血的药物，称止血药。

止血药一般分为凉血止血药、温经止血药、化瘀止血药和收敛止血药四类。

二、性能特点

止血药入血分，多归心、肝经。能有效制止体内外各种出血，并能消除血动之由、出血之因，有标本兼顾之效。因其药性有寒、温、散、敛之异，故本章药物的功效分别有凉血止血、温经止血、化瘀止血、收敛止血之别。

所谓止血，是指药物能控制出血，防止血液外溢的治疗作用。其中，药性寒凉，能清血分之热邪，以治血热出血为主者，称凉血止血；药性温热，能温经散寒，以治虚寒出血为主者，称温经止血；药性行散，能活血化瘀，以治瘀滞出血为主者，称化瘀止血；药性收涩，能凝络涩血，以治各种出血而无瘀滞者，称收敛止血。

三、主治病证

适用于血液不循常道，或上溢于口鼻诸窍，或下泄于前后二阴，或渗出肌肤所致的咯血、咳血、衄血、吐血、便血、尿血、崩漏、紫癜以及外伤出血等体内外各种出血疾患。

四、应用原则

出血因病因不同，病情有异，部位有别，故运用止血药时应根据出血的原因和部位不同选择或配伍适宜的药物。如治血热妄行之出血，宜选用凉血止血药，并配清热凉血药；治瘀血内阻，血不循经之出血，宜配行气活血药；治虚寒出血，宜配益气健脾、温阳祛寒药等。根据前贤"下血必升举，吐衄必降气"之论，故对于便血、崩漏等下部出血病证，应适当配伍升举之品；而对于衄血、吐血等上部出血病证，可适当配伍降气之品。

五、使用注意

"止血不留瘀"，这是运用止血药必须始终注意的问题。尤其是凉血止血药和收敛止血药，易凉遏恋邪，有止血留瘀之弊，故出血兼有瘀滞者不宜单独使用。若出血过多，气随血脱者，此时用止血药恐缓不济急。法当急投大补元气之药，以挽救气脱危候。至于止血药是否炒炭用，应视具体药物而定，不可一概而论，总以提高疗效为原则。

六、现代研究

止血药能收缩局部血管，增强毛细血管稳定性，降低血管通透性；促进凝血，抑制纤溶等；有的可通过广泛的物理化学因素促进止血。部分药物尚有抗炎、抗病原微生物、镇痛、抗癌、调节心血管功能等多种药理作用。

第一节　凉血止血药

本节药物性属寒凉，味多甘苦，入血分，既能止血，又能清泄血分之热。适用于血热妄行所致的各种出血。

因其性寒凝滞，易凉遏留瘀，不宜过量使用，或配化瘀止血药或活血祛瘀药同用。

小蓟（Xiǎojì）

首载于《本草经集注》。为菊科植物刺儿菜 *Cirsium setosum*（Willd.）MB. 的干燥地上部分。全国大部分地区均产。夏、秋季花期采集。

【处方用名】小蓟、小蓟炭。

【主要药性】甘、苦，凉。归心、肝经。

【基本功效】凉血止血，散瘀解毒消痈。

【临床应用】

1. 血热出血　本品性凉，走血分，善清血热，兼能散瘀，凉血止血而无留瘀之弊。"凡咳血、吐血、衄血、二便下血之因热者，服之莫不立愈"（《医学衷中参西录》）。可单用捣汁服，或配伍大蓟、侧柏叶、白茅根等，如十灰散（《十药神书》）。因本品兼能利尿通淋，故尤善治尿血、血淋，常与生地黄、栀子、木通等同用，如小蓟饮子（《济生方》）。若治外伤出血，可以本品捣烂外涂。

2. 热毒痈肿　本品苦凉，入心经。既能清解热毒，又能散瘀消痈。适用于热毒疮疡初起，红肿热痛者，可单用鲜品捣烂敷患处，或与乳香、没药同用，如神效方（《普济方》）。

【用法用量】煎服，5～12g；外用鲜品适量，捣烂敷患处。

【典型案例】小蓟止血案。一少年每年吐血，反复三四次，数年不愈。诊其脉，血热火盛，俾日用鲜小蓟根二两，煮汤数盅，当茶饮之，连饮二十余日，其病从此除根（《医学衷中参西录》）。

【现代研究】主含蒙花苷、原儿茶酸、绿原酸、咖啡酸、蒲公英甾醇、蒲公英甾醇乙酸酯、β- 谷甾醇、豆甾醇等。《中国药典》规定：含蒙花苷（$C_{28}H_{32}O_{14}$）不得少于 0.70%。本品有收缩血管，促进血小板聚集及增高凝血酶活性，止血、抑菌、降脂、利胆、利尿、强心、升压、抗肿瘤等作用。

大蓟（Dàjì）

首载于《名医别录》。为菊科植物蓟 *Cirsium japonicum* Fisch. ex DC. 的干燥地上部分（见彩图 82）。全国大部分地区均产。夏、秋季花开时采收。

【处方用名】大蓟、大蓟炭。

【主要药性】甘、苦，凉。归心、肝经。

【基本功效】凉血止血，散瘀解毒消痈。

【临床应用】

1. 血热出血　本品寒凉，入心、肝经血分，"最能凉血"（《本草经疏》），"止血而又能行瘀"（《本草汇言》）。寓行血于凉血止血之中，凉血可使热清血宁，行血不致凉遏留瘀，诚为凉血止血之佳品。适用于血热妄行所致的衄血、吐血、尿血、便血、崩漏等多种出血，以及外伤出血，内服外用皆宜。前者可用鲜品捣汁服，或与小蓟相须为用，如十灰散（《十药神书》）；后者可用本品研末外敷。

2. 热毒痈肿　本品性凉苦泄，能泻火解毒，散瘀消痈。功似小蓟而力胜，凡内外痈肿皆可用之，尤以血热毒盛者为佳。既可单用内服，亦可外敷，以鲜品为佳。如治热毒痈肿，可用鲜品捣烂外敷。治肺痈或肠痈，可单用生研调服，煎汤内服。

【用法用量】煎服，9～15g；外用鲜品适量，捣烂敷患处。

【现代研究】主含柳穿鱼叶苷、蒲公英甾醇乙酸酯、豆甾醇及挥发油、单紫杉烯、丁香烯等。《中国药典》规定：含柳穿鱼叶苷（$C_{28}H_{34}O_{15}$）不得少于0.20%。本品有缩短凝血时间、降低血压、对人型结核杆菌、疱疹病毒有明显抑制作用。

地榆（Dìyú）

首载于《神农本草经》。为蔷薇科植物地榆 *Sanguisorba officinalis* L. 或长叶地榆 *Sanguisorba officinalis* L. var. *longifolia*（Bert.）Yü et Li 的干燥根（见彩图83）。前者产于黑龙江、辽宁、吉林等地，后者习称"绵地榆"，产于安徽、浙江等地。春季将发芽时或秋季植株枯萎后采挖。

【处方用名】地榆、绵地榆、地榆炭。

【主要药性】苦、酸、涩，微寒。归肝、大肠经。

【基本功效】凉血止血，解毒敛疮。

【临床应用】

1. 血热出血　苦寒清热，酸涩收敛，主入血分。长于清血分之热以治本，涩血妄行以治标。且"清不虑其过泻，涩亦不虑其或滞"（《本草求真》）。故为清热凉血、收敛止血之良药。大凡血热妄行之出血诸症，得此则热清血安，络固血凝。因其性沉降下行，善走下焦，故尤宜于便血、痔血，血痢，崩漏等下焦血热出血。如治便血，痔血，常与槐花、槐角、防风等同用，如地榆槐角丸（《中国药典》）。治血痢不止，每与甘草为伍，如地榆汤（《圣济总录》）。治崩漏下血，可配生地黄、蒲黄、阿胶等，如地榆散（《圣济总录》）。

2. 痈肿疮毒，湿疹，水火烫伤　本品苦寒能泻火解毒，味酸涩能收湿敛疮生肌。既能解诸热毒痈，用治疮疡痈肿初起或湿疮溃烂；又能调敷烫火伤，促进创面愈合，为治水火烫伤之要药。如治痈肿疮毒，可用生地榆末与醋调敷；治湿疹，可以本品浓煎外洗；治烧烫伤，可与马尾连、紫草、冰片等制成油状液体外用，如烫伤油（《中国药典》）。

【用法用量】煎服，9～15g。外用适量，研末涂敷患处。止血多炒炭用，解毒敛疮多生用。

【使用注意】本品性寒酸涩，凡虚寒性便血、下痢、崩漏及出血有瘀者慎用。对于大面积烧伤病人，不宜使用地榆制剂外涂。

【现代研究】主含有鞣质、右旋儿茶素、地榆糖苷、地榆皂苷 A～E 等。《中国药典》规定：含鞣质不得少于8.0%，地榆炭不得少于2.0%；含没食子酸（$C_7H_6O_5$）不得少于1.0%，地榆炭不得少于 0.6%。止血主要成分为鞣质。本品能明显缩短出血和凝血时间，能降低毛细血管的通透性，减轻组织水肿，对创面有收敛作用，对烧伤、烫伤及伤口的愈合有明显的促进作用。

槐花（Huáihuā）

首载于《日华子本草》。为豆科植物槐 *Sophora japonica* L. 的干燥花蕾及花。全国各地均产。夏季花未开放时采收其花蕾，称为"槐米"；花开放时采收，称为"槐花"。

【处方用名】槐花、槐米、炒槐花、槐花炭。

【主要药性】苦，微寒。归肝、大肠经。

【基本功效】凉血止血，清肝泻火。

【临床应用】

1. 血热出血　本品味苦性寒，善清泄血分之热，"为凉血要品"（《本草经疏》），适用于便血、痔血、血痢、崩漏、吐血、衄血等血热出血诸症。因其味厚而沉，偏走下焦，"凉血之功独在大肠"（《药品化义》），故对大肠火盛或湿热蕴结所致的痔血、便血最为适宜。常与地榆炭、荆芥穗、侧柏炭等同用，如止红肠澼丸（《中国药典》）。

2. 肝火上炎证　本品苦能清泄，寒能胜热，入肝经，长于清泄肝火，除"足厥阴诸热证尤长"（《本草经疏》）。故可用于肝火上炎所导致的目赤、头胀头痛及眩晕等。可单用本品煎汤代茶饮，或与夏枯草、菊花、石决明等同用。

【用法用量】煎服，5～10g。止血多炒炭用，清热泻火宜生用。

【使用注意】脾胃虚寒及阴虚发热而无实火者慎用。

【现代研究】主含槲皮素、芦丁、异鼠李素 -3- 芸香糖苷、山奈酚 -3- 芸香糖苷、异鼠李素等。《中国药典》规定：含总黄酮以芦丁（$C_{27}H_{30}O_{16}$）计，槐花不得少于 8.0%，槐米不得少于 20.0%；含芦丁（$C_{27}H_{30}O_{16}$）槐花不得少于 6.0%，槐米不得少于 15.0%。本品能明显缩短出血和凝血时间，制炭后促进凝血作用更强。有减少心肌耗氧量，保护心功能的作用；对多种皮肤真菌有不同程度的抑制作用。

附：槐角

为槐的成熟果实，苦，寒；归肝、大肠经。功能清热泻火，凉血止血。用于肠热便血，痔肿出血，肝热头痛，眩晕目赤。其性能、功用与槐花相似，止血作用稍逊，但清降泻热之功较强，且兼能润肠，尤善治便血、痔血。煎服，6～9g。

侧柏叶（Cèbǎiyè）

首载于《名医别录》。为柏科植物侧柏 *Platycladus orientalis*（L.）Franco 的干燥枝梢及叶（见彩图 84）。全国各地均有产。多在夏、秋季节采收。

【处方用名】侧柏叶、侧柏叶炭。

【主要药性】苦、涩，寒。归肺、肝、脾经。

【基本功效】凉血止血，化痰止咳，生发乌发。

【临床应用】

1. 血热出血　本品苦涩性寒，入血分。既能清热凉血以制血动之由，又能凝络涩血以止外溢之血，使热清则血不妄行，络固则血自归经，为凉血、收敛止血之佳品，"凡吐血、衄血、崩血、淋血，血热流溢于外络者，捣汁服之立止"（《本草汇言》）。故可用于血热出血诸症，单用或入复方使用均可。若与温里祛寒或温经止血药配伍，亦可用于虚寒出血，如治中气虚寒，吐血不止之柏叶汤（《金匮要略》），即以本品与干姜、艾叶同用。

2. 肺热咳嗽 本品苦能泄降，寒能清热，又入肺经，故能清降肺气，化痰止咳。适用于肺热咳喘，痰黄稠黏，咯之不爽者，可单用，或与黄芩、贝母、瓜蒌等配伍。

3. 血热脱发，须发早白 本品苦寒，入肝经。肝为风木之脏，主藏血，发乃血之余。本品能凉血祛风而"重生发鬓须眉"（《本草蒙筌》），"黑润鬓发"（《日华子本草》），故有生发乌发之效，适用于血热脱发或须发早白。如单用本品为末，和麻油涂之，治头发不生；"烧汁涂发，可润而使黑"（《本草正》）。

【**用法用量**】煎服，6～12g。外用适量。止血多炒炭用，化痰止咳宜生用。

【**现代研究**】主含槲皮苷、槲皮素、山柰酚，及挥发油、鞣质等。《中国药典》规定：含槲皮苷（$C_{21}H_{20}O_{11}$）不得少于 0.10%。本品能明显缩短出血时间及凝血时间。有镇咳、祛痰、平喘、消炎、镇静、抑菌等作用。

白茅根（Báimáogēn）

首载于《神农本草经》。为禾本科植物白茅 Imperata cylindrica Beauv. var. major（Nees）C. E. Hubb. 的干燥根茎。全国各地均产，春、秋二季采挖。

【**处方用名**】白茅根、茅根、白茅根炭。

【**主要药性**】甘，寒。归肺、胃、膀胱经。

【**基本功效**】凉血止血，清热利尿。

【**临床应用**】

1. 血热出血 本品寒凉而味甚甘，能清血分之热而不伤于燥；又不黏腻，故凉血而不虑其积瘀。"为热血妄行，上下诸失血之要药"（《本草求原》）。适用于吐血，衄血，尿血等多种血热出血。可用本品煎汁或鲜品捣汁服用。因其性沉降，入膀胱经，兼能利尿，故对尿血、血淋最为适宜。可单用煎服，或配伍赤芍、滑石、血余炭等，如茅根散（《圣惠方》）。

2. 水肿、热淋、黄疸 本品性寒下降，入膀胱经，功能清热利尿，导湿热下行，而有利水消肿、利尿通淋或利湿退黄之效。用治湿热下注膀胱，热淋，小便赤涩不通；或"治因热小便不利，积成水肿，尤有奇效"（《医学衷中参西录》）。均可单用本品煎服，也可与其他清热利尿药配伍。治湿热黄疸，常与茵陈、山栀、龙胆等同用。

3. 肺热咳喘，热病烦渴 本品甘能生津，寒能清热，入肺、胃经，"清泄肺胃尤有专长"（《本草正义》）。上能清肺热以宁嗽定喘，治肺热咳喘，每与桑白皮为伍，如如神汤（《圣惠方》）。中能清胃生津以止烦渴，适用于热病烦渴，可单用，以鲜品为佳。

【**用法用量**】煎服，9～30g，鲜品30～60g。

【**典型案例**】白茅根清热利尿案。一妇人年近四旬，因阴虚发热，渐觉小便不利，积成水肿，服一切通利小便之药皆无效。俾用鲜茅根半斤，如法煎汤两大碗，以之当茶徐徐温饮之，使药力昼夜相继，连服五日，热退便利，肿遂尽消（《医学衷中参西录》）。

【**现代研究**】主含芦竹素、白茅素、印白茅素、薏苡素、羊齿烯醇、西米杜鹃素、异山柑子萜醇、白头翁素等，还含有 5- 羟色胺、有机酸、甾醇及糖类等。本品能显著缩短出血和凝血时间，有利尿、抗炎、抗病原微生物、增强免疫等作用。

苎麻根（Zhùmágēn）

首载于《名医别录》。为荨麻科植物苎麻 *Boehmeria nivea*（L.）Gaud. 的根和根茎。产于江苏、山东、山西等地。冬季至次春采挖。

【处方用名】苎麻根、苎麻根炭。

【主要药性】甘，寒。归肝、心、膀胱经。

【基本功效】凉血止血，安胎，清热解毒。

【临床应用】

1. 血热出血 本品入血分，"性寒能解热凉血"（《本草经疏》）。凡血分有热，络损血溢之出血诸症，皆可应用。因其入膀胱经，兼能利尿，有泄热通利之力。故对于热盛下焦，脉络受损，迫血妄行之尿血、血淋最为适宜。可单用，或与小蓟、白茅根等同用。

2. 胎动不安、胎漏下血 本品既能凉血止血，又入肝经，能清肝热而安胎，历来视为安胎之要药。大凡胎动因于血热者多见，故用本品可达清热安胎之效，适用于胎热不安，胎漏下血。可单用，如保胎方（《梅师集验方》）；或与黄芩、阿胶、当归等同用，如生苎根散（《圣惠方》）。

3. 热毒痈肿 本品性寒，能清热解毒，用于痈肿初起，常以苎麻根鲜品捣烂外敷即可。

【用法用量】煎服，9 ～ 30g；外用适量，捣烂敷患处。

【现代研究】主含绿原酸、咖啡酸、奎宁酸、19-α- 羟基熊果酸等，还含黄酮、生物碱等。本品有止血、调节子宫平滑肌、抗菌、抗氧化等作用。

羊蹄（Yángtí）

首载于《神农本草经》。为蓼科植物羊蹄 *Rumex japonicus* Houtt. 或尼泊尔酸模 *Rumex nepalensis* Spreng 的干燥根。全国大部分地区均产。秋季采挖。

【处方用名】羊蹄。

【主要药性】苦、涩，寒。归心、肝、大肠经。

【基本功效】凉血止血，解毒杀虫，泻下。

【临床应用】

1. 血热出血 本品苦寒，能清血分之热邪而凉血；兼有涩味，又能收敛固络，具有较好的止血作用。对于血热所致的咯血、吐血、衄血及紫癜等，可用单味内服，也可配伍其他止血药物同用。

2. 疥疮，顽癣及烫伤 本品能解毒杀虫止痒，为治癣、疥之良药。治疥疮，可用鲜品捣敷患处；治癣，可单用浸酒，蘸药水涂于患部；或与枯矾同用，共研末，入米醋调搽，如羊蹄根散（《医宗金鉴》）；治烫伤，可用鲜品捣敷，或研末油调外涂。

3. 大便秘结 本品苦寒，能泻热通便，功类大黄，作用缓和，素有"土大黄"之称。可单味煎服，也可配芒硝同用。

【用法用量】煎服，10 ～ 15g；鲜品 30 ～ 50g，也可绞汁去渣服用；外用适量。

【现代研究】主含大黄素、大黄素甲醚、大黄酚衍生物，还含 α- 蒎烯、樟烯、α- 水芹烯等。本品有止血、抗病原微生物、降压、利胆等作用。

附：土大黄

为蓼科植物巴天酸模 *Rumex patientia* L. 或皱叶酸模 *Rumex crispus* L. 的干燥根。主产于河北。春季采挖。苦、辛，凉。归心、肺经。功能凉血止血，杀虫，通便。用于衄血，咯血，便血，崩漏，疥癣瘙痒，大便秘结。煎服，9～15g；外用适量。

第二节　化瘀止血药

本节药物性多行散，既能止血，又能化瘀，使血止而不留瘀，血散而不妄行。适用于瘀血内阻，血不循经之各种出血。

对于出血而无瘀者及孕妇宜慎用。

三七（Sānqī）

首载于《本草纲目》。为五加科植物三七 *Panax notoginseng*（Burk.）F. H. Chen 的干燥根及根茎。主产于云南、广西等地。夏末秋初开花前或冬季种子成熟后采挖。

【处方用名】三七、三七粉、熟三七。

【主要药性】甘、微苦，温。归肝、胃经。

【基本功效】散瘀止血，消肿定痛。

【临床应用】

1. 出血　入肝经血分，既能止血妄行，又能活血散瘀，有止血不留瘀，化瘀不伤正的特点。"最止诸血，外血可遏，内血可禁"（《本草新编》），凡血液不循常道，溢出脉外所致的内外各种出血，无论有无瘀滞，均可应用，尤以有瘀滞者为宜。单味内服外用，或配伍运用均有良效。治咯血、吐血、衄血、便血、崩漏，外伤出血，可单用本品，如三七片（《中国药典》）。治咳血、吐血、衄血及二便下血，可与花蕊石、血余炭合用，如化血丹（《医学衷中参西录》）。

2. 胸腹刺痛，跌仆肿痛　本品善"能于血分化其血瘀"（《本草求真》），通利血脉，促进血行，尤以止痛称著。为治瘀血诸痛之佳品，外伤科之要药。"若跌打损伤，内连脏腑经络作疼痛者，外敷、内服奏效尤捷；疮痈初起肿疼者，敷之可消"（《医学衷中参西录》）。用于气阴两虚，心脉瘀阻所致的心悸不宁、气短乏力、胸闷胸痛，常配党参、黄精、琥珀等，如稳心颗粒（《中国药典》）。

此外，本品尚能补虚强壮，可用治虚损劳伤。

【用法用量】煎服，3～9g；研末吞服，1次1～3g。外用适量。

【使用注意】孕妇慎用。

【典型案例】三七止血案。高姓童子，年十四五岁，吐血甚剧，医治旬日无效，势甚危急。仓猝遣人询方，俾单用三七末一两，分三次服下，当日服完，其血立止（《医学衷中参西录》）。

【现代研究】主含人参皂苷 Rb1、Rd、Re、Rg1、Rg2、Rh1，三七皂苷 R1、R2、R3、R4、R6、R7，七叶胆苷，三七皂苷 A、B、C、D、E、G、H、I、J 等，还含三七素、槲皮素、氨基酸及多糖等。《中国药典》规定：含人参皂苷 Rg1（$C_{42}H_{72}O_{14}$）、人参皂苷 Rb1（$C_{54}H_{92}O_{23}$）和三七皂苷 R1（$C_{47}H_{80}O_{18}$）的总量不得少于5.0%。本品能缩短出、凝血时间，有抗血栓、抗脑缺血、抗心肌缺血、抗心律失常、镇痛、抗炎、抗衰老、抗肿瘤、改善学习记忆、抗疲劳等作用。

茜草（Qiàncǎo）

首载于《神农本草经》。为茜草科植物茜草 *Rubia cordifolia* L. 的干燥根及根茎。产于陕西、河北、山东等地。春、秋二季采挖。

【处方用名】茜草、茜草炭。

【主要药性】苦，寒。归肝经。

【基本功效】凉血，祛瘀，止血，通经。

【临床应用】

1. 出血　本品味苦能泄，寒能清热，入肝经血分，"一以清血分之热，一以通壅积之瘀，斯血循故道而不横逆"（《本草正义》）。凉血与行瘀并举，止血而无留瘀之患，行血而无妄行之忧，为行血凉血之要药。适用于血热出血诸症，对血热夹瘀者尤宜。适用于血热所致的吐血、衄血、血崩及一切出血不止诸症，可与大蓟、小蓟、侧柏叶等同用，如十灰丸（《部颁标准》）。本品外用亦能止血，用于外伤出血，可研末外掺。

2. 经闭瘀阻，关节痹痛，跌仆肿痛　本品寒凉入血，能通经络，行瘀滞，"凡诸血热血瘀，并建奇功"（《本草正》）。适用于血热瘀阻之经闭，关节痹痛，以及跌打损伤，瘀肿疼痛等，尤为妇科调经要药。如"治女子经水不通，以一两煎酒服之，一日即通，甚效"（《本草纲目》）。若治关节痹痛，跌仆肿痛，可单用，或与其他祛风湿药、活血疗伤药同用。

【用法用量】煎服，6～10g。外用适量。止血炒炭用，活血通经生用或酒炒用。

【使用注意】孕妇慎用。

【现代研究】主含大叶茜草素、茜草萘酸、茜草双酯、呋喃大叶茜草素、羟基茜草素、异羟基茜草素、伪羟基茜草素、茜草素、茜黄素等，还含萜类、多糖及环肽化合物等。《中国药典》规定：含大叶茜草素（$C_{17}H_{15}O_4$）不得少于 0.40%，饮片不得少于 0.20%；含羟基茜草素（$C_{14}H_8O_5$）不得少于 0.10%，饮片不得少于 0.080%。本品有止血、抗炎、抗菌、抗氧化、抗肝损伤、抗肿瘤等作用。

蒲黄（Púhuáng）

首载于《神农本草经》。为香蒲科植物水烛香蒲 *Typha angustifolia* L.、东方香蒲 *Typha orientalis* Presl 或同属植物的干燥花粉。产于山东、浙江、江苏等地。夏季采收。

【处方用名】蒲黄、蒲黄炭。

【主要药性】甘，平。归肝、心包经。

【基本功效】止血，化瘀，通淋。

【临床应用】

1. 出血　本品甘缓不峻，性平而无寒热之偏，长于收敛止血，又能活血行瘀。止血与行血并行，涩血与散瘀兼备，有止血不留瘀的特点，诚为止血行瘀之良药。"上治吐、衄、咯血，下治肠红崩漏"（《药品化义》），外治创伤出血，无论属寒属热，有无瘀滞皆可，但以属实夹瘀者尤宜。可单用，或随证配伍运用。既可内服，也可外用。

2. 瘀血痛证　本品入血分，能行血通经，消瘀止痛，"凡一切血分瘀血之病皆可用之"（《本草便读》）。尤多用于胸、腹瘀血痛证。若治经闭痛经，胸腹刺痛等属瘀血内停者，每与五灵脂相须为用，如失笑散（《太平惠民和剂局方》）。治跌打损伤，瘀肿疼痛，可单用为末，温酒调服。

3. 血淋涩痛 本品生用有渗湿之能，善利小便，又能行瘀止血。适用于溺道瘀阻，小便色赤，或血淋涩痛，常与生地黄、冬葵子、小蓟等同用。

此外，本品能化脂降浊，用于高脂血症，可单用，如蒲黄片（《部颁标准》）。

【**用法用量**】5～10g，包煎。外用适量，敷患处。止血多炒用，化瘀、利尿多生用。

【**使用注意**】孕妇慎用。

【**现代研究**】主含柚皮素、异鼠李素 –3–O– 新橙皮苷、香蒲新苷、槲皮素、山奈酚、异鼠李素等，还含甾类、挥发油、多糖、酸类、烷类、生物碱及氨基酸等。《中国药典》规定：含异鼠李素 –3–O– 新橙皮苷（$C_{28}H_{32}O_{16}$）和香蒲新苷（$C_{34}H_{42}O_{20}$）的总量不得少于 0.50%。本品有促进凝血、降低血压、增加冠脉血流量、改善微循环、抗血栓、抗心肌缺血及脑缺血、抗炎、利胆、利尿、调脂、镇痛、收缩子宫等作用。

花蕊石（Huāruǐshí）

首载于《嘉祐本草》。为变质岩类岩石蛇纹大理岩。主含碳酸钙。产于山西、陕西、河南等地。

【**处方用名**】花蕊石、花乳石、煅花蕊石。

【**主要药性**】酸、涩，平。归肝经。

【**基本功效**】化瘀止血。

【**临床应用**】

出血 本品味酸涩，归肝经，入血分，"功专于止血，能使血化为水，酸以收之"（《本草纲目》）。具有涩血与行血的双重作用。止中有行，散中有收，止血而不留瘀，散血而不妄行。且药性平和，对于吐血、咯血、外伤出血等体内外出血诸症皆可使用，尤宜于出血兼有瘀滞者。可单用，如花蕊石止血散（《部颁标准》）；或配其他止血药同用。治外伤出血，可单味研末外敷。

此外，本品尚能化瘀止痛，适用于跌打损伤，瘀肿疼痛。

【**用法用量**】煎服，4.5～9g；研末吞服，每次 1～1.5g。外用适量，研末外掺或调敷。

【**使用注意**】孕妇忌用。

【**现代研究**】主含钙、镁的碳酸盐。《中国药典》规定：含碳酸钙（$CaCO_3$）不得少于 40.0%。本品有止血、抗惊厥等作用。

第三节 收敛止血药

本节药物大多味涩，或为炭类、或质黏，性较平和，能收敛止血。广泛用于各种出血，尤宜于出血而无瘀滞者。

因其性涩收敛，有留瘀恋邪之弊，故常需配化瘀止血药或活血祛瘀药同用。对于出血有瘀或出血初期邪实者当慎用。

白及（Báijí）

首载于《神农本草经》。为兰科植物白及 *Bletilla striata*（Thunb.）Reichb. f. 的干燥块茎（见彩图 85）。产于贵州、四川等地。夏、秋二季采收。

【处方用名】白及、白及粉。

【主要药性】苦、甘、涩，微寒。归肺、肝、胃经。

【基本功效】收敛止血，消肿生肌。

【临床应用】

1. 出血　本品质极黏腻，性极收涩，为收敛止血之要药。适用于体内外诸出血症，内服外用皆宜。因其主入肺、胃二经，故对于咯血、吐血等肺胃出血尤为多用。若治咯血，可单用，如白及片（《部颁标准》）；或与制何首乌、土鳖虫同用，如肺结核丸（《部颁标准》）。治吐血、便血，可与阿胶同用，如止血胶（《部颁标准》）。对于外伤出血，可单味研末外掺或水调外敷，或与三七等研细末，掺疮口上。

2. 痈肿疮疡、手足皲裂、水火烫伤　本品味苦气寒，能消散血热之痈肿；质粘味涩，能收敛疮口而生肌，故为外疡消肿生肌之要药。对于疮疡肿毒初起未溃者，用之可使之消肿；疮疡已溃久不收口，或水火烫伤，或皮肤皲裂者，用之可生肌敛疮。若治疮疡初起，可与芙蓉叶、相思子、大黄等共为末，醋调后敷患处，如芙蓉散（《部颁标准》）。疮痈已溃，久不收口者，以之与黄连、贝母、轻粉、五倍子等为末外敷，如生肌干脓散（《证治准绳》）。治皮肤皲裂，可以之研末，麻油调涂。治烧伤，烫伤，冻疮溃烂，可与炉甘石、石膏粉、冰片等熬膏，涂敷患处，如创灼膏（《部颁标准》）。

【用法用量】煎服，6～15g；研末吞服，3～6g。外用适量。

【使用注意】不宜与川乌、制川乌、草乌、制草乌、附子同用。

【现代研究】主含 3,3′- 二羟基 -2′6′- 双羟基 -5- 甲基联苄，4,7- 二羟基 -1- 对羟苄基 -2- 甲氧基 -9,10- 二氢菲，白及联菲 A、B、C，白及双菲醚 A、B、C、D，白及二氢菲并吡喃 A、B、C，白及菲螺醇，2,7- 二羟基 -4- 甲基菲 -2-O- 葡萄糖苷，山药素，另含大黄素甲醚、对羟基苯甲酸、原二茶醛等。《中国药典》规定：含 1,4- 二 [4-（葡萄糖氧）苄基] -2- 异丁基苹果酸酯（$C_{34}H_{46}O_{17}$）不得少于 2.0%。本品有止血、促进伤口愈合、抗胃溃疡、抗肿瘤、抗菌、免疫调节等作用。

仙鹤草（Xiānhècǎo）

首载于《图经本草》。为蔷薇科植物龙牙草 *Agrimonia pilosa* Ledeb. 的干燥地上部分（见彩图 86）。产于浙江、江苏等地。夏、秋二季采收。

【处方用名】仙鹤草、龙芽草、脱力草。

【主要药性】苦、涩，平。归心、肝经。

【基本功效】收敛止血，截疟，止痢，解毒，补虚。

【临床应用】

1. 出血　本品味涩收敛，入血分，长于收敛止血，广泛用于全身各部之出血。因其药性平和，大凡出血，无论寒热虚实，皆可配伍应用。治阴虚血热所致的出血，常与虎杖、墨旱莲、地黄等合用，如维血宁颗粒（《中国药典》）。如治血热出血，可配凉血止血药用；治虚寒出血，可配温经止血药用。若证情较轻，出血不甚者，可单用取效。

2. 疟疾　本品有截疟之功，用治疟疾寒热。可单用研末，于疟发前 2 小时吞服。

3. 血痢，久泻久痢　本品涩敛之性，能涩肠止痢，因本品药性平和，兼能补虚，又能止血，故对于日久赤白血痢尤为适宜，可单用本品水煎服。若治脾虚湿热内蕴所致的泄泻急迫、泻而不爽，或大便溏泻、食少倦怠者，可与黄连、木香、桔梗等同用，如复方仙鹤草肠炎胶囊（《中国药典》）。

4. 脱力劳伤　本品有补虚、强壮作用，可用治劳力过度所致的脱力劳伤，症见神疲乏力、面色萎黄而纳食正常者。常与大枣同煮，食枣饮汁。

此外，本品尚能解毒杀虫，用于痈肿疮毒，阴痒带下。

【用法用量】煎服，6～12g。外用适量。

【现代研究】主含仙鹤草素、槲皮素、芦丁、维生素 K，及鞣质等。止血的成分有仙鹤草素、鞣质、没食子酸及维生素 K 等。本品有抗炎、抗肿瘤、镇痛、降糖、降压、抗氧化等作用。

紫珠叶（Zǐzhūyè）

首载于《本草拾遗》。为马鞭草科植物杜虹花 *Callicarpa formosana* Rolfe 的干燥叶。产于广东、广西等地。夏、秋季采收。

【处方用名】紫珠叶。

【主要药性】苦、涩，凉。归肝、肺、胃经。

【基本功效】凉血收敛止血，散瘀解毒消肿。

【临床应用】

1. 出血　本品苦涩性凉，入血分，既能收敛止血，又能凉血止血，广泛用于体内外各种出血。因其主入肺、胃经，故尤多用于咯血，呕血等肺胃出血，可单用，如紫珠止血液（《部颁标准》）。若治鼻衄，可用干紫珠叶末调服，并外蘸叶末塞鼻。治创伤出血，用鲜紫珠叶捣匀后敷创口，或用干紫珠叶研末敷掺。

2. 水火烫伤、热毒疮疡　本品苦泄能散瘀消肿，性凉能清热解毒，可外用于水火烫伤及热毒疮疡。前者可用本品研末撒布患处，或用本品煎煮滤取药液，浸湿纱布外敷；后者可单用鲜品捣敷，并煮汁内服，也可配其他清热解毒药物同用。

【用法用量】煎服，3～15g；研末吞服 1.5～3g；外用适量，研末敷患处。

【现代研究】主含紫珠萜酮、木犀草素、芹菜素、大波斯菊苷、木犀草苷、毛蕊花糖苷、熊果酸等，还含甾醇、氨基酸、鞣质等。《中国药典》规定：含毛蕊花糖苷（$C_{29}H_{36}O_{15}$）不得少于 0.50%。本品有止血、抗病原微生物、促进组织愈合、抗炎、镇痛、抗氧化等作用。

棕榈（Zōnglǚ）

首载于《本草拾遗》。为棕榈科植物棕榈 *Trachycarpus fortunei*（HooK. f.）H. Wendl. 的干燥叶柄。产于湖南、四川、江苏等地。全年可采，一般多在 9～10 月间采收，以陈久者为佳。

【处方用名】棕榈、棕榈炭。

【主要药性】苦、涩，平。归肺、肝、大肠经。

【基本功效】收敛止血。

【临床应用】

出血　本品药性平和，味苦而涩，入血分，能"止一切血"（《本草便读》），为收敛止血之要药。因其"止上下失血，止下血尤良"（《本草求真》），故可广泛用于吐血、衄血、血崩及一切出血不止诸症，常与大蓟、小蓟、茜草等同用，如十灰丸（《部颁标准》）。尤多用于崩漏下血。因其收敛性强，止血易于留瘀，故以治出血而无瘀滞者为宜。

此外，本品苦涩收敛，且能止泻止带，尚可用于久泻久痢，妇人带下。

【用法用量】煎服，3～9g，一般炮制后用。

【使用注意】出血兼有瘀滞，湿热下痢初起者慎用。

【现代研究】主含木犀草素–7–O–葡萄糖苷、木犀草素–7–O–芸香糖苷、金圣草黄素–7–O–芸香糖苷、芹黄素–7–O–芸香糖苷、特罗莫那醇–9–葡萄糖苷、原儿茶酸等。本品有止血、收缩子宫等作用。

血余炭（Xuèyútàn）

首载于《神农本草经》。为人发制成的炭化物。各地均有。

【处方用名】血余、血余炭。

【主要药性】苦，平。归肝、胃经。

【基本功效】收敛止血，化瘀，利尿。

【临床应用】

1. 出血 本品苦泄能散瘀，以炭入药能涩血，"能止能行"（《医林纂要》），有止血而无留瘀之弊，且药性平和，凡体内外各种出血，无论寒热虚实皆宜，内服外用皆效。如"鼻衄以血余烧灰，吹之立止，即齿血便血与诸窍出血，烧灰送服，亦无不止"（《本草思辨录》）。治崩漏、衄血、咳血、吐血等出血症，可与三七、血余炭、花蕊石等同用，如止血宁片（《部颁标准》）。

2. 小便不利 本品苦降下行，能化瘀通窍，通利水道，可用治小便不利或点滴不通。常与滑石、白鱼同用，如滑石白鱼散（《金匮要略》）。

【用法用量】煎服，5～10g。

【现代研究】主要成分是一种优角蛋白，还含脂肪及黑色素。本品有止血、抗病原微生物等作用。

藕节（Ǒujié）

首载于《药性论》。为睡莲科植物莲 *Nelumbo nucifera* Gaertn. 的干燥根茎节部。产于湖南、湖北等地。秋、冬二季采挖。

【处方用名】藕节、藕节炭。

【主要药性】甘、涩，平。归肝、肺、胃经。

【基本功效】收敛止血，化瘀。

【临床应用】

出血 本品味涩入血，能收敛止血，兼能化瘀，为"消瘀血，止血妄行之药"（《本草汇言》）。可用于各种出血。因其主入肺、胃经，故多用于吐血、咯血等上部出血。又因其性平，止血力弱，故多入复方，或在止血剂中作辅助药用。若治咳血、咯血，可与阿胶、白及、枇杷叶等同用，如白及枇杷丸（《证治准绳》）。治吐血不止，可与生地黄、大蓟等同用，如藕节散（《赤水玄珠》）。

【用法用量】煎服，9～15g。

【现代研究】主含淀粉、维生素、蛋白质、天冬酰胺及鞣质。本品能缩短凝血时间。

第四节 温经止血药

本节药物性属温热，能暖气血，温经脉，固冲脉而统摄血液，具有温经止血之效。适用于脾不统血，冲脉失固之虚寒出血。

因其性温热，故热盛火旺之出血忌用。

艾叶（Àiyè）

首载于《名医别录》。为菊科植物艾 *Artemisia argyi* Lévl. et Vant. 的干燥叶（见彩图 87）。主产于湖北蕲州。夏季花未开时采摘。

【处方用名】艾叶、蕲艾、醋艾炭。

【主要药性】辛、苦，温；有小毒。归肝、脾、肾经。

【基本功效】温经止血，散寒止痛；外用祛湿止痒。

【临床应用】

1. 虚寒出血 本品气香味辛，温可散寒，能暖气血而温经脉，为温经止血之要药，适用于虚寒出血。因其主入肝、肾经，故对于下元虚冷，冲任不固所致的崩漏下血，月经过多尤为适宜，为妇科止血要药。可与阿胶、当归、干地黄等同用，如胶艾汤（《金匮要略》）。若与大剂凉血止血药同用，也可用于血热出血。如治血热妄行所致吐血、衄血的四生丸（《妇人良方》），即以本品与生地黄、生荷叶、生柏叶为伍。

2. 月经不调、痛经、胎动不安 本品辛温，入三阴经而直走下焦，能散寒止痛，暖宫助孕。"凡妇人血气寒滞者，最宜用之"（《本草正》），尤为治下焦虚寒或寒客胞宫之要药。适用于下焦虚寒，月经不调，经行腹痛、宫寒不孕等，每与香附、肉桂、当归等同用，如艾附暖宫丸（《仁斋直指方论》）。

3. 皮肤瘙痒 本品外用，能祛湿杀虫止痒。用于湿疹、阴疮、疥癣等瘙痒性皮肤病。可与雄黄、防风、花椒煎水熏洗。

此外，将本品捣绒，制成艾条、艾炷等，用以熏灸体表穴位，可使热气内注，能温煦气血，透达经络，"治百种病邪，起沉疴之人为康泰，其功亦大矣"（《本草纲目》）。

【用法用量】煎服，3～9g；外用适量，供灸治或熏洗用。温经止血宜炒炭用，余生用。

【使用注意】阴虚血热者慎用。

【现代研究】主含挥发油：桉油精、香叶烯、α 及 β- 蒎烯芳樟醇、樟脑、异龙脑、柠檬烯等。另含三萜类、黄酮类等成分。《中国药典》规定：含桉油精（$C_{10}H_8O$）不得少于 0.050%。含龙脑（$C_{10}H_{18}O$）不得少于 0.020%。本品有止血、平喘、镇咳、祛痰、抗炎、镇痛、抗病原微生物等作用。

炮姜（Páojiāng）

首载于《珍珠囊》。为干姜的炮制加工品。

【处方用名】炮姜、黑姜。

【主要药性】辛、热。归脾、胃、肾经。

【基本功效】温经止血，温中止痛。

【临床应用】

1. 虚寒出血　本品性热，主入脾经，能温经止血，凡脾胃虚寒，脾不统血之吐血、衄血及崩漏下血，"最为止血之要药"（《本草正》）。若治吐血、衄血，外有寒冷之状者，可与炙甘草、五味子同用，如甘草炮姜汤（《不知医必要》）。治冲任虚寒，崩漏下血，可与乌梅、棕榈同用，如圣散（《证治准绳》）。

2. 腹痛吐泻　本品主入中焦，能振奋脾阳，温中散寒，凡中焦受寒，或脾胃虚寒所致的脘腹冷痛，呕吐泻痢等皆可运用。如治寒凝脘腹疼痛，可与高良姜为伍。治寒性腹泻，可与山楂炭为伍，如寒泻片（《部颁标准》）。

【用法用量】煎服，3～10g。

【现代研究】主含挥发油：姜烯，水芹烯，莰烯、6- 姜辣素、姜酮、姜醇等；还含树脂、淀粉等。《中国药典》规定：含 6- 姜辣素（$C_{17}H_{26}O_4$）不得少于 0.30%。本品能显著地缩短出血和凝血时间，对应激性及幽门结扎型胃溃疡、醋酸诱发的胃溃疡均有抑制作用。

灶心土（Zàoxīntǔ）

首载于《名医别录》。为烧木柴或杂草的土灶内底部中心的焦黄土块。全国农村均有。

【处方用名】灶心土、伏龙肝。

【主要药性】辛，温。归脾、胃经。

【基本功效】温中止血，止呕，止泻。

【临床应用】

1. 虚寒出血　本品性温，能温暖中焦，收摄脾气而止血，"凡诸血病，由脾胃阳虚而不能统摄者，皆可用之"（《本草便读》）。适宜于脾阳不足，脾不统血证。症见大便下血，先便后血，或吐血、衄血，及崩漏下血等，常与附子、白术、阿胶等同用，如黄土汤（《金匮要略》）。

2. 胃寒呕吐，脾虚久泻　本品性温质重且涩，主入脾胃经。既能温中降逆止呕，又能暖脾涩肠止泻。用于中焦虚寒所致的呕吐清水，泄泻不止，可配干姜、白术等。

【用法用量】煎服，15～30g，布包，先煎；或 60～120g，煎汤代水。亦可入丸、散，外用适量。

【现代研究】主含硅酸、氧化铅、氧化铁，此外，还含氧化钠、氧化钾、氧化镁等。本品有止呕、止血等作用。

〖复习思考题〗

1. 在大剂量使用凉血止血药和收敛止血药时，常配伍活血药同用，为什么？

2. 古有"血见黑则止"之说，如何理解？

3. 简述三七、地榆、艾叶的止血特点及其运用。

第十七章

活血化瘀药

扫一扫，查阅本章数字资源，含PPT、音视频、图片等

一、含义

凡以通利血脉，促进血行，消散瘀血为主要功效，常用以治疗瘀血证的药物，称活血化瘀药，又称活血祛瘀药，简称活血药或化瘀药。其中活血作用较强者，又称破血药、逐瘀药或破血逐瘀药。

活血化瘀药一般分为活血止痛药、活血调经药、活血疗伤药、破血消癥药四类。

二、性能特点

活血化瘀药味多辛、苦，性多偏温，入血分，多归心、肝经。善能通行血脉，消散瘀滞，可使血行通畅，从而收到止痛、调经、疗伤、消癥等不同效果。本章药物的主要功效为活血化瘀。

所谓活血化瘀，是指药物通利血脉，促进血行，消散瘀滞，治疗瘀血证的功效。又称活血、祛瘀、化瘀、消瘀或活血祛瘀。其中，作用较缓和者，又称和血、行血。作用峻猛者，又称破血、逐瘀、破瘀、破血逐瘀等。至于止痛、调经、疗伤、消癥等，都是活血化瘀的派生功能，其运用都与"瘀血证"密切相关。只是重点突出其在瘀血疼痛、血滞经闭痛经、跌打伤痛、癥瘕积聚等方面的优势和特长而已。

三、主治病证

适用于血行不畅，瘀积凝滞，或离经之血停积体内所致的瘀血证。由于瘀血可停留于人体的各个脏腑和各个部位，病证涉及内、外、妇、儿、伤等临床各科，故本类药物的应用十分广泛。诸如内科之胸腹胁痛，癥瘕积聚，外科之痈肿疮疡，妇科之闭经痛经，伤科之跌打损伤等，凡属瘀血阻滞者皆可运用。

四、应用原则

应根据致瘀之因或本章药物的功用特点选配药物。如寒凝血瘀者，当配温里散寒或温通经脉药；瘀热互结者，当配清热凉血药；风湿痹痛，经脉不通者，应配祛风湿药；久瘀体虚或因虚而瘀者，可配补益药。若癥瘕积聚，当选用破血逐瘀药，并配软坚散结药同用。基于气与血的密切关系，气滞可致血瘀，血瘀每兼气滞。故在使用活血化瘀药时，常需配伍行气药同用，可使气行则血行，从而提高或增强活血祛瘀之效。

五、使用注意

本类药物易耗血动血，故月经过多者不宜用，孕妇当慎用或忌用。其中破血逐瘀之品易伤人体正气，体虚者应慎用。

六、现代研究

活血化瘀药能扩张血管，改善微循环，增加器官血流量，调节全身与局部的血液循环障碍；改善"浓、粘、凝、聚"的血液流变学异常，抗血栓形成；抗动脉粥样硬化，增强心肌细胞对缺氧的耐受能力；抑制组织异常增生，减少炎性渗出及促进炎性渗出物吸收；改善机体代谢功能，促使创伤组织修复和骨折的愈合；此外，还能调整机体免疫功能，有抑菌、抗病毒、镇痛和抗肿瘤等多种药理作用。

第一节　活血止痛药

本节药物以止痛见长，多兼能行气，主要适用于血瘀或气血瘀滞所致的头痛，胸胁痛、心腹痛、痛经、产后腹痛，痹痛、跌打伤痛及疮痈肿痛等各种痛证。也常用于其他瘀血证。

川芎（Chuānxiōng）

首载于《神农本草经》。为伞形科植物川芎 *Ligusticum chuanxiong* Hort. 的干燥根茎（见彩图88）。主产于四川。夏季采挖。

【处方用名】川芎、酒川芎。

【主要药性】辛，温。归肝、胆、心包经。

【基本功效】活血行气，祛风止痛。

【临床应用】

1. 血瘀气滞诸痛　本品辛散温通，既能活血祛瘀以通脉，又能行气化滞以止痛，为"血中气药"（《本草纲目》）。凡血瘀气滞所致的胸胁、心腹诸痛及跌打伤痛皆可运用。若治心脉瘀阻，胸痹心痛，常与三七、红花同用，如舒胸胶囊（《中国药典》）。治胸中瘀血，胸胁刺痛，常配桃仁、红花、桔梗等，如血府逐瘀汤（《医林改错》）。治跌仆损伤，瘀肿疼痛，可配乳香、没药、三七等。因其下行血海，长于"下调经水"（《本草汇言》），尤多用于血瘀经闭，痛经，产后恶露不下，瘀阻腹痛等，故为妇科活血调经之要药。治血瘀经闭、痛经，常配桃仁、红花、当归等，如桃红四物汤（《医宗金鉴》）；治冲任虚寒，瘀滞阻滞之月经不调、痛经，每与吴茱萸、桂枝、当归等同用，如温经汤（《金匮要略》）。治产后恶露不下，瘀阻腹痛，则与桃仁、当归、炮姜等配伍，如生化汤（《傅青主女科》）。

2. 头痛，风湿痹痛　本品辛温升散，祛风止痛。能"上达头目，直透顶巅"（《本草正义》），为治头痛之要药。大凡头痛，无论风寒、风湿、风热、血虚、血瘀等多种原因所致者可配伍运用。若治风寒头痛，常配白芷、羌活、细辛等，如川芎茶调散（《太平惠民和剂局方》）。治风热头痛，多与菊花、石膏、僵蚕配伍，如川芎散（《卫生宝鉴》）。治风湿头痛，常配羌活、藁本、蔓荆子等，如羌活胜湿汤（《内外伤辨惑论》）。治血瘀头痛，常与天麻为伍，即天舒胶囊（《中国药典》）。治血虚头痛，可与当归、熟地黄、白芍等配伍。本品又能"旁行肢节，贯通脉络"（《本草正义》)，用于风湿痹痛，常配独活、秦艽、防风等。

【用法用量】煎服，3～10g。

【使用注意】本品辛温升散，阴虚阳亢之头痛忌用。多汗，月经过多及孕妇慎用。

【典型案例】川芎治头痛案。余某，女，50岁。头痛10余年，经常发作，痛时连及目珠作胀，必服止痛片方止。近几年来每日必服头痛粉一二包，否则头痛不能自支。寡居20余年，情志不遂，郁火内生，木火上扰，而作头痛，常理虽然如此，然前服清热养阴，凉血息风之剂，皆未能见效。今清阳不主上升，浊阴反犯于上，久则络脉痹阻。故尔头痛不止。药用川芎、芫蔚子各30g，煎汤代茶，饮不拘时。患者服上方代茶饮后，头痛即止（《赵绍琴临证验精案》)。

【现代研究】主含欧当归内酯A、藁本内酯、3-丁酞内酯、丁烯酞内酯、川芎内酯、新蛇床内酯、双藁本内酯、川芎嗪、阿魏酸、咖啡酸、川芎酚等。《中国药典》规定：含阿魏酸（$C_{10}H_{10}O_4$）不得少于0.10%。本品有抗心肌缺血、改善血液流变性、抗脑缺血、解热、镇静等作用。

延胡索（Yánhúsuǒ）

首载于《雷公炮炙论》。为罂粟科植物延胡索 *Corydalis yanhusuo* W. T. Wang 的干燥块茎。主产于浙江。夏初茎叶枯萎时采挖。

【处方用名】延胡索、玄胡索、延胡、元胡、玄胡、醋延胡索。

【主要药性】辛、苦，温。归肝、脾经。

【基本功效】活血，行气，止痛。

【临床应用】

血瘀气滞诸痛　本品辛散温通，既活血，又行气。"不论是血是气，积而不散者，服此力能通达"（《本草求真》)。"专治一身上下诸痛，用之中的，妙不可言"（《本草纲目》)，为治血瘀气滞诸痛之要药，尤其对肝胃胸腹等内脏诸痛最为适宜。若治卒然心痛，或心痛经年不愈者，与甘草同用，如玄胡索散（《世医得效方》)。治气滞血瘀的胃痛，胁痛，头痛及痛经，与白芷合用，如元胡止痛片（《中国药典》)。治肝郁化火，气滞血瘀之胸腹胁肋疼痛，每与川楝子合用，如金铃子散（《圣惠方》)。治气滞血瘀所致的胃脘刺痛，常配枯矾、海螵蛸，如安胃片（《中国药典》)。治气滞血瘀之痛经、月经不调、产后瘀滞腹痛，可与当归、益母草、香附等同用。治跌打损伤、瘀肿疼痛，常与乳香、没药、桃仁等同用。

【用法用量】煎服，3～10g。研粉吞服，每次1.5～3g。

【典型案例】延胡索止痛案。荆穆王妃胡氏，因食荞麦面着怒，遂病胃脘当心痛，不可忍。医用吐下行气化滞诸药，皆入口即吐，不能奏功。大便三日不通。因思《雷公炮炙论》云：心痛欲死，速觅延胡。乃以玄胡索末三钱，温酒调下即纳入，少顷大便行而痛遂止（《本草纲目》)。

【现代研究】主含延胡索甲、乙、丙、丁素等，还含巴马汀、去氢紫堇碱、原阿片碱、黄连碱等。《中国药典》规定：含延胡索乙素（$C_{21}H_{25}NO_4$）不得少于0.050%，饮片和醋延胡索不得少于0.040%。本品有镇痛、改善血流动力学、抗心律失常、抗脑缺血，抗肝损伤、抗氧化等作用。

郁金（Yùjīn）

首载于《药性论》。为姜科植物温郁金 *Curcuma wenyujin* Y. H. Chen et C. Ling、姜黄 *Curcuma*

longa L.、广西莪术 *Curcuma kwangsiensis* S. G. Lee et C. F. Liang 或蓬莪术 *Curcuma phaeocaulis* Val. 的干燥块根（见彩图 89）。分别习称为温郁金、黄丝郁金、桂郁金和绿丝郁金。产于浙江、四川、广西、福建等地。冬季茎叶枯萎后采挖。

【处方用名】郁金、温郁金、醋郁金。

【主要药性】辛、苦，寒。归肝、胆、心、肺经。

【基本功效】活血止痛，行气解郁，清心凉血，利胆退黄。

【临床应用】

1. 血瘀气滞诸痛 本品辛能行散，主入肝经。为"血家要药，又能开郁通滞气"（《药性通考》）。既能活血祛瘀以止痛，又能疏肝行气以解郁，凡气血郁遏不行，胸腹胁肋诸痛皆可运用。因其性寒凉，对血瘀气滞而有郁热者最为适宜。治肝郁毒蕴之胁肋胀痛、口苦纳呆，常配郁金、白芍、麦芽等，如奥泰乐颗粒（《中国药典》）。治肝郁有热、气滞血瘀之痛经、乳房作胀，常配柴胡、栀子、当归等，如宣郁通经汤（《傅青主女科》）。治毒瘀内结之癥瘕痞块（肿瘤），可与五灵脂、枳壳、马钱子粉等同用，如平消胶囊（《中国药典》）。

2. 热病神昏，癫痫发狂 本品苦寒入心，能清心经之热邪，"豁痰涎于心窍"（《本草便读》）。适用于湿温病痰浊蒙蔽清窍之神志不清，及痰火蒙心之癫痫发狂。前者常配石菖蒲、栀子、鲜竹叶等，如菖蒲郁金汤（《温病全书》）；后者每与白矾、薄荷同用，如白金丸（《医方集解》）。

3. 血热出血 本品苦寒降泄，既能清肝经血分之热邪而凉血，又能顺气降火，使气降则火降，火降则血不妄行，而收止血之功。适用于肝郁化火，气火上逆之吐血衄血、妇女倒经，以及热结下焦，灼伤血络之尿血、血淋等，常与生地黄、牡丹皮、小蓟等凉血止血药同用。

4. 湿热黄疸，胆胀胁痛 本品性寒，入肝胆经，能清利肝胆湿热而退黄、排石。若治湿热黄疸，症见目黄身黄、胁痛乏力、尿黄口苦者，可与茵陈、金钱草等同用，如肝炎康复丸（《中国药典》）。治湿热煎熬成石，胆胀胁痛者，可与金钱草、鸡内金等同用。

【用法用量】煎服，3～10g。

【使用注意】本品对子宫有兴奋作用，故孕妇慎用。不宜与丁香、母丁香同用。

【现代研究】主含姜黄素、脱甲氧基姜黄素、双脱甲氧基姜黄素、挥发油等，还含生物碱、多糖、木脂素、淀粉、脂肪酸等。本品有保肝、促进胆汁分泌和排泄、降低全血黏度、抑制血小板聚集、调节胃肠动力、抗胃溃疡、调脂、抗抑郁、抗炎、镇痛等作用。

姜黄（Jiānghuáng）

首载于《新修本草》。为姜科植物姜黄 *Curcuma longa* L. 的干燥根茎。产于四川、福建等地。冬季茎叶枯萎时采挖。

【处方用名】姜黄。

【主要药性】辛、苦，温。归肝、脾经。

【基本功效】破血行气，通经止痛。

【临床应用】

1. 血瘀气滞诸痛 本品味辛能行，既入气分能行散气滞，又入血分能活血祛瘀。"性气过于郁金，破血立通，下气最速。凡一切结气积气，癥瘕瘀血，血闭痈疽，并皆有效，以其气血兼理耳"（《本草求真》）。治血瘀气滞，胸胁刺痛，常与当归、乌药等配伍，如姜黄散（《圣济总录》）；治气滞血瘀之痛经、闭经、产后腹痛，每与川芎、红花等同用；治跌打损伤，瘀肿疼痛，常配伍乳香、没药、苏木等。对于胸痹心痛，癥瘕积聚，也可随证配伍运用。

2. 痹证　本品辛散温通，外散风寒湿邪，内行气血郁滞，尤善行肩臂而除痹痛，为治风湿肩臂疼痛之良药，常与羌活、海桐皮等同用。

【用法用量】煎服，3 ～ 10g；外用适量，研末调敷。

【使用注意】血虚无气滞血瘀者慎用，孕妇忌用。

【现代研究】主含姜黄素、脱甲氧基姜黄素，及挥发油等。《中国药典》规定：含挥发油不得少于 7.0%（mL/g），饮片不得少于 5.0%（mL/g）；含姜黄素（$C_{21}H_{20}O_6$）不得少于 1.0%，饮片不得少于 0.90%。本品有抗心肌缺血、调脂、抗肿瘤、抗肺纤维化、抗组织损伤等作用。

附：片姜黄

为姜科植物温郁金 *Curcuma wenyujin* Y. H. Chen et C. Ling 的干燥根茎。辛、苦，温；归肝、脾经。功能破血行气，通经止痛。用于血滞经闭，行经腹痛，胸胁刺痛，风湿肩臂疼痛，跌仆肿痛。煎服，3 ～ 10g；外用适量。孕妇忌用。本品与姜黄同属姜科植物，名称及性能、功用基本相同。姜黄以治气滞血瘀所致的心胸胁腹诸痛为宜，片姜黄以治风湿肩臂疼痛为良。

乳香（Rǔxiāng）

首载于《名医别录》。为橄榄科植物乳香树 *Boswellia carterii* Birdw. 及其同属植物 *Boswellia bhaw-dajiana* Birdw. 树皮渗出的干燥树脂（见彩图 90）。产于索马里、埃塞俄比亚、阿拉伯半岛南部等地，我国广西地区有少量引种。春、夏二季采集。

【处方用名】乳香、制乳香。

【主要药性】辛、苦，温。归心、肝、脾经。

【基本功效】活血止痛，消肿生肌。

【临床应用】

1. 血瘀气滞诸痛　本品辛散温通，既能活血散瘀，又能行散滞气，"为宣通脏腑，流通经络之要药"（《医学衷中参西录》）。尤以"止痛为最"（《药鉴》）。适宜于胃脘疼痛，胸痹心痛，痛经经闭、产后瘀阻，癥瘕腹痛，以及跌打损伤，瘀肿疼痛等属血瘀气滞者。每与没药相须为用，或与其他活血止痛药配伍使用。本品又能活血舒筋，"凡病筋不伸者，敷药尝加乳香，极能伸筋"（《本草汇言》）。故可用于风湿痹痛，筋脉拘挛，常配没药、姜黄、威灵仙等，如瘀血痹颗粒（《中国药典》）。

2. 痈肿疮疡　本品既能活血消肿，又能生肌敛疮。用于痈肿疮疡，既可内服，亦可外用。治疮疡肿毒初起，红肿热痛者，常配没药、金银花、穿山甲等，如仙方活命饮（《校注妇人良方》）。治疮疡溃破，久不收口，可与没药共研末外用。

【用法用量】煎汤或入丸、散，3 ～ 5g；外用适量，研末调敷。

【使用注意】孕妇及胃弱者慎用。

【现代研究】主含挥发油及树脂类成分。《中国药典》规定：含挥发油索马里乳香不得少于 6.0%（mL/g），埃塞俄比亚乳香不得少于 2.0%（mL/g）。本品有抗血小板黏附、抗炎、抗溃疡等作用。

没药（Mòyào）

首载于《药性论》。为橄榄科植物地丁树 *Commiphora myrrha* Engl. 或哈地丁树 *Commiphora molmol* Engl. 的树脂（见彩图 91）。产于索马里、埃塞俄比亚、阿拉伯半岛南部等地。冬、夏二季采集。

【处方用名】没药、制没药。

【主要药性】辛、苦，平。归心、肝、脾经。

【基本功效】活血止痛，消肿生肌。

【临床应用】

本品药性、功效、应用与乳香相似。凡血瘀气滞诸痛，痈肿疮疡，"二药每每相兼而用"（《本草纲目》），为临床常用的对药。然乳香偏于行气，没药偏于活血，略有差异。

【用法用量】同乳香。若二者同用，剂量皆须相应减少。

【使用注意】孕妇及胃弱者慎用。

【现代研究】主含挥发油及树脂类成分。《中国药典》规定：含挥发油天然没药不得少于 4.0%（mL/g），胶质没药不得少于 2.0%（mL/g），醋没药不得少于 2.0%（mL/g）。本品有抗血栓形成、镇痛、抗炎、抗肿瘤等作用。

五灵脂（Wǔlíngzhī）

首载于《开宝本草》。为鼯鼠科动物复齿鼯鼠 *Trogopterus xanthipes* Milne-Edwards 的粪便。产于河北、山西、甘肃等地。全年均可采集。

【处方用名】五灵脂、醋五灵脂。

【主要药性】苦、咸、甘，温。归肝经。

【基本功效】活血止痛，化瘀止血。

【临床应用】

1. 血瘀诸痛　本品苦泄温通，入肝经血分。能通利血脉，"定血家之疼痛"（《药鉴》），为治疗血滞诸痛之要药。"凡经产跌打诸瘀，心腹胁肋诸痛皆疗"（《玉楸药解》）。每与蒲黄相须为用，如失笑散（《太平惠民和剂局方》）。

2. 瘀滞出血　本品既能止血，又能散瘀，无留瘀之弊。善"理诸失血症，令血自归经而不妄行"（《药品化义》）。适用于瘀血内阻、血不归经之诸出血症，尤多用于妇女崩漏，月经过多，色紫多块，少腹刺痛者，可单味炒研末，温酒送服，或与三七、蒲黄等同用。

【用法用量】煎服，3～10g，宜包煎；或入丸、散。本品生用有腥臭味，不利于服用，制后可矫臭矫味。醋炙可增强其化瘀止血作用，酒炙可增强其活血止痛作用。

【使用注意】血虚无瘀者及孕妇慎用。不宜与人参配伍（十九畏）。

【现代研究】主含酚酸、含氮化合物如尿素、尿酸，维生素 A 样物质及多量树脂。本品有抑制血小板聚集，降低全血黏度，血浆黏度，减少血管阻力；降低心肌细胞耗氧量作用；并有缓解平滑肌痉挛、增强机体免疫功能、抑菌及抗结核等作用。

降香（Jiàngxiāng）

首载于《海药本草》。为豆科植物降香檀 *Dalbergia odorifera* T. Chen 树干和根的干燥心材。主产于海南岛。全年均可采集。

【处方用名】降香、降真香。

【主要药性】辛，温。归肝、脾经。

【基本功效】化瘀止血，理气止痛。

【临床应用】

1. 血瘀气滞诸痛　本品辛散温通，主归肝经，入气分能行滞，入血分能散瘀，行气活血，相得益彰，"堪除瘀滞之稽留"（《本草便读》）。适用于血瘀气滞所致的胸胁腹痛及跌打伤痛。若治胸痹刺痛，可与三七、丹参、川芎等同用，如心宁片（《部颁标准》）。治脘腹气滞疼痛，可与木香、乳香、沉香等同用，如七香止痛丸（《部颁标准》）。治跌打损伤，筋骨疼痛，可与延胡索、桃仁、红花等同用，如跌打损伤丸（《部颁标准》）。

2. 出血　本品色赤入血，"行瘀滞之血如神，止金疮之血甚验"（《本草征要》）。适用于瘀血阻络，血液不循常道，溢出脉外所致的体内外诸出血。若"治内伤或怒气伤肝吐血，用此以代郁金，神效"（《本草经疏》）。"虚损吐红，色瘀昧不鲜者宜加用之。其功与花蕊石散不殊"（《本经逢原》）。对外伤出血，用本品研末外敷，每有卓效。

此外，本品芳香降气辟秽。可用于夏月感寒触秽，腹痛吐泻，头晕胸闷等，常与麝香、冰片、檀香等同用，如辟瘟片（《部颁标准》）。

【用法用量】煎服，9～15g，后下。外用适量，研细末敷患处。

【使用注意】血热妄行及阴虚火旺而无瘀滞之出血忌用，孕妇忌用。

【现代研究】主含挥发油，还含异黄酮、异黄酮单聚体和双聚体衍生物、苯丙呋喃衍生物等。《中国药典》规定：含挥发油不得少于 1.0%（mL/g）。本品有抗血栓、抗凝，显著增加冠脉流量，减慢心率，轻度增加心跳振幅作用；尚有抗惊厥、镇痛作用。

第二节　活血调经药

本节药物以调经见长，有行血而不峻猛，通经而不伤正的特点。主要适用于血行不畅所致的月经不调、痛经、经闭及产后瘀滞腹痛。也常用于其他瘀血证。

女子以肝为先天。经产诸疾多与肝之疏泄失常有关，故在使用本节药时，常配疏肝理气之品。

丹参（Dānshēn）

首载于《神农本草经》。为唇形科植物丹参 *Salvia miltiorrhiza* Bge. 的干燥根及根茎（见彩图92）。产于四川、山东、河北等地。春、秋二季采收。

【处方用名】丹参、紫丹参、酒丹参。

【主要药性】苦，微寒。归心、肝经。

【基本功效】活血祛瘀，通经止痛，清心除烦，凉血消痈。

【临床应用】

1. 血瘀证 本品功擅活血祛瘀，"内之达脏腑而化瘀滞，故积聚消而癥瘕破；外之利关节而通脉络，则腰膝健而痹著行"（《本草正义》）。药性平和，祛瘀而不伤正，为活血祛瘀要药，"凡血病凝结者无不治之"（《神农本草经百种录》）。若治瘀血闭阻之胸痹胸痛，可单用本品，即丹参片（《中国药典》）。治血瘀气滞之胸痹心痛，常与三七、冰片合用，即复方丹参滴丸（《中国药典》）。治血瘀气滞之心胃疼痛，常配檀香、砂仁，即丹参饮（《时方歌括》）。治癥瘕积聚，常与三棱、莪术等化瘀消癥药同用。治跌打损伤，瘀滞作痛，常配伍乳香、没药、川芎等化瘀止痛药。治风湿热痹，关节红肿疼痛，常与秦艽、忍冬藤、桑枝等同用。

本品活血祛瘀，善能通经止痛，"为调经产后要药"（《重庆堂随笔》）。常用于月经不调、痛经、经闭及产后瘀阻腹痛等妇产科瘀血病证。因其性偏寒凉，以治血热瘀滞者最宜。可单用研末酒调服，或与红花、桃仁、益母草等同用。

2. 热病心烦 本品"专入心经。盖心恶热，如有邪热，则脉浊而不宁，以此清润之，使心神常清"（《药品化义》），故有清心、除烦、安神之效。适用于温热病热入营分之心烦少寐，常与水牛角、生地黄、玄参等药同用。

3. 疮痈肿毒 本品既可清热凉血解毒，又可活血祛瘀消痈。对于热毒瘀阻所引起的疮痈肿毒，常配其他清热解毒药用。如治乳痈初起之消乳汤（《医学衷中参西录》），即以本品配金银花、连翘、穿山甲等同用。

【用法用量】 煎服，10～15g。酒炒可增强其活血之功。

【使用注意】 不宜与藜芦同用。

【现代研究】 主含丹参酮Ⅰ、Ⅱ、Ⅱ$_A$、Ⅱ$_B$、Ⅲ、Ⅴ、Ⅵ，异丹参酮Ⅰ、Ⅱ$_A$、Ⅱ$_B$，隐丹参酮、异隐丹参酮、甲基丹参酮、羟基丹参酮等，另含丹参素、丹参酸A、B，原儿茶酸、原儿茶醛，及亚油酸、亚麻酸、油酸、棕榈酸。《中国药典》规定：含丹参酮Ⅱ$_A$（$C_{19}H_{18}O_3$）、隐丹参酮（$C_{19}H_{20}O_3$）和丹参酮Ⅰ（$C_{18}H_{12}O_3$）的总量不得少于0.25%，含丹酚酸B（$C_{36}H_{30}O_{16}$）不得少于3.0%。本品有改善血液流变性、抑制凝血和血小板功能、抑制血栓形成、改善冠脉循环、改善心肌缺血、改善微循环、降血脂和抗动脉粥样硬化作用，并有镇静、抗缺氧、抗氧化、抗菌、抗炎、抗肿瘤、促进肝细胞再生、抗肝纤维化等作用。

【备注】 关于丹参养血。丹参"养血"之说源于《名医别录》。后世传承其说，并发扬光大者不乏其例。如《本草纲目》《本草汇言》等多以"一味丹参，功同四物"誉之，并成为诠释丹参具有养血作用的主要依据。然而，丹参"走窜有余，必非补养之品，即《本经》所谓益气，《别录》所谓养血，皆言其积滞既去，而正气自伸之意，亦以通为补耳"（《本草正义》）。由此可见，丹参所谓养血，实乃祛瘀生新，以通为补之意。故"不可惑于功兼四物之说，并以其有参之名而滥用之"（《重庆堂随笔》）。纵观历版《中国药典》和《中药学》教材（除五版《中药学》教材外），均无丹参"养血"的记载。

红花（Hónghuā）

首载于《新修本草》。为菊科植物红花 *Carthamus tinctorius* L. 的干燥花（见彩图93）。产于河南、新疆、四川等地。夏季花色由黄变红时采摘。

【处方用名】 红花、红蓝花。

【主要药性】 辛，温。归心、肝经。

【基本功效】活血通经，散瘀止痛。

【临床应用】

血瘀证　本品辛散温通，专入血分。"调血脉可去瘀生新，治折伤理胎前产后"（《本草便读》），为活血祛瘀之要药。广泛用于临床各科的血瘀病症，尤以妇产科多用。若治瘀血经闭、痛经，可单用酒煎服，亦可配伍当归、桃仁、川芎等药，如桃红四物汤（《医宗金鉴》）。治产后瘀滞腹痛，常与当归、蒲黄、牡丹皮等同用。治妇人血积癥瘕，常配大黄、虻虫，即大红花丸（《宣明论方》）。治跌打损伤，筋骨瘀痛，可与当归、天南星、白芷等研末内服，如五虎散（《中国药典》）；也可与三七、土鳖虫、冰片等熬膏贴敷患处，如红药贴膏（《中国药典》）。治胸痹心痛，常配丹参、三七、降香等。

此外，本品活血化瘀，能消散痈肿，可用于疮疡肿痛。

【用法用量】煎服，3～10g。

【使用注意】孕妇忌用。月经过多者慎用。

【典型案例】红花活血化瘀案。王某，20岁。打篮球时左脚严重扭伤，伴有皮下瘀血、疼痛、肿胀，睡时不能寐，服用镇痛药疼痛方能减轻。X线拍片：骨质无损坏，软组织损伤。以红花适量，50°～60°白酒将红花拌匀，以挤压红花时有酒渗出为宜。用火点燃，见红花表面变黑、无红色为宜，盖灭，待温度适宜时涂于白布上贴敷于患处。6小时后疼痛减轻。1天后不需服用镇痛药物，可以入眠。2天后患处肿胀明显消退。8天后自由行走，告愈〔安徽中医杂志，1997（5）：229〕。

【现代研究】主含羟基红花黄色素A、山奈素、红花苷、前红花苷、红花明苷、红花黄色素、绿原酸、咖啡酸、儿茶酚、棕榈酸、肉豆蔻酸、月桂酸、油酸、亚油酸等，还含多糖、维生素及微量元素等。《中国药典》规定：含羟基红花黄色素A（$C_{27}H_{30}O_{15}$）不得少于1.0%，含山奈素（$C_{15}H_{10}O_6$）不得少于0.050%。本品有抗血栓形成、抗凝血、改善微循环、改善血液流变性、抗氧化、调脂、兴奋子宫等作用。

附：西红花

又名"藏红花""番红花"。为鸢尾科植物番红花 *Crocus sativus* L. 的干燥柱头。主产于西班牙，我国上海已引种成功。甘，平；归心、肝经。功能活血化瘀，凉血解毒，解郁安神。用于经闭癥瘕，产后瘀阻，温毒发斑，忧郁痞闷，惊悸发狂。煎服或沸水泡服，1～3g。孕妇慎用。

<h2 style="text-align:center">桃仁（Táorén）</h2>

首载于《神农本草经》。为蔷薇科植物桃 *Prunus persica*（L.）Batsch 或山桃 *Prunus davidiana*（Carr.）Franch. 的干燥成熟种子（见彩图94）。前者全国各地均产。果实成熟后采收。

【处方用名】桃仁、桃核仁、山桃仁、燀桃仁、燀山桃仁、炒桃仁、炒山桃仁。

【主要药性】苦、甘，平。归心、肝、大肠经。

【基本功效】活血祛瘀，润肠通便，止咳平喘。

【临床应用】

1. 血瘀证　本品味苦泄降，入心肝血分。长于"通经而行瘀涩，破血而化癥瘕"（《长沙药解》）。活血祛瘀力强，临床运用广泛。"为血瘀、血闭之专药"（《本经逢原》）。适宜于血瘀经闭、痛经，产后瘀滞腹痛，以及跌打伤痛，癥瘕痞块等多种血瘀病症，每与红花相须为用。本品活血祛瘀，善泄血分壅滞，也可用于热壅血瘀之肺痈、肠痈。前者常与芦根、冬瓜仁、薏苡仁同用，即苇茎汤（《千金要方》）。后者常与大黄、牡丹皮、冬瓜仁等同用，如大黄牡丹汤（《金匮要略》）。

2. 肠燥便秘 本品为植物的种仁，富含油脂，"体润能滋肠燥"（《药品化义》）。适宜于津亏肠燥便秘，常与当归、火麻仁、瓜蒌仁等同用。

3. 咳嗽气喘 本品味苦，能降肺气，有止咳平喘之功，治咳嗽气喘，可单用煮粥食用，或与杏仁同用，即双仁丸（《圣济总录》）。

【用法用量】煎服，5～10g。

【使用注意】孕妇及脾虚便溏者慎用。本品含苦杏仁苷，在体内可分解成氢氰酸，可麻痹延髓呼吸中枢，大量服用可引起中毒，不可过量服用。

【现代研究】主含苦杏仁苷、甘油三酯、及糖类、蛋白质和氨基酸、挥发油、维生素等。苦杏仁苷在苦杏仁酶等的作用下，可分解出剧毒成分氢氰酸。《中国药典》规定：含苦杏仁苷（$C_{20}H_{27}NO_{11}$）不得少于 2.0%，燀桃仁、燀山桃仁不得少于 1.50%，炒桃仁、炒山桃仁不得少于 1.60%。本品有扩张血管、抗凝及抑制血栓形成、保肝、抗肝硬化、抗炎、抗过敏、镇咳、抗肿瘤等作用。

益母草（Yìmǔcǎo）

首载于《神农本草经》。为唇形科植物益母草 *Leonurus japonicus* Houtt. 的干燥地上部分（见彩图 95）。全国大部分地区均产。鲜品春季幼苗期至初夏花前期采割；干品夏季茎叶茂盛、花未开或初开时采割。

【处方用名】益母草、茺蔚、鲜益母草、干益母草。

【主要药性】苦、辛，微寒。归肝、心包、膀胱经。

【基本功效】活血调经，利尿消肿，清热解毒。

【临床应用】

1. 血瘀证 本品辛行苦泄，主入血分，善能行血通经，消瘀逐滞。为"治妇人经候不调，及胎前产后一切诸疾之要药"（《本草约言》），故有"益母"之名。适宜于瘀血所致的经闭、痛经、月经不调，及产后恶露不绝等，可单用熬膏服，即益母草膏（《中国药典》）；或与当归、川芎、木香合用，即益母丸（《中国药典》）。本品活血祛瘀，也可用于跌打损伤，瘀肿疼痛，多与其他活血疗伤止痛药配伍使用。

2. 水肿尿少 本品苦降下行，入膀胱经，能利尿消肿，用于水肿、小便不利。因其药力较弱，又能活血祛瘀，故对水瘀互阻之水肿尤为适宜。可单用，或与白茅根、泽兰等同用。

3. 疮痈肿毒 本品苦寒能清热解毒，味辛能散瘀消痈，善"医各色疮疡"（《玉楸药解》）。用于热毒疮疡初起，可单用捣敷，或配蒲公英、紫花地丁等同用。

【用法用量】煎服，9～30g，鲜品 12～40g；或熬膏服。外用适量。

【使用注意】孕妇及血虚无瘀者慎用。

【现代研究】主含益母草碱、水苏碱等，还含有二萜类及挥发油等。《中国药典》规定：含盐酸水苏碱（$C_7H_{13}NO_2·HCl$）不得少于 0.50%，饮片不得少于 0.40%；含盐酸益母草碱（$C_{14}H_{21}N_3O_5·HCl$）不得少于 0.050%，饮片不得少于 0.040%。本品有改善血液流变性、抗心肌缺血、抗脑缺血、调节子宫、利尿、改善肾功能等作用。

附：茺蔚子

为益母草的成熟果实。辛、苦，微寒；归心包、肝经。功能活血调经，清肝明目。用于月经不调，经闭痛经，目赤翳障，头晕胀痛。煎服，5～10g。瞳孔散大者慎用。

泽兰（Zélán）

首载于《神农本草经》。为唇形科植物毛叶地瓜儿苗 *Lycopus lucidus* Turcz. var. *hirtus* Regel 的干燥地上部分。全国大部分地区均产。夏、秋二季茎叶茂盛时采割。

【处方用名】泽兰、泽兰叶、香泽兰。

【主要药性】苦、辛，微温。归肝、脾经。

【基本功效】活血调经，祛瘀消痈，利水消肿。

【临床应用】

1. 血瘀证　本品辛散温通，入肝经血分，不寒不燥，性较温和，行而不峻，有活血而不伤正之特点，凡血脉瘀滞诸证皆宜。因其善能活血调经，故"为妇人方中要药"（《本草汇言》）。治疗血瘀经闭、痛经、产后瘀滞腹痛等，每与当归、川芎、香附等同用，如调经止痛片《中国药典》。本品"行瘀血，疗扑损易效"（《本草蒙筌》）。又可用于跌打损伤，瘀肿疼痛。或单用，或配伍当归、红花、桃仁等，如泽兰汤（《医学心悟》）。对于疮痈肿毒，本品有祛瘀消痈之功。可单用捣敷，或与金银花、黄连、赤芍等同用。

2. 水肿腹水　本品"走血分，消水肿"（《药性切用》），"统治内外一切水病"（《神农本草经百种录》），对于水瘀互阻的水肿尤为适宜。因其利水作用缓和，单用力薄，常须配伍为用。如治产后水肿，每与防己等份为末，醋汤调服。治腹水身肿，配伍白术、茯苓、防己、车前子等。

【用法用量】煎服，6～12g。外用适量。

【现代研究】主含齐墩果酸、桦木酸、熊果酸、乙酰熊果酸、胆甾醇、原儿茶酸、咖啡酸等；还含黄酮、挥发油、皂苷、鞣质和皂苷等。本品有改善微循环、改善血液流变性、抗血小板凝集、抗血栓形成等作用。

牛膝（Niúxī）

首载于《神农本草经》。为苋科植物牛膝 *Achyranthes bidentata* Bl. 的干燥根（见彩图96）。主产于河南。冬季茎叶枯萎时采挖。

【处方用名】牛膝、怀牛膝、酒牛膝。

【主要药性】苦、甘、酸，平。归肝、肾经。

【基本功效】逐瘀通经，补肝肾，强筋骨，利尿通淋，引血下行。

【临床应用】

1. 血瘀证　本品味苦降泄，性善下行，长于逐瘀血，通经脉，使"血行则月水自通，血结自散"（《本草经疏》）。故善治瘀滞经闭，痛经，产后瘀阻腹痛等妇科经产血瘀诸疾以及跌打损伤，瘀肿疼痛。治妇人月水不利，脐腹作痛者，常与当归、桃仁、川芎等同用，如牛膝散（《圣惠方》）。治跌打损伤、腰膝瘀痛，可与当归、乳香、没药等同用，如舒筋活血汤（《伤科补要》）。

2. 腰膝酸痛，筋骨无力　本品主入肝、肾经。既能"益肝肾，强筋骨"（《本草从新》）；又能通血脉，利关节。为治肝肾不足之腰痛、腰膝酸软常用之品，常与杜仲、续断、补骨脂等同用。若治肝肾不足，下焦虚寒所致的冷痹，脚膝疼痛无力者，可与肉桂、山茱萸为伍，如牛膝散（《圣济总录》）。治湿热下注，足膝痿软肿痛者，常与苍术、黄柏、薏苡仁同用，如四妙丸（《成方便读》）。

3. 淋证，水肿　本品性主下行，能通利小便。若"五淋诸证，极难见效，惟牛膝一两，入乳香少许煎服，连进数剂即安"（《本草通玄》）。治腰重脚肿、小便不利，配伍熟地黄、泽泻、车前子等，如加味肾气丸（《济生方》）。

4. 上部火热证　本品味苦泄降，能导热下泄，引血下行，以折上亢之阳，降上炎之火，止上逆之血。凡诸病"皆因其气血随火热上升所致，重用牛膝引气血下行，并能引其浮越火下行，是以能愈也"（《医学衷中参西录》）。若治阴虚阳亢之头痛眩晕，可与代赭石、牡蛎、龟板等同用，如镇肝息风汤（《医学衷中参西录》）。治胃火上炎之齿龈肿痛，可配熟地、石膏、知母等，如玉女煎（《景岳全书》）。治气火上逆，迫血妄行之吐血、衄血，可配生地黄、郁金、栀子等。

此外，本品"能引诸药下行"（《本草衍义补遗》），"凡病在腰腿膝踝之间，必兼用之而勿缺也"（《药鉴》），故有"无膝不过膝"（《本草纲目》）之说。为临床治疗腰膝以下病证常用的引经药。

【**用法用量**】煎服，5～12g。逐瘀通经、利尿通淋、引血下行宜生用，补肝肾、强筋骨宜酒炙用。

【**使用注意**】本品为动血之品，性专下行，孕妇及月经过多者慎用。

【**现代研究**】主含 β-蜕皮甾酮、人参皂苷 R_0、牛膝皂苷 I、牛膝皂苷 II、正丁基 $-\beta$-D- 吡喃果糖苷、异槲皮素，以及多糖类、氨基酸等。《中国药典》规定：含 β-蜕皮甾酮（$C_{27}H_{44}O_7$）不得少于 0.030%。本品有兴奋子宫、抗生育、抗凝血、消炎镇痛、延缓衰老、增强免疫力、调血脂、抗心肌缺血、抗肿瘤作用。

附：川牛膝

为苋科植物川牛膝 *Cyathula officinalis* Kuan 的干燥根。主产于四川。秋、冬二季采挖。甘、微苦，平；归肝、肾经。功能逐瘀通经，通利关节，利尿通淋。用于经闭癥瘕，胞衣不下，跌仆损伤，风湿痹痛，足痿筋挛，尿血血淋。煎服，5～10g。孕妇慎用。

鸡血藤（Jīxuèténg）

首载于《本草纲目拾遗》。为豆科植物密花豆 *Spatholobus suberectus* Dunn 的干燥藤茎（见彩图 97）。主产于广西。秋、冬二季采收。

【**处方用名**】鸡血藤。

【**主要药性**】苦、甘，温。归肝、肾经。

【**基本功效**】活血补血，调经止痛，舒筋活络。

【**临床应用**】

1. 月经不调，痛经，经闭，血虚萎黄　本品苦而不燥，温而不烈，性质和缓。既能活血，又能补血，且活血而不伤血，补血而不滞血，为妇科调经之要药。凡血瘀或血虚所致的月经不调，痛经，闭经及血虚萎黄等，可单用，如鸡血藤片（《部颁标准》），或与当归、白芍、川芎等配伍。

2. 风湿痹痛，麻木瘫痪　本品既能"活血宣络"（《本草正义》），又能养血荣筋。"于老人最宜。治老人气血虚弱，手足麻木，瘫痪等症"(《本草纲目拾遗》)，常与当归、黄芪、丹参等同用。治风湿痹痛，肢体麻木，常与独活、威灵仙、桑寄生等同用。

【用法用量】煎服，9～15g。或浸酒服，或熬膏服。

【现代研究】主含黄酮类、甾醇及挥发油等。本品有扩张血管、抗血小板聚集、降血脂、改善动脉粥样硬化、促进造血、镇痛、抗肿瘤、抗病毒等作用。

王不留行（Wángbùliúxíng）

首载于《神农本草经》。为石竹科植物麦蓝菜 *Vaccaria segetalis*（Neck.）Garcke 的干燥成熟种子（见彩图 98）。产于河北、山东、辽宁等地。夏季果实成熟、果皮尚未开裂时采收。

【处方用名】王不留行、王不留、炒王不留行。

【主要药性】苦，平。归肝、胃经。

【基本功效】活血通经，下乳消肿，利尿通淋。

【临床应用】

1. 血瘀经闭，痛经 本品味苦性平，入肝经血分，"行血活血。是其专长"(《本草便读》)。善于通利血脉，走而不守，有活血通经之功，常用于血滞经闭、痛经，每与当归、川芎、红花等配伍。

2. 乳汁不下，乳痈肿痛 本品善行血脉，"通乳汁，散乳痈"(《本草汇言》)。为治疗妇女产后乳汁不下的常用之品。凡产后乳汁壅滞不下，或乳汁缺乏，或乳汁郁积而致乳痈肿痛者皆宜。若治产后乳少，常与穿山甲、漏芦、当归等同用，如乳泉散（《卫生宝鉴》）。治乳痈肿痛，与瓜蒌、蒲公英、漏芦等同用。

3. 淋证 本品性善下行，能利小便，"通淋利窍"(《本草求原》)。用于淋证，小便淋沥涩痛。可与滑石、瞿麦、石韦等配伍。

【用法用量】煎服，5～10g。外用适量。

【使用注意】孕妇慎用。

【典型案例】王不留行利尿通淋案。一妇人患淋卧久，诸药不效。其夫夜告予。予按既效方治诸淋，用剪金花（王不留行）十余叶煎汤，遂令服之。明早来云病减八分矣。再服而愈。(《本草纲目》)。

【现代研究】主含王不留行皂苷 A～D、王不留行次皂苷 A～H、王不留行环苷 A、B、C、D、E、G、H、I、K，以及黄酮类、甾醇、有机酸等。《中国药典》规定：含王不留行黄酮苷（$C_{32}H_{38}O_{19}$）不得少于 0.40%；炒王不留行不得少于 0.15%。本品有兴奋子宫、抗早孕、抗着床、镇痛、抗炎、抗肿瘤等作用。

月季花（Yuèjìhuā）

首载于《本草纲目》。为蔷薇科植物月季 *Rosa chinensis* Jacq. 的干燥花。全国大部分地区均产。全年可采收，花微开时采摘。

【处方用名】月季花、月月红。

【主要药性】甘，温。归肝经。

【基本功效】活血调经，疏肝解郁。

【临床应用】

1. 气滞血瘀，月经不调　本品质轻芳香，主入肝经。既疏解肝经之郁滞，又活血祛瘀，调经止痛，常用于肝郁气滞，瘀血内阻之月经不调、痛经、经闭。可单用开水泡服，亦可与玫瑰花、当归、香附等同用。

2. 胸胁胀痛　本品疏肝解郁，可用于肝郁气滞之胸胁胀痛，每与柴胡、薄荷、香附等同用。

此外，本品活血化瘀，也可用于跌打损伤，疮痈肿痛。

【用法用量】煎服，3～6g。外用适量。

【使用注意】多服久服易致腹泻，脾虚便溏者慎用。孕妇慎用。

【现代研究】主含橙花醇、丁香油酚、槲皮素、异槲皮素、金丝桃苷等。《中国药典》规定：含金丝桃苷（$C_{21}H_{20}O_{12}$）和异槲皮素（$C_{21}H_{20}O_{12}$）的总量不得少于0.38%。本品有抗凝血、镇痛、抗氧化、增强免疫、抗肿瘤等作用。

凌霄花（Língxiāohuā）

首载于《神农本草经》。为紫葳科植物凌霄 *Campsis grandiflora*（Thunb.）K. Schum. 或美洲凌霄 *Campsis radicans*（L.）Seem. 的干燥花。全国大部分地区均产。夏、秋二季花盛开时采摘。

【处方用名】凌霄花、紫葳。

【主要药性】甘、酸，寒。归肝、心包经。

【基本功效】活血调经，凉血祛风。

【临床应用】

1. 血瘀证　本品"性利而善攻，走而不守，破血行血是其专职"（《本草汇言》）。活血力强，可用于多种血瘀证。治血滞经闭，痛经，月经不调，常与当归、莪术为伍，如紫葳散（《鸡峰普济方》）。治癥瘕积聚，与鳖甲、桃仁、土鳖虫等同用，如鳖甲煎丸（《金匮要略》）。治跌打损伤，瘀滞肿痛，可单用捣敷，或与乳香、没药同用。

2. 风疹瘙痒，痤疮　本品性寒入血分，能凉血祛风，"治诸血热生风之证"（《医林纂要》）。如治风疹瘙痒，单以本品为末，酒调服，或与生地黄、牡丹皮、刺蒺藜等同用。治痤疮，可与栀子等分为末，茶水调服。

【用法用量】煎服，5～9g。

【使用注意】孕妇慎用。

【现代研究】主含芹菜素、凌霄苷、紫葳苷，还含生物碱、有机酸及挥发油等。本品有改善微循环、抗凝血、抗炎、镇痛等作用。

第三节　活血疗伤药

本节药物以疗伤见长，善于消肿止痛，续筋接骨。主要适用于跌打损伤，瘀肿疼痛，骨折筋伤等伤科疾患。也常用于其他瘀血证。

因肝主筋、肾主骨。骨折筋伤多与肝肾有关。故使用本节药物常与补肝肾强筋骨之品同用。

土鳖虫（Tǔbiēchóng）

首载于《神农本草经》。为鳖蠊科昆虫地鳖 *Eupolyphaga sinensis* Walker 或冀地鳖 *Steleophaga plancyi*（Boleny）雌虫的干燥体（见彩图 99）。产于湖南、湖北、江苏等地。野生者夏季捕捉；饲养者全年可捕捉。

【处方用名】 土鳖虫、地鳖虫、䗪虫。

【主要药性】 咸，寒；有小毒。归肝经。

【基本功效】 破血逐瘀，续筋接骨。

【临床应用】

1. 跌打损伤，筋伤骨折　本品咸寒，主入肝经，性善走窜，"善化瘀血，最补损伤"（《长沙药解》）。"治跌仆损伤，续筋骨有奇效"（《本草经疏》），为伤科要药。尤多用于跌打损伤，筋断骨折，瘀血肿痛。常与三七、桃仁、红花等同用，如跌打丸（《中国药典》）。

2. 血瘀经闭，癥瘕积聚　本品活血祛瘀力强，又善"治月水不通，破留血积聚"（《药性论》），为治血瘀经闭、癥瘕积聚之要药。治血瘀经闭，产后瘀滞腹痛，常配伍大黄、桃仁等同用，如下瘀血汤（《金匮要略》）。治癥瘕积块，每与桃仁、鳖甲等同用，如鳖甲煎丸（《金匮要略》）。

【用法用量】 煎服，3～10g；研末服，1～1.5g，内服多炒制用以减少其腥臭味。

【使用注意】 孕妇忌用。

【典型案例】 土鳖虫破血逐瘀案。丁某，男，30 岁，农民。1 年前劳动不慎扭伤腰痛。初觉两腿木重，腰部阵阵作痛，继而疼痛加剧，不能转侧，难以下地劳动，询问知痛处固定，夜晚较甚；舌有紫气，舌下络脉怒张色紫，随用土鳖虫 9 只，焙黄研细末，分 3 次黄酒炖温送下。复诊时疼痛减，又服用 6 次。再诊时腰痛全除，可参加劳动（《孟景春临床经验集》）。

【现代研究】 主含脂肪酸类成分，还含尿嘧啶、尿囊素、生物碱、氨基酸等。本品有抗血栓、抗血液流变性、抗心肌缺血、调脂、抗氧化、促进骨愈合、抗肿瘤等作用。

马钱子（Mǎqiánzǐ）

首载于《本草纲目》。为马钱科植物马钱 *Strychnos nux-vomica* L. 的干燥成熟种子（见彩图 100）。主产于印度、越南、缅甸。我国云南、广东、海南等地亦产。冬季果实成熟时采收。

【处方用名】 马钱子、番木鳖、制马钱子。

【主要药性】 苦，温；有大毒。归肝、脾经。

【基本功效】 通络止痛，散结消肿。

【临床应用】

1. 跌打损伤，骨折肿痛　本品苦泄温通，善能活血通络，又长于止痛，为伤科疗伤止痛之佳品。可单用，如马钱子粉（《中国药典》）；或与土鳖虫、骨碎补、续断等同用，如接骨丸（《部颁标准》）。

2. 风湿顽痹，麻木瘫痪　本品善能搜筋骨间风湿，止痛力强。"其开通经络，透达关节之力，实远胜于他药"（《医学衷中参西录》）。为治风湿顽痹、拘挛疼痛、麻木瘫痪之常用药物。可与地龙为伍，如马钱子散（《中国药典》）。

3. 疮痈肿毒，咽喉肿痛　本品大毒，既能散结消肿，又能以毒攻毒。治疮痈肿毒，多作外用，单用即可。治喉痹肿痛，可配青木香、山豆根各等分为末吹喉，如番木鳖散（《医方摘要》）。

【用法用量】生马钱子毒性剧烈，仅供外用。内服必须制用。多入丸散，日服 0.3 ～ 0.6g。

【使用注意】马钱子的治疗量与中毒量十分接近，服到治疗量时已有轻度中毒表现，受到外来刺激易引起抽搐，故宜睡前环境安静时服用为好；服药后一般不要下床单独活动。不宜多服久服，以免过量致中毒。孕妇禁用。本品有"兴奋神经之作用"（《医学衷中参西录》），故运动员慎用。本品所含有毒成分能被皮肤吸收，故外用亦不宜大面积涂敷。

【典型案例】马钱子通络止痛案。陈某，女，42 岁。患类风湿性关节炎 8 年，时轻时重。诊见四肢多关节肿胀、剧痛，颇为痛苦，已见多个关节畸形，功能障碍。服马钱子胶囊（每丸含马钱子粉 0.2g），每次 1 粒，每天 3 次。对其中几个发病严重的关节外敷，以小药匙取马钱子粉 0.1g 左右，用代温灸膏为覆盖物，把药物固定在肿痛的关节上，每 24 小时更换 1 次，3 天后疼痛明显减轻，1 周后疼痛基本消失，继续用药 1 周，病情稳定（《中药临床新用》）。

【现代研究】主含番木鳖碱（士的宁）、马钱子碱、异士的宁、异马钱子碱、伪士的宁等。《中国药典》规定：含士的宁（$C_{21}H_{22}N_2O_2$）应为 1.20% ～ 2.20%，含马钱子碱（$C_{23}H_{26}N_2O_4$）不得少于 0.80%。本品有抗炎、镇痛、抗血栓形成、抗心律失常、抗肿瘤、调节免疫、抗病原微生物、镇咳、祛痰等作用。

自然铜（Zìrántóng）

首载于《雷公炮炙论》。为硫化物类矿物黄铁矿族黄铁矿（见彩图 101），主含二硫化铁。产于四川、湖南、云南等地。全年均可采挖。

【处方用名】自然铜、煅自然铜。

【主要药性】辛，平。归肝经。

【基本功效】散瘀止痛，续筋接骨。

【临床应用】

跌打损伤，筋骨折伤　本品味辛而散，专入肝经血分，有散瘀止痛，续筋接骨，促进骨折愈合作用，为伤科接骨疗伤要药。"治跌损，接骨续筋，疗折伤，散血止痛，热酒调服，立建奇功"（《本草新编》）。或与乳香、三七、当归等药同用，如活血止痛胶囊（《部颁标准》）。

【用法用量】3 ～ 9g，多入丸、散；若入煎剂宜先煎。外用适量。

【使用注意】孕妇慎用。不宜久服。

【现代研究】主含二硫化铁（FeS_2）。《中国药典》规定：含铁（Fe）应为 44.0% ～ 55.0%。本品有促进骨折愈合、抑制骨转移肿瘤的生长等作用。

苏木（Sūmù）

首载于《新修本草》。为豆科植物苏木 *Caesalpinia sappan* L. 的干燥心材（见彩图 102）。产于广西、广东、云南等地。多于秋季采伐。

【处方用名】苏木、苏方木。

【主要药性】甘、咸，平。归心、肝、脾经。

【基本功效】活血祛瘀，消肿止痛。

【临床应用】

1. 跌打损伤，筋骨折伤 本品咸能入血，"于血分之用最专"（《本草述钩元》）。能"祛一切凝滞留结之血"（《本草经疏》），"除新旧之瘀血"（《本草征要》）。适用于跌打损伤，筋断骨折，瘀血肿痛，闪腰岔气等。常与桃仁、红花、三七等同用，如跌打丸（《中国药典》）。或与刘寄奴、泽兰等煎汤熏洗伤处。

2. 经闭痛经，产后腹痛，胸腹刺痛，痈肿疮毒 本品活血祛瘀，"凡胎产癥瘕、疮疡跌仆、一切瘀血皆效"（《玉楸药解》）。若治血瘀经闭、痛经、产后瘀滞腹痛，可与益母草、鸡血藤、红花等药同用。治胸腹刺痛可与丹参、三七、降香等同用。治痈疽肿痛，可与连翘、蒲公英、白芷等同用。

【用法用量】煎服，3～9g。外用适量，研末撒敷。

【使用注意】孕妇及月经过多者慎用。

【现代研究】主含巴西苏木素、苏木酚、槲皮素、挥发油及有机酸、鞣质等。本品有增强心肌收缩力、增加冠脉流量、促进微循环、抑制血小板聚集、消炎、抑制免疫、抗肿瘤等作用。

骨碎补（Gǔsuìbǔ）

首载于《药性论》。为水龙骨科植物槲蕨 *Drynaria fortunei*（Kunze）J. Sm. 的干燥根茎。产于浙江、湖北、广东等地。全年均可采挖，以冬、春两季为主。

【处方用名】骨碎补、毛姜、猴姜、烫骨碎补。

【主要药性】苦，温。归肝、肾经。

【基本功效】活血止痛，补肾强骨。外用消风祛斑。

【临床应用】

1. 跌打损伤，筋骨折伤 本品温行血脉，续筋接骨，疗伤止痛。"用之以补接伤碎最神"（《本草新编》），为伤科要药。治跌打损伤，筋伤骨折，瘀滞肿痛者，常配自然铜、龟板、没药等，如骨碎补散（《圣惠方》）。

2. 肾虚诸证 本品性温，"功专入肾补骨"（《本草求真》），聪耳固齿。可用于肾虚腰痛，筋骨痿软，耳鸣耳聋及牙齿松动等。如以本品与补骨脂、牛膝、胡桃仁等同用，治肾虚腰痛脚弱；与熟地、山茱萸等同用，治肾虚耳鸣、耳聋及牙痛。若以本品研末，入猪肾中煨熟食之，也可用于肾虚久泻。

此外，本品外用有消风祛斑功效，可治斑秃、白癜风。

【用法用量】煎服，3～9g。外用适量。生用或砂烫用。

【使用注意】孕妇及阴虚内热者慎用。

【现代研究】主含柚皮苷、三萜及酚酸等。《中国药典》规定：含柚皮苷（$C_{27}H_{32}O_{14}$）不得少于0.50%。本品能促进骨对钙的吸收，提高血钙和血磷水平，促进骨钙化和骨质的形成；能改善软骨细胞功能，推迟骨细胞退行性变，降低骨性关节病的病变率，发病时间推迟，发病程度减轻。此外，尚有抑制链霉素耳毒性，以及降脂、抗动脉硬化、抗肾损伤、抗炎、镇痛等作用。

血竭（Xuèjié）

首载于《雷公炮炙论》。为棕榈科植物麒麟竭 *Daemonorops draco* Bl. 果实渗出的树脂经加工制成。主产于印度尼西亚、马来西亚、印度等地，我国的广东、台湾等地也有种植。秋季采收。

【处方用名】血竭、麒麟竭。

【主要药性】甘、咸，平。归心、肝经。

【基本功效】活血定痛，化瘀止血，生肌敛疮。

【临床应用】

1. 跌打损伤，心腹瘀痛　本品气香能散，"入心肝血分，行瘀活血，是其所长"（《本草便读》）。尤善"散滞血诸痛"（《本草纲目》），为伤科及其他瘀滞痛证之要药。治跌打损伤，瘀肿疼痛者，可与乳香、没药、红花等同用，如七厘胶囊（《中国药典》）。对于心腹瘀痛，血滞经闭、痛经，产后瘀阻腹痛等，可配当归、莪术、三棱等同用。

2. 外伤出血，疮疡不敛　本品既能止血，又能化瘀，有止血而不留瘀的特点。可用于血滞诸出血，尤宜于外伤出血，可单用研末外敷患处。本品又能"收敛疮口"（《本经逢原》），促进疮疡愈合。若治疮疡久溃不敛，可单用研末外敷，亦可配伍乳香、没药等，如血竭散（《圣济总录》）。

【用法用量】多入丸、散或研末服，每次 1～2g。外用适量，研末外敷。

【使用注意】孕妇及月经期忌用。

【现代研究】主含血竭素、血竭红素、去甲基血竭素、去甲基血竭红素及黄烷醇、查耳酮、树脂酸等。《中国药典》规定：含血蝎素（$C_{17}H_{14}O_3$）不得少于 1.0%。本品有抗血栓、改善血液流变性、抗心肌缺血、抗炎、镇痛、降糖、降血脂、抗肿瘤、抗病原微生物、促进伤口愈合等作用。

儿茶（Érchá）

首载于《饮膳正要》。为豆科植物儿茶 *Acacia catechu*（L.f.）Willd. 的去皮枝、干的干燥煎膏。主产于云南。冬季采收。

【处方用名】儿茶、孩儿茶、儿茶膏。

【主要药性】苦、涩，微寒。归肺、心经。

【基本功效】活血止痛，止血生肌，收湿敛疮，清肺化痰。

【临床应用】

1. 跌仆伤痛，出血　本品既能活血散瘀，又能"收涩止血"（《药性切用》）。有散瘀止痛疗伤，止血而不留瘀之长。可用于跌打损伤、扭伤、挫伤、瘀血疼痛，以及体内外各种出血。前者可与当归、红花、骨碎补等同用，如跌打损伤散（《部颁标准》）；后者可与其他止血药同用。

2. 疮疡不敛，湿疹湿疮　本品苦涩性凉，有解毒收湿、敛疮生肌之功。外用"涂金疮、一切诸疮"（《本草纲目》）。可用于诸疮溃烂，久不收口者，常与乳香、没药、冰片等研末外敷，如腐尽生肌散（《医宗金鉴》）。若治皮肤湿疹、湿疮，可与黄柏、苦参、白鲜皮等同用。

3. 肺热咳嗽　本品苦寒，入肺经，能"清膈化痰"（《药性切用》）。用于肺热咳嗽，痰多黄稠者，常与桑叶、黄芩等同用。

【用法用量】煎服，1～3g，宜包煎；多入丸、散服。外用适量，研末撒或调敷。

【现代研究】主含儿茶素、表儿茶素、槲皮素、山奈素等。《中国药典》规定：含儿茶素（$C_{15}H_{14}O_6$）和表儿茶素（$C_{15}H_{14}O_6$）的总量不得少于 21.0%。本品有抗病原微生物、抗血栓、调脂、抗炎等作用。

刘寄奴（Liújìnú）

首载于《新修本草》。为菊科植物奇蒿 *Artemisia anomala* S. Moore 的干燥地上部分。产于浙江、江苏、江西等地。秋季采收。

【**处方用名**】刘寄奴。

【**主要药性**】苦，温。归心、肝、脾经。

【**基本功效**】散瘀止痛，止血消肿，活血通经，消食化积。

【**临床应用**】

1. 跌打损伤，外伤出血　本品通行走散，专入血分，"为破血止血之品"（《要药分剂》）。"治跌仆损伤极效"（《本草汇言》）。"捣敷金疮出血不止，其效尤捷"（《本草正》）。若治跌打损伤，瘀滞肿痛，可单用研末，以酒调服；或配骨碎补、延胡索等同用。治创伤出血，可单用鲜品捣烂外敷；或与马鞭草为伍，如杖疮汤（《医学纲目》）。

2. 血滞经闭，产后腹痛，癥瘕，疮痈肿毒　本品温散善走，流行血脉，"能破瘀通经行血"（《本草求真》）。凡"妇人血瘕血结，及产后血证余疾，用此可下血止痛，正以其行血迅速故也"（《本草汇言》）。常用于瘀滞经闭痛经，产后瘀阻腹痛，及癥瘕积聚。可与当归、红花、桃仁等配伍。本品又能活血消痈，与清热解毒，消痈散结药同用，也可用于疮痈肿毒。

3. 食积腹痛　本品气香入脾，既能醒脾开胃，又能消食化积，用于脾失健运，饮食停积不化，腹痛泻痢，可单用煎服，或与山楂、麦芽等配伍。

【**用法用量**】煎服，6～10g。外用适量，研末撒或调敷。

【**使用注意**】孕妇忌用。

【**典型案例**】刘寄奴散瘀消肿案。李某，男，40岁。左腿腓骨部位有一痈疮，10余年来时好时坏，红肿剧痛，经多种抗生素治疗无效。用刘寄奴30g，甘草10g内服，每天1剂，同时加刘寄奴粉外用，每天换药1次，1个月后疮疡愈合（《中药临床新用》）。

【**现代研究**】主含奇蒿黄酮、异泽兰黄素、茴蒿素及香豆素类成分。还含桂皮酸、桂皮酸酯、奇蒿内酯、西米杜鹃醇等。本品有抗血栓形成、抗凝血、抗缺氧、抗氧化、镇痛、抑菌等作用。

附：北刘寄奴

为玄参科植物阴行草 *Siphonostegia chinensis* Benth. 的干燥全草。苦，寒；归脾、肾、肝、胆经。功能活血祛瘀，调经止痛，凉血止血，清热利湿。用于跌打损伤，外伤出血，瘀血经闭，月经不调，产后瘀痛，癥瘕积聚，血痢，血淋，湿热黄疸，水肿腹胀，白带过多。煎服，6～9g。

第四节　破血消癥药

本节药物以消癥见长。其药性峻猛，虫类居多，能破血逐瘀、消癥散积，主要适用于瘀血之重证，尤多用于癥瘕积聚。亦常用于血瘀经闭、瘀肿疼痛、偏瘫等。

本节药物性猛力峻，大都有毒，易耗气、动血、伤阴，故凡出血、阴血亏虚、气虚体弱，及孕妇，当忌用或慎用。

莪术（Ézhú）

首载于《药性论》。为姜科植物蓬莪术 *Curcuma phaeocaulis* Val.、广西莪术 *Curcuma kwangsiensis* S. G. Lee et C. F. Liang 或温郁金 *Curcuma wenyujin* Y. H. Chen et C. Ling 的干燥根茎（见彩图103）。后者习称"温莪术"。依次主产于四川、广西、浙江。冬季茎叶枯萎后采挖。

【处方用名】莪术、广西莪术、蓬莪术、温莪术、醋莪术。

【主要药性】辛、苦，温。归肝、脾经。

【基本功效】破血行气，消积止痛。

【临床应用】

1. 癥瘕痞块，瘀血经闭，胸痹心痛　本品辛散苦泄，温通行滞，既入血分，又入气分。"行气破血散结，是其功能之所长"（《本草经疏》）。"主诸气诸血积聚，为最要之品"（《本草汇言》）。可用于上述血瘀气滞之重证，尤为治癥瘕积聚之要药，每与三棱相须为用，协调增效。

2. 食积气滞，脘腹胀痛　本品"在中焦攻饮食气滞不消"（《本草正》），有较强的行气消积止痛之功。常用于饮食不节，脾运失常之积滞不化，脘腹胀满疼痛之较甚者，可配伍青皮、槟榔等，如莪术丸（《证治准绳》）。

此外，本品能"消瘀血，止仆损痛"（《日华子本草》），可用于跌打损伤，瘀肿疼痛。

【用法用量】煎服，6～9g。醋制后可加强祛瘀止痛作用。外用适量。

【使用注意】本品药性峻猛，有耗气伤血之弊，不宜过量久服，孕妇及月经过多者忌用。

【现代研究】主含挥发油、姜黄素等。《中国药典》规定：含挥发油不得少于1.5%（mL/g），饮片不得少于1.0%（mL/g）。本品有抗癌、抑制血小板聚集、抗血栓形成、促进局部微循环恢复、升高白细胞、抑菌、保肝、抗炎、镇痛、抗溃疡、抗早孕等作用。

三棱（Sānléng）

首载于《本草拾遗》。为黑三棱科植物黑三棱 *Sparganium stoloniferum* Buch.–Ham. 的干燥块茎。产于江苏、河南、山东等地。冬季至次年春季采挖。

【处方用名】三棱、京三棱、醋三棱。

【主要药性】辛、苦，平。归肝、脾经。

【基本功效】破血行气，消积止痛。

【临床应用】

本品功用与莪术颇同，治疗血瘀气滞之癥瘕痞块，瘀血经闭，胸痹心痛及食积胀痛。二者常相须为用，协同增效。然三棱偏于破血，莪术偏于破气。

【用法用量】煎服，5～10g。醋制后可加强祛瘀止痛作用。

【使用注意】孕妇及月经过多者忌用。不宜与芒硝、玄明粉同用。

【现代研究】主含挥发油，还含脂肪酸及甾醇类等。本品有抗凝、抗血栓形成，降低全血黏度、改善微循环、抗动脉粥样硬化、兴奋子宫平滑肌、抑制肿瘤等作用。

水蛭（Shuǐzhì）

首载于《神农本草经》。为水蛭科动物蚂蟥 *Whitmania pigra* Whitman、水蛭 *Hirudo nipponica* Whitman 或柳叶蚂蟥 *Whitmania acranulata* Whitman 的干燥体。全国大部分地区均有出产。夏、秋二季捕捉。

【处方用名】水蛭、烫水蛭。

【主要药性】咸、苦，平；有小毒。归肝经。

【基本功效】破血通经，逐瘀消癥。

【临床应用】

1. 癥瘕积聚，血瘀经闭，跌打损伤　本品咸苦走血，主入肝经，"能逐恶血瘀血，破血癥积聚，通经闭"（《本草正》）。"凡一切癥瘕积聚，折伤月闭，由于血瘀者皆可用之"（《本草便读》）。若治血滞经闭，癥瘕积聚，可单用，或与大黄、桃仁同用，如抵当汤（《伤寒论》）。治跌打损伤，筋伤骨折，瘀肿疼痛，常配乳香、没药等，如接骨如神散（《普济方》）。

2. 中风偏瘫　本品破血逐瘀，通经活络。若治气虚血瘀络阻型中风病，症见半身不遂或偏身麻木，口舌歪斜，言语不利。可与人参、全蝎、蜈蚣等同用，如通心络胶囊（《中国药典》）。

此外，"水蛭最喜食人之血"（《神农本草经百种录》）。故水蛭活用，借其吸血而达消肿之功，可用于痈肿、丹毒等。

【用法用量】煎服，1～3g。研末服，0.3～0.5g。

【使用注意】孕妇及月经过多者忌用。

【典型案例】水蛭逐瘀消癥案。曾治一妇人，经血调和，竟不产育。细询之，少腹有癥瘕一块。遂单用水蛭一两，香油炙透为末，每服五分，一日两次，服完无效。后改用生者，如前服法，一两犹未服完，癥瘕尽消，逾年即生男矣（《医学衷中参西录》）。

【现代研究】主含氨基酸，尚含蛋白质、肝素、抗凝血酶及水蛭素等。《中国药典》规定：每 1g 含抗凝血酶活性水蛭应不低于 16.0U，蚂蟥、柳叶蚂蟥不低于 3.0U。金丝桃苷（$C_{21}H_{20}O_{12}$）和异槲皮素（$C_{21}H_{20}O_{12}$）的总量不得少于 0.38%。本品有抗凝血、抗血栓、抑制血小板聚集、改善血液流变性、抗脑出血、调脂、抗组织纤维化、抗肾损伤、抗炎等作用。

虻虫（Méngchóng）

首载于《神农本草经》。为虻科动物黄绿原虻 *Arylotus bivittateinus* Takahasi、华广原虻 *Tabanus signatipennis* Portsch、指角原虻 *Tabanus yao* Macquart 或三重原虻 *Tabanus trigeminus* Coquillett 的雌性成虫干燥体。全国大部分地区均产。夏、秋二季采集。

【处方用名】虻虫。

【主要药性】苦，微寒；有毒。归肝经。

【基本功效】破血消癥，逐瘀通经。

【临床应用】

本品性能、功用与水蛭相似。但"性刚而猛，故服下即暴泻，药过即止"（《本草便读》）。适用于癥瘕积聚，血瘀经闭，跌打损伤等，二者常相须为用。

【用法用量】煎服，1～1.5g。研末服，0.3～0.5g。

【使用注意】孕妇及月经过多者忌用。

【现代研究】主含蛋白质、氨基酸、胆固醇及钙、镁、磷、铁等微量元素。本品有抑制血小板聚集、降低全血黏度、改善血液流变性、抗炎、镇痛等作用。

斑蝥（Bānmáo）

首载于《神农本草经》。为芫青科昆虫南方大斑蝥 *Mylabris phalerata* Pallas 或黄黑小斑蝥 *Mylabris cichorii* Linnaeus 的干燥体（见彩图 104）。全国大部分地区均产。夏、秋二季捕捉。

【处方用名】斑蝥、制斑蝥。

【主要药性】辛，热；有大毒。归肝、胃、肾经。

【基本功效】破血逐瘀，散结消癥，攻毒蚀疮。

【临床应用】

1. 癥瘕，经闭　本品辛行温通，力峻性猛，长于"逐血理痛"（《绍兴本草》），消癥通经。适用于癥瘕积聚、经闭等血滞之重证。若治各种肿瘤，癥瘕积聚，常与半枝莲、莪术、三棱等同用，如复方斑蝥胶囊（《部颁标准》）。治血滞经闭，可与桃仁、大黄、土鳖虫等同用。

2. 痈疽，顽癣，瘰疬等　本品"其性大毒，能溃烂人肌肉"（《本草经疏》）。外用能"蚀死肌，溃痈肿，搽疯涂癣，却有奇功"（《本草便读》）。若治痈疽脓成不溃者，可单用为末，调敷局部。治各种顽癣，可与花椒、紫荆皮、百部等同用，如擦癣药水（《部颁标准》）。治瘰疬多年不效者，可与薄荷叶共为丸服，如必捷丸（《杨氏家藏方》）。

此外，本品外敷，能引赤发泡，常循经取穴，用之敷贴，可治面瘫、风湿痹痛。

【用法用量】入丸散服，0.03～0.06g。外用适量。

【使用注意】本品有大毒，内服宜慎，应严格掌握剂量，体弱忌用，孕妇禁用。外用对皮肤、黏膜有很强的刺激作用，能引起皮肤发红、灼热、起泡，甚至腐烂，故不宜久敷和大面积使用。

【现代研究】主含斑蝥素；并含脂肪、树脂、蚁酸及多种微量元素等。斑蝥素是本品的有效成分，也是毒性成分。《中国药典》规定：含斑蝥素（$C_{10}H_{12}O_4$）不得少于 0.35%，米斑蝥含斑蝥素（$C_{10}H_{12}O_4$）应为 0.25%～0.65%。本品有抗癌、抗病毒、抗菌、抗炎、增强免疫等作用。

穿山甲（Chuānshānjiǎ）

首载于《名医别录》。为鲮鲤科动物穿山甲 *Manis pentadactyla* Linnaeus 的鳞甲（见彩图 105）。产于广西、广东、贵州等地。全年均可捕捉。

【处方用名】穿山甲、炮山甲、醋山甲。

【主要药性】咸，微寒。归肝、胃经。

【基本功效】活血消癥，通经下乳，消肿排脓，搜风通络。

【临床应用】

1. 癥瘕，经闭　本品善于走窜，"能宣通脏腑、贯彻经络、透达关窍，凡血凝、血聚为病皆能开之"（《医学衷中参西录》）。若治瘀血日久，癥瘕积聚于内，心腹作痛者，可与鳖甲、大黄、川芎等同用，如穿山甲散（《圣惠方》）。治血瘀经闭，少腹疼痛者，可与当归、桃仁、延胡索等同用。

2. 乳汁不通　本品活血走窜，能"通经脉，下乳汁"（《本草纲目》），为治产后气血壅滞，乳汁不下之要药。可单用，温酒送服。若治产后气血亏虚，乳汁稀少者，宜配黄芪、当归、地黄等同用，如生乳汁（《部颁标准》）。

3. 痈肿疮毒，瘰疬痰核　本品能"消肿溃痈，止痛排脓"（《本草备要》）。"治一切痈疽未溃者，皆可解散；有脓者能使速溃"（《本草便读》），故为疮家之要药。若治疖疔痛发，有头疽之初期或化脓期等，可与金银花、连翘、白芷等同用，如拔毒膏（《部颁标准》）。治痰核瘰疬，每与玄参、贝母、生马钱子、五倍子消同用，如消核膏（《部颁标准》）。

4. 风湿痹痛，中风偏瘫　本品专能行散，长于"通络搜风"（《本草便读》），行血脉，达病所。若治风寒湿邪痹阻经脉之肢体疼痛，关节不利，麻木拘挛等，可与独活、威灵仙、木瓜等同用。治中风，手足偏废不举，可与川乌、红海蛤共研末调敷患侧足心，如趁风膏（《三因方》）。

【用法用量】煎服，5～10g。一般炮炙后用。

【使用注意】孕妇及痈肿已溃者忌用。

【现代研究】主含氨基酸、角蛋白、挥发油、水溶性生物碱、硬脂酸、胆固醇等。本品有抗炎、抗菌、抗心肌缺氧、升高白细胞、延长凝血时间、降低血液黏度、扩张血管、促进乳汁分泌等作用。

【复习思考题】

1. 在运用活血祛瘀药时，常配伍行气药同用，为什么？

2. 丹参能养血吗？如何理解"一味丹参，功同四物"之说？

3. 牛膝"性善下行"，其临床意义何在？

第十八章
化痰药

扫一扫，查阅本章数字资源，含PPT、音视频、图片等

一、含义

凡以祛痰或消痰为主要功效，常用以治疗痰证的药物，称为化痰药。

化痰药一般分为温化寒痰药和清化热痰药两类。

二、性能特点

化痰药味多苦辛，入脾经，能燥脾湿，以制生痰之源；入肺经，能化痰浊，以除壅遏之痰。因其药性或温或寒，故本章药物的功效分别有温化寒痰、清化热痰之别。

所谓化痰，是指药物能祛除或消散痰浊，以治疗痰浊内阻或流窜全身所致各种病症的作用。又称祛痰、消痰。其中，性偏温燥，以治寒痰、湿痰证为主者，称温化寒痰，或燥湿化痰。性偏寒凉，以治热痰证为主者，称清化热痰。味咸能软，可使瘰疬、瘿瘤等消散者，称软坚散结。

三、主治病证

适用于各种痰证。痰为体内水液停聚凝结而成，又为多种疾病的致病因素。因痰"随气升降，无处不到，或在脏腑，或在经络，所以痰之为病多也"（《锦囊秘录》）。如痰浊内停于肺，则表现为胸闷、咳喘痰多；痰浊中阻，则表现为脘痞纳呆，泛恶呕吐痰涎；痰蒙清窍，则表现为头晕目眩；痰蒙心神，则表现为神昏、神乱；痰泛肌肤，则表现为形体肥胖；痰凝积聚可见瘰疬、瘿瘤等，故有"痰为百病之母"，"百病皆由痰作祟"之说。根据痰的性质不同，痰证又有寒痰、湿痰、热痰、燥痰、顽痰、风痰等之分。大凡痰证，皆可选用本章药物以治之。

四、应用原则

《医宗必读》曰："脾为生痰之源，治痰不理脾胃，非其治也"。在运用化痰药时，常配健脾药同用，以治其生痰之源，有标本兼顾之效。《丹溪心法》云："善治痰者，不治痰而治气。气顺则一身之津液亦随气而顺矣"。故运用化痰药常须配伍行气药同用，使气行则痰行，可增强化痰药的治疗效果。同时，还应根据痰证的寒、热、燥、湿等不同类型，辨证选配化痰药。如治寒痰、湿痰证，宜选用温化寒痰药或燥湿化痰药，并配伍温里散寒，或化湿渗利之品；治热痰、燥痰证，宜选用清化热痰药，并配伍清热泻火，或养阴润肺药同用。至于癫痫、惊厥、昏迷等因痰所致者，则当分别配息风止痉、开窍醒神药同用；若治痰火郁结之痰核、瘰疬、瘿瘤等，可配清热散结之品。

五、使用注意

本章中有些药物温燥之性较强或具有较强的刺激性，不宜于痰中带血或咳嗽咯血者，以免加重出血。

六、现代研究

化痰药有祛痰、镇咳、抑菌、抗病毒、消炎、利尿等作用，部分药物还有镇静、镇痛、抗痉厥、改善血液循环、免疫调节等多种药理作用。

第一节　温化寒痰药

本节药物多属辛苦温燥之品，长于温肺祛寒，燥湿化痰，主要适用于寒痰、湿痰证。症见咳嗽气喘，痰多色白或清稀，舌苔白腻等。以及由寒痰、湿痰所致的头痛眩晕、中风痰壅、惊厥抽搐、肢体麻木、阴疽流注等。

本节药物性多温燥，故阴血亏虚、有出血倾向及孕妇应慎用或忌用。

半夏（Bànxià）

首载于《神农本草经》。为天南星科植物半夏 *Pinellia ternata*（Thunb）Breit. 的干燥块茎（见彩图 106）。全国大部分地区均产。夏、秋二季采挖。

【处方用名】半夏、法半夏、姜半夏、清半夏。

【主要药性】辛，温。有毒。归脾、胃、肺经。

【基本功效】燥湿化痰，降逆止呕，消痞散结。

【临床应用】

1. 湿痰、寒痰证　本品辛温而燥，主入脾、肺经，长于燥化湿浊，温化痰饮，兼能止咳。"统治痰症甚验"（《药性通考》），尤为治湿痰、寒痰之要药。治痰湿壅肺之咳嗽痰多，色白易咯者，常与陈皮、茯苓、甘草等同用，如二陈汤（《太平惠民和剂局方》）。治脾虚湿盛、痰浊内阻所致的眩晕，头痛，如蒙如裹，胸脘满闷者，则配天麻、白术、陈皮等，如半夏天麻汤（《中国药典》）。治寒饮咳喘，痰多清稀者，常与细辛、干姜等同用，如小青龙汤（《伤寒论》）。若配伍胆南星、瓜蒌仁等，也可用于咳嗽，咯痰黄稠之热痰证，如清气化痰丸（《医方考》）。

2. 呕吐　本品入胃经，长于降逆气，为止呕要药。各种原因所致的呕吐，皆可随证配伍使用，故有"呕家必用半夏"（《药品化义》）之说。如治胃热呕吐，可配黄连、竹茹等；治胃阴虚呕吐，可配石斛、麦冬等。因其性温，善除胃寒，化痰饮，故对痰饮或胃寒所致的呕吐最为适宜，前者每与生姜为伍，如小半夏汤（《金匮要略》）；后者常配丁香、干姜等，如丁香半夏丸（《济生方》）。若妊娠呕吐不止者，证属中气虚寒，痰湿内阻者，本品亦可使用，常与干姜、人参为伍，如干姜人参半夏丸（《金匮要略》）。

3. 心下痞，结胸，梅核气　本品辛开散结，化痰消痞。治寒热互结之心下痞，但满而不痛者，常配干姜、黄连、黄芩等，如半夏泻心汤（《伤寒论》）。治痰热互结，胸脘痞闷，按之则痛，或心胸闷痛之结胸证，每与瓜蒌实、黄连同用，如小陷胸汤（《伤寒论》）。治痰气搏结，咽中如有物阻之梅核气，常与厚朴、紫苏叶、茯苓等同用，如半夏厚朴汤（《金匮要略》）。

4. 痈疽肿毒，瘰疬痰核，毒蛇咬伤　本品内服外用均能散结消肿。如治瘰瘤痰核，常与海藻、连翘、贝母等同用；治痈疽肿毒、无名肿毒初起或毒蛇咬伤，可用生品研末调敷或鲜品捣敷。

此外，本品化痰和胃之功，尚可用治痰饮内阻，胃气不和，夜寐不安者，每与秫米为伍，如半夏秫米汤（《灵枢》）。

【用法用量】煎服，3～10g，内服一般宜制用。外用适量，磨汁涂或研末酒调敷患处。法半夏长于燥湿化痰而温性较弱，多用于咳嗽痰多之证；清半夏除善燥湿化痰外，又长于消痞和胃，用于胸脘痞满之证；姜半夏长于降逆止呕，多用于呕吐反胃之证。

【使用注意】本品辛温燥烈，故阴虚燥咳，血证，热痰，燥痰应慎用。不宜与川乌、草乌、附子同用。生品内服宜慎。

【典型案例】半夏消痞散结案。吴某，男，62岁。自诉左上齿龈部有一肿物已5年，逐渐长大，曾多次服药打针无效。近因口腔医生劝其手术切除，因惧怕而求治中医。查其左上齿龈肿块呈圆球状，约0.2cm×1.5cm大小，边缘无红肿，触之不痛不动。察舌淡红、苔厚腻，脉滑有力。平素大便秘结难通。因思怪病日久，诸药不效，总系痰瘀之类，连用生半夏、生地黄各50g，煎2小时，分3次当日服下。次日大便通畅，3剂后肿物消失，齿龈检查正常［浙江中医杂志，1998（2）：90］。

【现代研究】主含挥发油，尚含有机酸等。《中国药典》规定：含总酸以琥珀酸（$C_4H_6O_4$）计不得少于0.25%，清半夏不得少于0.30%。含白矾以含水硫酸铝钾［$KAl(SO_4)_2·12H_2O$］计，姜半夏不得少于8.5%，清半夏不得少于10.0%。本品有镇咳、祛痰、抑制胃肠运动、止吐、抗溃疡、止泻、抗肿瘤、解蛇毒、降血脂、抗心律失常、抗血栓、抗炎、镇静等作用。

附：半夏曲

为法半夏、赤小豆、苦杏仁、鲜青蒿、鲜辣蓼、鲜苍耳草与面粉加工发酵而成。甘、微辛，温；归脾、胃经。功能化痰止咳，消食化滞。用于咳嗽痰多，胸脘痞满，呕恶苔腻，以及脾胃虚弱，饮食不消，泄泻，呕吐，腹胀等。煎服，3～9g。

天南星（Tiānnánxīng）

首载于《神农本草经》。为天南星科植物天南星 *Arisaema erubescens*（Wall.）Schott、异叶天南星 *Arisaema heterophyllum* Bl. 或东北天南星 *Arisaema amurense* Maxim. 的干燥块茎。产于河南、河北、四川等地，秋、冬二季采挖。制天南星为天南星的炮制加工品。

【处方用名】天南星、制天南星。

【主要药性】苦、辛，温；有毒。归肺、肝、脾经。

【基本功效】燥湿化痰，祛风止痉；外用散结消肿。

【临床应用】

1. 湿痰、寒痰、顽痰证　本品气温而燥，"功用与半夏相似，而燥烈过之"（《本草正义》），有较强的燥湿化痰之功。也可用于湿痰、寒痰证，但不及半夏之常用。尤善治顽痰证，症见喘急痰嗽，胸膈痞塞者，常与半夏、枳实、橘红等同用，如导痰汤（《济生方》）。

2. 风痰证　本品入肝经，走经络，长于祛风痰而止痉。"为开涤风痰之专药"（《本经逢原》），可用于各种风痰证。若治风痰上扰之头痛眩晕，可配半夏、天麻等；治风痰留滞经络，半身不遂，手足顽麻，口眼㖞斜等，常与白附子、半夏、川乌同用，如青州白丸子（《太平惠民和剂局方》）；治破伤风，角弓反张，痰涎壅盛者，则配白附子、天麻、防风等，如玉真散（《外科正宗》）；治痰浊上蒙清窍之癫痫，可与半夏、全蝎、僵蚕等同用，如五痫丸（《杨氏家藏方》）。

3. 疮痈肿毒，蛇虫咬伤　本品外用能攻毒消肿，散结止痛，可单用或配伍使用。如治疮痈肿毒，瘰疬痰核，可研末醋调外敷；治毒蛇咬伤，可配雄黄外敷。

【用法用量】煎服，3 ～ 9g。外用适量，研末以醋或酒调敷患处。天南星仅作外用，制天南星既可内服，亦可外用。

【使用注意】阴虚燥痰及孕妇忌用。

【典型案例】天南星散结消肿案。邱某，女，26 岁。产后 3 周突发右乳房红肿胀痛，触及 3cm×2cm 大小包块，压痛明显，伴往来寒热，西医诊断为乳腺炎，中医辨证属肝郁气结，乳络凝滞。投生南星 2g，全虫 1 条，共研末冲服。分 2 次 1 日用完，2 剂而告愈［安徽中医临床杂志，1996（3）：103］。

【现代研究】主含芹菜素 –6– 阿拉伯糖 –8–C– 半乳糖苷、芹菜素 –6– 半乳糖 –8–C– 阿拉伯糖苷、芹菜素 –6,8– 二 –C– 吡喃葡萄糖苷、芹菜素 –6,8– 二 –C– 半乳糖苷等黄酮类成分，还含没食子酸、没食子酸乙酯及氨基酸和微量元素。《中国药典》规定：含总黄酮以芹菜素（$C_{15}H_{10}O_5$）计，不得少于 0.050%。制天南星含白矾以含水硫酸铝钾［$KAl(SO_4)_2·12H_2O$］计，不得少于 12.0%。本品有祛痰、镇静、抗惊厥、抗心律失常、抑制肿瘤等作用。

附：胆南星

为制天南星的细粉与牛、羊或猪胆汁经加工而成，或为生天南星细粉与牛、羊或猪胆汁经发酵加工而成。苦、微辛，凉。归肺、肝、脾经。功能清热化痰，息风定惊。用于痰热咳嗽、咯痰黄稠、中风痰迷、癫狂惊痫。煎服，3 ～ 6g。

白附子（Báifùzǐ）

首载于《中药志》。本品为天南星科植物独角莲 *Typhonium giganteum* Engl. 的干燥块茎（见彩图 107）。产于河南、甘肃、湖北等地。秋季采挖。

【处方用名】白附子、禹白附、制白附子。

【主要药性】辛，温；有毒。归胃、肝经。

【基本功效】祛风痰，定惊搐，止痛，解毒散结。

【临床应用】

1. 风痰证　本品辛温燥烈，长于祛风痰，止惊搐，与天南星相类似，亦为治风痰之要药。适用于中风痰壅，口眼㖞斜，语言謇涩，惊风癫痫，破伤风等各种风痰证，每与天南星相须为用。又因其辛散温通，其性上行，善祛头面部之风痰而止痛，故又常用于痰厥头痛、眩晕、偏正头痛等，每与川芎、白芷等同用。

2. 瘰疬痰核，毒蛇咬伤　本品外用有攻毒散结、消肿止痛之功，用于上述病症，可鲜品捣烂外敷。

【用法用量】煎服，3 ～ 6g，一般宜炮制后用。外用生品适量捣烂，熬膏或研末以酒调敷患处。

【使用注意】孕妇慎用；生品内服宜慎。

【现代研究】主含脂肪酸及酯类成分：油酸、油酸甲酯等；还含有 β- 谷甾醇、氨基酸等。本品有祛痰、镇静、抗炎、镇痛、抗惊厥等作用。

【备注】关于白附子之名与实。据考，关白附的药用历史悠久，历代本草所记载的白附子均为今之关白附。而天南星科独角莲（禹白附）则入药较晚。从《中国药典》看，1963年版无白附子之名，分列为"禹白附"与"关白附"两种。1977版和1985版名取消了关白附的药用标准，而将白附子逐步过渡为禹白附，名"白附子（禹白附）"，1990版以后历版《中国药典》均将禹白附作为"白附子"的正品。因此，古今白附子之名实是有区别的，不宜混淆。

附：关白附

为毛茛科植物黄花乌头 *Aconitum coreanum*（*Levl*）*Raip* 的干燥块根。主产于辽宁、吉林。8～9月采集。本品与白附子性能、功用相似。但关白附毒性较大，偏于散寒祛湿止痛，现已较少应用。

芥子（Jièzǐ）

首载于《新修本草》。为十字花科植物白芥 *Sinapis alba* L. 或芥 *Brassica juncea*（L.）Czern.et Coss. 的干燥成熟种子。前者习称"白芥子"，后者习称"黄芥子"。主产于安徽、河南、四川等地。夏末秋初，果实成熟时割取全株用。

【处方用名】芥子、白芥子、黄芥子、炒芥子。

【主要药性】辛，温。归肺经。

【基本功效】温肺豁痰利气，散结通络止痛。

【临床应用】

1.寒痰证　本品性温，主入肺经。"能搜剔内外痰结及胸膈寒痰，冷涎壅塞者殊效"（《本草经疏》）。适用于寒痰壅肺之咳嗽气喘、痰多清稀等，可与紫苏子、莱菔子为伍，如三子养亲汤（《韩氏医通》）。若肺寒较甚，咳嗽痰喘，痰多稀薄，畏寒肢冷等，当与附子、干姜、紫苏子等同用，如痰饮丸（《部颁标准》）。

2.阴疽流注，肢体麻木，关节疼痛　本品辛散温通，专开结痰。凡有痰之处无不尽消，"痰在皮里膜外，非此不达"（《药品化义》）。适用于寒凝痰滞之阴疽，漫肿无头，酸疼无热，以及湿痰流注经络之肢体麻木，关节疼痛。前者可与鹿角胶、肉桂、熟地等同用，如阳和汤（《外科全生集》）；后者可与淡竹沥、生姜汁等同用，如芥子竹沥汤（《重订通俗伤寒论》）。

【用法用量】煎服，3～9g。外用适量。

【使用注意】本品辛温走散，耗气伤阴，故肺虚久咳及阴虚火旺者慎用；气阴亏虚及有出血倾向者忌用。本品对皮肤有发泡作用，故皮肤过敏或破溃者不宜外敷。

【典型案例】白芥子治支气管哮喘案。张某，男，9个月，1986年12月8号初诊。咳喘3～4个月，胸透诊断为支气管哮喘。患儿体胖，口唇发绀。治宜温肺化痰，止咳平喘。方用白芥子敷背法：白芥子100g，白面270g，研细，水调做饼，均分3次用。敷背3次后，症状消失，胸透双肺正常（《百病专方效验录》）。

【现代研究】主含芥子碱、白芥子苷、芥子酶、胡萝卜苷、脂肪油、蛋白质及黏液质等。《中国药典》规定：含芥子碱以芥子碱硫氰酸盐（$C_{16}H_{24}NO_5 \cdot SCN$）计，不得少于0.50%，炒芥子不得少于0.40%。本品有镇咳、祛痰、平喘、抗炎、镇痛、降脂、抗前列腺增生、抗肿瘤等作用。

【备注】关于芥子。1963年版《中国药典》名白芥子，药用仅限于十字花科白芥的种子。

1977 年版更名为"芥子"，药用扩大为十字花科白芥或芥的种子。前者习称"白芥子"，后者习称"黄芥子"。以后历版《中国药典》均从之。

皂荚（Zàojiá）

首载于《神农本草经》。为豆科植物皂荚 *Gleditsia sinensis* Lam. 的干燥成熟果实和不育果实。前者习称大皂荚、皂角，后者习称猪牙皂、小皂荚。主产于四川、河北、陕西等地。秋季采收。

【处方用名】皂荚、猪牙皂、皂角、大皂荚、小皂荚。

【主要药性】辛、咸，温；有小毒。归肺、大肠经。

【基本功效】祛痰开窍，散结消肿。

【临床应用】

1. 顽痰证 本品主入肺经。辛能通利壅塞之气，咸能软化胶结之痰，凡胶固稠浊之痰，可"化其黏连胶热之性，失其根据攀附之援，脏腑莫容，自然外出"（《长沙药解》）。适用于顽痰胶阻于肺，症见咳逆上气，时吐稠痰，难以平卧者。可单味研末，以蜜为丸，枣汤送服，如皂荚丸《金匮要略》。

2. 痰阻窍闭证 本品味辛性窜，入鼻则嚏，入喉则吐，能祛痰涎，通关窍。凡中风、癫痫、喉痹等痰涎涌塞，关窍阻闭者皆可用之，故"为急救圣药"（《药品化义》）。可与明矾共为末，温水调服，以涌吐开关，如救急稀涎散（《证类本草》）；或与细辛、薄荷叶、雄黄共研为末，吹入鼻中，以取嚏开关，如通关散（《世医得效方》）。

此外，本品外用能"散肿消毒"（《本草纲目》），可用于疮肿未溃者。又能通大便，用于大便燥结。

【用法用量】研末服，1 ～ 1.5g，多入丸散用。外用适量。

【使用注意】孕妇及咯血、吐血者禁用。

【现代研究】主含皂苷、纤维素、半纤维素、木质素、果胶、鞣质、甾醇等。本品有祛痰、抑制大肠杆菌、皮肤真菌、阴道滴虫、兴奋子宫、增加冠状动脉血流量、抗炎、抗过敏、抗肿瘤、抗心肌缺血等作用。

附：皂角刺

为皂荚的干燥棘刺。辛、温；归肝、胃经。功能消肿托毒，排脓，杀虫。用于痈疽疮毒初起或脓成不溃，外治疥癣麻风。煎服，3 ～ 10g。外用适量，醋蒸取汁涂患处。

旋覆花（Xuánfùhuā）

首载于《神农本草经》。为菊科植物旋覆花 *Inula japonica* Thunb. 或欧亚旋覆花 *Inula Britannica* L. 的干燥头状花序。全国大部分地区均产。夏、秋二季花开时采收。

【处方用名】旋覆花、蜜旋覆花。

【主要药性】苦、辛、咸，微温。归肺、脾、胃、大肠经。

【基本功效】降气，消痰，行水，止呕。

【临床应用】

1. 咳喘痰多，胸膈痞满 本品辛开苦降，微温不燥，长于降肺气，消痰水，平喘咳，除痞满。大凡痰证"用旋覆花，虚实寒热，随证加减，无不应手获效"（《本草汇言》）。若治外感风寒，恶寒发热，胸膈满闷，咳嗽喘满，痰涎不利，涕唾稠黏者，常与麻黄、半夏、前胡等同用，如金沸草散（《博济方》）。治痰热咳喘，胸闷气短者，可与紫菀、桑白皮、川贝母等同用，如宁嗽化痰丸（《部颁标准》）。

2. 呕吐噫气　本品又善降胃气而止呕噫，"凡气逆者，可使之重安"（《本草新编》）。适用于胃气上逆之噫气、呕吐。治胃气虚弱，痰浊内阻，胃气上逆之噫气频作，恶心呕吐，胃脘痞硬者，常与赭石、半夏、生姜等同用，如旋覆代赭汤（《伤寒论》）。若胃热呕逆者，则须与黄连、竹茹等同用。

【用法用量】煎服，3～10g，包煎。

【使用注意】阴虚劳嗽，津伤燥咳者忌用。

【现代研究】主含旋覆花素、大花旋覆花素、旋覆花内酯、槲皮素、异槲皮素、木犀草素、咖啡酸、绿原酸等。本品有抗支气管痉挛、镇咳、祛痰、抑菌、增加胃酸分泌、提高胃肠平滑肌张力、增进胆汁分泌、抑真菌、抗炎、增加冠脉血流量等作用。

附：金沸草

为菊科植物条叶旋覆花 *Inula linariifolia* Turcz. 或旋覆花 *Inula japonica* Thunb. 的干燥地上部分。产于河南、江苏、河北等地。夏、秋二季采割。苦、辛、咸，温；归肺、大肠经。功能降气，消痰，行水。用于外感风寒，痰饮蓄结，喘咳痰多，胸膈痞满。煎服，5～10g。

白前（Báiqián）

首载于《名医别录》。为萝藦科植物柳叶白前 *Cynanchum stauntonii*（Decne.）Schltr. ex Lévl. 或芫花叶白前 *Cynanchum glaucescens*（Decne.）Hand.–Mazz. 的干燥根茎及根（见彩图108）。产于浙江、安徽、江苏等地。秋季采挖。

【处方用名】白前、蜜白前。

【主要药性】辛、苦，微温。归肺经。

【基本功效】降气，消痰，止咳。

【临床应用】

咳嗽痰多　本品苦辛微温，主入肺经，能"降冲逆而止嗽，破壅积而消痰"（《长沙药解》），为治咳嗽要药。因其性质平和，微温不燥，故无论外感内伤，属寒属热，新嗽久咳，属"肺气壅实而有痰者宜之"（《本草纲目》）。尤以痰湿或寒痰阻肺，肺气失降之咳嗽最为适宜。治痰浊阻肺所致的咳嗽，气喘，痰多者，常与化橘红、半夏、苦杏仁等配伍，如橘红痰咳液（《中国药典》）。若治风邪犯肺之咳嗽咽痒，咯痰不爽，微恶风寒者，常配荆芥、桔梗、紫菀等，如止嗽散（《医学心悟》）。

【用法用量】煎服，3～10g。

【现代研究】主含白前皂苷 A～K、白前新皂苷 A、B 等。本品有镇咳、祛痰、平喘、抗炎、镇痛、止泻、抗血栓形成、诱导白血病细胞分化等作用。

猫爪草（Māozhǎocǎo）

首载于《中药材手册》。为毛茛科植物小毛茛 *Ranunculus ternatus* Thunb. 的干燥块根（见彩图 109）。主产于河南。春、秋二季采挖。

【处方用名】猫爪草。

【主要药性】甘、辛，温。归肝、肺经。

【基本功效】化痰散结，解毒消肿。

【临床应用】

1. 瘰疬痰核　本品味辛能散，可化痰浊，散郁结。治瘰疬痰核，可单用，如猫爪草胶囊（《部颁标准》）；或与夏枯草同用，水煎熬膏贴患处。

2. 疮痈肿毒，蛇虫咬伤　本品内服外敷均有解毒消肿之功。如治疮痈肿毒，蛇虫咬伤，可单用煎服，药渣捣敷患处。

【用法用量】煎服，15 ～ 30g，单味药可用至 120g。外用适量，捣敷或研末调敷。

【现代研究】主含肉豆蔻酸十八烷基酯、二十烷酸、软脂酸、白头翁素、原白头翁素、豆甾醇、*β*- 谷甾醇等，还含皂苷、多糖和少量生物碱等。本品有抑菌、消炎、镇咳、祛痰、增强免疫、保肝、抗肿瘤等作用。

第二节　清化热痰药

本节药物多苦寒或甘寒，有清热化痰、润燥化痰之功，主要用于热痰、燥痰证，症见咳嗽气喘，痰黄质稠，或痰少胶黏难咯，唇舌干燥等。部分药物兼有咸味，能软坚散结，用于痰火郁结之瘿瘤、瘰疬等。

川贝母（Chuānbèimǔ）

首载于《神农本草经》。为百合科植物川贝母 *Fritillaria cirrhosa* D. Don、暗紫贝母 *Fritillaria unibracteata* Hsiao et K. C. Hsia、甘肃贝母 *Fritillaria przewalskii* Maxim.、梭砂贝母 *Fritillaria delavayi* Franch.、太白贝母 *Fritillaria taipaensis* P. Y. Li 或瓦布贝母 *Fritillaria unibracteata* Hsiao et K. C. Hsai var. *wabuensis*（S. Y. Tang et S. C.Y ue）Z. D. Liu，S. Wang et S. C. Chen 的干燥鳞茎。按性状不同分别习称"松贝""青贝""炉贝"和"栽培品"。产于四川、云南、甘肃等地。夏、秋二季或积雪融化时采挖。

【处方用名】川贝母、川贝。

【主要药性】苦、甘，微寒。归肺、心经。

【基本功效】清热润肺，化痰止咳，散结消痈。

【临床应用】

1. 热痰、燥痰证　本品苦寒清热，味甘质润，主入肺经。能清肺化痰，润肺止咳，"治火痰燥痰有功"（《本草便读》）。治风热犯肺，痰热内阻所致的咳嗽痰黄或咯痰不爽者，常与桔梗、枇杷叶等同用，如川贝枇杷糖浆（《中国药典》）。治阴虚肺热，咳嗽，喘促，口燥咽干者，常与麦冬、百合、款冬花等同用，如川贝雪梨膏（《中国药典》）。

2. 瘰疬，乳痈，肺痈 本品有清热消痰散结之功。治痰火郁结之瘰疬痰核，常与玄参、牡蛎合用，如消瘰丸（《医学心悟》）。治热毒壅结之疮疡，乳痈，常配蒲公英、天花粉、连翘等。治肺痈咯吐脓血，五心烦热，胸闷咳嗽，可与桔梗、紫菀、甘草同用，如四顺汤（《圣济总录》）。

【用法用量】煎服，3～10g；研粉冲服，1次1～2g。

【使用注意】不宜与川乌、制川乌、草乌、制草乌、附子同用。脾胃虚寒及有湿痰者不宜用。

【现代研究】主含川贝碱、西贝母碱、青贝碱、松贝碱、松贝甲素、贝母辛、贝母素乙、松贝乙素、川贝酮碱、梭砂贝母碱、梭砂贝母酮碱、梭砂贝母芬碱、梭砂贝母芬酮碱、岷山碱甲、岷山碱乙等，还含无机元素等。《中国药典》规定：含生物碱以西贝母碱（$C_{27}H_{43}NO_3$）计，不得少于0.050%。本品有祛痰、镇咳、降压、解痉、止泻、增加子宫张力、扩大瞳孔、镇痛、催眠等作用。

附：平贝母、伊贝母

1. 平贝母 本品为百合科植物平贝母 *Fritillaria ussuriensis* Maxim. 的干燥鳞茎。苦、甘，微寒；归肺、心经。功能清热润肺，化痰止咳。用于肺热燥咳，干咳少痰，阴虚劳嗽，咳痰带血。煎服，3～9g；研粉冲服，1次1～2g。不宜与川乌、制川乌、草乌、制草乌、附子同用。

2. 伊贝母 本品为百合科植物新疆贝母 *Fritillaria walujewii* Regel 或伊犁贝母 *Fritillaria pallidiflora* Schrenk 的干燥鳞茎。苦、甘，微寒；归肺、心经。功能清热润肺，化痰止咳。用于肺热咳嗽，干咳少痰，阴虚劳嗽，咳痰带血。煎服，3～9g。不宜与川乌、制川乌、草乌、制草乌、附子同用。

浙贝母（Zhèbèimǔ）

首载于《轩岐救正论》。为百合科植物浙贝母 *Fritillaria thunbergii* Miq. 的干燥鳞茎（见彩图110）。主产于浙江。初夏植株枯萎时采挖。大小分开，大者除去芯芽，习称"大贝"；小者不去芯芽，习称"珠贝"。

【处方用名】浙贝母、大贝、珠贝、象贝。

【主要药性】苦，寒。归肺、心经。

【基本功效】清热化痰止咳，解毒散结消痈。

【临床应用】

1. 风热咳嗽，痰热咳嗽 本品功似川贝母而偏于苦泄，长于清化热痰，降泄肺气。"凡肺家夹风火有痰者宜此"（《本草纲目拾遗》）。适用于风热咳嗽及痰热郁肺之咳嗽，前者常配桑叶、牛蒡子同用，后者常与金银花、桔梗、射干等同用，如金贝痰咳清颗粒（《中国药典》）。

2. 肺痈，乳痈，瘰疬，疮毒 本品"功专解毒，兼散痰滞"（《本草求原》）。功似川贝母而解毒散结消痈之力更优，治疗上述病症更为常用。

【用法用量】煎服，5～10g。

【使用注意】不宜与川乌、制川乌、草乌、制草乌、附子同用。

【现代研究】主含贝母素甲（浙贝甲素）、贝母素乙（浙贝乙素）、贝母辛、浙贝母酮、异浙贝母碱、浙贝母碱苷、浙贝母丙素等。《中国药典》规定：含贝母素甲（$C_{27}H_{45}NO_3$）和贝母素乙（$C_{27}H_{43}NO_3$）的总量不得少于0.080%。本品有镇咳、平喘、祛痰、抗炎、抗幽门螺杆菌、抗溃疡、镇痛、镇静、抗肿瘤、扩瞳、兴奋子宫、降压等作用。

附：湖北贝母、土贝母

1. 湖北贝母　为百合科植物湖北贝母 *Fritillaria hupehensis* Hsiao et K. C. Hsia 的干燥鳞茎。微苦，凉。归肺、心经。功能清热化痰，止咳，散结。用于热痰咳嗽，痰核瘰疬，痈肿疮毒。煎服，3 ~ 9g，研粉冲服。不宜与川乌、制川乌、草乌、制草乌、附子同用。

2. 土贝母　为葫芦科植物土贝母 *Bolbostemma paniculatum*（Maxim.）Franquet 的干燥块茎。苦，微寒。归肺、脾经。功能解毒，散结，消肿。用于乳痈，瘰疬；痰核。煎服，5 ~ 10g。

瓜蒌（Guālóu）

首载于《神农本草经》。为葫芦科植物栝楼 *Trichosanthes kirilowii* Maxim. 或双边栝楼 *Trichosanthes rosthornii* Harms 的干燥成熟果实（见彩图 111）。全国大部分地区均产。秋季果实成熟时，连果梗剪下。

【处方用名】瓜蒌、瓜蒌实、全瓜蒌、栝楼。

【主要药性】甘、微苦，寒。归肺、胃、大肠经。

【基本功效】清热涤痰，宽胸散结，润燥滑肠。

【临床应用】

1. 痰热咳嗽，肺热燥咳　本品甘寒而润，微苦降泄，善清肺热，润肺燥，"故于热燥之痰为对待之剂"（《本草述》）。适用于痰热壅肺，咳嗽痰黄，质稠难咯，胸膈痞满，或燥热伤肺，干咳无痰或痰少质黏，咯吐不利者。前者常与黄芩、胆南星、枳实等合用，如清气化痰丸（《医方考》）；后者常与贝母、天花粉、桔梗等同用，如贝母瓜蒌散（《医学心悟》）。

2. 胸痹，结胸　本品能荡热涤痰，"通胸膈之痹塞"（《本草正义》），"故结胸胸痹，非此不治"（《本草思辨录》）。若治胸阳不振，痰阻气滞之胸痹不得卧，心痛彻背者，常与薤白相须为用，如栝楼薤白半夏汤（《金匮要略》）。治痰热互结之结胸，胸脘痞闷，按之则痛者，常与黄连、半夏合用，如小陷胸汤（《伤寒论》）。

3. 乳痈，肺痈，肠痈　本品性寒清热，散结消痈，凡"一切肺痈肠痈乳痈之属火者，尤为相宜"（《本草便读》）。治热毒壅盛，乳痈初起，红肿热痛者，常与牛蒡子、金银花、青皮等同用，如栝楼牛蒡汤（《医宗金鉴》）。治肺痈咳吐脓血，配鱼腥草、桃仁、芦根等，如四圣散（《仁斋直指方》）。治肠痈腹痛，可与败酱草、红藤、薏苡仁等同用。

4. 肠燥便秘　本品甘寒质润，能润燥滑肠，通利大便。适用于肠燥津亏之便秘，常与火麻仁、生地黄、玄参等同用。

【用法用量】煎服，10 ~ 15g。

【使用注意】本品甘寒而滑，脾虚便溏者及寒痰、湿痰证忌用。不宜与川乌、制川乌、草乌、制草乌、附子同用。

【典型案例】瓜蒌实治结胸案。某男，年十三岁，于数日之间，痰涎郁于胸中，烦闷异常，剧时气不上达，呼吸即停，目翻身挺，有危在顷刻之状。其为温病结胸，俾用栝楼仁四两，炒熟捣碎，煎汤两茶盅，分两次温饮下，其病顿愈（《医学衷中参西录》）。

【现代研究】主含正三十四烷酸、富马酸、琥珀酸、栝楼萜二醇，还含有丝氨酸蛋白酶 A 和 B 及甾醇成分。本品有祛痰、镇咳、抗炎、抑菌、抗溃疡、扩张冠状动脉、抑制血小板凝集、抗氧化、抗癌等作用。

【备注】瓜蒌汉以前不分部位，以整个果实入药用。《伤寒杂病论》中即称栝楼实。至南北朝时期，《雷公炮炙论》说："凡使皮、子、茎、根其效各别。"之后，除用全栝楼外，亦将皮、仁分别使用。

附：瓜蒌皮、瓜蒌子

1. 瓜蒌皮　为栝楼或双边栝楼的干燥成熟果皮。甘，寒；归肺、胃经。功能清化热痰，利气宽胸。用于痰热咳嗽，胸闷胁痛。煎服，6～10g。不宜与川乌、制川乌、草乌、制草乌、附子同用。

2. 瓜蒌子　为栝楼或双边栝楼的干燥成熟种子。甘，寒；归肺、胃、大肠经。功能润肺化痰，滑肠通便。用于燥咳痰黏，肠燥便秘。煎服，9～15g。不宜与川乌、制川乌、草乌、制草乌、附子同用。

竹茹（Zhúrú）

首载于《名医别录》。为禾本科植物青秆竹 *Bambusa tuldoides* Munro、大头典竹 *Sinocalamus beecheyanus*（Munro）McClure var.*pubescens* P. F. Li 或淡竹 *Phyllostachys nigra*（Lodd.）Munro var. *henonis*（Mitf.）Stapf ex Rendle 的茎秆的干燥中间层（见彩图 112）。产于江苏、浙江、江西等地。全年均可采制。

【处方用名】竹茹、姜竹茹。
【主要药性】甘，微寒。归肺、胃、心、胆经。
【基本功效】清热化痰，除烦，止呕。
【临床应用】
1. 痰热咳嗽，心烦不寐　本品甘寒，专清热痰。既可清化肺之痰热，用于痰热壅肺之咳嗽，痰黄黏稠，常与桑白皮、川贝母、黄芩等为伍；又治"胆胃热痰之症，悉能奏效"（《药品化义》）。适用于胆热犯胃，痰火内扰之胆怯易惊，心烦不寐，常配半夏、陈皮、枳实等，如温胆汤（《三因方》）。若与胆南星、牛黄、生姜汁等同用，也可用于中风痰迷，舌强不语者。

2. 胃热呕吐　本品凉而能降，主入胃经。专清胃腑之热，降上逆之气，为治胃热呕逆之要药，每与黄连、生姜为伍。若治胃虚有热，气逆不降，呃逆或呕吐者，常配人参、橘皮、生姜等，如橘皮竹茹汤（《金匮要略》）。治怀胎蕴热，恶阻呕逆者，可与黄芩、枇杷叶、陈皮等同用。

此外，本品甘寒入血，尚能清热凉血而止血，可治血热妄行之吐血、衄血、尿血及崩漏等。

【用法用量】煎服，5～10g。清化痰热宜生用，清胃止呕宜姜汁炙用。

【现代研究】主含 2,5- 二甲氧基 - 对苯醌、对羟基苯甲醛、丁香醛、松柏醛，2,5- 二甲氧基 - 对 - 羟基苯甲醛、苯二甲酸 2′- 羟乙基甲基醛等。本品有抑菌、延缓皮肤衰老等作用。

竹沥（Zhúlì）

首载于《名医别录》。系新鲜的淡竹和青秆竹等竹秆经火烤灼而流出的淡黄色澄清液汁。
【处方用名】竹沥、淡竹沥。
【主要药性】甘，寒。归心、肺、肝经。
【基本功效】清热豁痰，定惊利窍。

【临床应用】

1. 痰热咳喘 本品性寒滑利，主入肺经。"能豁痰而清热"（《本草便读》），祛痰力强。对于痰热咳喘，痰稠难咯，顽痰胶结者最宜。可单用鲜品口服，或与鱼腥草同用，如祛痰灵口服液（《部颁标准》）。

2. 中风痰迷，惊痫癫狂 本品入心、肝经，善涤痰泄热而开窍定惊。"主治中风瘫痪，语言謇涩，手足麻木，及癫痫惊狂，经年痰火，非此不能成功"（《药品化义》）。如治中风口噤，昏不识人，可单用本品灌服。治小儿痰热惊风，四肢抽搐，可与白矾为伍，如竹沥水（《部颁标准》）。治顽痰胶结，烦闷癫狂，可与半夏、大黄、橘红等同用，如竹沥达痰丸（《部颁标准》）。

【用法用量】冲服，30～50mL。本品不能久藏，但可熬膏瓶贮，称竹沥膏；近年用安瓿瓶密封装置，可以久藏。

【使用注意】本品性寒滑，寒痰及便溏者忌用。

【典型案例】鲜竹沥清热豁痰案。江某，男，向有痰饮宿疾，初咳嗽、胁痛、寒热如疟，服香附旋覆花汤而愈。不久复发，且加剧，诸药不效，呼吸、转侧均牵掣胸部作痛，仰卧于床，稍动气喘痰鸣，痰浊稠黏，继而饮食不进，口干欲饮，入水则呛。辨为痰热蕴肺，用新鲜竹沥3碗（约500mL），兑化豁痰丸。下午及黄昏各两服后，痰浊减少，气喘胸痛减轻。又服三煎，次晨诸症大减，2日后即行动自如，症状消失（《中医不传之秘在于量——寻找中药重剂取效的秘诀》）。

【现代研究】主含多种氨基酸、酚类、有机酸、糖类等。本品有镇咳、祛痰、抗菌、抗炎等作用。

天竺黄（Tiānzhúhuáng）

首载于《蜀本草》。为禾本科植物青皮竹 *Bambusa textilis* McClure 或华思劳竹 *Schizostachyum chinense* Rendle 等秆内的分泌液干燥后的块状物。产于云南、广东、广西等地。秋、冬二季采收。

【处方用名】天竺黄、天竹黄。

【主要药性】甘，寒。归心、肝经。

【基本功效】清热豁痰，凉心定惊。

【临床应用】

1. 痰热咳喘 本品性寒，长于清热豁痰。若治小儿痰涎上壅，喘咳不休者，可与胆南星、半夏、白附子等同用，如胆星天竺丸（《证治准绳》）。

2. 中风痰迷，惊痫癫狂 本品"甘寒，能清热豁痰，镇心有效"（《本草便读》）。"功同竹沥，而性和缓，无寒滑之患。治大人中风不语，小儿客忤惊痫为尤宜"（《本草备要》）。若治痰热惊风，咳嗽痰盛，烦躁不安，昏睡神迷等，可与胆南星、牛黄、朱砂等同用，如金黄抱龙丸（《部颁标准》）。治痰迷心窍，疯狂癫痫等，可与郁金、石菖蒲、白矾等同用。治热病神昏谵语，可与牛黄、大黄、黄连等同用，如天竺黄丸（《圣惠方》）。

【用法用量】煎服，3～9g。

【现代研究】主含胆碱、甜菜碱，还含二氧化硅、氨基酸和有机酸等。本品有镇痛、抗炎、减慢心率、扩张微血管、抗凝血等作用。

前胡 (Qiánhú)

首载于《名医别录》。为伞形科植物白花前胡 *Peucedanum praeruptorum* Dunn 的干燥根（见彩图 113 ）。产于浙江、河南、湖南等地。冬季至次春茎叶枯萎或未抽花茎时采挖。

【处方用名】前胡、蜜前胡。

【主要药性】苦、辛，微寒。归肺经。

【基本功效】降气化痰，散风清热。

【临床应用】

1. 痰热咳喘 本品苦能降泄，入肺经。既能除胸膈之痰壅，又能降肺气之上逆，"以下气消痰见长"（《本草正义》）。因其性微寒，兼清肺热，故以治痰热壅肺，肺失宣降之咳喘胸满，咯痰黄稠者为宜。常配杏仁、桑白皮、贝母等，如前胡散（《圣惠方》）。若湿痰、寒痰所致的咳喘痰多，也可随证配伍使用。

2. 风热咳嗽 本品辛散苦降，既能疏散风热，又能降气化痰。主要用于风热郁肺之咳嗽痰多，常配桑叶、牛蒡子、桔梗等同用。若治风寒咳嗽，宜与麻黄、紫苏叶、桔梗等同用，如通宣理肺丸（《中国药典》）。

【用法用量】煎服，3 ～ 10g；或入丸、散。

【现代研究】主含白花前胡甲素、乙素、丙素、丁素等，还含有皂苷类与挥发油等。《中国药典》规定：含白花前胡甲素（ $C_{21}H_{22}O_7$ ）不得少于 0.9%，含白花前胡乙素（ $C_{24}H_{26}O_7$ ）不得少于 0.24%。本品有祛痰、平喘、镇咳、抗炎、镇痛、扩血管、降血压、抗心肌缺血及抗血小板聚集等作用。

桔梗 (Jiégěng)

首载于《神农本草经》。为桔梗科植物桔梗 *Platycodon grandiflorus* (Jacq.) A. DC. 的干燥根。全国大部分地区均产。秋季采挖。

【处方用名】桔梗。

【主要药性】苦、辛，平。归肺经。

【基本功效】宣肺，祛痰，利咽，排脓。

【临床应用】

1. 咳嗽痰多，胸闷不畅 本品辛宣苦降，主入肺经。长于开宣肺气，宽胸祛痰。凡"咳嗽痰喘，非此不除"（《本草汇言》）。因其药性平和，故运用广泛。凡咳嗽痰多，胸闷不舒，无论外感内伤、属寒属热，皆可运用。治风寒咳嗽，痰多清稀，常配荆芥、紫菀、陈皮等，如止咳宝片（《中国药典》）。治风热咳嗽，常配桑叶、菊花、杏仁等，如桑菊饮（《温病条辨》）。治肺热咳嗽，痰稠色黄，咯痰不爽等，常与浙贝母、黄芩、枇杷叶等同用，如桔贝合剂（《部颁标准》）。

2. 咽痛音哑 本品能开宣肺气以利咽开音，凡咽喉肿痛，声音嘶哑诸症，均可配伍使用。若治外感风热所致的咽喉发干、声音嘶哑，常配黄芩、西青果、胖大海等，如清喉利咽颗粒（《中国药典》）。治热毒内盛所致的咽喉肿痛、失音，常配玄参、麦冬、生甘草等，如健民咽喉片（《中国药典》）。

3. 肺痈吐脓 本品性散上行，开宣肺气，有利于排除壅肺之脓痰，故有"排脓者，必以桔梗"（《本经疏证》）之说。适用于肺痈胸痛，咳吐脓痰，痰黄腥臭者，每与甘草为伍，如桔梗汤（《金匮要略》）。

此外，本品可宣开肺气而通利二便，用治癃闭、便秘。又"为诸药舟楫，载药上浮，能引苦泄峻下之剂，至于至高之分成功"（《本草求真》），历来作为治疗胸膈以上病证的引经药。

【用法用量】煎服，3～10g。

【使用注意】用量过大易致恶心呕吐。

【现代研究】主含桔梗皂苷 A、D，远志皂苷等，还含桔梗聚糖。《中国药典》规定：含桔梗皂苷 D（$C_{57}H_{92}O_{28}$）不得少于 0.10%。本品有祛痰、镇咳、抗菌、抗炎、免疫增强、抑制胃液分泌和抗溃疡、降低血压和胆固醇、镇静、镇痛、解热、抗过敏等作用。

胖大海（Pàngdàhǎi）

首载于《本草纲目拾遗》。为梧桐科植物胖大海 *Sterculia lychnophora* Hance 的干燥成熟种子。主产于泰国、柬埔寨、马来西亚等国。4～6月果实成熟开裂时，采收种子。

【处方用名】胖大海。

【主要药性】甘，寒。归肺、大肠经。

【基本功效】清热润肺，利咽开音，润肠通便。

【临床应用】

1.肺热音哑，咽痛干咳　本品甘寒质轻，主入肺经，功能清宣肺气，利咽开音。为治肺热咽喉干灼，咳嗽声音不出之要药。轻者可单用泡饮。若治热盛津伤，热毒内盛所致的咽喉肿痛、失音，常配玄参、桔梗、麦冬等，如健民咽喉片（《中国药典》）。治风热外束，痰热内盛所致的声音嘶哑，咽喉肿痛，咽干灼热，常配薄荷、浙贝母、桔梗等，如黄氏响声丸（《中国药典》）。

2.燥热便秘，头痛目赤　本品甘寒质滑，能润肠通便，兼清泄火热，适用于肠燥便秘，兼有头痛目赤者。单味泡服即可，或配大黄、火麻仁等同用。

【用法用量】2～3枚，沸水泡服或煎服。

【现代研究】主含多糖、2,4-二羟基苯甲酸等，还含胡萝卜苷等。本品有改善黏膜炎症、促进肠蠕动、缓泻、降压、抗病毒、抗菌、抗炎、利尿和镇痛作用。

附：罗汉果

为葫芦科植物罗汉果 *Mormordica grosvenorii* Swingle 的干燥果实。主产于广西。秋季果熟时采摘。甘，凉；归肺、大肠经。功能清热润肺，利咽开音，滑肠通便。用于肺热燥咳，咽痛失音，肠燥便秘。煎服，9～15g。

海藻（Hǎizǎo）

首载于《神农本草经》。为马尾藻科植物海蒿子 *Sargassum pallidum*（Turn.）C. Ag. 或羊栖菜 *Sargassum fusiforme.*（Harv.）Setch. 的干燥藻体。前者习称"大叶海藻"，后者习称"小叶海藻"。主产于辽宁、山东、福建等沿海地区。夏、秋二季采捞。

【处方用名】海藻。

【主要药性】苦、咸，寒。归肝、胃、肾经。

【基本功效】消痰软坚散结，利水消肿。

【临床应用】

1. 瘿瘤、瘰疬、睾丸肿痛　本品味咸能软坚散结，苦寒能泄热消痰。"专能消坚硬之病"（《本草新编》），"治项间瘰疬，消颈下瘿囊，偏坠疝气立止"（《药鉴》）。为治瘿瘤、瘰疬、睾丸肿痛之常用药物。若治瘿瘤初起，或肿或硬，但未破溃者，常配浙贝母、昆布、夏枯草等，如消瘿丸（《中国药典》）。治瘰疬，皮下结节，不热不痛者，常配夏枯草、玄参、牡蛎等，如内消瘰疬丸（《疡医大全》），治睾丸肿胀偏坠，痛引脐腹者，常配橘核、川楝子、延胡索等，如橘核丸（《济生方》）。

2. 痰饮水肿　本品有利水消肿之功，可用于痰饮水肿，小便不利。因其力弱，须配伍淡渗利湿药同用，以增疗效。

【用法用量】煎服，6～12g。

【使用注意】不宜与甘草同用。

【现代研究】主含羊栖菜多糖 A、B、C，马尾藻多糖等，还含有多种维生素、氨基酸与无机元素。本品有预防和纠正缺碘引起的地方性甲状腺功能不足、抗凝血、抗高血压、降低血胆固醇、抑制流感病毒、抗幽门螺旋杆菌、人型结核杆菌及某些真菌、抗肿瘤等作用。

昆布（Kūnbù）

首载于《名医别录》。为海带科植物海带 *Laminaria japonica* Aresch. 或翅藻科植物昆布 *Ecklonia kurome* Okam. 的干燥叶状体。产于山东、辽宁、浙江等地。夏、秋二季采捞。

【处方用名】昆布。

【主要药性】咸，寒。归肝、胃、肾经。

【基本功效】消痰软坚散结，利水消肿。

【临床应用】

1. 瘿瘤，瘰疬，睾丸肿痛　本品咸寒，"气味、性能、治疗与海藻大略相同"（《本草经疏》），唯力稍强。治疗上述病症，常相须为用，协同增效。

2. 痰饮水肿　本品有利水消肿之功，与海藻相似。因其力弱，常须配伍使用。

【用法用量】煎服，6～12g。

【现代研究】主含有多糖、氨基酸、挥发油及碘等多种微量元素。《中国药典》规定：海带含碘（I）不得少于0.35%；昆布含碘（I）不得少于0.20%。本品有降血脂、降血糖、抗肿瘤、抗氧化、抗凝血、增强免疫、降压、平喘等作用。

黄药子（Huángyàozǐ）

首载于《滇南本草》。为薯蓣科植物黄独 *Dioscorea bulbifera* L. 的干燥块茎。产于湖北、湖南、江苏等地。夏末至冬初采挖。

【处方用名】黄药子、黄独。

【主要药性】苦，寒；有小毒。归肺、肝、心经。

【基本功效】化痰散结消瘿，清热凉血解毒。

【临床应用】

1.瘿瘤 本品苦寒泄降，功擅化痰软坚，散结消瘿，为治瘿瘤之要药。可单以本品浸酒饮，或与海藻同用，如海药散（《证治准绳》）。

2.疮痈肿毒，咽喉肿痛，虫蛇咬伤 本品苦寒入血分，"解毒凉血最验"（《本草汇言》）。若治疮痈肿毒，可单用为末，冷水调外敷；或与金银花、紫花地丁等同用。治热毒壅盛，咽喉肿痛，每与白僵蚕为伍，如苦药子散（《圣济总录》）。治虫蛇咬伤，则与重楼、八角莲、雄黄同用，内服或外搽均可，如红卫蛇药片（《部颁标准》）。

【用法用量】煎服，5～9g；外用适量，鲜品捣敷，或研末调敷，或磨汁涂。

【使用注意】本品有毒，不宜过量。多服、久服可引起吐泻腹痛等消化道反应，并对肝肾有一定损害，故脾胃虚弱及肝肾功能损害者慎用。

【典型案例】黄药子散结消瘿案。高某，女,24岁。1969年11月15日初诊。因甲状腺肿物，于1968年6月进行手术切除，病理诊断为甲状腺瘤。近一月来感呼吸不畅，经检查甲状腺有圆形肿块，周围有细小结节，左颈后三角肌、斜方肌边缘有绿豆大淋巴结，质软。治宜通络软坚散结。方用黄药子300g，白酒（65°）1.5kg。服完2kg药酒后肿块消失（《百病专方效验录》）。

【现代研究】主含黄独素A～D等，还含皂苷、鞣质、淀粉和微量元素等。本品有抗甲状腺肿、抗炎、抗肿瘤、降血糖等作用。

蛤壳（Géqiào）

首载于《神农本草经》。为帘蛤科动物文蛤 *Meretrix meretrix* Linnaeus 或青蛤 *Cyclina sinensis* Gmelin 的贝壳。产于江苏、浙江、广东等地。夏、秋二季捕捞。

【处方用名】蛤壳、文蛤、青蛤、海蛤壳、煅蛤壳、蛤粉。

【主要药性】苦、咸，寒。归肺、肾、胃经。

【基本功效】清热化痰，软坚散结，制酸止痛；外用收湿敛疮。

【临床应用】

1.痰热咳嗽 本品苦寒，主入肺经，善清肺热，化稠痰。用于痰热壅肺，肺失清肃之咳嗽喘满，痰黄黏稠，常配瓜蒌、胆南星、贝母等，如清膈煎（《景岳全书》）。治痰火内郁，灼伤肺络之胸胁疼痛，咯吐痰血，常配青黛同用，如黛蛤散（《医说》）。

2.瘿瘤，瘰疬 本品咸寒，能清热软坚散结。治瘿瘤，常与海藻、昆布、瓦楞子等同用，如含化丸（《证治准绳》）。治瘰疬，常与玄参、牡蛎、夏枯草等同用。

3.湿疹，烧烫伤 本品研末外用，可收湿敛疮。用于上述病症，可与煅石膏、黄柏、青黛等共为末调敷。

此外，本品煅用可制酸止痛，用于胃痛泛酸。

【用法用量】煎服,6～15g；先煎，蛤粉宜包煎。外用适量，研极细粉撒布或油调后敷患处。

【现代研究】主含碳酸钙，还含有多种微量元素及氨基酸等。《中国药典》规定：含碳酸钙（$CaCO_3$）不得少于95.0%。本品有利尿、抗炎、降糖、降脂等作用。

浮海石（Fúhǎishí）

本品首载于《日华子本草》。为胞孔科动物脊突苔虫 *Costazia aculeala* Canu et Bassler 的干燥骨骼。我国沿海地区均有生产。夏、秋二季收集。

【处方用名】浮海石、海浮石、煅浮海石。

【主要药性】咸，寒。归肺、肾经。

【基本功效】清肺化痰，软坚散结。

【临床应用】

1. 痰热咳嗽 本品味咸性寒，体虚轻浮，主归肺经。长于"清金降火，消积块，化老痰"（《本草衍义补遗》）。常用于痰热胶固，咳嗽咯痰，色黄质稠者，可单用，或与贝母、胆南星、芥子等同用，如清膈煎（《景岳全书》）。若肝火灼肺之久咳，痰中带血者，可配青黛、山栀、瓜蒌等，如咳血方（《丹溪心法》）。

2. 瘿瘤，瘰疬 本品咸能软坚散结，"消瘿瘤结核"（《本草备要》）。功似蛤壳，用于痰火凝聚之瘰疬、痰核、瘿瘤，常相须为用。

【用法用量】煎服，10～15g。打碎先煎。

【现代研究】主含碳酸钙（$CaCO_3$）。本品有促进支气管分泌物排出、促进尿液形成及排泄等作用。

瓦楞子（Wǎléngzǐ）

首载于《名医别录》。为蚶科动物毛蚶 *Arca subcrenata* Lischke、泥蚶 *Arca granosa* Linnaeus 或魁蚶 *Arca inflata* Reeve 的贝壳。产于山东、浙江、福建等地。秋、冬至次春采集。

【处方用名】瓦楞子、煅瓦楞子。

【主要药性】咸，平。归肺、胃、肝经。

【基本功效】消痰化瘀，软坚散结，制酸止痛。

【临床应用】

1. 痰热咳嗽 本品性平偏凉，能清肺热；"咸可软坚，消老痰至效"（《本草便读》）。用于顽痰胶结，咳嗽痰稠，质黏难咯，宜与竹沥、瓜蒌、黄芩等同用。

2. 瘿瘤，瘰疬，癥瘕痞块 本品既能消痰软坚，又能化瘀除癥，"为妇人血块癥瘕，男子痰癖积聚要药"（《本草求真》）。治瘿瘤，常与海藻、昆布、蛤壳等同用，如含化丸（《证治准绳》）。治瘰疬，常与贝母、夏枯草、连翘等同用。治气滞血瘀所致的癥瘕痞块，可单用，醋淬为丸服，即瓦垄子丸（《万氏家抄方》）。

3. 胃痛泛酸 本品煅用可制酸止痛，用于胃脘疼痛，呕恶泛酸。常与枯矾、珍珠粉、仙鹤草等同用，如溃疡胶囊（《部颁标准》）。

【用法用量】煎服，10～15g，宜打碎先煎。消痰化瘀，软坚散结宜生用；制酸止痛宜煅用。

【现代研究】主含碳酸钙（$CaCO_3$）及少量磷酸钙，还含镁、铁等。毛蚶含蛋白质、糖、氨基酸等。本品有中和胃酸、缓解胃痛、抑制幽门螺旋杆菌、保肝、降血糖、降血脂等作用。

礞石（Méngshí）

首载于《嘉祐本草》。为变质岩类黑云母片岩或绿泥石化云母碳酸盐片岩，或变质岩蛭石片岩或水黑云母片岩。前者药材称"青礞石"，产于江苏、湖南、湖北等地；后者药材称"金礞石"，产于河南、河北。全年可采。

【处方用名】礞石、青礞石、金礞石、煅青礞石、煅金礞石。

【主要药性】甘、咸，平。归肺、心、肝经。

【基本功效】坠痰下气，平肝镇惊。

【临床应用】

1. 顽痰喘咳　本品"体重而降，能消一切积聚痰结，消积滞，坠痰涎，诚为要药"（《本草经疏》）。适用于顽痰、老痰胶结，咳逆气喘，痰多质稠难咯之实证，常与黄芩、大黄等同用。

2. 癫痫发狂，惊风抽搐　本品能"平肝下气"（《本草从新》），"利痰止惊"（《得配本草》），善"治惊痫痰涎胶粘不化"（《本草便读》）。适用于痰热胶固之癫痫发狂、惊风抽搐。前者常与黄芩、大黄、沉香同用，如滚痰丸（《玉机微义》）；后者以煅礞石为末，薄荷汁和白蜜调服，如夺命散（《婴孩宝鉴》）。

【用法用量】多入丸散，3～6g；煎服，10～15g，宜打碎布包先煎。

【使用注意】本品重坠性猛，非痰热内结不化之实证不宜使用。脾虚胃弱，小儿慢惊忌用。孕妇慎用。

【现代研究】黑云母片岩主含钾、镁、铁、铝的硅酸盐；绿泥石化云母主含碳酸盐。本品有化痰、利水、泻下等作用。

【复习思考题】

1. 在运用化痰药时，常配伍行气药和健脾药同用，为什么？试举例说明。

2. 古有"白芥子祛皮里膜外之痰"之说，如何理解？

3. 桔梗素有"舟楫"之称，为什么能治癃闭、便秘？

第十九章
止咳平喘药

扫一扫，查阅本章数字资源，含PPT、音视频、图片等

一、含义

凡以止咳平喘为主要功效，常用以治疗咳嗽、喘证的药物，称为止咳平喘药。

二、性能特点

止咳平喘药多味苦泄降，药性有寒、温之分，主入肺经。能制止咳嗽、平定喘息。本章药物的主要功效为止咳、平喘。

所谓止咳，即指药物能缓解或抑制咳嗽的治疗作用。所谓平喘，即指药物能缓解或平定喘息的治疗作用。其中，平喘作用较强者，又称定喘。因本章药物大多兼而有之，只是有所侧重而已，故止咳平喘常并称。

三、主治病证

适用于外感或内伤等多种原因导致肺气失于宣发或肃降引起的咳嗽、呼吸急迫，甚则张口抬肩，鼻翼煽动，不能平卧等。

四、应用原则

咳喘有外感内伤之分，寒热虚实之别，其证情复杂，当审因论治，随证配伍。如风寒束表之咳喘，宜配发散风寒药；邪热壅肺之咳喘，宜配清泄肺热药；痰浊阻肺之咳喘，宜配化痰药；阴虚肺燥之干咳无痰或少痰，宜配养阴润肺药；肺气不足或肺肾两虚之久咳虚喘，宜配敛肺止咳平喘药。若咳喘见胸闷气急者，可配伍行气药以利气宽胸。

五、使用注意

止咳平喘药多为治标之品，一般不宜单独使用。部分药物有毒，内服宜注意用法，控制用量。

六、现代研究

止咳平喘药多具有镇咳、平喘、祛痰作用，部分药物还具有抗病毒、抑菌、抗炎、镇静、镇痛、降血压等多种药理作用。

苦杏仁（Kǔxìngrén）

首载于《神农本草经》。为蔷薇科植物山杏 *Prunus armeniaca* L. var. *ansu* Maxim.、西伯利亚杏 *Prunus sibirica* L.、东北杏 *Prunus mandshurica*（Maxim.）Koehne 或杏 *Prunus armeniaca* L. 的干燥成熟种子。产于东北、华北、西北等地，夏季采收。

【处方用名】杏仁、苦杏仁、炒苦杏仁、燀苦杏仁。

【主要药性】苦，微温；有小毒。归肺、大肠经。

【基本功效】降气止咳平喘，润肠通便。

【临床应用】

1. 咳嗽气喘 本品苦泄重降，主入肺经。"功专降气"（《本草便读》），兼能宣发，可使肺的宣肃功能复常而喘咳自平，故为止咳平喘之要药。凡咳嗽喘满，无论新久、寒热，总由肺气壅闭不宣或气逆不降所致者，皆可随证配伍使用。若治风寒束肺之咳喘，可配麻黄、甘草，如三拗汤（《伤寒论》）。治邪热壅肺之喘咳，可与石膏、麻黄、甘草为伍，如麻黄杏仁石膏甘草汤（《伤寒论》）。治燥热伤肺之咳嗽，常与桑叶、贝母、沙参等同用，如桑杏汤（《温病条辨》）。治痰浊阻肺之咳嗽痰多，常与桔梗、陈皮、百部等同用，如杏仁止咳糖浆（《中国药典》）。

2. 肠燥便秘 本品质润多脂，能"温润下行，善降大肠燥结"（《本草便读》）。适用于肠燥津亏之便秘。常配伍柏子仁、郁李仁等，如五仁丸（《世医得效方》）。

【用法用量】煎服，5～10g，宜打碎入煎，生品入煎剂宜后下。

【使用注意】本品有小毒，内服用量不宜过大，婴儿慎用。大便溏泻者慎用。

【现代研究】主含苦杏仁苷、苦杏仁酶、油酸、亚油酸、棕榈酸等，还含雌酮及可溶性蛋白等。苦杏仁受苦杏仁酶的作用，酶解成剧毒成分氢氰酸。《中国药典》规定：含苦杏仁苷（$C_{20}H_{27}NO_{11}$）不得少于 3.0%，燀苦杏仁不得少于 2.4%，炒苦杏仁不得少于 2.1%。本品有镇咳、祛痰、平喘、抗炎、镇痛、增强免疫、抗消化性溃疡、抗肿瘤、抗脑缺血的作用。

附：甜杏仁

为杏及其栽培变种的干燥成熟味甜的种子。甘，平；归肺、大肠经。功用与苦杏仁近似，但药力较缓，滋润之性较佳，主要用于虚劳咳喘，津伤便秘。煎服，4.5～9g。

紫苏子（Zǐsūzǐ）

首载于《本草经集注》。为唇形科植物紫苏 *Perilla frutescens*（L.）Britt. 的干燥成熟果实。产于江苏、安徽、河南等地，秋季采收。

【处方用名】紫苏子、苏子、炒紫苏子。

【主要药性】辛，温。归肺、大肠经。

【基本功效】降气化痰，止咳平喘，润肠通便。

【临床应用】

1. 咳喘痰多 本品主降，长于降肺气，化痰涎，使气降痰消，肺气畅达，"为除喘定嗽，消痰顺气之良剂"（《本经逢原》）。适用于痰涎壅盛之喘咳，每与白芥子、莱菔子为伍，如三子养亲汤（《韩氏医通》）。若治脾肾阳虚、痰饮阻肺所致的咳嗽，气促发喘，咯吐白痰，畏寒肢冷者，常配干姜、附子、白芥子等，如痰饮丸（《中国药典》）。

2. 肠燥便秘 本品富含油脂，能润燥滑肠，又能降泄肺气以助大肠之传导。适用于妇女产后，及老人、虚人肠燥津亏之便秘，每与火麻仁为伍，如麻子苏子粥（《普济方》）。

【用法用量】煎服，3～10g。

【使用注意】脾虚便溏者慎用。

【现代研究】主含油酸、亚油酸、亚麻酸、棕榈酸、迷迭香酸等，还含有氨基酸，维生素与微量元素等。《中国药典》规定：含迷迭香酸（$C_{18}H_{16}O_8$）不得少于0.25%，炒紫苏子不得少于0.20%。本品有镇咳、平喘、祛痰、降血脂、降血压、抗氧化、抑菌、抗炎、抗过敏及增强免疫等作用。

百部（Bǎibù）

首载于《名医别录》。为百部科植物直立百部 *Stemona sessilifolia*（Miq.）Miq.、蔓生百部 *Stemona japonica*（BL.）Miq. 或对叶百部 *Stemona tuberosa* Lour. 的干燥块根（见彩图114）。产于安徽、山东、江苏等地，春、秋二季采挖。

【处方用名】百部、蜜百部、炙百部。

【主要药性】甘、苦，微温。归肺经。

【基本功效】润肺下气止咳，杀虫灭虱。

【临床应用】

1. 咳嗽 本品药性平和，主入肺经，擅长止咳。"凡有咳嗽，可通用之"（《本草正义》）。故无论外感内伤，属寒属热，新久咳嗽，皆可配伍使用。若治风寒犯肺之咳嗽咽痒，咳痰不爽者，可配荆芥、桔梗、紫菀等，如止嗽散（《医学心悟》）。外感风热所致的咳嗽，咳痰，常配麻黄、黄芩、桔梗等，如百咳静糖浆（《中国药典》）。因其味甘质润，微温不燥，长于"润肺理嗽"（《药性切用》），尤为治小儿顿咳、阴虚痨嗽者最宜。前者可与黄芩、桑白皮等同用；后者可单用煎浓汁服，或与麦冬、川贝母、阿胶等同用，如月华丸（《医学心悟》）。

2. 头虱体虱、蛲虫病、阴痒 本品外用，能"杀虫虱"（《本草分经》）。用于上述病证，可酒浸涂搽，或煎汤坐浴外洗，或浓煎灌肠等，使药物直接作用于病变部位或虫体，以便更好发挥药效。

【用法用量】煎服，3～10g。外用适量，水煎或酒浸。润肺止咳宜蜜炙用，杀虫灭虱宜生用。

【现代研究】主含百部碱、原百部碱、百部定碱、异百部定碱、对叶百部碱、直立百部碱、二氢百部碱、原二氢百部碱、蔓生百部碱、异蔓生百部碱等。本品有镇咳、平喘、抑菌、抗病毒、抗氧化、灭虱、杀蛲虫等作用。

紫菀（Zǐwǎn）

首载于《神农本草经》。为菊科植物紫菀 *Aster tataricus* L. f. 的干燥根及根茎。产于东北、河南、安徽等地，春、秋二季采挖。

【处方用名】紫菀、蜜紫菀、炙紫菀。

【主要药性】辛、苦，温。归肺经。

【基本功效】润肺下气，消痰止咳。

【临床应用】

咳嗽　本品辛散苦降，主入肺经，"温而不热，润而不燥"（《本草正义》）。专能下肺气，开肺郁，化痰浊，止咳逆，为"肺病要药"（《本草纲目》）。大凡咳嗽，无论外感内伤、病程长短、虚实寒热，无所不治。尤宜于肺气壅塞，咳嗽痰多，咯痰不爽者。若治风寒犯肺，咳嗽咽痒，咯痰不爽者，可配荆芥、桔梗、百部等，如止嗽散（《医学心悟》）。治痰热阻肺，咳嗽痰多，胸满气短，咽干喉痒者，常配化橘红、瓜蒌皮、法半夏等，如止咳橘红丸（《中国药典》）。

【用法用量】煎服，5～10g。外感暴咳宜生用，肺虚久咳宜蜜炙用。

【现代研究】主含紫菀酮、表紫菀酮、槲皮素、山奈酚、东莨菪素、大黄素、大黄酚、大黄素甲醚等，还含有甾醇、有机酸、肽类等。《中国药典》规定：含紫菀酮（$C_{30}H_{50}O$）不得少于0.15%，蜜紫菀不得少于0.10%。本品有祛痰、镇咳、抑菌、抗病毒、抗氧化、通大便、利尿、抗肿瘤等作用。

款冬花（Kuǎndōnghuā）

首载于《神农本草经》。为菊科植物款冬 *Tussilago farfara* L. 的干燥花蕾（见彩图 115）。产于河南、甘肃、山西等地，12 月或地冻前当花尚未出土时采挖。

【处方用名】款冬花、冬花、蜜款冬花、炙款冬花。

【主要药性】辛、微苦，温。归肺经。

【基本功效】润肺下气，止咳化痰。

【临床应用】

咳嗽　本品"温而不燥，润而不寒，散而不泄，故无论寒热虚实，一切咳嗽之属肺病者，皆可用之"（《本草便读》）。为治咳嗽之要药。其性能、功效与紫菀相似，常相须为用，协调增效，广泛用于各种咳嗽。然紫菀偏于化痰，款冬花偏于止咳。

【用法用量】煎服，5～10g。外感暴咳宜生用，内伤久咳宜炙用。

【典型案例】款冬花治咳案。有人病嗽多日，或教以然（燃）款冬花三两枚，于无风处，以笔管吸其烟，满口则咽之，数日效（《本草衍义》）。

【现代研究】主含芸香苷、金丝桃苷、槲皮素、山奈酚、款冬酮、款冬花素、款冬二醇、款冬花碱等，还含有有机酸和挥发油等。《中国药典》规定：含款冬酮（$C_{23}H_{34}O_5$）不得少于0.070%。本品有镇咳、祛痰、平喘、升血压、抗炎、抗氧化、抗溃疡、抗过敏、抗肿瘤等作用。

马兜铃（Mǎdōulíng）

首载于《药性论》。为马兜铃科植物北马兜铃 *Aristolochia contorta* Bge. 或马兜铃 *Aristolochia debilis* Sieb. et Zucc. 的干燥成熟果实。前者产于黑龙江、吉林、河北等地；后者产于山东、江苏、安徽等地，秋季采收。

【处方用名】马兜铃、蜜马兜铃。

【主要药性】苦，微寒。归肺、大肠经。

【基本功效】清肺降气，止咳平喘，清肠消痔。

【临床应用】

1. 肺热咳喘　本品味苦微寒，入肺经，长于清降肺气，兼能化痰。"清金有平咳之能，涤痰有定喘之效"（《本草征要》）。"凡一切咳嗽痰喘属于肺热者均可用之"（《本草便读》）。若治肺热咳嗽，气急喘闷者，常配桑白皮、葶苈、甘草，如马兜铃汤（《圣济总录》）。治肺虚火盛，喘咳咽干，或痰中带血者，则配阿胶、杏仁、甘草等同用，如补肺阿胶散（《小儿药证直诀》）。

2. 痔疮 本品苦寒清泄，入肺与大肠经。长于清除大肠积热而消痔。又因"痔病属大肠，大肠与肺相表里，清脏热则腑热亦清矣"（《本草经疏》）。故可用于肠热痔血，痔疮肿痛，每与地榆、槐角等配伍。

此外，本品苦寒降泄，可用于肝阳上亢之头晕头痛。

【用法用量】 煎服，3～10g。外用适量，煎汤熏洗。一般生用，肺虚久咳蜜炙用。

【使用注意】 虚寒喘咳及脾虚便溏者慎用。本品含马兜铃酸，可引起肾脏损害等不良反应，儿童及老年人慎用，孕妇、婴幼儿及肾功能不全者禁用。

【现代研究】 主含马兜铃酸 A～E、7-甲氧基-8-羟基马兜铃酸、青木香酸、7-羟基马兜铃酸、7-甲氧基马兜铃酸等，另含生物碱、挥发油等。本品有镇咳、平喘、祛痰、抗炎、镇痛、抗肿瘤、抗生育等作用。

枇杷叶（Pípayè）

首载于《名医别录》。为蔷薇科植物枇杷 *Eriobotrya japonica*（Thunb.）Lindl. 的干燥叶（见彩图 116）。产于广东、江苏、浙江等地，全年均可采收。

【处方用名】 枇杷叶、蜜枇杷叶、炙枇杷叶。

【主要药性】 苦，微寒。归肺、胃经。

【基本功效】 清肺止咳，降逆止呕。

【临床应用】

1. 肺热咳喘 本品味苦降泄，微寒清热，主入肺经。长于清肺止咳，消痰定喘。止咳平喘力佳，为治咳喘之要药。各种原因所致的咳喘皆可随证配伍使用，尤宜于肺热或燥热之咳嗽。可单用，如枇杷叶膏（《中国药典》）；或与桑叶、麦冬、阿胶等同用，如清燥救肺汤（《医门法律》）。

2. 胃热呕吐 本品苦寒，入胃经。能清胃热，"和胃下气，气下则火降痰消，胃和则呕定哕止"（《本经逢原》），具有较好的降逆止呕作用。常用于胃热呕吐，可单本品煮汁饮，或配陈皮、竹茹等。若治脾胃气虚，呕吐不食者，宜与白术、人参、半夏等配伍，如枇杷叶汤（《圣济总录》）。

【用法用量】 煎服，6～10g。止咳宜炙用，止呕宜生用。

【现代研究】 主含熊果酸、齐墩果酸等，尚含挥发油、有机酸类成分等。《中国药典》规定：含齐墩果酸（$C_{30}H_{48}O_3$）和熊果酸（$C_{30}H_{48}O_3$）的总量不得少于 0.70%。本品有镇咳、平喘、祛痰、抑菌、抗炎、抗氧化、抗肝损伤、增强免疫等作用。

桑白皮（Sāngbáipí）

首载于《神农本草经》。为桑科植物桑 *Morus alba* L. 的干燥根皮。产于安徽、河南、浙江等地，秋末叶落时至次春发芽前采挖。

【处方用名】 桑白皮、蜜桑白皮、炙桑白皮。

【主要药性】甘，寒。归肺经。

【基本功效】泻肺平喘，利水消肿。

【临床应用】

1. 肺热喘咳　本品性寒主降，主入肺经，长于泻肺中之火热，兼泻肺中之水饮而平喘定嗽。故凡"肺中有水气及肺火有余者宜之"（《本草纲目》）。若治肺热壅盛之喘咳，常配地骨皮、甘草，如泻白散（《小儿药证直诀》）。治水饮停肺，胀满喘急者，可与麻黄、杏仁、葶苈子等同用。

2. 水肿　本品"长于利小水"（《本草纲目》），又能肃降肺气，"通达皮毛，引皮肤中水气达膀胱而出"（《脏腑药式补正》）。适用于水肿胀满尿少，面目肌肤浮肿之风水、皮水实证，常与茯苓皮、大腹皮、陈皮等同用，如五皮散（《华氏中藏经》）。

【用法用量】煎服，6～12g。

【使用注意】肺虚咳嗽宜蜜炙用，其余生用。

【现代研究】主含桑根皮素、环桑根皮素、伞形花内酯、东莨菪素、东莨菪内酯等，还含有多糖、鞣质、挥发油等。本品有镇咳、祛痰、平喘、利尿、降血糖、镇痛、镇静、抑菌、解热、抗炎、抗病毒、抗缺氧、抗氧化、延缓衰老、免疫调节、抗肿瘤等作用。

葶苈子（Tínglìzǐ）

首载于《神农本草经》。为十字花科植物播娘蒿 *Descurainia sophia*（L.）Webb. ex Prantl. 或独行菜 *Lepidium apetalum* Willd. 的干燥成熟种子。前者习称"南葶苈子"，产于江苏、山东、安徽等地；后者习称"北葶苈子"，产于河北、辽宁、内蒙古等地。夏季果实成熟时采收。

【处方用名】葶苈子、北葶苈、南葶苈。

【主要药性】辛、苦，大寒。归肺、膀胱经。

【基本功效】泻肺平喘，行水消肿。

【临床应用】

1. 痰涎壅盛之喘咳　本品苦降辛散，大寒清热，专泻肺中水饮及痰火而平定喘咳，有"性急不减硝黄"（《本草求真》）之说。适用于痰涎壅盛，肺气上逆之喘咳痰多，胸闷喘息不得平卧者。因其药性峻猛，常佐大枣以缓其性，如葶苈大枣泻肺汤（《金匮要略》）。若与石膏、蜜麻黄、瓜蒌皮等配伍，也可用于痰热壅肺所致的咳嗽喘息、咯痰、胸闷，如葶贝胶囊（《中国药典》）。

2. 胸腹水肿　本品"以行水走泄为用"（《本草衍义》）。上可泻肺以通调水道，下走膀胱能利水消肿，为"泻肺利小便，治肿满之要药"（《本草经疏》）。功似桑白皮而药力峻猛，主要用于肺气壅滞，水气不化之胸腹水肿，小便不利之实证，可单用，或与防己、椒目、大黄同用，如己椒苈黄丸（《金匮要略》）。

【用法用量】煎服，3～10g，宜包煎。

【典型案例】葶苈子治肺痈案。陈姓，初发时，咳嗽，胸中隐隐作痛，痛连缺盆。其所吐者，浊痰腥臭。遂以桔梗汤，乘其未集而先排之。进五剂，痛稍止，诸证依然，脉滑实。因思是证确为肺痈之正病，治以桔梗汤。今当壅塞之时，不去其壅，反排其腐，何怪其不效也。《淮南子》云：葶苈愈胀，胀者，壅极不通之谓。《金匮》云：肺痈，喘而不得眠，即胀也。《千金》重申其义曰：肺痈胸满胀，故知葶苈泻肺汤非泻肺也，泻肺中壅胀。今有此证，必用此方，乃以葶苈子五钱，大黑枣二枚。凡五进，痛渐止，咳亦爽。其腥臭挟有米粥状之痰，即腐脓也（《曹颖甫医案》）。

【现代研究】主含槲皮素、挥发油、亚油酸、亚麻酸、油脂、棕榈酸、硬脂酸、芥酸等。还含有生物碱。《中国药典》规定：南鹤虱牛蒡子含槲皮素 $-3-O-\beta-D-$ 葡萄糖 $-7-O-\beta-D-$ 龙胆双糖苷（$C_{33}H_{40}O_{22}$）不得少于 0.075%，炒南葶苈子不得少于 0.080%。本品有镇咳、平喘、利尿、抑菌、抗肿瘤等作用。

白果（Báiguǒ）

首载于《日用本草》。为银杏科植物银杏 *Ginkgo biloba* L. 的干燥成熟种子。产于广西、四川、河南等地，秋季采收。

【处方用名】银杏、白果、白果仁、炒白果仁。

【主要药性】甘、苦、涩，平；有毒。归肺、肾经。

【基本功效】敛肺定喘，止带缩尿。

【临床应用】

1. 喘咳痰多　本品苦降涩敛，主入肺经。能敛肺金而除咳逆，兼能化痰。因其药性平和，故凡喘咳痰多，无论寒热虚实均可配伍使用。若治寒痰遏热，壅塞气道，咳逆气粗，咯痰稠黏者，可与麻黄、桑白皮、半夏等同用，如白果定喘汤（《重订通俗伤寒论》）。治肺虚咳嗽，气喘痰多者，常配黄芪、苦杏仁、五味子等，如复方蛤青片（《中国药典》）。

2. 带下白浊，尿频遗尿　本品苦能燥湿，涩能收敛，长于除湿浊，固下焦。对于湿浊下注，或下焦不固之带下白浊，遗尿尿频诸症均可随证配伍使用。如治下元虚衰，带下清稀者，可与山茱萸、薏苡仁、怀山药等同用。治湿热下注，带下黄稠者，可配黄柏、车前子等，如易黄汤（《傅青主女科》）。治小便白浊，可单用捣水饮，如白果浆（《本草纲目》）。治肾虚不固之遗精、尿频、遗尿，常配熟地、山萸肉、覆盆子等同用。

【用法用量】煎服，5～10g。

【使用注意】本品生食有毒，不可过量服用，小儿尤当注意。

【现代研究】主含芦丁，白果素，银杏素，银杏内酯 A、C，银杏毒素，白果酸，氢化白果酸，氢化白果亚酸，银杏二酚，白果醇等。本品有抑菌、祛痰、平喘、解痉、降血压、抗过敏、抗氧化、抗衰老、调节免疫、抗肿瘤等作用。

附：银杏叶

为银杏的干燥叶。甘、苦、涩，平；归心、肺经。功能活血化瘀，通络止痛，敛肺平喘，化浊降脂。用于瘀血阻络、胸痹心痛、中风偏瘫、肺虚咳喘、高脂血症。煎服，9～12g。有实邪者忌用。

矮地茶（Ǎidìchá）

首载于《本草图经》。为紫金牛科植物紫金牛 *Ardisia japonica*（Thunb.）Blume 的干燥全草。产于福建、江西、湖南。夏、秋二季采挖。

【处方用名】矮地茶、紫金牛。

【主要药性】辛、微苦，平。归肺、肝经。

【基本功效】化痰止咳，清利湿热，活血化瘀。

【临床应用】

1. 咳喘　本品味辛而苦，主入肺经，以化痰止咳见长，兼能平喘。因其药性平和，能"治诸般咳嗽"（《开宝本草》）。对于痰浊阻肺之咳喘痰多较为适宜，无论属寒属热均可配伍使用。如治肺热咳喘痰多，可与枇杷叶、野菊花、甘草等同用；治寒痰咳喘，则配麻黄、细辛、干姜等同用。

2. 湿热黄疸　本品入肝经，能清利肝胆湿热，主要用治湿热黄疸，常配茵陈、虎杖等药同用。

3. 血瘀经闭，风湿痹痛，跌打损伤　本品味辛行血，可活血化瘀，通经止痛。治上述病症，可分别配伍活血药与祛风湿药同用。

【用法用量】煎服，15～30g。

【现代研究】主含岩白菜素、杨梅树苷、紫金牛素、紫金牛酚等；还含有三萜类及苯醌类等。《中国药典》规定：含岩白菜素（$C_{14}H_{16}O_9$）不得少于0.50%。本品有镇咳、祛痰、平喘、抑菌、抗病毒、抗炎等作用。

洋金花（Yángjīnhuā）

首载于《药物图考》。为茄科植物白花曼陀罗 *Darura metel* L. 的干燥花。全国大部分地区均产。4～11月花初开时采收。

【处方用名】洋金花、曼陀罗花。

【主要药性】辛，温；有毒。归肺、肝经。

【基本功效】止咳平喘，解痉定痛。

【临床应用】

1. 哮喘咳嗽　本品性温，峻烈有毒，平喘镇咳力强，但无祛痰作用。对成人或年老咳喘无痰或痰少，而他药乏效者用之。因其性温，故尤宜于寒性哮喘。可单用，或"取其花与叶，作烟吸之者，实有目前捷效"（《医学衷中参西录》）。

2. 心腹疼痛，风湿痹痛，跌打伤痛　本品有良好的麻醉止痛作用，对于上述诸痛症，单用有效。古时有用作麻醉药剂的记载。

3. 癫痫，小儿慢惊风　本品有解痉止抽搐之功，用治小儿慢惊风、癫痫之痉挛抽搐，可配全蝎、天麻、天南星等同用。

【用法用量】内服，宜入丸散，每次0.3～0.6g。亦可作卷烟分次燃吸，每日不超过1.5g。外用适量，煎汤洗或研末外敷。

【使用注意】本品有毒，应严格控制剂量。外感及痰热咳喘忌用。青光眼、高血压病及心动过速者忌用。孕妇、体弱者慎用。

【现代研究】主含莨菪烷类生物碱成分，以东莨菪碱含量较高，约占生物碱的80%，其余为阿托品与莨菪碱等。《中国药典》规定：含东莨菪碱（$C_{17}H_{21}NO_4$）不得少于0.15%。本品有抗心律失常、镇痛、解痉、改善微循环、抗休克、抗癫痫、抗氧化等作用。

【复习思考题】

1. 麻黄、苦杏仁、白果、桑白皮、葶苈子均能平喘止咳，如何区别应用？

2. 百部、紫菀、款冬花均能"润肺"，如何理解和运用？

3. 苦杏仁入煎剂，为什么要"后下"？

第二十章

安神药

扫一扫，查阅本章数字资源，含PPT、音视频、图片等

一、含义

凡以安定神志为主要功效，常用以治疗心神不宁证的药物，称为安神药，又称宁心安神药。

二、性能特点

安神药主入心、肝经。能安定神志，使各种原因所致的心不藏神，神不守舍的状态得以缓解或恢复。本章药物的主要功效为安神、重镇安神、养心安神等。

所谓安神，是指药物能使心神安定，治疗心神不宁证的作用，又称宁心安神。其中，矿石或介类药物，质重沉降，安神作用较强，以治心火亢盛，或阳气躁动之心神不宁证为主者，称重镇安神，又称镇惊安神、镇心安神。植物种子类药物，质润滋养，安神作用稍缓，以治阴血亏虚，心失所养之心神不宁证为主者，称养心安神。

三、主治病证

适用于心神不宁证，症见烦躁不安、心悸怔忡、失眠多梦，甚至谵狂等。

四、应用原则

应根据安神药物的不同特点，及引起心神不宁证之因选配药物。一般而言，心神不宁因心火亢盛，或肝阳上亢等邪气内扰所致者，宜选用重镇安神药，并相机配伍清心泻火，或平抑肝阳药物。若因阴血亏虚，或心脾两虚等正虚不足所致者，宜选用养心安神，并随证配伍滋养阴血，或补益心脾药物。

五、使用注意

本章中的矿石、介类安神药多属治标之品，只宜暂用，不可久服，应中病即止；若入煎剂，当打碎先煎或久煎；若作丸散服，易伤胃耗气，须配伍益胃健脾之品。

六、现代研究

安神药主要有镇静、催眠、抗惊厥等中枢神经抑制作用，部分药物尚有祛痰止咳、抑菌防腐、改善冠状动脉血循环、强心及提高机体免疫功能等多种药理作用。

朱砂（Zhūshā）

首载于《神农本草经》。为硫化物类矿物辰砂族辰砂（见彩图 117），主含硫化汞。主产于湖南。随时可采。

【处方用名】朱砂、丹砂、飞朱砂、朱砂粉、辰砂。

【主要药性】甘，微寒；有毒。归心经。

【基本功效】清心镇惊，安神，明目，解毒。

【临床应用】

1. 心神不宁证　本品质重沉降，专入心经，长于镇惊安神，为安神定志之要药，可用于各种原因所致的心神不宁证。因其性寒凉，又"能入心解热而神安魂定"（《本草求真》）。故以治心火亢盛，内扰神明之心神不宁，心悸怔忡，烦躁不眠最宜。常与黄连、甘草等同用，如黄连安神丸（《保婴撮要》）。若治心火亢盛，阴血不足之失眠多梦、惊悸怔忡、心中烦热者，常配伍黄连、当归、生地黄、炙甘草等，如朱砂安神丸（《内外伤辨惑论》）。

2. 癫痫发狂，小儿惊风　本品性寒质重，有清心镇惊止痉之功。凡"心经惊热，非此不除；神志昏乱，有此立效"（《本草约言》）。若治癫痫，狂言乱走，精神恍惚，疾发仆地，口吐白沫者，可与酸枣仁、乳香同用，如丹砂丸（《圣济总录》）。治小儿惊风，可与牛黄、全蝎等同用，如牛黄散（《奇效良方》）。

3. 疮痈肿毒，口疮喉痹，牙龈肿痛　本品性寒，善清心火，解热毒，疗疮肿，内服外用皆宜。若治疔疮疖肿、痄腮、丹毒，常与雄黄、山慈菇、红大戟等同用，醋磨调敷患处，如紫金锭（《中国药典》）。治热毒蕴结所致的咽喉疼痛、牙龈肿痛、口舌生疮，可与冰片、硼砂、玄明粉共为末，吹敷患处，如冰硼散（《外科正宗》）。

此外，本品尚能明目，用于视物昏花。也可用作丸剂的外衣，具有防腐作用。

【用法用量】内服，宜入丸、散服，每次 0.1～0.5g；不宜入煎剂。外用适量。

【使用注意】本品有毒，不可过量或持续服用。"独用多用，令人呆闷"（《本草从新》）。孕妇及肝功能异常者禁用。入药只宜生用，忌火煅。"若火煅，则有毒，服饵常杀人"（《本草害利》）。

【现代研究】主含硫化汞。《中国药典》规定：含硫化汞（HgS）不得少于 96.0%，朱砂粉不得少于 98.0%。本品有镇静、催眠、抗惊厥及抗心律失常等作用。

磁石（Císhí）

首载于《神农本草经》。为氧化物类矿物尖晶石族磁铁矿，主含四氧化三铁。主产于江苏、山东、辽宁等地。随时可采。

【处方用名】磁石、煅磁石、灵磁石、活磁石。

【主要药性】咸，寒。归肝、心、肾经。

【基本功效】镇惊安神，平肝潜阳，聪耳明目，纳气平喘。

【临床应用】

1. 心神不宁证　本品质重沉降，性寒清火，主入心、肝、肾经。能清心、肝之火，兼能益肾滋阴。为顾护真阴、镇摄浮阳、安定神志之佳品。善"治肾虚之恐怯，镇心脏之怔忡"（《本草征要》）。适用于肾虚肝旺，扰动心神，或惊恐气乱，神不守舍之心神不宁，惊悸失眠等。常与朱砂、神曲同用，如磁朱丸（《千金要方》）。

2. 肝阳上亢证　本品味咸质重，性善沉降。能滋养肾阴之不足，潜降上亢之肝阳。适用于阴虚阳亢之头晕目眩、头胀头痛、急躁易怒等，常与牛膝、珍珠母、赭石等同用，如脑立清胶囊（《中国药典》）。

3. 耳鸣耳聋，视物昏花　本品"性禀冲和，无猛悍之气，更有补肾益精之功"（《本草经疏》）。长于"治肾家诸病而通耳明目"（《本草纲目》），凡"肾虚耳聋目昏者皆用之"（《本草衍义》）。若治肾阴不足，耳鸣耳聋者，可与猪肾同煮服，或与熟地黄、山茱萸、山药等同用，如耳聋左慈丸（《中国药典》）。治肝肾不足，目暗不明，视物昏花者，常与枸杞子、女贞子、菊花等同用。

4. 肾虚气喘　本品质重沉降，能"引金气以下行，气纳喘平"（《本草便读》）。适用于肾不纳气之虚喘，宜与蛤蚧、五味子、胡桃肉等配伍。

【**用法用量**】煎服，10～30g；宜打碎先煎。入丸散，每次 1～3g。

【**使用注意**】脾胃虚弱者慎用。

【**现代研究**】主含四氧化三铁（Fe_3O_4）。《中国药典》规定：含铁（Fe）不得少于 50.0%，煅磁石不得少于 45.0%。本品有镇静、催眠、抗惊厥、抗炎、镇痛及促凝血等作用。

龙骨（Lónggǔ）

首载于《神农本草经》。为古代哺乳类动物象类、犀类、鹿类、三趾马、牛类等骨骼的化石。产于内蒙古、河北、山西等地。全年可采。

【**处方用名**】龙骨、煅龙骨。

【**主要药性**】甘、涩，平。归心、肝、肾经。

【**基本功效**】镇惊安神，平肝潜阳，收敛固涩。

【**临床应用**】

1. 心神不宁证，惊痫癫狂　本品甘平，质重沉降，善入心、肝二经，"于安神凝志之效尤多"（《神农本草经百种录》）。凡"小儿惊痫，大人癫狂，神志浮越不宁之证，以此坚重以镇之，所以能安心神，定魂魄，则惊痫狂乱之证，宜其专用之也"（《本草汇言》）。若治心神不宁，心悸怔忡，失眠多梦等，可与朱砂、磁石等同用。治癫狂惊搐，可与琥珀、天竺黄等同用。

2. 肝阳上亢证　本品入肝经，有较强的潜降肝阳作用。适用于肝阳上亢之头晕目眩、耳鸣耳胀、烦躁易怒等。常与代赭石、牡蛎、白芍等同用，如建瓴汤（《医学衷中参西录》）。

3. 滑脱诸证　本品味涩而主收敛，"惟久病虚脱者，不在所忌"（《本草经疏》）适用于遗精滑精、尿频遗尿、崩漏带下、久泻久痢，自汗盗汗等体虚滑脱诸证。若治肾虚不固之遗精、滑精，常与沙苑子、芡实、牡蛎等同用，如金锁固精丸（《医方集解》）。治尿频遗尿，可与益智仁、山药、乌药等配伍。治脾肾亏虚，冲任不固之崩漏、月经过多，可与黄芪、山茱萸、海螵蛸等同用，如固冲汤（《医学衷中参西录》）。治脾虚泄泻不止，可与赤石脂为伍。治体虚汗出，可与黄芪、麻黄根等同用。

4. 湿疮痒疹，溃疡不敛　本品煅后外用，有收湿、敛疮、生肌之效。若治两耳湿烂，久不收敛，可与赤石脂、海螵蛸共为细末，局部外用。治阴汗瘙痒，常与牡蛎研粉外敷。治水火烫伤，皮肤溃烂，可与生石膏、大黄、儿茶为末。冷茶水调敷。

【**用法用量**】煎服，15～30g，宜打碎先煎。外用适量。镇惊安神，平肝潜阳多生用；收敛固涩宜煅用。

【现代研究】主含磷酸钙、碳酸钙、氧化镁，并含有铁、铝、钾、钠、铜等多种无机元素及氨基酸。本品有镇静、催眠、抗惊厥等作用。

附：龙齿

为古代哺乳类动物象类、犀类、鹿类、三趾马、牛类等牙齿的化石。甘、涩，凉；归心、肝经。功能镇惊安神，清热除烦。用于惊痫，癫狂，心悸怔忡，失眠多梦，身热心烦等。煎服，10～15g。先煎。

琥珀（Hǔpò）

本品首载于《雷公炮炙论》。为古代松科植物枫树、松树等的树脂埋藏地下，经年久凝结转化而成的化石样物质。主产于广西、云南、辽宁等地。随时可采。

【处方用名】琥珀、血珀、煤珀。

【主要药性】甘，平。归心、肝、膀胱经。

【基本功效】镇惊安神，活血散瘀，利尿通淋。

【临床应用】

1. 心神不宁证，惊风癫痫　本品甘平，质重沉降。入心、肝经，长于镇惊安神。凡心神不宁、心悸失眠、健忘多梦者，可单用研末冲服，也可随证配伍运用。若治健忘恍惚，神虚不寐者，可与人参、茯神、远志等同用，如琥珀多寐丸（《景岳全书》）。治血不养心，惊悸怔忡，夜卧不宁者，常与酸枣仁、柏子仁等同用，如琥珀养心丸（《证治准绳》）。本品又能定惊止痉，治痰热内盛之急惊风，症见发热抽搐、痰喘气急、惊痫不安者，可配伍天竺黄、胆南星、茯苓等同用，如琥珀抱龙丸（《中国药典》）。治痰浊内郁之癫痫抽搐，可与胆南星、石菖蒲、全蝎等同用，如定痫丸（《医学心悟》）。

2. 血瘀证　本品入心、肝血分，"能消瘀血，破癥瘕"（《本草备要》），可用于多种血瘀证。若治血瘀经闭痛经，可与没药、生地黄同用，如琥珀散（《普济方》）。治心血瘀阻，胸痹心痛，常与三七同用，研末内服；治癥瘕积聚，可与三棱、鳖甲、大黄等同用。

3. 淋证，癃闭　本品入膀胱经，能通利水道。"凡小肠膀胱血分湿热，致成淋浊癃闭等证皆可用之"（《本草便读》）。因其以散瘀通淋见长，故尤善治血淋。可单味研末为散，灯心草煎汤送服；亦可与小蓟、白茅根、金钱草等同用。

【用法用量】研末冲服，或入丸散，每次 1.5～3g。不入煎剂。外用适量。

【现代研究】主含树脂、挥发油，另含琥珀氧松香酸、琥珀松香酸、琥珀银松酸、琥珀脂醇、琥珀松香醇及琥珀酸等。本品有中枢抑制，抗惊厥、抗休克等作用。

酸枣仁（Suānzǎorén）

本品首载于《神农本草经》。为鼠李科植物酸枣 *Ziziphus jujuba* Mill. var. *spinosa*（Bunge）Hu ex H. F. Chou 的干燥成熟种子。产于辽宁、河北、山西等地。秋末冬初果实成熟时采收。

【处方用名】酸枣仁、炒酸枣仁、枣仁。

【主要药性】甘、酸，平。归肝、胆、心经。

【基本功效】养心补肝，宁心安神，敛汗，生津。

【临床应用】

1. 心神不宁证 本品味甘，入心、肝二经，能滋养心肝之阴血，"功专安神定志"（《本草撮要》），为滋养性安神药。适用于心肝阴血亏虚，心失所养之虚烦不眠，惊悸多梦等，可单用，或与麦冬、制何首乌、茯苓等同用，如安神胶囊（《中国药典》）。若治心神不宁属心脾气血两虚者，可配黄芪、当归、茯神等，如归脾汤（《济生方》）；属心肾两虚，阴血虚少，虚火内扰者，可与生地黄、麦冬、五味子等同用，如天王补心丹（《摄生秘剖》）。

2. 体虚多汗，津伤口渴 本品味酸，能敛阴止汗，生津止渴。适用于体虚汗出，津伤口渴。前者可与黄芪、五味子、山茱萸等同用，后者可与生地黄、麦冬、天花粉等同用。

【用法用量】煎服，10～15g。

【现代研究】主含酸枣仁皂苷 A、B，荷叶碱、欧鼠李叶碱、原荷叶碱、去甲异素堇定碱、右旋衡州乌药碱等，还含糖类、蛋白质、挥发油及有机酸等。《中国药典》规定：含酸枣仁皂苷 A（$C_{58}H_{94}O_{26}$）不得少于 0.030%，含斯皮诺素（$C_{28}H_{32}O_{15}$）不得少于 0.080%。本品有镇静、镇痛、催眠、抗惊厥、抗心律失常、降体温、降血压、降血脂、抗缺氧、抗肿瘤、抑制血小板凝集、改善心肌缺血、增强免疫功能等作用。

柏子仁（Bǎizǐrén）

首载于《神农本草经》。为柏科植物侧柏 *Platycladus orientalis*（L.）Franco 的干燥成熟种仁（见彩图 118）。主产于山东、河南、河北等地。秋、冬二季采收。

【处方用名】柏子仁、侧柏仁、柏子仁霜。

【主要药性】甘，平。归心、肾、大肠经。

【基本功效】养心安神，润肠通便，止汗。

【临床应用】

1. 心神不宁证 本品亦为滋养性安神药，功似酸枣仁而力稍逊。因其主入心经，故主要适用于心阴血不足，心神失养之心悸怔忡、虚烦不眠、头晕健忘等，每与酸枣仁相须为用，或与麦冬、熟地黄、枸杞子等同用，如柏子养心丸（《体仁汇编》）。

2. 肠燥便秘 本品药用种仁，富含油脂，能"滑肠开秘"（《玉楸药解》），有润肠通便之效。适用于老年、体虚、产后等阴血亏虚所致的肠燥便秘，可单用，或配郁李仁、杏仁、松子仁等同用，如五仁丸（《世医得效方》）。

3. 阴虚盗汗 本品甘润，能滋补阴液，"益血止汗"（《本草备要》）。用于阴虚盗汗，常配五味子、酸枣仁等。

【用法用量】煎服，3～10g。

【使用注意】本品"体质多油，肠滑作泻者勿服"（《本草汇言》）。

【现代研究】主含二萜类、甾醇类成分，还含脂肪油、少量挥发油、皂苷、维生素 A 和蛋白质等。本品能明显延长睡眠、改善记忆、恢复体力，并有镇静、润肠通便等作用。

灵芝（Língzhī）

首载于《神农本草经》。为多孔菌科真菌赤芝 *Ganoderma lucidum*（Leyss. ex Fr.）Karst. 或紫

芝 *Ganoderma sinense* Zhao. Xu et Zhang 干燥的子实体（见彩图 119）。全国大部分地区均产。全年采收。

【处方用名】灵芝、灵芝片。

【主要药性】甘，平。归心、肺、肝、肾经。

【基本功效】补气安神，止咳平喘。

【临床应用】

1. 心神不宁证　本品甘平，入心经。能益气养血，宁心安神。适用于气血亏虚，心神失养所致的心神不宁、惊悸多梦、失眠健忘、体倦神疲等，可单用，如灵芝胶囊（《部颁标准》）；或与人参、藤合欢、五味子同用，如益心宁神片（《中国药典》）。

2. 虚劳咳喘　本品入肺、肾二经，能益肺肾，"疗虚劳"（《本草纲目》），平喘咳，适用于肺虚咳喘，虚劳短气，不思饮食等，可单用，或与人参、熟地黄、黄芪等浸酒服，如至宝灵芝酒（《部颁标准》）。

【用法用量】煎服，6～12g。

【现代研究】主含葡聚糖 A～G，灵芝多糖，灵芝酸 A、B、C、C_2、D、E、F、K、M 等，以及生物碱类、甾醇类、核苷类成分，还含有多种氨基酸、多肽及有机酸等。《中国药典》规定：含灵芝多糖以无水葡萄糖（$C_6H_{12}O_6$）计，不得少于 0.90%。含三萜及甾醇以齐墩果酸（$C_{30}H_{48}O_3$）计，不得少于 0.50%。本品有镇静、抗惊厥、保护脑组织、免疫调节、抗肿瘤、保肝、降糖、抗衰老、抗心肌缺血、降血压、降血脂、抗动脉粥样硬化、抗炎、镇痛、耐缺氧、抗辐射、抗应激、抗疲劳等作用。

首乌藤（Shǒuwūténg）

首载于《日华子本草》。为蓼科植物何首乌 *Polygonum multiflorum* Thunb. 的干燥藤茎（见彩图 120）。主产于河南、湖北、广西等地。秋、冬二季采割。

【处方用名】首乌藤、夜交藤。

【主要药性】甘，平。归心、肝经。

【基本功效】养血安神，祛风通络。

【临床应用】

1. 心神不宁证　本品味甘，入心、肝二经，能益阴补血，"安神催眠"（《饮片新参》）。适用于阴虚血少之心神不宁，失眠多梦，可单用水煎服，或与珍珠母、丹参同用。

2. 血虚身痛，风湿痹痛　本品既能养血祛风，又能"行经络，通血脉"（《本草再新》）。适用于血虚经脉失养所致的肢体疼痛、肌肤麻木不仁，以及风湿痹痛，关节屈伸不利。前者可与鸡血藤、当归、川芎等同用，后者可与威灵仙、秦艽、桑枝等同用。

此外，本品"用于风疮疥癣作痒，煎汤洗浴"（《本草纲目》），有祛风止痒之功。

【用法用量】煎服，9～15g。外用适量，煎水洗患处。

【现代研究】主含大黄素、大黄酚、大黄素甲醚、木犀草素木糖苷、2,3,5,4′-四羟基二苯乙烯-2-*O*-β-D-葡萄糖苷等。《中国药典》规定：含 2,3,5,4′-四羟基二苯乙烯-2-*O*-β-D-葡萄糖苷（$C_{20}H_{22}O_9$）不得少于 0.20%。本品有镇静、催眠、抗脑缺血、降脂、抗炎、抑菌、抗过敏、抗氧化等作用。

合欢皮（Héhuānpí）

首载于《神农本草经》。为豆科植物合欢 *Albizia julibrissin* Durazz. 的干燥树皮（见彩图 121）。全国大部分地区均产。夏、秋二季剥取。

【处方用名】合欢皮。

【主要药性】甘，平。归心、肝、肺经。

【基本功效】解郁安神，活血消肿。

【临床应用】

1. 心神不宁证 本品味甘性平，入心、肝二经。能解肝郁，安心神，"令人事事遂欲，时常安乐无忧"（《本草蒙筌》）。适用于情志不遂、忿怒忧郁所致心神不宁，烦躁失眠。可单用，或与柏子仁、酸枣仁、首乌藤等配伍。

2. 跌仆伤痛 本品有"活血消肿止痛"（《本草纲目》）之功。用于跌打损伤，瘀肿疼痛，可单用为末，酒调服，醋淬外敷；或与乳香、没药、骨碎补等配伍。

3. 肺痈，疮痈肿毒 本品活血，能消散内外痈肿。若治肺痈胸痛，咳吐脓血者，可单用本品，或与白蔹为伍，如合欢饮（《景岳全书》）。治疗疮痈肿毒，可与野菊花、蒲公英、紫花地丁等同用。

【用法用量】煎服，6～12g。外用适量。

【现代研究】主含（–）- 丁香树脂酚 -4-O-β-D- 呋喃芹糖基 -（1→2）-β-D- 吡喃葡萄糖苷、（–）- 丁香树脂酚 -4-O-β-D- 呋喃芹糖基 -（1→2）-β-D- 吡喃葡萄糖基 -4′-O-β-D- 吡喃葡萄糖苷等，还含萜类、皂苷类、鞣质等。《中国药典》规定：含（–）- 丁香树脂酚 -4-O-β-D- 呋喃芹糖基 -（1→2）-β-D 吡喃葡萄糖苷（$C_{33}H_{44}O_{17}$）不得少于 0.030%。本品有镇静、抗抑郁、抗焦虑、增强免疫、抗肿瘤、抗炎等作用。

附：合欢花

为豆科植物合欢的干燥花序或花蕾。甘，平；归心、肝经。功能解郁安神。用于心神不安，忧郁失眠。煎服，5～10g。

远志（Yuǎnzhì）

首载于《神农本草经》。为远志科植物远志 *Polygala tenuifolia* Willd. 或卵叶远志 *Polygala sibirica* L. 的干燥根（见彩图 122）。主产于山西、陕西、河北等地。春、秋二季采挖。

【处方用名】远志、制远志、炙远志。

【主要药性】苦、辛，温。归心、肾、肺经。

【基本功效】安神益智，交通心肾，祛痰，消肿。

【临床应用】

1. 心神不宁证 本品苦辛性温，主入心肾经，性善宣泄通达，"能通肾气上达于心，使肾中之水，上交于离，成既济之象，故能益智疗忘"（《本草便读》）。为交通心肾，安定神志，益智强识之佳品。凡心神不宁，失眠多梦、健忘惊悸、神志恍惚等，"由心肾不交所致，远志能交心肾，故治之"（《本草从新》）。常与茯神、朱砂、龙齿等药同用，如远志丸（《太平惠民和剂局方》）。

2. 咳嗽痰多，咳痰不爽　本品苦温性燥，入肺经。"化痰止咳，颇有奇功"（《本草正义》）。能使"肺中之呼吸于以调，痰涎于以化，即咳嗽于以止矣"（《医学衷中参西录》）。适用于咳嗽痰多，咳痰不爽者。可单用，如远志酊（《中国药典》）；或与桔梗、白前、前胡等同用。

3. 疮痈肿毒，乳房肿痛　本品"善疗痈毒，敷服皆奇。"（《本草征要》）。凡"一切痈疽背发，从七情忧郁而得。单煎酒服，其渣外敷，投之皆愈"（《本草求真》）。

【用法用量】煎服，3～10g。外用适量。化痰止咳宜炙用。

【使用注意】胃溃疡或胃炎者慎用。

【现代研究】主含远志酸、细叶远志皂苷、远志皂苷元A、B、远志𠮶酮Ⅲ，及生物碱类、酚性糖苷类成分等。《中国药典》规定：含远志𠮶酮Ⅲ（$C_{25}H_{28}O_{15}$）不得少于0.10%。含3,6′－二芥子酰基蔗糖（$C_{36}H_{46}O_{17}$）不得少于0.30%。制远志含远志𠮶酮Ⅲ不得少于0.10%。含3,6′－二芥子酰基蔗糖不得少于0.30%。含细叶远志皂苷（$C_{36}H_{56}O_{12}$）不得少于2.0%。本品有镇静、催眠、抗惊厥、祛痰、镇咳、降压、兴奋子宫、抗心肌缺血、增强心肌收缩力、抑制胃肠运动、抗炎、抗肿瘤等作用。

【复习思考题】

1. 矿石类安神药与植物类安神药，如何区别应用？
2. 《本草正》记载：酸枣仁"多眠者生用，不眠者炒用。"你对此有何看法？

第二十一章
平抑肝阳药

扫一扫，查阅本章数字资源，含PPT、音视频、图片等

一、含义

凡以平抑肝阳为主要功效，常用以治疗肝阳上亢证的药物，称为平抑肝阳药，又称平降肝阳药、平肝潜阳药，简称平肝阳药、平肝药。

二、性能特点

本章药物多为沉降之品，主入肝经。能平抑亢奋之肝阳，减轻或消除肝阳升发太过所致诸症。因其以介类药物居多，故有"介类潜阳"之说。本章药物的主要功效为平抑肝阳、平肝潜阳。

所谓平抑肝阳，是指药物能潜降肝阳，治疗肝阳上亢证的作用。简称平肝阳、平肝。而传统习惯则根据药材的来源不同将其分为两类。把介类或矿物类药物的此类功效称平肝潜阳、潜阳，把植物类药物的此类功效称平抑肝阳、平降肝阳。一般认为，平肝潜阳的作用较强，平抑肝阳的作用稍逊。

三、主治病证

适用于肝肾阴虚，水不涵木，不能制阳，以致阴虚于下，阳亢于上，症见眩晕耳鸣、头目胀痛、面赤、烦躁、腰膝酸软等肝阳上亢证。

四、应用原则

肝阳上亢属于阴虚阳亢、本虚标实证。故常与补益肝肾之阴的药物同用，以标本兼顾。若肝阳化风，导致肝风内动者，常与息风止痉药同用。兼有肝火亢盛，烦躁易怒者，常配清肝泻火药。兼有心神不宁者，常配伍安神药。

五、使用注意

本类药物多来源于介类或矿石类，用量可稍大，宜打碎先煎。因其有碍消化，故常与消食健脾药为伍。

六、现代研究

平抑肝阳药多具有镇静、降压作用。部分药物尚有保肝、抗炎、抗动脉粥样硬化、抗氧化、抗肿瘤、延缓衰老等多种药理作用。

石决明（Shíjuémíng）

首载于《名医别录》。为鲍科动物杂色鲍 *Haliotis diversicolor* Reeve、皱纹盘鲍 *Haliotis discus hannai* Ino、羊鲍 *Haliotis ovina* Gmelin、澳洲鲍 *Haliotis ruber*（Leach）、耳鲍 *Haliotis asinina* Linnaeus 或白鲍 *Haliotis laevigata*（Donovan）的贝壳。主产于广东、福建、山东等沿海地区。夏、秋二季捕捞。

【处方用名】石决明、九孔石决明、九孔贝、煅石决明。

【主要药性】咸、寒。归肝经。

【基本功效】平肝潜阳，清肝明目。

【临床应用】

1. 肝阳上亢证　本品咸寒质重，专入肝经。能潜镇肝阳，清泄肝火，"为凉肝镇肝之要药"（《医学衷中参西录》），兼能滋养肝阴。适用于肝肾阴虚，肝阳上亢之头痛眩晕，常与夏枯草、牡蛎、白芍等同用。

2. 目赤翳障，视物昏花　本品"独入肝家，为眼科要药"（《雷公炮制药性解》）。长于清肝火，益肝阴，明目去翳。无论"内服外点，皆决能明目"（《本草便读》）。大凡目疾，无论属虚属实皆可运用。若治肝火上炎之目赤肿痛，可与黄连、车前子同用，如决明丸（《圣济总录》）。治目生翳障，可单用水飞点眼，或与木贼、蛇蜕、白菊花等同用，如石决明散（《证治准绳》）。治肝肾阴虚所致羞明畏光、视物模糊，可与熟地黄、枸杞子、谷精草等同用，如复明片（《中国药典》）。

此外，本品煅用有收敛、制酸、止血等作用，可用于疮疡久溃不敛，胃痛泛酸及外伤出血等。

【用法用量】煎服，6～20g；应打碎先煎。平肝、清肝宜生用，外用点眼宜煅用、水飞。

【使用注意】本品咸寒，易伤脾胃，故脾胃虚寒，食少便溏者慎用。

【现代研究】主含碳酸钙，还含壳角质及钠、钙、钛等微量元素。《中国药典》规定：含碳酸钙（$CaCO_3$）不得少于93.0%；煅石决明不得少于95.0%。本品有中和胃酸、解热、镇静、解痉、抑菌、抗炎、止血、降压等作用。

珍珠母（Zhēnzhūmǔ）

首载于《本草图经》。为蚌科动物三角帆蚌 *Hyriopsis cumingii*（Lea）、褶纹冠蚌 *Cristaria plicata*（Leach）或珍珠贝科动物马氏珍珠贝 *Pteria martensii*（Dunker）的贝壳。产于江苏、浙江、广东等地。全年均可捕捞。

【处方用名】珍珠母、真珠母、煅珍珠母。

【主要药性】咸、寒。归肝、心经。

【基本功效】平肝潜阳，安神定惊，明目退翳。

【临床应用】

1. 肝阳上亢证　本品咸寒质重，能平肝阳，清肝火，适用于肝阳上亢之头痛眩晕。其药性、功用与石决明相似，每常相须为用；或与夏枯草、煅磁石、钩藤等同用，如清脑降压片（《中国药典》）。

2. 心神不宁证 本品质重沉降，入心经，有镇惊安神之功。治心火亢盛之心神不安，烦躁不眠，可与黄连、朱砂等同用。若治心血不足、虚火内扰所致的心悸失眠、头晕耳鸣，可与五味子、石菖蒲、首乌藤等同用，如安神补心片（《中国药典》）。

3. 目赤翳障，视物昏花 本品咸寒，主入肝经。能清肝明目退翳，亦为治目疾之常用药物。如治肝火上炎之目赤肿痛，羞明畏光，目生翳障，常与石决明、夏枯草、菊花等同用。若治肝肾亏虚之目暗不明，视物昏花，可与苍术、猪肝同煮食，或配菊花、枸杞子等同用。

此外，本品煅用有收敛、制酸、止血等作用，可用于疮疡久溃不敛，胃痛泛酸及外伤出血等。

【**用法用量**】煎服，10～25g；宜打碎先煎。或入丸、散剂。外用适量。

【**使用注意**】本品咸寒，易伤脾胃，故脾胃虚寒，食少便溏者慎用。

【**现代研究**】主含碳酸钙，还含铜、铁、锌等微量元素。本品有降压、镇静、抗氧化、抗衰老、抗过敏、抗肿瘤、预防骨质疏松等作用。

牡蛎（Mǔlì）

首载于《神农本草经》。为牡蛎科动物长牡蛎 *Ostrea gigas* Thunberg、大连湾牡蛎 *Ostrea talienwhanensis* Crosse 或近江牡蛎 *Ostrea rivularis* Gould 的贝壳。产于广东、福建、浙江等地。全年均可捕捞。

【**处方用名**】牡蛎、煅牡蛎。

【**主要药性**】咸、微寒。归肝、胆、肾经。

【**基本功效**】潜阳补阴，重镇安神，软坚散结，收敛固涩，制酸止痛。

【**临床应用**】

1. 肝阳上亢证 本品咸寒沉降，入肝、肾经，"能益阴潜阳"（《本草便读》）。适用于肝肾阴虚，肝阳上亢之头晕目眩、耳鸣耳胀、烦躁易怒等。常与代赭石、龙骨、白芍等同用，如建瓴汤（《医学衷中参西录》）。

2. 心神不宁证 本品有镇惊安神之功，功似龙骨而力稍逊。治疗心神不安，惊悸怔忡，失眠多梦，二者常相须为用，如舒心冲剂（《部颁标准》）。

3. 瘰疬瘿瘤，癥瘕痞块 本品寒咸，能清热软坚散结，凡"一切痰血癥瘕，瘿瘤瘰疬之类，得之则化，软坚消痞，功力独绝"（《长沙药解》）。若治痰火郁结之瘰疬、瘿瘤，可单用为末，调鸡胆汁外敷，或与浙贝母、玄参、夏枯草等同用，如内消瘰疬丸（《医学启蒙》）。治痰瘀互结之胁下痞块，常配鳖甲、柴胡、桃仁等同用。

4. 滑脱诸证 本品煅后，"性多涩固"（《本草便读》），可用于体虚不固所致的多种滑脱证。若治自汗，盗汗，常与黄芪、麻黄根等同用，如牡蛎散（《太平惠民和剂局方》）。治肾虚不固之遗精滑泄，常与沙苑子、芡实、龙骨等同用，如金锁固精丸（《医方集解》）。治尿频，遗尿，可与桑螵蛸、金樱子、益智仁等同用。治疗崩漏、带下，可与龙骨、海螵蛸、山药等配伍。

此外，本品煅用有制酸止痛之功，可用于胃痛泛酸。

【**用法用量**】煎服，9～30g；宜打碎先煎。外用适量。收敛固涩，制酸止痛宜煅用，其他宜生用。

【**现代研究**】主含碳酸钙，还含蛋白质及镁、钠、锶等微量元素。《中国药典》规定：含碳酸钙（$CaCO_3$）不得少于94.0%。本品有镇静，抗惊厥、抗癫痫、镇痛、脑保护、增强免疫、抗氧化、抑菌、抗肿瘤、抗肝损伤、降脂、降糖、抗凝血、抗血栓、抗胃溃疡等作用。

紫贝齿（Zǐbèichǐ）

首载于《新修本草》。为宝贝科动物阿拉伯绶贝 *Mauritia arabica*（Linnaeus）的贝壳。产于海南、台湾、福建等地。夏季捕捞。

【处方用名】紫贝齿、煅紫贝齿。

【主要药性】咸，平。归肝、心经。

【基本功效】平肝潜阳，镇惊安神，明目退翳。

【临床应用】

1. 肝阳上亢证　本品质重潜降，入肝经，能平肝潜阳，用于肝阳上亢之头晕目眩，常与珍珠母、牡蛎等相须为用。

2. 心神不宁证　本品有镇惊安神之功，用于心神不安，惊悸心烦，失眠多梦等，可与龙骨、酸枣仁等同用。

3. 目赤翳障，目暗不明　本品有清肝明目作用。治肝热目赤肿痛，目生翳膜，视物昏花等，可与石决明、珍珠、等同用，如七宝膏（《证治准绳》）。

【用法用量】煎服，10～15g。宜打碎先煎，或研末入丸散剂。

【使用注意】脾胃虚弱者慎用。

【现代研究】主含碳酸钙（$CaCO_3$），还含磷酸盐、硅酸盐、硫酸盐和氧化物等。本品有镇静、催眠、降压作用。

赭石（Zhěshí）

首载于《神农本草经》。为氧化物类矿物刚玉族赤铁矿，主含三氧化二铁（Fe_2O_3）。主产于山西、河北。全年均可采集。

【处方用名】赭石、代赭石、煅赭石。

【主要药性】苦，寒。归肝、心、肺、胃经。

【基本功效】平肝潜阳，重镇降逆，凉血止血。

【临床应用】

1. 肝阳上亢证　本品苦寒沉降，主入肝经，能"平肝降火"（《本草再新》）。适用于肝阳上亢之头痛眩晕，目胀耳鸣，烦躁易怒等。常与牡蛎、龙骨、白芍等同用，如建瓴汤（《医学衷中参西录》）；或与磁石、珍珠母、牛膝等同用，如脑立清丸（《中国药典》）。

2. 肺胃气逆证　本品质重沉降，"以镇逆气"（《本经逢原》），为重镇降逆之要药。因其主入肺、胃经，故以"降摄肺胃之逆气"（《长沙药解》）见长。若治胃气上逆之呕吐、呃逆、噫气频作者，常与旋覆花相须为用，如旋覆代赭汤（《伤寒论》）。治肺气上逆之咳嗽气喘，可单用，或随证配伍。如肺热咳喘，可与桑白皮、枇杷叶等同用；痰湿阻肺之咳喘，可配半夏、陈皮等同用。

3. 血热出血　本品"堪清血分，苦而寒"（《本草便读》）。能清降气火，凉血止血。尤宜于气火上逆，迫血妄行所致的吐血、衄血。可单用本品醋淬研末冲服，或与瓜蒌、竹茹等同用，如寒降汤（《医学衷中参西录》）。若治血热崩漏下血，可与地榆、槐花等同用。

【用法用量】煎服，9～30g；宜打碎先煎。入丸、散，每次1～3g。外用适量。降逆、平肝宜生用，止血宜煅用。

【使用注意】本品苦寒，易伤脾胃，故脾胃虚寒，食少便溏者慎用。孕妇慎用。

【典型案例】赭石降逆止吐案。一室女，中秋节后，感冒风寒，三四日间，胸膈满闷，不受饮食，饮水一口亦吐出，剧时恒以手自挠其胸。脉象滑实，右部尤甚，遂单用生赭石细末两半，俾煎汤温饮下，顿饭顷仍吐出。盖其胃口皆为痰涎壅滞，药不胜病，下行不通复转而吐出也。遂更用赭石四两，煎汤一大碗，分三次陆续温饮下，胸次遂通，饮水不吐（《医学衷中参西录》）。

【现代研究】主含氧化铁，还含有钙、锰、锶等多种微量元素。《中国药典》规定：含铁（Fe）不得少于 45.0%。本品有镇静、抗惊厥、抗炎、止血、促进肠蠕动等作用。

蒺藜（Jílí）

首载于《神农本草经》。为蒺藜科植物蒺藜 *Tribulus terrestris* L. 的干燥成熟果实（见彩图 123）。产于河南、河北、山东等地。秋季果实成熟时采收。

【处方用名】蒺藜、蒺藜子、刺蒺藜、白蒺藜、炒蒺藜。

【主要药性】辛、苦，微温；有小毒。归肝经。

【基本功效】平肝解郁，活血祛风，明目，止痒。

【临床应用】

1. 肝阳上亢证　本品入肝经，能平抑肝阳，作用缓和。适用于肝阳上亢之眩晕头痛，每与钩藤、石决明、珍珠母等同用。

2. 肝郁气滞证　本品辛能行散，主入肝经，长于疏理肝经之郁滞，兼能活血通络。"凡胁上、乳间横闷滞气，痛胀难忍者，炒香入气药，服之极效"（《植物名实图考》）。适用于肝气郁滞之胸胁胀痛，乳房作痛等，常与香附、青皮、橘叶等同用。

3. 目赤翳障　本品能平肝散风，明目退翳，善"疗双目赤痛，翳生不已"（《本草蒙筌》）。"为治风明目要药"（《本经逢原》）。适用于风热上攻之目赤肿痛、翳膜遮睛、羞明多眵、眼边赤烂、红肿痛痒、迎风流泪等，常与密蒙花、决明子、蝉蜕等配伍，如明目蒺藜丸（《部颁标准》）。

4. 风疹瘙痒，白癜风　本品有祛风止痒之功，凡"遍身白癜瘙痒难当者，服此治无不效"（《本草求真》）。若治风疹瘙痒，常配伍防风、荆芥、白鲜皮等同用。治白癜风，症见白斑散在分布，色泽苍白，边界较明显者，常与补骨脂、乌梢蛇、白鲜皮等同用，如白癜风胶囊（《中国药典》）。

【用法用量】煎服，6 ~ 10g。外用适量。

【使用注意】孕妇慎用。

【现代研究】主含刺蒺藜皂苷 A ~ E、刺蒺藜苷、山奈酚、槲皮素等；还含挥发油、脂肪酸等。《中国药典》规定：含蒺藜皂苷以蒺藜苷元（$C_{27}H_{38}O_4$）计，不得少于 1.0%。本品有抗急性肝损伤、增强生殖功能、抗心肌缺血、抗心律失常、降糖、降脂、抗动脉粥样硬化、脑保护、抗血栓、抗血小板聚集、抗过敏、抗肿瘤等作用。

罗布麻叶（Luóbùmáyè）

首载于《救荒本草》。为夹竹桃科植物罗布麻 *Apocynum venetum* L. 的干燥叶（见彩图 124）。主产于内蒙古、甘肃、新疆。夏季采收。

【处方用名】罗布麻叶、罗布麻。

【主要药性】甘、苦，凉。归肝经。

【基本功效】平肝安神，清热利水。

【临床应用】

肝阳上亢证　本品苦凉，主入肝经。功能平抑肝阳，兼清肝热。适用于肝阳上亢之头晕头胀、心悸失眠等，可单用，如罗布麻叶片、罗布麻叶冲剂（《部颁标准》）；或与夏枯草、钩藤、珍珠母等同用，如罗布麻降压片（《部颁标准》）。

此外，本品尚能清热利水，可用于水肿，小便不利。

【用法用量】煎服或开水泡服，6～12g。

【现代研究】主含金丝桃苷、芸香苷、山奈素，槲皮素、延胡索酸、琥珀酸、绿原酸等；还含鞣质、蒽醌、氨基酸等。《中国药典》规定：含金丝桃苷（$C_{21}H_{20}O_{12}$）不得少于0.30%。本品有镇静、抗抑郁、降血脂、降压、强心、利尿、抗动脉粥样硬化等作用。

【复习思考题】

1.何谓清肝和平肝？如何区别应用？试举例说明。

2.简述牡蛎的功效运用及用法用量。

第二十二章
息风止痉药

扫一扫，查阅本章数字资源，含PPT、音视频、图片等

一、含义

凡以息风止痉为主要功效，常用以治疗肝风内动证的药物，称为息风止痉药。简称息风药，或止痉药。

二、性能特点

息风止痉药性偏寒凉，主入肝经。能抑制风动，平定抽搐。因其以虫类动物居多，故有"虫类搜风"之说。本章药物的主要功效为息风止痉。

所谓息风止痉，是指药物能平息肝风，以制止痉挛抽搐，治疗肝风内动证的作用。简称息风，或止痉。

三、主治病证

适用于各种原因所致的肝风内动证。症见肢体抽搐、眩晕、震颤等。

四、应用原则

主要根据肝风内动的病因病机及兼证进行配伍用药。如治肝阳化风之眩晕、肢体震颤，甚或卒然昏倒，口眼㖞斜，半身不遂等，常与平抑肝阳药合用。治热极生风之高热、神昏、抽搐等，当配伍清热泻火解毒之品。治阴血亏虚而风动之手足蠕动、震颤，关节拘急，肢体麻木等，当配伍养阴补血之品。若兼窍闭神昏者，当配伍开窍醒神之品；兼心神不安、失眠多梦者，当配伍安神药。

五、使用注意

本章中个别药物有毒，用量不宜过大。孕妇忌服。

六、现代研究

息风止痉药有镇静、抗惊厥作用。能抑制实验性癫痫的发生，可使实验动物自主活动减少，部分药物还有解热、镇痛等多种药理作用。

羚羊角（Língyángjiǎo）

首载于《神农本草经》。为牛科动物赛加羚羊 *Saiga tatarica* Linnaeus 的角。主产于俄罗斯。全年均可捕捉。

【处方用名】羚羊角、羚羊角片、羚羊角粉。

【主要药性】咸，寒。归肝、心经。

【基本功效】平肝息风，清肝明目，清热解毒。

【临床应用】

1. 肝风内动证　本品性寒，主入厥阴肝经。长于息肝风，定抽搐，"治厥阴之风痉"（《本草便读》），为凉肝息风止痉之要药。因其清热力强，故尤善治热盛风动之惊痫抽搐。可单用锉粉，装胶囊服用，如羚羊角胶囊（《中国药典》）；或与钩藤、白芍、菊花等同用，如羚角钩藤汤（《通俗伤寒论》）。若治热闭心包，热盛动风之高热烦躁，神昏谵语，痉厥抽搐者，宜与水牛角、石膏、寒水石等同用。

2. 肝阳上亢证　本品质重沉降，"为平肝之妙药"（《医学衷中参西录》）。用于肝阳上亢之头晕、头胀、头痛、耳鸣等，常与夏枯草、黄芩、槲寄生同用，如复方羚角降压片（《中国药典》）。

3. 肝火上炎，目赤翳障　本品"善入肝经以泻其邪热，且善伏肝胆中寄生之相火，为眼疾有热者无上妙药"（《医学衷中参西录》）。适用于肝经火盛，上攻头目之头痛，目赤肿痛，羞明流泪，目生翳障等。可单用锉末服，或与决明子、黄芩、龙胆草等同用，如羚羊角散（《太平惠民和剂局方》）。

4. 温毒发斑，痈肿疮毒　本品"最能清大热，兼能解热中之大毒"（《医学衷中参西录》），有泻火解毒之功。治温毒发斑，可单用锉末服，或配生地黄、赤芍、大青叶等同用。治热毒疮肿，可与金银花、连翘、栀子等同用。

【用法用量】煎服，1～3g，宜另煎2小时以上；磨汁或研粉服，每次0.3～0.6g。

【使用注意】本品性寒，脾虚慢惊者忌用。

【典型案例】羚羊角清肝明目案。某女，年五六岁，患眼疾。先经东医治数日不愈，延为诊视。其两目胬肉长满，遮掩目睛，分毫不露，且疼痛异常，号泣不止。遂单用羚羊角二钱，俾急煎汤服之，至夜半，已安然睡去。翌晨，胬肉已退其半。又煎渣服之，痊愈（《医学衷中参西录》）。

【现代研究】主含角质蛋白、磷酸钙及微量元素等。本品有镇静、镇痛、抗惊厥、解热、降压等作用。

附：山羊角

为牛科动物青羊 *Naemorhedus goral* Ltardwicke 的角。咸，寒；归肝经。功能平肝镇惊。用于肝阳上亢之头晕目眩，肝火上炎之目赤肿痛及惊痫抽搐等。其性能、功用与羚羊角相似，惟药力较弱，可作为羚羊角的代用品。煎服，10～15g。

牛黄（Niúhuáng）

首载于《神农本草经》。为牛科动物牛 *Bos taurus domesticus* Gmelin 的干燥胆结石。产于西北、东北、华北等地。全年皆产。

【处方用名】牛黄、天然牛黄、西牛黄、京牛黄、丑宝。

【主要药性】甘，凉。归心、肝经。

【基本功效】凉肝息风，清心豁痰，开窍醒神，清热解毒。

【临床应用】

1. 肝风内动证 本品性凉，主入心肝二经。能清热凉肝，息风止痉。主要适用于热极生风之惊痫抽搐，癫痫发狂。可使"风火息，神魂清，诸证自瘳"（《本草经疏》）。若治小儿惊风，高热抽搐，牙关紧闭，烦躁不安者，可与全蝎、僵蚕、天竺黄等同用，如牛黄镇惊丸（《中国药典》）。治癫痫，时时发动，不知人事者，常与珍珠、琥珀、钩藤等同用，如定心神牛黄丸（《圣济总录》）。

2. 窍闭神昏 本品性凉，入心经。功能清心豁痰，开窍醒神，为凉开之剂。若治痰火内盛所致烦躁不安，神志昏迷，常与水牛角、冰片、朱砂等同用，如速效牛黄丸（《中国药典》）。治温热病热邪内陷心包，或痰热蒙闭心窍之高热烦躁，神昏谵语，及小儿惊厥属痰热内闭者，常与麝香、安息香、琥珀等同用，如至宝丹（《太平惠民和剂局方》）。

3. 咽喉肿痛，口舌生疮，疮痈肿毒 本品性凉，为清热解毒之良药，既可内服，也可外用。对于上述诸证属火毒郁结者为佳。若治火热内盛，咽喉肿痛，牙龈肿痛，口舌生疮等，常与雄黄、石膏、大黄等同用，如牛黄解毒片（《中国药典》）。治热毒蕴结，疔痈疮疖，可与珍珠母、蟾酥、青黛等同用，如牛黄消炎丸（《中国药典》）。

【用法用量】入丸、散剂，每次 0.15～0.35g。外用适量，研末敷患处。

【使用注意】非实热证不宜用。孕妇慎用。

【现代研究】主含胆红素、胆酸、去氧胆酸、牛黄胆酸等；还含有脂肪酸、卵磷脂、维生素 D 等。《中国药典》规定：含胆酸（$C_{24}H_{40}O_5$）不得少于 4.0%，含胆红素（$C_{33}H_{36}N_4O_6$）不得少于 25.0%。本品有镇静、抗惊厥、解热、强心、降压、利胆、保肝、抗炎、抗过敏、降血脂、抗病原微生物等作用。

【备注】本品为牛的病理产物。"所谓黄者，牛之病也。牛黄凝于肝胆而成黄，故名牛黄"（《本草纲目》）。

附：体外培育牛黄、人工牛黄

1. 体外培育牛黄 本品以牛科动物牛 *Bos taurus domesticus* Gmelin 的新鲜胆汁作母液，加入去氧胆酸、胆酸、复合胆红素钙等制成。甘，凉；归心、肝经。功能清心，豁痰，开窍，凉肝，息风，解毒。用于热病神昏，中风痰迷，惊厥抽搐，癫痫发狂，咽喉肿痛，口舌生疮，痈肿疔疮。0.15～0.35g，多入丸散用。外用适量，研末敷患处。孕妇慎用。偶有轻度消化道不适。

2. 人工牛黄 为牛胆粉、胆酸、猪去氧胆酸、牛磺酸、胆红素、胆固醇、微量元素等加工制成。甘，凉；归心、肝经。功能清热解毒，化痰定惊。用于痰热谵狂，神昏不语，小儿急热惊风，咽喉肿痛，口舌生疮，痈肿疔疮。1 次 0.15～0.35g，多作配方用。外用适量。孕妇慎用。

珍珠（Zhēnzhū）

本品首载于《雷公炮炙论》。为珍珠贝科动物马氏珍珠贝 *Pteria martensii*（Dunker）、蚌科动物三角帆蚌 *Hyriopsis cumingii*（Lea）或褶纹冠蚌 *Cristaria plicata*（Leach）等双壳类动物受刺激形成的珍珠。主产于广西、广东、海南。全年可采。

【处方用名】珍珠、珍珠粉、真珠。

【主要药性】甘、咸，寒。归心、肝经。

【基本功效】安神定惊，明目退翳，解毒生肌，润肤祛斑。

【临床应用】

1. 惊风癫痫　本品性寒质重，善清心、肝之热而定惊止痉。治急惊风，痰热壅盛者，可与天南星、天麻、全蝎等同用，如真珠天麻丸（《普济方》）。治惊风大热者，可与北寒水石为伍，如镇心真珠丸（《幼幼新书》）。治妇人神识不安，癫狂言语失次，如见鬼神者，可与朱砂、琥珀、茯神等同用，如珍珠散（《普济方》）。

2. 心神不宁证　本品性寒质重，能入心清热，"镇心定悸"（《本草便读》）。因其兼能益阴，故对于心阴虚有热之心神不宁，惊悸失眠等尤为适宜。可单用珍珠粉吞服，或与蜂蜜调服，亦可配酸枣仁、柏子仁、五味子等同用。

3. 目赤翳障　本品性寒，入肝经。善清肝经之热邪而明目退翳。善治目疾，尤多用于肝经风热或肝火上攻之目赤涩痛，目生翳膜等。可与石决明、甘菊花、青葙子等共为散服，如真珠散（《圣惠方》）。也可单用，"捣细末务如粉霜，开青盲兼除翳障，渍水洗眼亦妙"（《本草蒙筌》）。或与琥珀、冰片等研极细，点眼，如点眼真珠散（《圣济总录》）。

4. 口舌生疮，咽喉溃烂，疮疡不敛　本品外用，能清热解毒，"长肉生肌，尤臻奇效"（《本草求真》）。治热毒内蕴所致的咽痛、咽部红肿、糜烂，口腔溃疡久不收敛者，可与牛黄共为细末，吹入患处，如珠黄散（《中国药典》）。治一切浸淫恶疮，久不生肌，疮口不敛者，可与白蔹、白及、龙骨等共为极细末，干掺疮上，如真珠散（《杨氏家藏方》）。

此外，本品外用有润肤祛斑之效，可用于皮肤色斑。

【用法用量】内服入丸、散用，每次 0.1 ～ 0.3g。外用适量。

【现代研究】主含碳酸钙；还含氨基酸、微量元素等。本品有镇静、抗惊厥、免疫增强、延缓衰老、抗炎镇痛、抗疲劳、抗心律失常、抗辐射及抗肿瘤作用，外用能促进创面愈合。

钩藤（Gōuténg）

首载于《名医别录》。为茜草科植物钩藤 *Uncaria rhynchophylla*（Miq.）Miq. ex Havil.、大叶钩藤 *Uncaria macrophylla* Wall.、毛钩藤 *Uncaria hirsuta* Havil.、华钩藤 *Uncaria sinensis*（Oliv.）Havil. 或无柄果钩藤 *Uncaria sessilifructus* Roxb. 的干燥带钩茎枝（见彩图 125）。产于广东、广西、湖南等地。秋、冬二季采收。

【处方用名】钩藤、双钩藤。

【主要药性】甘，凉。归肝、心包经。

【基本功效】息风定惊，清热平肝。

【临床应用】

1. 肝风内动证　本品甘凉，入肝经。长于清肝热，息肝风，"专理肝风相火之病"（《本草正》）。为治肝风内动，惊痫抽搐之常用药物。尤宜于肝经热极风动之高热惊厥，四肢抽搐等，可使"风静火息，则诸证自除"（《本草纲目》）。常与羚羊角、白芍、菊花等同用，如羚角钩藤汤（《通俗伤寒论》）。若治小儿急惊风，症见壮热惊悸，牙关紧闭，手足抽搐者，可与羚羊角、天麻、全蝎等同用，如钩藤饮（《医宗金鉴》）。

2. 肝阳上亢证 本品既能清肝热，又善平肝阳，可用于肝阳上亢或肝火上炎所致的头痛头胀、眩晕等。前者常与夏枯草、煅磁石、珍珠母等同用，如清脑降压片（《中国药典》）；后者可与夏枯草、栀子、菊花等同用。

此外，本品息风定惊，兼能疏风透热，尚可用于感冒夹惊，风热头痛及小儿惊哭夜啼。

【用法用量】 煎服，3～12g。若"久煎便无力，俟它药煎熟，一二沸即起，颇得力也"（《本草征要》），故宜后下。

【现代研究】 主含钩藤碱、异钩藤碱、去氢钩藤碱、常春藤苷元，还含钩藤苷元、槲皮素、槲皮苷等。本品有抗癫痫、镇静、抗精神依赖、降血压、抗脑缺血、抗痉挛、抗焦虑、脑保护等作用。

天麻（Tiānmá）

首载于《神农本草经》。为兰科植物天麻 *Gastrodia elata* Bl. 的干燥块茎（见彩图126）。产于湖北、四川、云南等地。立冬后至次年清明前采挖。

【处方用名】 天麻、明天麻。

【主要药性】 甘，平。归肝经。

【基本功效】 息风止痉，平抑肝阳，祛风通络。

【临床应用】

1. 肝风内动证 本品主入肝经，功能"息风平肝，宁神镇静"（《本草正义》），对于各种原因所致的肝风内动、惊痫抽搐均可配伍应用。若治小儿急慢惊风，大人中风涎壅，半身不遂，言语艰难等，可与半夏、茯苓、白术等同用，如天麻散（《卫生宝鉴》）。治肝风上扰所致的癫痫抽搐，可单用研末，装胶囊服，如全天麻胶囊（《中国药典》）。治破伤风，痉挛抽搐、角弓反张等，可与天南星、白附子、防风等配伍，如玉真散（《外科正宗》）。

2. 眩晕头痛 本品既息肝风，又平肝阳。"诸风掉眩，眼黑头眩，风虚内作，非天麻不治"（《本经逢原》）。可用于多种原因所致的眩晕、头痛，尤以治肝阳上亢所致者最为适宜。可单用炖服，或研末吞服；或与钩藤相须为用。若治风痰上扰之眩晕头痛，可与半夏、茯苓、白术等同用，如半夏白术天麻汤（《医学心悟》）。治肝肾阴虚之头晕目眩、头痛耳鸣等，可与何首乌、熟地、黄精等同用，如天麻首乌片（《中国药典》）。

3. 肢体麻木，手足不遂，风湿痹痛 本品以治风见长。"内风可定，外风亦可定"（《本草便读》）。能祛风通络，凡"诸风湿滞于关节者皆能通利"（《本草发明》）。治风湿麻木瘫痪，可与独活、羌活浸酒饮。治妇人风痹，手足不遂，可与牛膝、杜仲、附子浸酒饮。治风湿痹痛，肢体拘挛、手足麻木、腰腿疼痛等，常与独活、杜仲、牛膝等同用，如天麻丸（《中国药典》）。

【用法用量】 煎服，3～10g。研末冲服，每次1～1.5g。

【现代研究】 主含天麻素、天麻苷元、天麻多糖等。《中国药典》规定：含天麻素（$C_{13}H_{18}O_7$）和对羟基苯甲醇（$C_7H_8O_2$）不得少于0.25%。本品有抗惊厥、抗癫痫、抗抑郁、镇痛、镇静催眠、改善学习记忆、改善微循环、抗衰老、抗氧化、抗缺氧、抗辐射、扩血管、降血压、抗炎、抗凝血、抗血栓、抗血小板聚集等作用。

地龙（Dìlóng）

首载于《神农本草经》。为钜蚓科动物参环毛蚓 *Pheretima aspergillum*（E. Perrier）、通俗

环毛蚓 *Pheretima vulgaris* Chen、威廉环毛蚓 *Pheretima guillelmi*（Michaelsen）或栉盲环毛蚓 *Pheretima pectinifera* Michaelsen 的干燥体（见彩图 127）。前一种习称"广地龙"，产于广东、广西、福建等地；后三种习称"沪地龙"，产于上海、河南、山东等地。春季至秋季捕捉。

【处方用名】地龙、干地龙、广地龙、蚯蚓。

【主要药性】咸，寒。归肝、肺、脾、膀胱经。

【基本功效】清热定惊，通络，平喘，利尿。

【临床应用】

1. 肝风内动证 本品咸寒，入肝经，能清热息风止惊。"定心中之乱"，"治发狂如神"（《本草新编》）。主要适用于肝经热极风动之证。如治伤寒热极烦闷，狂躁不安，可单用生品绞汁或水煎服（《肘后方》）。治小儿急慢惊风，可以之为末，加朱砂为丸服（《摄生众妙方》）。治心疯狂言不寐，可用本品洗净捣烂，滚水冲汁，饮数次，大能获效（《药性纂要》）。

2. 中风偏瘫，痹证 本品性善走窜，长于通经活络。凡经络阻滞，血脉不畅，肢体关节不利者皆可用之。若治气虚血滞，脉络瘀阻之中风，半身不遂、口眼㖞斜等，常与黄芪、当归、川芎等同用，如补阳还五汤（《医林改错》）。本品通经络又善治痹。因其性寒清热，故以治疗关节红肿热痛、屈伸不利之热痹为宜，常与秦艽、防己、忍冬藤等同用。若治风寒湿痹，肢体关节疼痛、麻木拘挛、屈伸不利等，宜配川乌、草乌、乳香等同用，如小活络丹（《太平惠民和剂局方》）。

3. 肺热喘咳 本品性寒降泄，长于清肺热，平喘息。适用于邪热壅肺之喘息，可单味研末服，或与麻黄、苦杏仁、桑白皮等同用。若治痰热阻肺，咳嗽气喘，吐痰黄稠者，可与麻黄、石膏、葶苈子等同用，如清肺消炎丸（《中国药典》）。

4. 水肿尿少 本品"性寒下行，能解热疾而利小便"（《药性纂要》）。适用于热结膀胱之水肿、小便不利或尿闭。可单用捣烂浸水，滤取浓汁服，或与泽泻、车前子、木通等同用。

【用法用量】煎服，5～10g。研末吞服，每次 1～2g。外用适量。

【使用注意】本品咸寒，易伤脾胃，故脾胃虚寒者慎用。

【典型案例】地龙清热定惊案。昔有人治热病发狂，用白颈蚯蚓十数条，同荆芥穗捣汁与饮之，得臭汗而解，其为治伤寒伏热狂谬之明验也（《本草经疏》）。

【现代研究】主含蚯蚓解热碱、蚯蚓毒素、6-羟基嘌呤、黄嘌呤、腺嘌呤、鸟嘌呤、胆碱等，还含多种氨基酸、脂肪酸等。本品有解热、镇静、抗惊厥、抗血栓、抗凝血、降血压、抗炎、镇痛、平喘、增强免疫、抗肿瘤、抗菌、利尿、兴奋子宫及肠平滑肌等作用。

全蝎（Quánxiē）

首载于《蜀本草》。为钳蝎科动物东亚钳蝎 *Buthus martensii* Karsch 的干燥体（见彩图 128）。产于河南、山东、湖北等地。春末至秋初捕捉。

【处方用名】全蝎、全虫。

【主要药性】辛，平；有毒。归肝经。

【基本功效】息风镇痉，通络止痛，攻毒散结。

【临床应用】

1. 肝风内动证 本品性善走窜，主入肝经。搜风定搐之力较强，为息风止痉之要药。可用于多种原因引起的动风抽搐，每与蜈蚣相须为用。若治小儿惊风，中风口眼㖞斜，手足偏废不举等，可与僵蚕、天麻、天南星等同用，如全蝎散（《阎氏小儿方论》）。治破伤风，痉挛抽搐、角弓反张，可配蜈蚣、天南星、蝉蜕等同用。治风痰阻于头面经络之口眼㖞斜，可与白僵蚕、白附子同用，如牵正散（《杨氏家藏方》）。治癫痫抽搐，口吐涎沫者，可与天麻、石菖蒲、僵蚕等同用，如癫痫康胶囊（《中国药典》）。

2. 风湿顽痹，偏正头痛　本品具有较强的搜风通络止痛之功。常用于痹证日久不愈，筋脉拘挛，甚则关节变形之顽痹，可与麝香少许共为末，温酒送服，如全蝎末方（《直指方》）；或与僵蚕、白附子等同用，如通灵丸（《妇人良方》）。若治顽固性偏正头痛，可单味研末吞服，或与细辛、麻黄等同用，如神圣散（《圣济总录》）。

3. 疮痈肿毒，瘰疬痰核　本品味辛有毒，能以毒攻毒，解毒散结。用于疮疡肿毒、瘰疬痰核等，内服外用均可。如治诸疮毒肿，可与栀子、黄蜡制膏外敷。治瘰疬，可与胡桃肉为丸服，如全蝎丸（《外科启玄》）。

【**用法用量**】煎服，3～6g。研末吞服，每次0.6～1g。外用适量。

【**使用注意**】本品有毒，用量不宜过大。孕妇禁用。

【**典型案例**】全蝎治中风不遂案。邻庄张马村一壮年，中风半身麻木，无论服何药发汗，其半身分毫无汗。后得一方，用药方中蝎子二两，盐炒轧细，调红糖水中顿服之，其半身即出汗，麻木遂愈（《医学衷中参西录》）。

【**现代研究**】主含蝎毒素、酶等，还含多种氨基酸、脂肪酸等。本品有抗惊厥、抗癫痫、镇痛、抗凝、抗血栓、抗肿瘤、降血压及抑菌等作用。

蜈蚣（Wúgōng）

首载于《神农本草经》。为蜈蚣科动物少棘巨蜈蚣 *Scolopendra subspinipes mutilans* L. Koch 的干燥体（见彩图129）。产于湖北、浙江、江苏等地。春、夏二季捕捉。

【**处方用名**】蜈蚣。

【**主要药性**】辛，温；有毒。归肝经。

【**基本功效**】息风镇痉，通络止痛，攻毒散结。

【**临床应用**】

1. 肝风内动证　本品性善走窜，内通脏腑，外达经络，搜风定搐。"内治肝风萌动，癫痫眩晕，抽掣瘛疭，小儿脐风；外治经络中风，口眼歪斜，手足麻木"（《医学衷中参西录》）。功似全蝎而止痉之力尤甚，凡风动抽搐之证，二者常相须为用，协同增效。

2. 风湿顽痹，偏正头痛　本品长于搜风，"旁达经络"（《医林纂要》），具有较好的祛风通络止痛之功，与全蝎相似。如治风湿顽痹，疼痛麻木，多与蕲蛇、威灵仙、川乌等同用。治疗顽固性偏正头痛，可与地龙、川芎、僵蚕等配伍。

3. 疮痈肿毒，瘰疬痰核，蛇虫咬伤　本品以毒攻毒，解毒散结，功似全蝎而力强。"凡一切疮疡诸毒皆能消之"（《医学衷中参西录》）。如治疮痈肿毒，可与雄黄共为末，用猪胆汁调敷患处。治瘰疬痰核，可单用研末调服，或用夏枯草煎汤送服。治疗蛇虫咬伤，可配白芷、雄黄、樟脑等，油调外搽患处。

【**用法用量**】煎服，3～5g。外用适量。

【**使用注意**】本品有毒，用量不宜过大。孕妇忌用。

【**典型案例**】蜈蚣治口眼歪斜案。一人年三十余，陡然口眼歪斜，其受病之边目不能瞬，用全蜈蚣二条为末，以防风五钱煎汤送服，三剂痊愈（《医学衷中参西录》）。

【现代研究】主含蛋白质（包括毒性蛋白、非毒性蛋白）、磷酸酶A、蛋白水解酶、乙酰胆碱酯酶、精氨酸酯酶、类凝血酶、纤维素酶、酸性磷酸酶等，还含多种氨基酸、脂肪酸等。本品有抗惊厥、镇痛、抗炎、抗菌、抗氧化、改善微循环、抗凝血、降低血黏度、抗心肌缺血、免疫调节、抗肿瘤等作用。

僵蚕（Jiāngcán）

首载于《神农本草经》。为蚕蛾科昆虫家蚕 *Bombyx mori* Linnaeus 4～5 龄的幼虫感染（或人工接种）白僵菌 *Beauveria bassiana*（Bals.）Vuillant 而致死的干燥体。产于浙江、江苏、四川等地。多于春、秋二季，将感染白僵菌病死的蚕收集而得。

【处方用名】僵蚕、白僵蚕、炒僵蚕。

【主要药性】咸、辛，平。归肝、肺、胃经。

【基本功效】息风止痉，祛风止痛，化痰散结。

【临床应用】

1. 肝风内动证　本品息风止痉，功似全蝎、蜈蚣而力稍逊。因其性平偏凉，兼能化痰，"善治一切风痰相火之病"（《本草汇言》），对于风动抽搐夹有痰热者尤为适宜。若治疗小儿痰热急惊风，可与全蝎、牛黄、胆南星等同用，如千金散（《寿世保元》）治破伤风，牙关紧闭，角弓反张者，可与生姜汁调服或局部外敷，如白僵蚕散（《圣济总录》）。治中风手足不遂，语言不正，可与制川乌、蜈蚣、没药同用，如僵蚕丸（《圣济总录》）。

2. 风热头痛，目赤咽痛，风疹瘙痒　本品辛散，平而偏凉，入肝肺经，长于疏散风热而收止痛、明目、利咽、止痒之效。若治风热头痛，可单用研末，葱茶调服；或与菊花、石膏为伍，如白僵蚕丸（《圣济总录》）。治风热目赤肿痛，可与桑叶、菊花等同用。治喉痹，咽喉肿痛，可与冰片、硼砂等研末吹喉，或与牛蒡子为伍，如消毒丸（《杨氏家藏方》）。治疗风疹瘙痒，可与地肤子、蝉蜕、赤芍等同用。

3. 瘰疬痰核，发颐痄腮　本品味辛能散，咸能软坚，兼可化痰。治痰火郁结之瘰疬痰核，可与浙贝母、牡蛎、玄参等同用；若瘰疬疮破，久不收口者，可与黄芪、当归、白芷等同用，如黄白僵蚕散（《洞天奥旨》）。治疗肿、痄腮等，可单用为末调敷，如白僵蚕散（《普济方》）。

【用法用量】煎服，5～10g。研末吞服，每次1～1.5g；散风热宜生用，其余多制用。

【典型案例】僵蚕祛风止痛案。刘某，男，41岁，教师。自述近5年来，间断性头痛，劳累加重。经脑电图、头部CT等检查，均正常。西医诊断为血管神经性头痛。舌有齿痕、舌苔薄白，脉弱，证属中气虚弱。处方：补中益气汤，3剂后疗效不显著，在原方中加入僵蚕10g，连服3剂后，头痛缓解，上访继续服用6剂，随访两年未复发［中医杂志，2007（1）：60］。

【现代研究】主含蛋白质和脂肪，脂肪中主要有棕榈酸、油酸、亚油酸、少量硬脂酸等，尚含多种氨基酸以及铁、锌、铜、锰、铬等多种微量元素。本品有镇静、催眠、抗惊厥、抗凝血、抗菌、抗肿瘤、降血糖等作用。

【复习思考题】

1. 请从法象药理谈谈对"介类潜阳、虫类搜风"的理解。

2. 息风与祛风有何区别？试举例说明。

第二十三章

开窍药

扫一扫，查阅本章数字资源，含PPT、音视频、图片等

一、含义

凡以开窍醒神为主要功效，常用以治疗闭证神昏的药物，称为开窍药。因其气味芳香，又称芳香开窍药。

二、性能特点

开窍药味辛、气味芳香，主入心经。善能辛香走窜，启闭开窍，使窍闭神昏的患者得以苏醒。本章药物的主要功效为开窍。

所谓开窍，是指辛香走窜的药物能开通闭塞之心窍，主要用于闭证神昏的治疗作用。又称芳香开窍、开窍醒神、开关通窍、醒脑回苏、开闭等。其中，药性温热且能开窍者，称温开；药性寒凉且能开窍者，称凉开。

三、主治病证

适用于各种邪气壅盛，蒙闭心窍所致的神志昏迷。其中，闭证兼见面红、身热、苔黄、脉数者为热闭，闭证兼见面青、身凉、苔白、脉迟者为寒闭，均可用本章药物急救之。

四、应用原则

闭证有寒闭与热闭之分，必须明辨。根据闭证的不同性质，正确选用"温开"或"凉开"的药物，并随证配伍。如寒闭宜温开，配以温里祛寒药同用。热闭宜凉开，配以清热泻火解毒药。若窍闭神昏兼惊厥抽搐者，宜配息风止痉药；兼见烦躁不安者，宜配安神药。

五、使用注意

首先必须辨清闭证与脱证，开窍药只用于闭证，若神志昏迷而见大汗欲脱、手撒尿遗、脉微欲绝之脱证，治当急救固脱，忌用开窍药。开窍药多为救急、治标之品，易耗伤正气，故只宜暂服，不可久用。本类药物气味辛香，有效成分易于挥发，一般不入煎剂；多入丸、散剂，以备临床之急需；孕妇慎用或忌用。

六、现代研究

多数开窍药可透过血脑屏障，具有兴奋中枢或双向调节中枢神经作用。此外，尚有镇静、催眠、抗惊厥、抗癫痫、脑保护、抗缺氧、抗炎、镇痛、抗病原体等多种药理作用。

麝香（Shèxiāng）

首载于《神农本草经》。为鹿科动物林麝 *Moschus berezovskii* Flerov、马麝 *Moschus sifanicus* Przewalski 或原麝 *Moschus moschiferus* Linnaeus 成熟雄体香囊中的干燥分泌物。主产四川、西藏、云南等地。野麝多在冬季至次春猎取。猎获后，割取香囊，习称"毛壳麝香"；剖开香囊，除去囊壳，习称"麝香仁"。家麝直接从其香囊中取出麝香仁。

【处方用名】麝香、元寸香、元寸、寸香、当门子。

【主要药性】辛，温。归心、脾经。

【基本功效】开窍醒神，活血通经，消肿止痛。

【临床应用】

1.闭证神昏 本品辛温气香，性善走窜，主入心经。长于通关开窍，为醒神回苏之要药。大凡闭证神昏，无论属寒属热均可作为首选。因其性温，为"温开"之品，以治寒闭神昏最宜。若治温病热陷心包，高热烦躁，神昏谵语，或小儿惊厥属邪热内闭者，常配牛黄、冰片、朱砂等同用，如安宫牛黄丸（《温病条辨》）。治寒邪秽浊蒙闭清窍，突然昏倒，不省人事等，常与苏合香、檀香、安息香等同用，如苏合香丸（《太平惠民和剂局方》）。

2.血瘀证 本品辛散走窜，"内透骨窍脏腑，外彻皮肉及筋"（《本草经疏》）。"能通诸窍之不利，开经络之壅遏"（《本草纲目》），行血脉之瘀滞。有活血通经、消癥、止痛、疗伤之效，可广泛用于瘀血阻滞的病证。若治血瘀经闭，常与丹参、川芎、红花等同用。治癥瘕痞块，可与水蛭、三棱等同用，如化癥回生丹（《温病条辨》）。治胸痹心痛，常与牛黄、苏合香、冰片等同用，如麝香保心丸（《中国药典》）。治各种跌打损伤，瘀血肿痛，风湿瘀阻，关节疼痛等，可与红花、冰片、三七等同用，如麝香祛痛搽剂（《中国药典》）。

3.痈肿瘰疬，咽喉肿痛 本品味辛行散，能"除一切恶疮痔漏肿痛"（《本草正义》），有消肿止痛之功，内服、外用均可。治痈疽发背及诸恶疮，可与珍珠、雄黄、矾石为末，加猪膏调服，如麝香膏（《千金要方》）。治咽喉肿痛，可与冰片、黄连为末，吹撒局部，如麝香散（《医学心悟》）。若与冰片、三七、珍珠等制成栓剂，早晚或大便后塞于肛门内，可用于各类痔疮和肛裂，如麝香痔疮栓（《中国药典》）。

此外，本品活血通经，辛香走窜，有催生下胎之效，传统用以治疗难产、死胎等，但现已少用。

【用法用量】入丸散，每次 0.03 ～ 0.1g。外用适量。不宜入煎剂。

【使用注意】孕妇禁用。

【现代研究】主含麝香酮、麝香醇、麝香吡啶、胆酸、胆甾酮、胆甾醇、甘油三油酸酯、棕榈酸甲酯等；还含蛋白质，多肽氨基酸等。《中国药典》规定：含麝香酮（$C_{16}H_{30}O$）不得少于 2.0%。本品对中枢神经系统有双向调节作用，小剂量兴奋，大剂量抑制；还能增强中枢神经系统的耐缺氧能力、抗脑水肿、改善脑循环、兴奋呼吸、强心、调节血压、抗炎、抗菌、抗癌、抗早孕等。

冰片（Bīngpiàn）

首载于《新修本草》。为松节油、樟脑等经化学方法合成，又称"合成龙脑"。

【处方用名】冰片、合成龙脑。

【主要药性】辛、苦，微寒。归心、脾，肺经。

【基本功效】开窍醒神，清热止痛。

【临床应用】

1. 闭证神昏 本品辛香芳烈，"性善走窜开窍，无往不达"（《本草经疏》）。凡"一切卒暴气闭，痰结神昏之病，非此不能治"（《本草汇言》）。其开窍醒神之功似麝香而力稍逊，治疗闭证神昏，每作辅助药用，无论寒闭、热闭皆宜。因其性偏寒凉，为"凉开"之品，以治热闭神昏为宜，常配麝香、牛黄、朱砂等同用，如安宫牛黄丸（《温病条辨》）。若治寒闭神昏，常与苏合香、檀香、安息香等同用，如苏合香丸（《太平惠民和剂局方》）。

2. 目赤口疮，咽喉肿痛，耳道流脓 本品外用有清热解毒、消肿止痛之功，为治五官科等多种热毒病证的常用药物。如治"目热赤疼，调膏点上即止；喉痹肿塞，擂末吹入立消"（《本草蒙筌》）。治咽喉肿痛，口舌生疮，常与硼砂、朱砂、玄明粉共研细末，吹敷患处，如冰硼散（《外科正宗》）。若"以油调冰片少许滴耳中，治耳内生耳"（《本草撮要》），可用于耳疖，耳道流脓。

3. 胸痹心痛 本品辛香走窜，通窍止痛效佳。用于气滞血瘀所致的胸痹心痛，可与丹参、三七为伍，如复方丹参滴丸（《中国药典》）。

【用法用量】入丸、散，每次 0.15～0.3g。外用适量，研粉点敷患处。

【使用注意】孕妇慎用。

【典型案例】冰片治耳道流脓案。崔某，男，6岁。两耳流脓1个月，诊为化脓性中耳炎，经对症治疗无效，现仍然流脓不止，并头痛、发热。用冰片霜（用2个平口瓷碗，将冰片适量放入1个碗中，将2个碗口上下对准，用白胶布密封。碗底用武火熏烤3～5分钟，冷却后开封，将飞到碗边的霜刮下入药。用时先用棉签清洗耳内脓液，再用棉签蘸冰片霜塞入耳内，每天2次）治疗10天后，两耳无脓，听力正常（《中药临床新用》）。

【现代研究】主含龙脑、异龙脑，及少量樟脑。《中国药典》规定：含樟脑（$C_{10}H_6O$）不得过 0.50%，含龙脑（$C_{10}H_{18}O$）不得少于 55.0%。本品对中枢神经系统有双向调节作用，并有镇静、催眠、抗炎、抗菌、调节血脑屏障功能、促进神经胶质细胞生长、抗脑损伤等作用。局部应用对感觉神经有轻微刺激，有一定的止痛及温和的防腐作用。

【备注】本品原名"龙脑香"。《本草蒙筌》记载："龙脑香，即冰片。"《中国药典》（2020年版）收载了右旋龙脑、左旋龙脑和合成龙脑三个品种：右旋龙脑为樟科植物樟 *Cinnamomum camphora*（L.）Presl 的新鲜枝、叶经提取加工制成，称"天然冰片"；左旋龙脑为菊科植物艾纳香 *Blumea balsamifera*（L.）DC. 的新鲜叶经提取加工制成的结晶，称"艾片"。合成龙脑为松节油、樟脑等经化学方法合成的结晶，称"冰片"。三者来源不同，但性能功用相似。其中，合成龙脑为临床运用的主流品种。

苏合香（Sūhéxiāng）

首载于《新修本草》。为金缕梅科植物苏合香树 *Liquidambar orientalis* Mill. 的树干渗出的香树脂经加工精制而成。产于土耳其、埃及、叙利亚等国，现我国广西、云南有引种。初夏采集。

【处方用名】苏合香。

【主要药性】辛，温。归心、脾经。

【基本功效】开窍，辟秽，止痛。

【临床应用】

1. 闭证神昏 本品"芳香气窜，通达诸窍"（《本草通玄》），开窍醒神之力不及麝香。长于温通辟秽，为温开之剂。"凡一切中风中痰中气属邪陷内闭者，皆可用此开之"（《本草便读》）。对神志昏迷属寒邪痰浊内闭心窍之寒闭者，"服此使闭闷者疏通，昏乱者省觉"（《本草汇言》）。常配伍麝香、安息香、檀香等，如苏合香丸（《太平惠民和剂局方》）。

2. 胸痹心痛 本品辛能行散，温可祛寒，主入心经。长于温散寒凝，止痛效佳。主要适用于寒凝气滞、心脉不通所致的胸痹，症见胸闷心痛者，常与冰片、乳香、檀香等同用，如冠心苏合香丸（《中国药典》）。

此外，本品温通散寒，泡酒外涂可用于冻疮。

【用法用量】入丸剂和酒剂，0.3 ～ 1g。外用适量。

【现代研究】主含肉桂酸、月桂烯、柠檬烯等。《中国药典》规定：含肉桂酸（$C_9H_8O_2$）不得少于 5.0%。本品有催眠、抗惊厥、脑保护、抗心肌缺血、祛痰、抗炎、抗血栓形成、抗血小板聚集、改善血液流变性等作用。

石菖蒲（Shíchāngpú）

首载于《神农本草经》。为天南星科植物石菖蒲 *Acorus tatarinowii* Schott 的干燥根茎（见彩图 130）。产于四川、浙江、江苏等地。秋、冬二季采挖。

【处方用名】石菖蒲、菖蒲。

【主要药性】辛、苦，温。归心、胃经。

【基本功效】开窍豁痰，醒神益智，化湿开胃。

【临床应用】

1. 闭证神昏 本品辛香走窜，苦燥温通。"力能通心利窍，开郁豁痰"（《药性切用》）。"凡心窍之闭，非石菖蒲不能开"（《本草新编》）。其开窍醒神作用较为和缓，主要用于痰湿秽浊之邪蒙蔽心窍所致的神志昏乱、舌强不语等，常与半夏、天南星、橘红等同用，如涤痰汤（《济生方》）。若治湿热痰浊蒙蔽清窍，身热不甚、神昏谵语等，常与郁金、竹沥、栀子等配伍，如菖蒲郁金汤（《温病全书》）。治癫痫风痰闭阻，痰火扰心，神昏抽搐，口吐涎沫者，常与僵蚕、胆南星、全蝎等同用，如癫痫康胶囊（《中国药典》）。

2. 湿阻中焦证 本品辛香苦燥，能化湿醒脾，开胃宽中。适用于湿浊中阻，运化失常所致的脘腹痞满，纳呆少食，苔腻者，常与藿香、厚朴、苍术等同用。若治湿热毒盛，下痢呕逆，食不得入之噤口痢，可与黄连、陈皮、石莲子等同用，如开噤散（《医学心悟》）。

3. 健忘失眠，耳鸣耳聋 本品能宁神益智。治健忘，常与远志、人参、茯苓为伍，可增强记忆，令人不忘，如开心散（《千金要方》）。治心血不足、虚火内扰所致的心悸失眠、头晕耳鸣，常与丹参、五味子等同用，如安神补心丸（《中国药典》）。本品又能通窍聪耳。治耳鸣耳聋，可与巴豆捣筛为丸，绵裹塞于耳中，如菖蒲根丸（《肘后方》）；或与附子共为末，猪肾、葱白、米共作羹食，如菖蒲羹（《圣济总录》）。

【用法用量】煎服，3 ～ 10g。

【典型案例】石菖蒲化湿止呕案。吕某，女，32 岁。因上腹部不适，食后呕吐 2 个月，以"神经性呕吐"收入院。2 个月前因情绪不畅，焦虑失眠，渐至胸闷、上腹胀满，吞咽食物时咽中如梗，食后即吐，吐后则安。诊断为肝胃不和，湿浊滞阻。予以石菖蒲 15g，水煎 2 次，取汁

500mL，分 10 次于 1 天内服完。服药 3 天后，症状缓解。又服 2 天，呕吐完全停止，其他伴随症状亦完全消失。停药观察 2 周后，未见复发（《中药临床新用》）。

【现代研究】主含挥发油，另含黄酮类成分以及氨基酸、有机酸、糖类等。《中国药典》规定：含挥发油不得少于 1.0%（mL/g），饮片不得少于 0.7%（mL/g）。本品有镇静、抗惊厥、抗抑郁、抗脑损伤、改善学习记忆、解痉、促进消化、抗心肌缺血、抗心律失常、平喘、祛痰、镇咳等作用。

【备注】石菖蒲为天南星科植物，以"一寸九节者良"（《名医别录》），又名"九节菖蒲"，为石菖蒲之别名。现代所用之九节菖蒲为毛茛科植物阿尔泰银莲花 Anemone altaica Fisch. 的根茎，不得与石菖蒲相混淆。

安息香（Ānxīxiāng）

首载于《新修本草》。为安息香科植物白花树 Styrax tonkinensis（Pierre）Craib ex Hart. 的干燥树脂。主产于印度尼西亚，我国广西、云南、广东地区也产。树干经自然损伤或于夏、秋二季割裂树干，收集流出的树脂。

【处方用名】安息香。

【主要药性】辛、苦，平。归心、脾经。

【基本功效】开窍醒神，行气活血，止痛。

【临床应用】

1. 闭证神昏 本品香而不燥，窜而不烈，能芳香开窍，"通神明而辟诸邪"（《本草经疏》），功似苏合香而力稍逊。主要用于窍闭神昏，痰涎壅盛者，常与麝香、苏合香、檀香等同用，如苏合香丸（《太平惠民和剂局方》）。因其兼能行气散瘀，对于产后血晕，神志昏迷，因恶露不下所致者，可与五灵脂为伍，如安息香丸（《方脉正宗》）。

2. 心腹疼痛 本品味辛，能"宣行气血"（《本草从新》），具有行气活血止痛之功。适用于气血运行不畅所致的心腹疼痛。如治胸痹心痛，可单用研末服。若治心胸憋闷疼痛属痰瘀痹阻者，可与石菖蒲、郁金、乳香等同用，如通窍镇痛散（《中国药典》）。治胸闷心痛属心气不足，心阳不振，瘀血闭阻者，常与红参、附子、三七等同用，如益心丸（《中国药典》）。治久冷腹痛不止者，可与补骨脂、阿魏同用，如安息香丸（《圣济总录》）。

此外，本品单用，也可治疗小儿惊风。

【用法用量】入丸、散，0.6～1.5g。

【现代研究】主含松柏醇桂皮酸酯、苏合香素、香草醛、桂皮酸苯丙醇酯、苯甲酸、桂皮酸等。《中国药典》规定：含总香脂酸以苯甲酸（$C_7H_6O_2$）计，不得少于 27.0%。本品有抗脑缺血、抗炎、解热、抗动脉粥样硬化等作用。

【复习思考题】

1. 何谓开窍药？开窍药可用于脱证吗？为什么？

2. 简述麝香、冰片的用法用量及使用注意。

第二十四章
补虚药

扫一扫，查阅本章数字资源，含PPT、音视频、图片等

一、含义

凡以补虚扶弱，纠正人体的气血阴阳不足为主要功效，常用以治疗各种虚证的药物，称为补虚药，亦称补养药或补益药，简称补药。

补虚药一般分为补气药、补阳药、补血药和补阴药四类。

二、性能特点

补虚药多具甘味，能补益虚损，扶助正气，增强抗病能力，消除各种虚弱证候。即所谓"虚则补之"（《内经》）之意。本章药物的主要功效为补虚、补气、补阳、补血、补阴等。

所谓补虚，即补益气血阴阳虚损，治疗各种虚证的功效，又称补益、补养。根据其补益虚损的侧重不同，又分别有补气、补阳、补血、补阳等不同表述。其中，补气，又称益气；补阳，又称助阳；补血，又称养血；补阴，又称滋阴、养阴、益阴、育阴。

三、主治病证

适用于各种虚证，包括气虚证、阳虚证、血虚证和阴虚证等，详见各节概述。

四、应用原则

应根据虚证的不同证型，分别选用不同功效的补虚药。由于人体的气血阴阳，在生理上相互依存，在病理上相互影响，故运用补虚药时，常需相兼为用。如气为血之帅，血为气之母。故治气虚证当配补血药，使气有所归；治血虚证当配补气药，使气旺则生血。《景岳全书》云："善补阳者必于阴中求阳，则阳得阴助而生化无穷；善补阴者必于阳中求阴，则阴得阳升而泉源不竭。"故治阳虚证常配补阴药，治阴虚证常配补阳药。又如气虚不能化生津液而致津亏，津亏则气无所依附而随津脱，以致气阴两虚，故补气药常与补阴药同用。阴虚多兼血虚，血虚易致阴虚，故补阴药每与补血药为伍。因此，气血双补、阴阳兼顾等是补虚药常用的配伍方法。

五、使用注意

补虚药是因虚而设，非正气虚弱者，不得滥用补药，以免导致阴阳失衡，产生新的病变。若邪实而正不虚者，当以祛邪为要，不宜使用补益药，以免"闭门留寇"，助邪益疾。邪盛正衰或正气虚弱而病邪未尽者，当攻补兼施，扶正祛邪。部分药物滋腻碍胃、易于滞气，故湿阻中焦，或脘腹满闷者不宜使用。虚证一般病程较长，故补虚药多作丸剂、膏剂、片剂等成药制剂，便于

服用；若入汤剂宜久煎，使药味尽出。

六、现代研究

补虚药能增强机体免疫功能和对各种有害刺激的非特异性抵抗能力，调节或促进物质代谢和能量代谢，改善机体对内外环境的适应能力及造血功能，增强机体解毒功能，提高机体各种能力。尚有抗肿瘤、抗氧化、抗菌以及镇痛等多种药理作用。

第一节　补气药

本节药物多为甘温或甘平，能补益脏气。因其主入脾、肺二经，尤善补脾气和益肺气，故主要适用于脾、肺气虚之证。脾主运化，为气血生化之源。脾气虚则见食欲不振，脘腹虚胀，大便溏薄，体倦神疲，面色萎黄或㿠白，消瘦或一身虚浮，甚或脱肛、脏器下垂等。肺司呼吸，主一身之气，肺气虚则见气少不足以息，动则益甚，咳嗽无力，声音低怯，甚或喘促，体倦神疲，易出虚汗等。至于其他各脏之气虚证也可选用本节药物治疗。

补气药用之不当则有滞气之弊，易致中满腹胀，故常须配理气药同用，可使之补而不滞。

人参（Rénshēn）

首载于《神农本草经》。为五加科植物人参 *Panax ginseng* C. A. Mey. 的干燥根和根茎。主产于吉林、辽宁、黑龙江。传统以吉林所产者为佳，名"吉林人参""吉林参"。其中，野生的名"山参"，人工栽培的名"园参"，播种在山林野生状态下自然生长的名"林下山参"，习称"籽海"。多于秋季采挖。

【处方用名】生晒参、红参、白糖参、人参须、野山参、移山参、朝鲜红参。

【主要药性】甘、微苦，微温。归脾、肺、心、肾经。

【基本功效】大补元气，复脉固脱，补脾益肺，生津养血，安神益智。

【临床应用】

1.元气虚脱证　本品味甘补虚，能大补元气，复脉固脱，"回阳气于垂绝，却虚邪于俄顷"（《本草经疏》），故为拯危救脱之要药。对于元气虚极欲脱，气短神疲，脉微欲绝之急危重证，可单用人参大量浓煎服，如独参汤（《景岳全书》）。若气虚欲脱兼见汗出，四肢逆冷等亡阳征象者，常与附子为伍，如参附汤（《正体类要》）。

2.脾肺气虚证　本品甘温，"职专补气"（《本草通玄》）。"凡脏腑之有气虚者，皆能补之"（《本草正》），尤为补肺脾气之要药。治脾气虚弱，运化失职之食少倦怠，腹胀便溏等，每与白术、茯苓、甘草配伍，如四君子汤（《太平惠民和剂局方》）。治脾气虚弱，失于统血而致便血或崩漏者，可与黄芪、白术、当归等同用，如归脾汤（《济生方》）。治肺气不足，咳嗽无力，气短喘促者，常与黄芪、五味子、紫菀等配伍，如补肺汤（《千金要方》）。若治喘促日久，肺肾两虚者，常与胡桃仁同用，即人参胡桃汤（《济生方》）。

3.津伤口渴，内热消渴　本品补气，可使"气回则津液生，津液生则渴自止"（《本草经疏》），故有益气生津止渴之效。适用于气津两伤之口渴，及消渴见气阴两伤者。若治热病气津两伤，身热烦渴，口舌干燥者，常与石膏、知母等配伍，如白虎加人参汤（《伤寒论》）。治气阴两亏之消渴，症见口渴喜饮、自汗盗汗、倦态乏力、五心烦热等，常与黄芪、天花粉、五味子等同用，如参芪消渴胶囊（《中国药典》）。

4. 气血亏虚，久病虚羸　本品"味甘纯正，所以能补血"（《本草正》）。又能益气，使"气盛自能生血"（《医学衷中参西录》），故有气血双补之效。适用于气血两虚，久病虚羸者，每与白术、当归、熟地黄等配伍，如八珍汤（《正体类要》）。

5. 心神不宁证　本品入心经，能补益心气，可使心得所养，心神得宁，心智得聪。适用于心气虚弱，失眠多梦，健忘等，可与茯苓、远志、石菖蒲等同用，如定志小丸（《千金要方》）。若治心脾两虚，气血不足，心悸怔忡，健忘失眠，体倦食少者，常配黄芪、当归、龙眼肉等，如归脾汤（《济生方》）。治阴虚血少，心悸失眠，虚烦神疲，梦遗健忘者，常配地黄、当归、酸枣仁等，如天王补心丹（《摄生秘剖》）。

总之，本品善能补气，可使元气充沛，脾肺气足，阴血津液得以化生，故凡一切气、血、阴津不足之证皆可应用，素有"虚劳内伤第一要药"（《本草纲目》）之称。

【用法用量】　煎服 3～9g；挽救虚脱可用 15～30g。宜文火另煎分次兑服。研末吞服，每次 2g，日服 1～2 次。

【使用注意】　实证、热证而正气不虚者忌用。不宜与藜芦、五灵脂同用。

【现代研究】　主含人参皂苷 Ro、Ra$_1$、Ra$_2$、Rb$_1$、Rb$_2$、Rc、Re、Rf、Rg$_1$、Rs$_3$ 等，尚含多糖、多种氨基酸、挥发油、有机酸、脂肪酸、黄酮类等。《中国药典》规定：含人参皂苷 Rg$_1$（C$_{42}$H$_{72}$O$_{14}$）和人参皂苷 Re（C$_{48}$H$_{82}$O$_{18}$）的总量不得少于 0.30%，人参皂苷 Rb$_1$（C$_{54}$H$_{92}$O$_{23}$）不得少于 0.20%。本品有增强免疫、抗应激、抗疲劳、促进造血、降血糖、提高记忆力、延缓衰老、促进食欲和蛋白合成、性激素样作用及抗骨质疏松、抗肿瘤等作用。

【备注】

1. 人参系各类规格人参入药饮片的通用名，一般不以人参这个笼统的名称作为处方用名。

2. 关于人参去芦。人参芦系人参主根与茎之间的根状茎。在古代本草中，有"参芦催吐"的记载。如《海药本草》谓："用时去其芦头，不去者吐人，慎之。"《本经逢原》："参芦能耗气，专入吐剂。"此说对后世影响较大，如 1990 年版以前历版《中国药典》均记载人参"去芦"。现代有学者对参芦是否有催吐作用进行了验证。用红参芦头投药 3536 人次，其中，单用参芦者 1500 余人次，服用总量为 100～700g/人，复方以参芦代党参者 2000 余人次，每剂用参芦 6～24g，短者 3～4 剂，长者达两个月之久。结果无 1 例引起呕吐［北京中医，1986（1）：30］。强调人参应用无须去芦，这一观点得到了学界的普遍认同。1995 年以后，历版《中国药典》在人参"炮制"项下取消了"去芦"的规定。既符合临床用药的实际，又避免了人参因去芦而导致药材浪费。

附：人参叶

为人参的干燥叶。性味苦、甘，寒；归肺、胃经。功能补气，益肺，祛暑，生津。用于气虚咳嗽，暑热烦躁，津伤口渴，头目不清，四肢倦乏。煎服，3～9g。不宜与藜芦、五灵脂同用。

西洋参（Xīyángshēn）

首载于《本草从新》。为五加科植物西洋参 *Panax quinquefolium* L. 的干燥根（见彩图 131）。主产于美国、加拿大。我国亦有栽培。秋季采挖。

【处方用名】　西洋参、西洋人参、花旗参。

【主要药性】　甘、微苦，凉。归心、肺、肾经。

【基本功效】补气养阴，清热生津。

【临床应用】

1. 气阴两虚证　本品性凉而补，既能补气，又能清热养阴生津，为补气药中"清养"之品。"凡欲用人参而不受人参之温补者，皆可以此代之"（《医学衷中参西录》）。因其主入肺、胃经，对于肺胃气阴（津）两伤，"虚而有火者相宜"（《本草从新》）。若治阴虚肺热之干咳少痰、胸闷气短、口燥咽干者，可与五味子、川贝母、玄参等同用，如洋参保肺丸（《中国药典》）。治胃热津伤之身热汗多、口渴心烦、小便短赤、体倦少气者，常与西瓜翠衣、麦冬、石斛等同用，如清暑益气汤（《温热经纬》）。若治消渴属气阴两伤有热者，可与黄芪、麦冬、天花粉等同用。

2. 气阴两脱证　本品补气力强，功似人参而力稍逊；兼能清火养阴生津。对于元气虚脱，阴津耗损之神疲乏力、气短息促、自汗热黏、心烦口渴、脉细数无力等，可与麦冬、五味子等同用。

【用法用量】另煎兑服，3～6g。

【使用注意】不宜与藜芦同用。脾胃虚寒者慎用。

【现代研究】主含人参皂苷、拟人参皂苷等，尚含多糖、黄酮类、挥发油、蛋白质、氨基酸、核酸、肽类、甾醇类、脂肪酸、有机酸等。《中国药典》规定：含人参皂苷 Rg_1（$C_{42}H_{72}O_{14}$）、人参皂苷 Re（$C_{48}H_{82}O_{18}$）和人参皂苷 Rb_1（$C_{54}H_{92}O_{23}$）的总量不得少于2.0%。本品有增强免疫、增强机体非特异性抗体、抗应激、抗疲劳、降血糖、降血脂、改善心功能、促进唾液分泌等作用。

党参（Dǎngshēn）

首载于《本草从新》。为桔梗科植物党参 *Codonopsis pilosula*（Franch.）Nannf.、素花党参 *Codonopsis pilosula* Nannf. var. *modesta*（Nannf.）L. T. Shen 或川党参 *Codonopsis tangshen* Oliv. 的根（见彩图132）。前二者主产于甘肃、四川，后者产于四川、湖北、陕西等地。秋季采挖。

【处方用名】党参、上党人参、上党参、潞党参、台党参、党参片、米炒党参。

【主要药性】甘，平。归脾、肺经。

【基本功效】补脾益肺，养血生津。

【临床应用】

1. 脾肺气虚证　本品性味甘平，主归脾肺二经。"用以培补脾肺元气颇佳"（《本草便读》）。功似人参而药力和缓，故对于脾、肺气虚诸证，"凡古今成方所用人参，无不可以潞党参当之"（《本草正义》）。如"四君、补中益气等汤，皆以代人参，往往见效"（《药笼小品》）。因其药性平和，不燥不腻，故凡气虚之轻证需用人参者，皆可以党参替代之。"若遇重症断难恃以为治"（《本草分经》），则仍以人参为宜。

2. 气血亏虚及气津两伤证　本品有类似于人参气血双补及益气生津之功。用于气血不足之面色萎黄、肢倦乏力、头晕心悸等，常与黄芪、当归、熟地黄等配伍。用于气津两伤之口渴及内热消渴，宜与麦冬、五味子等同用。

【用法用量】煎服，9～30g。

【使用注意】实证、热证而正气不虚者不宜使用，不宜与藜芦同用。

【现代研究】主含党参苷、党参多糖、植物甾醇、党参内酯、黄酮类、生物碱、香豆素类、无机元素、氨基酸、微量元素等。具有提高免疫功能、提高学习记忆、改善肺功能、改善胃肠功能、抗缺氧、抗疲劳、延缓衰老、降血糖、调节血脂等作用。

太子参（Tàizǐshēn）

首载于《中国药用植物志》。为石竹科植物孩儿参 *Pseudostellaria heterophylla*（Miq.）Pax ex Pax et Hoffm. 的干燥块根。主产于江苏、山东。夏季采挖。

【处方用名】太子参、孩儿参、童参。

【主要药性】甘、微苦，平。归脾、肺经。

【基本功效】益气健脾，生津润肺。

【临床应用】

气阴两虚证　本品味甘苦，性平偏凉，主入脾肺二经。既能补脾肺之气，又能生津润燥。因其作用平和，药力较弱，故为补气药中"轻补"之品。对于热病后期或体质虚弱，气阴两伤而不受峻补或温补者，用之较为适宜。若治脾气虚弱、胃阴不足所致的纳呆厌食、口干燥渴、大便久泻、面黄体弱、精神不振、盗汗等，常与北沙参、白扁豆、山药等同用，如儿宝颗粒（《中国药典》）。治肺虚燥咳，可与麦冬、甘草同用。

【用法用量】煎服，9～30g。

【使用注意】邪实而正气不虚者慎用。

【现代研究】主含太子参皂苷、太子参环肽、棕榈酸、亚油酸、胡萝卜苷、太子参多糖等。另含有多种氨基酸和微量元素等。本品有提高免疫、延缓衰老、保肺、降血糖等作用。

【备注】太子参之名，始见于清·吴仪洛《本草从新》。随后《本草纲目拾遗》收载并明确指出："太子参及辽参之小者，非别种也"。可见，古代本草著作所记载的太子参，实为五加科人参之小者。今之所用太子参，《中国药典》定为石竹科孩儿参的块根。二者同名异物，古今有别，不可混淆。

黄芪（Huángqí）

首载于《神农本草经》。为豆科植物蒙古黄芪 *Astragalus membranaceus*（Fisch.）Bge. var. *mongholicus*（Bge.）Hsiao 或膜荚黄芪 *Astragalus membranaceus*（Fisch.）Bge. 的干燥根（见彩图 133）。产于内蒙古、山西、黑龙江等地。春、秋二季采挖。

【处方用名】黄芪、北芪、黄耆、炒黄芪、蜜炙黄芪。

【主要药性】甘，微温。归脾、肺经。

【基本功效】补气升阳，固表止汗，利水消肿，生津养血，行滞通痹，托毒排脓，敛疮生肌。

【临床应用】

1.脾虚气陷证　本品甘温，以补气见长。主入脾经，为补中益气之要药，又能升举阳气。凡"中阳不振，脾土虚弱，清气下陷者最宜"（《本草正义》）。若治脾气虚弱、倦怠乏力、食少便溏者，可单用熬膏服，或与人参相须为用，如参芪片（《中国药典》）。治中气下陷之久泻脱肛、内脏下垂等，每与人参、升麻、柴胡等同用，如补中益气汤（《脾胃论》）。

2.肺气虚证，表虚自汗　本品入肺经，能补益肺气，用于肺气虚弱、咳嗽无力、气短喘促、咳痰清稀、声低懒言者，常配人参、紫菀、五味子等，如补肺汤（《千金要方》）。又"能直达人之肌表肌肉，固护卫阳，充实表分，是其专长"（《本草正义》）。适用于卫虚不固，腠理不密之自汗，常与白术、防风为伍，如玉屏风散（《丹溪心法》）。

3. 气虚水肿　本品长于补脾肺之气，使肺气得补则水道通调，脾气得补则水津四布，而有利水消肿之效。主要适用于气虚不运，水湿停聚之水肿、小便不利。常与白术、茯苓、防己等配伍，如防己黄芪汤（《金匮要略》）。

4. 血虚萎黄，消渴　本品"功用甚多，而其独效者，尤在补血"（《本草新编》），为气血双补之剂。适用于血虚及气血两虚所致的面色萎黄、神倦脉虚等，每与当归为配，即当归补血汤（《兰室秘藏》）；或与制何首乌、女贞子、白芍等同用，如生血宝颗粒（《中国药典》）。本品补气，使气旺则津生。适用于气虚津亏之消渴，口渴引饮，常与地黄、黄精、天花粉等同用，如降糖甲片（《中国药典》）。

5. 半身不遂，痹痛麻木　本品功擅补气，能使营卫之气充足，方能鼓动血脉，使气旺则血行，而收行滞通络之效。"凡脉之甚弱而（肢体）痿废者，多服皆能奏效"（《医学衷中参西录》）。用于气虚血滞，因虚致瘀之中风不遂及风湿痹痛。前者常与当归、丹参、川芎等同用，如补阳还五汤（《医林改错》）；后者常与羌活、当归、姜黄等同用，如蠲痹汤（《百一选方》）。

6. 疮疡难溃或溃久不敛　本品甘温补气，能"内托阴证之疮疡"（《本草约言》）。凡"痈疡之证，脓血内溃，阳气虚而不愈者，黄芪可以生肌肉；又阴疮不能起发，阳气虚而不溃者，黄芪可以托脓毒"（《本草汇言》）。适用于正虚毒盛，不能托毒外达，疮疡难溃，以及溃疡后期，毒势已去，因气血虚弱，脓水清稀，疮口难敛者。前者常与人参、当归、穿山甲等同用，如托里透脓散（《医宗金鉴》）；后者可与人参、当归、肉桂等同用，如十全大补汤（《太平惠民和剂局方》）。

【用法用量】煎服，9～30g。补气升阳宜炙用，其余多生用。

【现代研究】主含黄芪皂苷Ⅰ、Ⅱ、Ⅲ、Ⅳ（黄芪甲苷），大豆皂苷Ⅰ、荚膜黄芪苷Ⅰ、Ⅱ，芒柄花素等，另含多糖、氨基酸等。《中国药典》规定：含黄芪甲苷（$C_{41}H_{68}O_{14}$）不得少于0.040%。本品有提高免疫和机体非特异性抵抗力、促进胃肠运动、利尿与抗肾损伤、抗肝损伤、促进造血、延缓衰老、降血糖、降血脂、降血压等作用。

白术（Báizhú）

首载于《神农本草经》。为菊科植物白术 *Atractylodes macrocephala* Koidz. 的干燥根茎（见彩图134）。主产于浙江、安徽。冬季采挖。

【处方用名】白术、於术、於潜术、炒白术、焦白术、麸炒白术。

【主要药性】甘、苦，温。归脾、胃经。

【基本功效】健脾益气，燥湿利水，止汗，安胎。

【临床应用】

1. 脾气虚证　本品甘温，主入脾、胃经。"为脾脏补气第一要药"（《本草求真》）。若"脾虚不健，术能补之；胃虚不纳，术能助之"（《本草汇言》）。适宜于脾胃气虚，运化无力，食少便溏，脘腹胀满，肢软神疲等，每与人参、茯苓、甘草同用，如四君子汤（《太平惠民和剂局方》）。

2. 痰饮眩悸，水肿尿少　本品"专主脾胃，以补土胜湿见长"（《本草正义》）。可使"土旺自能胜湿，痰水易化"（《本草征要》）。故"凡水湿诸邪，靡不因其脾健而自除"（《本草求真》）。若治中阳不振，脾失健运，痰饮内停之胸胁支满、目眩心悸、短气而咳者，常与桂枝、茯苓等配伍，如苓桂术甘汤（《金匮要略》）。治脾虚不运，水湿内停之水肿、小便不利等，可与黄芪、茯苓、猪苓等同用。治脾虚湿浊下注，带下量多清稀者，常配伍山药、苍术、车前子等，如完带汤（《傅青主女科》）。

3. 气虚自汗 本品能补气固表止汗，凡"有汗因脾虚，故能止之"（《药性解》）。用于卫气不固，表虚自汗，每与黄芪、防风同用，如玉屏风散（《丹溪心法》）。

4. 胎动不安 本品"主安胎，盖为妊娠养胎，依赖脾土，术能健脾故也"（《本草正义》）。本品益气健脾，使脾气健旺，则胎儿得养而自安，故有安胎要药之称。可用于各种原因所致的胎动不安，尤宜于脾气虚弱之妊娠恶阻、胎动不安，可与人参、甘草、丁香等同用，如白术散（《妇人良方》）。若治妊娠血虚有热，胎动不安者，可与当归、白芍、黄芩等同用。治肝肾亏虚，胎元不固者，可配杜仲、川断、阿胶等。

【用法用量】煎服，6～12g。

【使用注意】本品温燥，阴虚有热及燥热伤津者慎用。

【现代研究】主含苍术酮、茅术醇、苍术内酯、双白术内酯等，另含东莨菪素、甘露聚糖以及多种氨基酸。本品有提高免疫功能、促进胃肠运动、抑制子宫平滑肌收缩、利尿、抗肿瘤、抗肝损伤、延缓衰老等作用。

【备注】关于白术与苍术。二者在早期的本草著作中不分，统称为"术"。据《本草崇原》记载："《本经》未分苍白，而仲祖《伤寒》方中，皆用白术，《金匮》方中，又用赤术，至陶弘景《别录》，则分而为二。须知赤白之分，始于仲祖，非弘景始分之也。赤术，即是苍术"。《中国药典》已将其作为两个品种单列，临证应区别应用。

山药（Shānyào）

首载于《神农本草经》。为薯蓣科植物薯蓣 *Dioscorea opposita* Thunb. 的干燥根茎。主产于河南。冬季采挖。

【处方用名】山药、怀山药、薯蓣、麸炒山药。

【主要药性】甘，平。归脾、肺、肾经。

【基本功效】补脾养胃，生津益肺，补肾涩精。

【临床应用】

1. 肺、脾、肾诸虚证 本品甘平，既能补气，又能益阴，归肺、脾、肾经。作用平和，补而不滞，养而不腻，为平补三焦之剂，且略兼涩性。"凡脾虚泄泻，肺虚咳嗽，肾虚遗滑等证皆可用之"（《本草便读》）。若治脾胃虚弱，食少便溏，肢倦乏力者，可与人参、白术、白扁豆等同用，如参苓白术散（《太平惠民和剂局方》）。治肺虚久咳或虚喘，常与太子参、麦冬、南沙参等同用。治肾阴精亏虚之腰膝酸软、头晕耳鸣等，常与熟地黄、山茱萸、茯苓等同用，如六味地黄丸（《小儿药证直诀》）。治下元虚寒之尿频、遗尿等，可与乌药、益智仁同用，如缩泉丸（《魏氏家藏方》）。因其"性缓力微，剂宜倍用"（《药品化义》）。对慢性久病或病后虚弱羸瘦者，可作为营养调补品长期服用。

2. 消渴 本品"生捣最多津液而稠黏"（《神农本草经读》），有生津止渴之效。适用于气阴两虚所致的消渴病，症见多饮、多尿、多食、消瘦、体倦无力等，常与黄芪、天花粉、葛根等同用，如消渴丸（《中国药典》）。

【用法用量】煎服，15～30g。麸炒山药可增强补脾止泻作用。

【典型案例】山药治虚喘烦渴案。一人，年四十余，得温病十余日，外感之火已消十之八九。大便忽然滑下，喘息迫促，且有烦渴之意。其脉甚虚，两尺微按即无。亦急用生山药六两，煎汁两大碗，徐徐温饮下，以之当茶，饮完煎渣再饮，两日共享山药十八两，喘与烦渴皆愈，大便亦不滑泻（《医学衷中参西录》）。

【现代研究】主含氨基酸，另含多糖、薯蓣皂苷元、多巴胺、山药碱、尿囊素、果胶、粗纤维、淀粉酶、微量元素等。本品有调节胃肠功能和降血糖、增强免疫、延缓衰老、保肝等作用。

【备注】本品原名"薯蓣"，因避讳曾两易其名。"薯蓣即今山药，因唐代宗名预，避讳改为薯药；又因宋英宗名署，避讳改为山药"（《本草崇原》）。

白扁豆（Báibiǎndòu）

首载于《名医别录》。为豆科植物扁豆 *Dolichos lablab* L. 的成熟种子。全国大部分地区均产。秋、冬二季采收。

【处方用名】白扁豆、扁豆、炒扁豆。

【主要药性】甘，微温。归脾、胃经。

【基本功效】健脾化湿，和中消暑。

【临床应用】

1.脾虚湿滞证　本品甘温补脾而不滋腻，芳香化湿而不燥烈，"能养胃健脾，脾胃得治，则清浊可分，吐利可愈"（《本草便读》）。适用于脾虚湿滞之食少便溏、泄泻，或脾虚湿浊下注之白带过多。因其"味轻气薄，单用无功，必须同补气之药共用为佳"（《本草新编》）。前者可与人参、白术等同用，如参苓白术散（《太平惠民和剂局方》）。后者可与白术、山药等同用。因其轻清缓补，对于病后体虚，初进补剂者用之较为适宜。

2.暑湿吐泻　本品味甘微温，能"调脾暖胃，通利三焦，降浊升清，消暑除湿。能消脾胃之暑，止渴止泻，专治中宫之病"（《本草备要》）。适用于夏日暑湿伤中，脾胃不和之吐泻、胸闷腹胀等。可单用水煎服，或与香薷、厚朴等同用，如香薷散（《太平惠民和剂局方》）。

【用法用量】煎服，9～15g。健脾止泻宜炒用；化湿消暑宜生用。

【现代研究】主含棕榈酸、亚油酸、反油酸、油酸、硬脂酸、花生酸等，另含胡芦巴碱、维生素B族、维生素C、胡萝卜素、蔗糖、植物凝集素，以及微量元素等。本品有增强T淋巴细胞活性等作用。

附：扁豆衣、扁豆花

1.扁豆衣　为扁豆的种皮。其性能、功用与白扁豆相似而健脾之力略逊，偏于化湿。用于暑湿内蕴，呕吐泄泻，胸闷纳呆，脚气浮肿，妇女带下。煎服，5～10g。

2.扁豆花　为扁豆的花。甘，平；归脾、胃经。功能解暑化湿，和中健脾。用于中暑发热，呕吐泄泻，妇女带下。煎服，5～10g。

甘草（Gāncǎo）

首载于《神农本草经》。为豆科植物甘草 *Glycyrrhiza uralensis* Fisch.、胀果甘草 *Glycyrrhiza inflata* Bat. 或光果甘草 *Glycyrrhiza glabra* L. 的干燥根和根茎（见彩图135）。产于内蒙古、新疆、甘肃等地。春、秋二季采挖。

【处方用名】甘草、生甘草、粉甘草、甘草梢、炙甘草。

【主要药性】甘，平。归心、肺、脾、胃经。

【基本功效】补脾益气，清热解毒，祛痰止咳，缓急止痛，调和诸药。

【临床应用】

1.脾气虚证　本品味甘，"走中宫而入脾胃"（《长沙药解》）。能"健脾胃，固中气之虚羸"（《本草汇言》）。适用于脾气虚弱，食少便溏、倦怠乏力等。因其作用缓和，常作为辅助药用，能"助参芪成气虚之功"（《本草正》），如四君子汤（《太平惠民和剂局方》）。

2.心气虚证　本品味甘，能益气养心。对于心气不足，无力鼓动血脉，脉气不相接续之脉结代，以及阴血亏虚，血脉失充，心失所养之心动悸，有复脉宁心之效。常重用炙甘草，并与人参、阿胶、生地黄等配伍，如炙甘草汤（《伤寒论》）。

3.咳嗽　本品甘平入肺，长于"止咳嗽，润肺道"（《药鉴》），兼能祛痰。因其性平力缓，故对于各种咳嗽，无论寒热虚实、有痰无痰、新病久病皆宜。如治风寒咳嗽，可与麻黄、苦杏仁等同用；治风热咳嗽，可与桑叶、苦杏仁等同；治咳嗽痰多，可与半夏、陈皮等同用；治干咳无痰或少痰，可与沙参、麦冬等同用。

4.脘腹、四肢挛急疼痛　本品味甘，能缓和急迫，解除拘挛，有止痛之效。适用于脘腹及四肢挛急作痛。每与白芍为伍，即芍药甘草汤（《伤寒论》）。

5.热毒疮疡，咽喉肿痛，药食中毒　本品既能解火热之毒，又能解药食之毒，临床运用较为广泛。如治热毒疮疡，可单用入口嚼烂，搽之甚效；或与金银花、连翘、紫花地丁等同用。治热毒壅盛之咽喉肿痛，可单用本品煎服，或与玄参、麦冬、桔梗同用，如玄麦甘桔含片（《中国药典》）。对于多种药物或食物中毒，本品也有一定的解毒作用。

6.调和诸药　本品能"调和诸药相协，共为力而不争"（《医学启源》）。一则用以缓解药物的毒性、烈性或副作用，确保用药安全。毒药得之解其毒，刚药得之和其性，热药得之缓其热，寒药得之缓其寒，寒热相杂者，用之得其平。二则用以矫正方药中的异味，便于服用。因其"调和使诸药有功，故号国老之名"（《药性论》）。

【用法用量】煎服，2～10g。

【使用注意】不宜与海藻、京大戟、红大戟、甘遂、芫花同用。本品有助湿壅气之弊，湿盛胀满、水肿者不宜用。大剂量久服可导致水钠潴留，引起浮肿。

【现代研究】主含甘草酸、甘草苷、甘草香豆素、甘草酚，尚含生物碱、多糖等。《中国药典》规定：含甘草苷（$C_{21}H_{22}O_9$）不得少于0.50%，甘草酸（$C_{42}H_{66}O_{16}$）不得少于2.0%。炙甘草含甘草苷（$C_{21}H_{22}O_9$）不得少于0.50%，甘草酸（$C_{42}H_{66}O_{16}$）不得少于1.0%。本品有抗消化道溃疡、调节胃肠运动、抗肝损伤、抗肺损伤、调节免疫、延缓衰老、抗病毒、抗菌、解毒、镇痛、抗抑郁、降血糖、调血脂、皮质激素样作用等。

大枣（Dàzǎo）

首载于《神农本草经》。为鼠李科植物枣 *Ziziphus jujuba* Mill. 的干燥成熟果实。产于河北、河南、山东等地。秋季采收。

【处方用名】大枣、红枣。

【主要药性】甘，温。归脾、胃、心经。

【基本功效】补中益气，养血安神。

【临床应用】

1.脾气虚证　本品"甘能补中，温能益气"（《本草经疏》）。适用于脾气虚弱，倦怠乏力，食少便溏等。因其药力和缓，常与黄芪、党参、白术等同用。

2.脏躁，失眠　本品入心经。"味浓而质厚，则长于补血"（《长沙药解》）；"又能补人身津液之不足"（《医学衷中参西录》），有养心安神之功。适用于阴血不足，心肝失养，神魂不宁之脏躁，症见精神恍惚、悲伤欲哭、心中烦乱等，每与小麦、甘草同用，如甘麦大枣汤（《金匮要略》）。治心血不足所致的失眠、多梦、头晕、乏力等，可与甘草、浮小麦、灵芝等同用，如夜宁糖浆（《中国药典》）。

此外，本品能调和诸药。"能缓猛药健悍之性，使不伤脾胃。是以十枣汤、葶苈大枣汤诸方用之"（《医学衷中参西录》）。

【用法用量】煎服，6～15g。宜剪破入煎。

【典型案例】大枣健脾补虚案。赵某，身体素羸弱，年届五旬，饮食减少，日益消瘦，询方于愚，俾日食熟大枣数十枚，当点心用之。后年余觌面貌较前丰腴若干，自言："自闻方后，即日服大枣，至今未尝间断，饮食增于从前三分之一，是以身形较前强壮也"（《医学衷中参西录》）。

【现代研究】主含三萜酸类、皂苷类、生物碱类、黄酮类，以及多糖、氨基酸、微量元素等。本品有促进造血、抗肝损伤、提高免疫、延缓衰老等作用。

刺五加（Cìwǔjiā）

首载于《东北药用植物志》。为五加科植物刺五加 *Acanthopanax senticosus*（Rupr. et Maxim.）Harms 的干燥根及根茎或茎。主产于黑龙江。春、秋二季采挖。

【处方用名】刺五加。

【主要药性】甘、微苦，温。归脾、肺、肾、心经。

【基本功效】益气健脾，补肾安神。

【临床应用】

1.肺、脾、肾诸虚证　本品甘温，归肺、脾、肾经。长于补气，兼能助阳。凡上述诸脏虚证皆可应用。如治脾气虚弱，食欲不振，肢倦乏力等，可与黄芪、太子参、白术等同用。治元气亏损，肺虚咳嗽，病后衰弱等，可与人参、蛤蚧、肉苁蓉同用，如五加参蛤蚧精（《部颁标准》）。治肾虚阳痿、梦遗滑泄、小便频数、腰酸背痛、足膝无力等，常与雄蚕蛾、菟丝子、淫羊藿等同用，如龙蛾酒（《部颁标准》）。

2.失眠多梦　本品入心、脾经，能补益心脾，安神定志。用于心脾两虚，心神失养的失眠、多梦、健忘等，常与酸枣仁、远志、石菖蒲等同用。

【用法用量】煎服，9～27g。

【现代研究】主含多种苷类成分，另含糖类、脂肪酸及醌类等。《中国药典》规定：含紫丁香苷（$C_{17}H_{24}O_9$）不得少于 0.050%。本品有增强免疫、催眠、抗抑郁、抗疲劳、抗氧化、抗癌等作用。

绞股蓝（Jiǎogǔlán）

首载于《救荒本草》。为葫芦科植物绞股蓝 *Gynostemma pentaphyllum*（Thunb.）Makino 的干燥地上部分。主产于陕西、福建。秋季采收。

【处方用名】绞股蓝。

【主要药性】甘、苦、寒。归脾、肺经。

【基本功效】益气健脾，化痰止咳，清热解毒。

【临床应用】

1. 脾气虚证　本品味甘，入脾经，能益气健脾。适用于脾胃气虚，体倦乏力，食少纳呆等，常配伍白术、茯苓等同用。

2. 肺虚咳嗽　本品入肺经，能益肺气，清肺热，化痰止咳。适用于肺气阴两虚，燥咳咳嗽，痰少而黏等，可单用研末吞服，或与川贝母、百合等同用。

此外，本品尚能清热解毒，用于热毒上攻之咽喉肿痛；又能化浊降脂，用于高脂血症。

【用法用量】煎服，10～20g；亦可泡服。

【现代研究】主含多种皂苷及黄酮类成分。本品有增强免疫、提高学习记忆、调节血糖、降血脂、延缓衰老、抗胃溃疡、抗肿瘤、抗肝损伤、抗肾损伤、抗过敏、镇痛等作用。

红景天（Hóngjǐngtiān）

首载于《四部医典》。为景天科植物大花红景天 *Rhodiola crenulata*（Hook. f. et Thoms.）H. Ohba 的干燥根和根茎。产于云南、西藏、青海等地。秋季采挖。

【处方用名】红景天。

【主要药性】甘，苦，平。归肺、心经。

【基本功效】益气活血，通脉平喘。

【临床应用】

1. 肺虚喘咳　本品味甘，入肺经。能益肺气，平喘咳。适用于肺虚喘咳，常与人参、黄芪、五味子等同用。

2. 胸痹心痛，半身不遂　本品入心经，能益气活血，通脉止痛。适用于气虚血瘀所致胸痹心痛、心悸气短、神疲乏力、少气懒言等，可与黄芪、三七等同用。若治脑卒中后遗症，半身不遂，偏身麻木，属于气虚血瘀者，可与黄芪、川芎、地龙等同用。

【用法用量】煎服，3～6g。

【现代研究】主含红景天苷、山柰酚、正辛醇、芳香醇氧化物等，另含多糖类、有机酸类、无机元素及脂肪类化合物等。本品有提高免疫功能、增强机体非特异性抵抗力、抗脑缺血、耐缺氧、抗疲劳、降血糖、降血脂等作用。

沙棘（Shājí）

首载于《晶珠本草》。为胡颓子科植物沙棘 *Hippophae rhamnoides* L. 的干燥成熟果实。主产于内蒙古、新疆。秋、冬二季采收。

【处方用名】沙棘。

【主要药性】酸、涩，温。归脾、胃、肺、心经。

【基本功效】健脾消食，止咳祛痰，活血祛瘀。

【临床应用】

1. 脾虚食少，食积腹痛　本品入脾、胃经。既能补气健脾，又能消食和中。适用于脾胃虚弱，食少纳呆；或饮食积滞，脘腹胀痛等。前者可与党参、白术、茯苓等同用，后者可与山楂、神曲、麦芽等同用。

2. 咳嗽痰多 本品入肺经，能止咳祛痰，适用于痰浊阻肺之咳嗽痰多。可单用，如沙棘颗粒（《部颁标准》）。

3. 血瘀证 本品有活血化瘀之功。适用于胸痹心痛、经闭痛经、跌打损伤等多种瘀血证，可单用，如心达康片《部颁标准》，或与川芎、三七、丹参等同用。

【用法用量】煎服，3～10g。

【现代研究】主含异鼠李素、槲皮素、芦丁、紫云英苷、棕榈酸、硬脂酸、油酸、亚油酸、亚麻酸等，尚含抗坏血酸、叶酸，以及矿物质和微量元素等。《中国药典》规定：含总黄酮以芦丁（$C_{27}H_{30}O_{16}$）计，不得少于 1.5%。含异鼠李素（$C_{16}H_{12}O_7$）不得少于 0.10%。本品有增强免疫功能、增强心功能、抗心肌缺血、抗血栓形成、抗疲劳、抗缺氧、抗肿瘤、抗突变、祛痰、止咳、平喘、降血脂、降血糖等作用。

饴糖（Yítáng）

首载于《名医别录》。为米、大麦、粟或玉蜀黍等粮食经发酵糖化制成。全国各地均产。有软硬两种，软者称胶饴，硬者称白饴糖，均可入药，药用以胶饴为主。

【处方用名】饴糖、胶饴。

【主要药性】甘，温。归脾、胃、肺经。

【基本功效】补益中气，缓急止痛，润肺止咳。

【临床应用】

1. 脾胃虚寒证 本品甘温，入脾、胃经。功似甘草、大枣，能补中气，缓诸急，止疼痛。适用于中气虚寒，脘腹隐痛，喜温喜按者，常与桂枝、白芍、甘草等同用，如小建中汤（《伤寒论》）。若治中虚寒盛，脘腹冷痛甚，呕吐不能食者，可与人参、干姜、花椒同用，如大建中汤（《金匮要略》）。

2. 阴虚燥咳 本品味甘质润，入肺经，能润肺止咳。若治顿咳不止，可与萝卜汁蒸化，趁热缓缓含咽。治阴虚久咳，肺燥咳嗽，病后虚咳等，可与南沙参、阿胶、百部等同用，如复方梨膏（《部颁标准》）。

【用法用量】入汤剂须烊化冲服，30～60g。亦可熬膏或为丸服。

【使用注意】本品有助湿壅中之弊，湿阻中满者不宜服。

【现代研究】主含大量麦芽糖，尚含少量蛋白质、脂肪及维生素（B_2、C）等。

蜂蜜（Fēngmì）

首载于《神农本草经》。为蜜蜂科昆虫中华蜜蜂 *Apis cerana* Fabricius 或意大利蜂 *Apis mellifera* Linnaeus 所酿的蜜。全国各地均产。春至秋季采收。

【处方用名】蜂蜜、石蜜、食蜜、蜜。

【主要药性】甘，平。归肺、脾、大肠经。

【基本功效】补中，润燥，止痛，解毒；外用生肌敛疮。

【临床应用】

1. 脾气虚证，脘腹虚痛 本品"甘味益脾，脾和则谷纳，所以益气补中"（《本草经解》）。可用于脾虚诸证，使脾气得所养，食少便溏可愈。因其作用缓和，药食兼备，故常作为脾气虚弱者的调补品用。本品又能"止痛者，味甘能缓诸急"（《神农本草经读》）。适用于中气虚寒，脘腹疼痛，喜温喜按者，可单用，或配白芍、甘草等同用。

2. 肺虚燥咳，肠燥便秘　本品甘平滋润，上能补肺气，"润肺清燥，所以治嗽甚效"（《医学衷中参西录》）。适用于肺虚久咳及肺燥咳嗽，可单用，或与桑叶、阿胶、川贝母等同用。下能润肠燥，"滋大肠之结燥难通"（《本草便读》）。适宜于体虚津亏，肠燥便秘，可单用冲服，或与当归、火麻仁、肉苁蓉等同用，亦可制成栓剂，纳入肛内，以通导大便，如蜜煎导（《伤寒论》）。

3. 解乌头类药毒　本品"甘而和平，故能解毒"（《本草纲目》），尤善解乌头类药毒。本品与乌头类药物同煎，可降低其毒性。若服乌头类药物中毒者，大剂量服用本品，亦有一定解毒作用。

此外，本品外用能生肌敛疮，可用于疮疡久溃不敛，烧烫伤等。若作为炮制辅料，可增强某些药物的补益作用；作为丸、膏剂的赋形剂，不仅有矫味和黏合作用，也能增强补益之力。

【用法用量】煎服或冲服，15～30g。

【使用注意】本品有助湿壅中之弊，又能滑肠，故湿阻中满，湿热痰滞，便溏或泄泻者慎用。

【现代研究】主含葡萄糖和果糖等。《中国药典》规定：含果糖（$C_6H_{12}O_6$）和葡萄糖（$C_6H_{12}O_6$）的总量不得少于60.0%。果糖与葡萄糖含量比值不得少于1.0。本品有解毒、保肝、增强免疫、通便、促进伤口愈合等作用。

第二节　补阳药

本节药物多为甘温，主入肾经，能温助一身之元阳，主要适用于肾阳虚衰诸证。肾主命门，乃诸阳之本，对人体各个脏腑起温煦作用，肾阳虚则一身阳气皆虚。症见畏寒肢冷，下肢尤甚，腰膝酸软，面色白或黧黑，头晕耳鸣，阳痿，不孕，小便清长，夜尿多，或尿少浮肿，或五更泻等。也可用于其他各脏之阳虚证。

本类药物性多燥烈，易助火伤阴，故阴虚火旺者忌用。

鹿茸（Lùróng）

首载于《神农本草经》。为鹿科动物梅花鹿 *Cervus nippon* Temminck 或马鹿 *Cervus elaphus* Linnaeus 的雄鹿未骨化密生茸毛的幼角（见彩图136）。前者习称"花鹿茸"，后者习称"马鹿茸"。产于吉林、辽宁、黑龙江等地。夏、秋二季锯茸。

【处方用名】鹿茸、花鹿茸、马鹿茸、鹿茸片、鹿茸粉。

健食品的物品。

【主要药性】甘、咸，温。归肾、肝经。

【基本功效】壮肾阳，益精血，强筋骨，调冲任，托疮毒。

【临床应用】

1. 肾阳虚证　本品甘温能补，味咸入肾。"为峻补命门真元之专药"（《本经逢原》）。适宜于肾阳虚衰所致的阳痿遗精、宫冷不孕、腰膝酸软、畏寒肢冷、夜尿频数等，可单用，如鹿茸口服液（《部颁标准》）；或与山药、山茱萸、熟地黄等同用，如强肾片（《中国药典》）。

2. 肝肾亏虚，筋骨不健　本品入肝肾经，能补肝肾，益精血，"健骨有功"（《本草便读》）。

适用于肝肾不足，精血亏虚所致的筋骨痿软，或小儿发育不良，骨软行迟，囟门不合等，常与熟地、怀牛膝、山茱萸等同用，如加味地黄丸（《寿世保元》）。

3. 崩漏带下　本品能补肝肾，调冲任，固崩止带。适用于肝肾亏虚，冲任不固之崩漏不止，及下焦虚寒，带脉失约之白带过多等。前者可与乌贼骨、蒲黄炭同用，如鹿茸散（《千金要方》）；后者可与白蔹、狗脊为伍，如白敛丸（《济生方》）。

4. 疮疡内陷不起或久溃不敛　本品长于温补，能托毒外出。适用于阳气不足、精血亏虚之阴疽疮肿内陷不起，肤色暗淡，或疮疡久溃不敛，脓出清稀等，可与黄芪、当归、肉桂等同用。

【用法用量】1～2g，研末冲服。

【使用注意】服用本品宜从小量开始，缓缓增加，不宜骤用大量，以免阳升风动，头晕目赤，或伤阴动血。凡阴虚阳亢，血分有热，胃火炽盛，肺有痰热，外感热病者均当忌用。

【典型案例】鹿茸益精血案。王某，男，23岁。患再生障碍性贫血，经多方治疗5个月后，症状反而加重。方用鹿茸40g，加入黄酒2kg中浸泡1周。开始每天服鹿茸酒100mL，分2～3次服完。20天后，每天服50mL，分2次服完。血色素由原来的2.5g上升至13g，血小板由原来的4万上升至11万。继服补血中药而愈［浙江中医杂志，1989（2）：568］。

【现代研究】主含雌二醇、卵磷脂、胆固醇、前列腺素等，另含有蛋白质、多糖、氨基酸、以及多种无机元素。本品有性激素样作用，另有促进子宫发育、提高性功能、增强免疫、抗肿瘤、增强记忆、延缓衰老、抗应激、抗氧化、促进红细胞和血色素新生、促进体内蛋白质和核酸合成、抗溃疡、抗辐射及化学药物损伤等作用。

附：鹿角、鹿角胶、鹿角霜

1. 鹿角　为马鹿或梅花鹿已骨化的角或锯茸后翌年春季脱落的角基。咸，温；归肝、肾经。功能温肾阳，强筋骨，行血消肿。用于肾阳不足，阳痿遗精，腰脊冷痛，阴疽疮疡，乳痈初起，瘀血肿痛。煎服，6～15g。

2. 鹿角胶　为鹿角经水煎煮、浓缩制成的固体胶。甘、咸，温；归肾、肝经。功能温补肝肾，益精养血。用于肝肾不足所致的腰膝酸冷，阳痿遗精，虚劳羸瘦，崩漏下血，便血尿血，阴疽肿痛。宜烊化兑服，3～6g。

3. 鹿角霜　为鹿角去胶质的角块。咸，温；归肝、肾经。功能温肾助阳，收敛止血。用于脾肾阳虚，白带过多，遗尿尿频，崩漏下血，疮疡不敛。煎服，9～15g。宜先煎。

淫羊藿（Yínyánghuò）

首载于《神农本草经》。为小檗科植物淫羊藿 *Epimedium brevicornu* Maxim.、箭叶淫羊藿 *Epimedium sagittatum*（Sieb.et Zucc.）Maxim.、柔毛淫羊藿 *Epimedium pubescens* Maxim. 或朝鲜淫羊藿 *Epimedium koreanum* Nakai 的干燥叶。产于山西、四川、湖北等地。夏、秋季茎叶茂盛时采收。

【处方用名】淫羊藿、炙淫羊藿、仙灵脾。

【主要药性】辛、甘，温。归肝、肾经。

【基本功效】补肾阳，强筋骨，祛风湿。

【临床应用】

1. 肾阳虚证　本品味辛甘，性温燥烈，主入肾经，长于"温补命门之火，故能兴阳"（《本草新编》）。"治男子阳弱不生，女子阴衰不育，老人昏耄失灵"（《本草汇言》），为温肾强阳起痿之要药。适用于肾阳不足所致的阳痿遗精、腰酸腿软、精神倦怠等，可单味使用，如仙灵脾冲剂（《部颁标准》）；或与肉苁蓉、阳起石、补骨脂等同用，如强阳保肾丸（《中国药典》）。

2. 风湿痹痛，筋骨痿软　本品甘温，入肝肾经。能"强筋健骨，除关节拘挛之急；驱风逐寒，疗皮肤麻木之痹"（《本草易读》）。"凡下焦一切风寒湿痹之病，皆可治之"（《本草便读》）。尤以"火衰风冷麻痹，则必用以淫羊藿"（《本草求真》）。可单用浸酒服，或与枸杞子、丹参同用，如复方仙灵脾酒（《部颁标准》）。

【用法用量】煎服，6～10g。

【使用注意】阴虚火旺者忌用。

【现代研究】主含淫羊藿苷，宝藿苷Ⅰ、Ⅱ，淫羊藿次苷Ⅰ、Ⅱ，大花淫羊藿苷A，鼠李糖基淫羊藿次苷Ⅱ，金丝桃苷等。《中国药典》规定：按干燥品计算，含宝藿苷Ⅰ（$C_{27}H_{30}O_{10}$）不得少于0.030%，含朝藿定A（$C_{39}H_{50}O_{20}$）、朝藿定B（$C_{38}H_{48}O_{19}$）、朝藿定C（$C_{39}H_{50}O_{19}$）和淫羊藿苷（$C_{33}H_{40}O_{15}$）的总量，朝鲜淫羊藿不得少于0.40%，淫羊藿、柔毛淫羊藿、箭叶淫羊藿均不得少于1.2%。本品有性激素样作用，能调节骨代谢、调节免疫，有抗疲劳、抗心肌缺血、抗动脉粥样硬化、抗肿瘤、抗老年痴呆、延缓衰老、抗炎、抗血栓等作用。

巴戟天（Bājǐtiān）

首载于《神农本草经》。为茜草科植物巴戟天 *Morinda officinalis* How 的干燥根（见彩图137）。主产于广东、广西、福建等地。全年均可采挖。

【处方用名】巴戟天、巴戟、巴戟肉、盐巴戟天、制巴戟天。

【主要药性】甘、辛，微温。归肾、肝经。

【基本功效】补肾阳，强筋骨，祛风湿。

【临床应用】

1. 肾阳虚证　本品甘温，"功专温补元阳"（《本草撮要》），"扶男子阳绝不兴而子嗣难成，启女子阴器不举而胎孕少育"（《本草汇言》）。若治肾阳不足，命门火衰而致的神疲不振，阳痿不举或早泄等，常与淫羊藿、肉苁蓉等同用，如巴戟口服液（《部颁标准》）。治下元虚冷，宫寒不孕，月经不调，少腹冷痛等，常与肉桂、吴茱萸、高良姜等同用，如巴戟丸（《太平惠民和剂局方》）。

2. 风湿痹痛，筋骨痿软　本品甘温能补，辛温能散，能补肾阳，强筋骨，祛风除湿。且"补而不滞，宣而不燥，故凡一切风寒湿痹于下焦腰膝诸证，皆可治之"（《本草便读》）。尤宜于肾阳不足，兼有风湿痹痛，筋骨酸软，肢体拘挛等。常与杜仲、肉苁蓉、菟丝子等配伍，如金刚丸（《张氏医通》）。

【用法用量】煎服，3～10g。

【使用注意】阴虚火旺或有湿热者忌用。

【现代研究】主含甲基异茜草素、大黄素甲醚、水晶兰苷、四乙酰车叶草苷、耐斯糖等。《中国药典》规定：含耐斯糖（$C_{24}H_{42}O_{21}$）不得少于2.0%。本品有性激素样作用，并能增强免疫、抗疲劳、耐缺氧、抗衰老、抗抑郁、抗炎、镇痛、抗骨质疏松、抗肿瘤等。

仙茅（Xiānmáo）

首载于《雷公炮炙论》。为石蒜科植物仙茅 *Curculigo orchioides* Gaertn. 的干燥根茎。产于四川、云南、贵州等地。秋、冬二季采挖。

【处方用名】仙茅、制仙茅。

【主要药性】辛，热；有毒。归肾、肝、脾经。

【基本功效】补肾阳，强筋骨，祛寒湿。

【临床应用】

1. 肾阳虚证　本品性热，主入肾经。善"补命门，助阳道，其力颇雄"（《本草便读》）。适用于肾阳不足，命门火衰之阳痿精冷，多尿或不禁等，常与鹿茸、淫羊藿、巴戟天等同用，如仙茸壮阳精（《部颁标准》）。

2. 腰膝冷痹，筋骨痿软　本品辛散燥烈，既能补肝肾，强筋骨，又能祛寒湿，暖腰膝，"与巴戟天、仙灵脾相类，而猛烈又过之"（《本草正义》）。凡"冷痹不行，糜不服之有效"（《本草求真》）。治肾阳不足，寒湿入侵之腰膝冷痛、筋骨痿软等，可单用浸酒服，或与狗脊、羌活、防风等同用，如草还丹（《博济方》）。

此外，本品善补命门之火以温煦脾土，可用于脾肾阳虚之脘腹冷痛、泄泻不止等，常与补骨脂、益智仁等配伍。

【用法用量】煎服，3～10g。

【使用注意】本品燥热有毒，不宜大量久服。阴虚火旺者忌服。

【现代研究】主含仙茅苷、仙茅皂苷 A～M，仙茅素 A、B、C 等。《中国药典》规定：含仙茅苷（$C_{22}H_{26}O_{11}$）不得少于 0.10%，饮片不得少于 0.080%。本品有性激素样作用，并能增强免疫功能、抗缺氧、抗炎、镇痛、保肝、抗骨质疏松等。

杜仲（Dùzhòng）

首载于《神农本草经》。为杜仲科植物杜仲 *Eucommia ulmoides* Oliv. 的干燥树皮（见彩图138）。产于陕西、四川、云南等地。4～6月剥取。

【处方用名】杜仲、盐杜仲、炙杜仲。

【主要药性】甘、温。归肝、肾经。

【基本功效】补肝肾，强筋骨，安胎。

【临床应用】

1. 肝肾亏虚证　本品甘温，"补肝益肾，诚为要剂"（《本草汇言》）。"补肾则精充而骨髓坚强，益肝则筋健而屈伸利"（《本草通玄》）。故能强筋健骨，适用于肝肾亏虚之腰膝酸痛、筋骨无力、起坐不利等。可单用浸酒服，或与杜仲叶为伍，如杜仲冲剂（《部颁标准》）。

2. 胎漏，胎动不安　本品甘温，能补肝肾，固冲任，"因其气温，故暖子宫；因其性固，故安胎气"（《本草正》）。适用于肝肾不足，冲任不固之妊娠下血、胎动不安等，可单用为末，煮枣肉为丸服，如杜仲丸（《圣济总录》）；或与白术、菟丝子、续断等同用，如千金保孕丸（《部颁标准》）。

此外，本品尚能补肾平肝，用于肾虚肝旺之头晕目眩，常与钩藤为伍，如杜仲降压片（《部颁标准》)。

【用法用量】煎服，6～10g。

【使用注意】阴虚火旺者慎用。

【典型案例】杜仲补肝肾强筋骨案。一人新娶，后得脚软病，且痛甚。医作脚气治不效。路铃孙琳诊之。用杜仲一味，寸断片折，每以一两，用半酒半水一大盏煎服，三日能行，又三日痊愈。琳曰：此乃肾虚，非脚气也。杜仲能治腰膝病，以酒行之，则为效容易矣（《本草纲目》）。

【现代研究】主含松脂醇二葡萄糖苷、杜仲树脂醇双吡喃葡萄苷、京尼平、京尼平苷等。《中国药典》规定：含松脂醇二葡萄糖苷（$C_{32}H_{42}O_{16}$）不得少于0.10%。本品有降血压、增强免疫、促进骨细胞增殖、延缓衰老、降血脂、降血糖、抗疲劳、镇痛、镇静、抗炎等作用。

附：杜仲叶

为杜仲的干燥叶。微辛，温；归肝、肾经。功能补肝肾，强筋骨。用于肝肾不足，头晕目眩，腰膝酸痛，筋骨痿软。煎服，10～15g。

续断（Xùduàn）

首载于《神农本草经》。为川续断科植物川续断 *Dipsacus asper* Wall.ex Henry 的干燥根。主产于四川、湖北等地。秋季采挖。

【处方用名】续断、川续断、盐续断、酒续断。

【主要药性】苦、辛，微温。归肝、肾经。

【基本功效】补肝肾，强筋骨，续折伤，止崩漏。

【临床应用】

1. 肝肾亏虚证 本品能补益肝肾，"宣行血脉，通利关节。凡经络筋骨血脉诸病，无不主之。而通痹起痿，尤有特长"（《本草正义》）。适用于肝肾不足，腰背酸痛、足膝痿软、关节痹痛等，常与杜仲、牛膝、补骨脂等同用，如续断丸（《扶寿精方》）。

2. 跌仆损伤，筋伤骨折 本品辛散温通，能"续筋骨，调血脉，专疗跌仆折损"（《本草蒙筌》）。"大抵所断之血脉非此不续，所伤之筋骨非此不养"（《本草汇言》）。"凡跌仆折伤痛肿，暨筋骨曲节血气滞之处，服此即能消散"（《本草求真》）。适用于跌打损伤，瘀血肿痛，筋骨折伤等，常与土鳖虫、自然铜、骨碎补等同用，如接骨丸（《部颁标准》）。

3. 胎漏，胎动不安 本品能补益肝肾，调理冲任，且"补而不滞，行而不泄"（《本草分经》），有固经安胎之效。适用于肝肾不足，冲任不固所致的滑胎、及胎漏下血，胎动不安。常与桑寄生、菟丝子、阿胶等为伍，如寿胎丸（《医学衷中参西录》）。

【用法用量】煎服，9～15g。酒续断多用于风湿痹痛，跌仆损伤，伤筋骨折。盐续断多用于腰膝酸软。

【现代研究】主含常春藤苷、川续断皂苷Ⅵ、喜树次碱、川续断碱、熊果酸、番木鳖苷、常春藤皂苷元等，另含黄酮类、甾醇及多糖。《中国药典》规定：含川续断皂苷Ⅵ（$C_{47}H_{76}O_{18}$）不得少于2.0%，饮片、酒续断、盐续断均不得少于1.5%。本品有促进组织再生、促进骨损伤愈合、抗骨质疏松、延缓衰老、抗氧化、促进子宫发育、抗炎、镇痛等作用。

肉苁蓉（Ròucōngróng）

首载于《神农本草经》。为列当科植物肉苁蓉 *Cistanche deserticola* Y. C. Ma 或管花肉苁蓉 *Cistanche tubulosa*（Schrenk）Wight 的带鳞叶的肉质茎（见彩图 139）。产于内蒙古、甘肃、青海等地。春季苗刚出土或秋季冻土之前采收。

【处方用名】肉苁蓉、淡大芸、肉苁蓉片、酒苁蓉。

【主要药性】甘、咸，温。归肾、大肠经。

【基本功效】补肾阳，益精血，润肠通便。

【临床应用】

1. 肾阳不足，精血亏虚证　本品甘温质润，入肾经。能补肾阳，益精血，起阳痿，暖腰膝。且温而不燥，补而不腻，滑而不泄，为"平补之剂"（《本草汇言》）。适用于肾阳亏虚、精血不足所致的腰膝酸软、精神萎靡、畏寒怕冷、阳痿遗精等，可与淫羊藿、熟地黄、鹿角胶等同用，如添精补肾膏（《中国药典》）。

2. 肠燥便秘　本品性温质润，"善滑大肠而下结粪"（《玉楸药解》），"通腑而不伤津液"（《本草正义》）。适用于老人肾虚肠燥、产后血虚、病后津液不足之便秘，可单用大剂量煎服，或与当归、何首乌、蜂蜜等同用。

【用法用量】煎服，6 ～ 10g。

【使用注意】阴虚火旺及便溏泄泻者忌服。肠胃实热、热结便秘者不宜用。

【现代研究】主含松果菊苷，毛蕊花糖苷，肉苁蓉苷 A、B、C、H，甜菜碱等。《中国药典》规定：含果菊苷（$C_{35}H_{46}O_{20}$）和毛蕊花糖苷（$C_{29}H_{36}O_{15}$）的总量不得少于 0.30%。管花肉苁蓉含果菊苷（$C_{35}H_{46}O_{20}$）和毛蕊花糖苷（$C_{29}H_{36}O_{15}$）的总量不得少于 1.5%。本品有性激素样作用，并能调节胃肠功能、增强免疫、抗衰老、抗疲劳、抗老年痴呆等。

锁阳（Suǒyáng）

首载于《本草衍义补遗》。为锁阳科植物锁阳 *Cynomorium songaricum* Rupr. 的干燥肉质茎（见彩图 140）。产于内蒙古、甘肃、青海等地。春季采挖。

【处方用名】锁阳。

【主要药性】甘，温。归肝、肾、大肠经。

【基本功效】补肾阳，益精血，润肠通便。

【临床应用】

1. 肾阳不足，精血亏虚证　本品甘温质润，入肾经。能补肾阳，益精血，功用与肉苁蓉相似。而偏于补阳，"最助阳事"（《玉楸药解》）。若治肾虚阳痿，可与淫羊藿、肉苁蓉、枸杞子等同用。治肾阳不足所致的腰膝酸软、头晕耳鸣、遗精早泄等，常与巴戟天、补骨脂、菟丝子等同用，如锁阳固精丸（《中国药典》）。

2. 肠燥便秘　本品性温质润，能"润燥滑肠"（《本草分经》），善"治虚而大便燥结"（《本草集要》），对老人肾阳不足，精血亏虚者尤宜，常与肉苁蓉、火麻仁、当归等同用。

【用法用量】煎服，5 ～ 10g。

【使用注意】阴虚阳旺、脾虚泄泻、实热便秘者不宜使用。

【现代研究】 主含锁阳萜、乙酰熊果酸、熊果酸等，另含黄酮、氨基酸等。本品有增强免疫、抗衰老、抗疲劳、抗氧化、促进性成熟、降压等作用。

补骨脂（Bǔgǔzhī）

首载于《雷公炮炙论》。为豆科植物补骨脂 *Psoralea corylifolia* L. 的干燥成熟果实（见彩图141）。产于河南、四川、陕西等地。秋季果实成熟时采收。

【处方用名】 补骨脂、炒补骨脂、盐补骨脂、炙补骨脂。

【主要药性】 辛、苦，温。归肾、脾经。

【基本功效】 温肾助阳，纳气平喘，温脾止泻；外用消风祛斑。

【临床应用】

1. 肾阳虚证　本品性温，入肾经。"能固下元，暖水脏"（《本草正》），有温肾助阳之功。如治肾虚阳痿，常与淫羊藿、鹿角胶等同用。治肾气虚冷，遗精尿频等，可与小茴香为伍，如补骨脂散（《圣济总录》）。治肾虚腰膝疼痛无力等，可与杜仲、胡桃肉、牛膝等同用。

2. 肾虚作喘　本品既能补肾助阳，又"能纳气归肾"（《本草分经》）。适用于肾阳虚衰，肾不纳气之虚喘，常与附子、肉桂、熟地黄等同用，如固肾定喘丸（《中国药典》）。

3. 五更泄泻　本品入脾、肾二经，能"温暖水土"（《玉楸药解》）。凡"肾中命门之火寒，是脾气不固，至五更痛泻者，必须用补骨脂"（《本草新编》）。适用于脾肾阳虚，久泻不止，或五更泄泻，常与吴茱萸、肉豆蔻、五味子配伍，如四神丸（《证治准绳》）。

此外，本品外用能消风祛斑，用于白癜风、斑秃等。

【用法用量】 煎服，6～10g。外用20%～30%酊剂涂患处。

【使用注意】 本品温燥，能伤阴助火，故阴虚火旺及大便秘结者忌服。

【现代研究】 主含补骨脂素、异补骨脂素等，尚含补骨脂多糖、氨基酸等。《中国药典》规定：含有补骨脂素（$C_{11}H_6O_3$）和异补骨脂素（$C_{11}H_6O_3$）的总量不得少于0.70%。本品有性激素样作用，能促进成骨细胞增殖、调节免疫、调节内分泌、抗氧化、延缓衰老、平喘、抗急性心肌缺血、扩张冠状动脉等。

益智（Yìzhì）

首载于《本草拾遗》。为姜科植物益智 *Alpinia oxyphylla* Miq. 的干燥成熟果实（见彩图142）。产于海南、广东、广西等地。夏、秋间果实由绿变红时采收。

【处方用名】 益智、益智仁、盐益智仁。

【主要药性】 辛，温。归肾、脾经。

【基本功效】 暖肾固精缩尿，温脾止泻摄唾。

【临床应用】

1. 肾气不固证　本品性温入肾，能补肾助阳；性兼收涩，能固精缩尿，"理小便之频数，调遗精之虚滑"（《本草易读》），有标本兼顾之效。如治肾气不固之遗精滑泄，可与金樱子、芡实等同用。治下元虚冷，膀胱气化失司之小便频数、遗尿不止等，可与乌药、山药同用，如缩泉丸（《魏氏家藏方》）。治下焦虚寒之小便频数，混浊不清，白如米泔，凝如膏糊等，可与萆薢、乌药、石菖蒲同用，如萆薢分清饮（《杨氏家藏方》）。

2. 脾胃寒证 本品性温而涩，能温中焦之寒凝，止虚泻，摄涎唾。如治脾胃虚寒所致的脘腹冷痛、呕吐泄泻等，常与干姜、白术等配伍。治脾阳不振，摄纳失职，水液上溢之口多涎唾或小儿流涎不禁，常与党参、白术、陈皮等配伍。

【用法用量】煎服，3～10g。

【使用注意】阴虚火旺及大便秘结者忌用。

【现代研究】主含挥发油，尚含维生素、氨基酸、胡萝卜苷、糖类、蛋白质等。《中国药典》规定：含挥发油不得少于 1.0%（mL/g）。本品有延缓衰老、强心、抗利尿、抗过敏、镇静、镇痛、抗疲劳、提高记忆、性激素样作用等。

菟丝子（Tùsīzǐ）

首载于《神农本草经》。为旋花科植物南方菟丝子 *Cuscuta australis* R. Br. 或菟丝子 *Cuscuta chinensis* Lam. 的干燥成熟种子。我国大部分地区均产。秋季果实成熟时采收。

【处方用名】菟丝子、盐菟丝子、炙菟丝子。

【主要药性】辛、甘，平。归肝、肾、脾经。

【基本功效】补益肝肾，固精缩尿，安胎，明目，止泻；外用消风祛斑。

【临床应用】

1. 肾气不固证 本品甘平，主入肾经。"补而不峻，温而不燥"（《本草汇言》）。既能补肾阳，又能益肾精，"为肾虚平补良药"（《药性切用》），兼能固精，缩尿，止带。若治肾虚精亏所致的阳痿遗精，常与枸杞子、覆盆子、五味子等同用，如五子衍宗丸（《丹溪心法》）。治小便过多或失禁，可与茯苓、石莲子同用，如菟丝子丸（《世医得效方》）。治肾虚不固之遗精、带下、尿浊，常与茯苓、石莲子为伍，如茯菟丸（《太平惠民和剂局方》）。

2. 胎漏，胎动不安 本品能补益肝肾而安胎，治疗肝肾不足，胎元不固之胎动不安，常与桑寄生、续断、阿胶等配伍，如寿胎丸（《医学衷中参西录》）。

3. 目暗耳鸣 本品入肝、肾经，能益肾养肝，善能明目。适宜于肝肾不足所致的目暗耳鸣、眼睛干涩不舒、视物模糊等，常与熟地黄、枸杞子、黄精等同用，如障眼明片（《中国药典》）。

4. 脾肾虚泻 本品能补肾益脾而止泻，治疗脾肾两虚之便溏泄泻，常与山药、茯苓、莲子同用。

此外，本品外用能消风祛斑，用于白癜风，可单用浸酒外涂。

【用法用量】煎服，6～12g。外用适量。

【使用注意】本品为平补之药，但偏补阳，故阴虚火旺，大便燥结、小便短赤者不宜使用。

【现代研究】主含金丝桃苷、菟丝子苷、绿原酸等，另含钙、钾、磷等多种微量元素及氨基酸。《中国药典》规定：含金丝桃苷（$C_{21}H_{20}NO_{12}$）不得少于 0.10%。本品有性激素样作用，能促进造血功能、增强免疫、抗氧化、延缓衰老、抗骨质疏松、保肝、增加冠脉血流量、改善动脉硬化、降血脂、软化血管、降血压等。

沙苑子（Shāyuànzǐ）

首载于《本草衍义》。为豆科植物扁茎黄芪 *Astragalus complanatus* R. Br. 的干燥成熟种子（见彩图 143）。主产于陕西、河北。秋末冬初果实成熟尚未开裂时采收。

【处方用名】沙苑子、盐沙苑子、沙苑蒺藜、潼蒺藜。

【主要药性】甘，温。归肝、肾经。

【基本功效】补肾助阳，固精缩尿，养肝明目。

【临床应用】

1. 肾虚证　本品甘温不燥，为"和平柔润之剂"（《本草汇言》）。主入肾经，能补肾助阳，兼能收涩。适用于肾虚腰痛、阳痿遗精，遗尿尿频，白浊带下等。因其最能固精，"为泄精虚劳要药"（《本经逢原》），故尤宜于肾虚精关不固之遗精滑泄等，可单用，如沙苑子颗粒（《部颁标准》）；或与龙骨、牡蛎、芡实等同用，如金锁固精丸（《医方集解》）。

2. 目暗昏花，头晕目眩　本品补益肝肾，益精养肝而明目，治疗肝肾不足，目失所养之目暗不明，视物模糊，以及头晕目眩等，可单用，或与枸杞子、菟丝子、菊花等同用。

【用法用量】煎服，9～15g。

【使用注意】本品为温补固涩之品，阴虚火旺及小便不利者忌用。

【现代研究】主含沙苑子苷、金丝桃苷、绿原酸、氨基酸、多种微量元素等。《中国药典》规定：含沙苑子苷（$C_{28}H_{32}O_{16}$）不得少于0.050%。本品有抗炎、镇痛、降压、降脂、抗肝损伤、延缓衰老、增强免疫、抗肿瘤、性激素样作用等。

蛤蚧（Géjiè）

首载于《雷公炮炙论》。为壁虎科动物蛤蚧 *Gekko gecko* Linnaeus 的干燥体。主产于广西、广东。全年均可捕捉。

【处方用名】蛤蚧、酒蛤蚧。

【主要药性】咸，平。归肺、肾经。

【基本功效】补肺益肾，纳气定喘，助阳益精。

【临床应用】

1. 肺肾两虚之喘咳　本品主入肺、肾二经，长于"补肺气，益精血，定喘止咳"（《本草纲目》），使"肺肾皆得所养而劳热咳嗽自除"（《本草经疏》），为纳气平喘之良药。"故肺虚咳嗽，肾虚喘逆者，皆可用之"（《本草便读》）。若治肺肾两虚，肾不纳气之虚喘气促、精神倦怠等，常与人参、黄芪为伍，如参芪蛤蚧补浆（《部颁标准》）。治气阴两虚所致的久咳气喘、体弱痰多等，常与黄芪、麦冬、麻黄等同用，如如意定喘片（《部颁标准》）。

2. 阳痿，遗精　本品入肾经，既助肾阳，又益精血。对肾阳不足，肾精亏虚所致的阳痿、遗精等，有助阳起痿，固本止遗之效。可单用浸酒服，或与金樱子、淫羊藿、山茱萸等同用，如金蛤片（《部颁标准》）。

【用法用量】多入丸散或酒剂，3～6g。

【现代研究】主含溶血磷脂酰胆碱、月桂酸、油酸、亚麻酸等。本品有平喘、抗炎、增强免疫、抗肿瘤、性激素样作用等。

核桃仁（Hétáorén）

首载于《神农本草经》。为胡桃科植物胡桃 *Juglans regia* L. 的成熟种子。产于陕西、山西、河北等地。秋季果实成熟时采收。

【处方用名】核桃仁、炒核桃仁、胡桃肉。

【主要药性】甘，温。归肾、肺、大肠经。

【基本功效】补肾，温肺，润肠。

【临床应用】

1. 肾虚腰痛，阳痿遗精 本品甘温，"最能补肾"（《医学衷中参西录》）。能补肾温阳，强健腰膝，兼能固精缩尿。若治肾虚腰痛，可与补骨脂、杜仲同用，如胡桃汤（《景岳全书》）。治疗阳痿遗精，常配伍益智、菟丝子等。

2. 虚寒喘嗽 本品能温补肺肾，"止嗽定喘"（《玉楸药解》）。适用于肺肾两虚，气不摄纳之虚寒喘嗽，常与生姜、杏仁为伍，如三生丸（《儒门事亲》）。

3. 肠燥便秘 本品甘润，富含油脂，能"润大肠"（《医林纂要》），通燥结，适用于老人、病后及产后肠燥津亏之便秘。可单用，或与肉苁蓉、当归、火麻仁等同用。

【用法用量】煎服，6～9g。

【使用注意】本品性温滑润，故阴虚火旺，痰热咳喘及大便稀溏者慎用。

【现代研究】主含脂肪油，尚含氨基酸及多糖等。本品有抗氧化、抗衰老、抗菌、抗肿瘤、改善记忆等作用。

冬虫夏草（Dōngchóngxiàcǎo）

首载于《本草从新》。为麦角菌科真菌冬虫夏草菌 *Cordyceps sinensis*（BerK.）Sacc. 寄生在蝙蝠蛾科昆虫幼虫上的子座及幼虫尸体的干燥复合体（见彩图144）。产于四川、青海、西藏等地。夏初子座出土、孢子未发散时挖取。

【处方用名】冬虫夏草、虫草。

【主要药性】甘，平。归肺、肾经。

【基本功效】补肾益肺，止血化痰。

【临床应用】

1. 肾虚精亏证 本品味甘，性平偏温。能补肾益精，助阳起痿。适宜于肾阳不足，精血亏虚所致的腰膝酸痛，阳痿遗精，不孕不育等，可单用，或与人参、鹿角胶、补骨脂等同用，如温肾全鹿丸（《部颁标准》）。

2. 肺肾两虚之喘咳 本品甘平，能"保肺益肾，止血化痰，已劳嗽"（《本草从新》），为平补肺肾之品。若治肺肾两虚之久咳虚喘，可单用，如至灵胶囊（《部颁标准》）；或与核桃仁、蛤蚧、人参等同用。治肺痨咳嗽、咯痰咯血等，可与百部、百合、白及等同用，如利肺片（《部颁标准》）。

此外，本品"温和平补之性"（《重庆堂随笔》），对于病后体虚不复，自汗畏寒，头晕乏力等，可与鸡、猪肉等炖服，有补虚扶弱，促进机体功能恢复之效。

【用法用量】煎服，3～9g。

【典型案例】冬虫夏草补肾益肺案。某男患怯汗大泄，虽盛暑处密室帐中，犹畏风甚，病三年，医药不效，症在不起，适有戚自川归，遗以夏草冬虫三斤，逐日和荤蔬作肴炖食，渐至愈。因信此物保肺气，实腠理，确有征验，用之皆效（《本草纲目拾遗》）。

【现代研究】主含腺苷、腺嘌呤核苷、麦角甾醇，尚含蛋白质、氨基酸、脂肪酸、多糖等。《中国药典》规定：含腺苷（$C_{10}H_{13}N_5O_4$）不得少于0.010%。本品有祛痰、平喘、抗炎、抗菌、抗病毒、调节免疫、抗肝肾损伤、抗肿瘤、提高记忆、抗疲劳、抗心肌缺血、降压、降糖、降脂、性激素样作用等。

胡芦巴（Húlúbā）

首载于《嘉祐本草》。为豆科植物胡芦巴 *Trigonella foenum-graecum* L. 的干燥成熟种子（见彩图 145）。产于河南、四川、安徽等地。夏季果实成熟时采收。

【**处方用名**】胡芦巴、盐胡芦巴。

【**主要药性**】苦，温。归肾经。

【**基本功效**】温肾助阳，祛寒止痛。

【**临床应用**】

1. 下焦寒凝痛证　本品性温，主入肾经。长于暖下元，散寒凝，止冷痛。为"温养下焦，疏泄寒气之药"（《本草正义》）。适用于肾阳亏虚，寒从内生之胁腹疼痛，常与附子、硫黄同用，如胡芦巴丸（《圣济总录》）。治寒疝腹痛，痛引睾丸等，常与吴茱萸、川楝子、巴戟天等配伍，如胡芦巴丸（《太平惠民和剂局方》）。

2. 寒湿脚气　本品苦温，能温肾助阳，祛寒逐湿。适用于寒湿脚气，腿膝疼痛、行步无力等，常与木瓜、补骨脂同用，如胡芦巴丸（《杨氏家藏方》）。

【**用法用量**】煎服，5～10g。

【**使用注意**】阴虚火旺者忌用。

【**现代研究**】主含胡芦巴碱、牡荆素、异牡荆素等。《中国药典》规定：含胡芦巴碱（$C_7H_7NO_2$）不得少于 0.45%。本品有降糖、降脂、抗肝损伤、抗生育、抗肿瘤等作用。

韭菜子（Jiǔcàizǐ）

首载于《名医别录》。为百合科植物韭菜 *Allium tuberosum* Rottl. 的干燥成熟种子。全国各地均产。秋季果实成熟时采收。

【**处方用名**】韭菜子、韭子、盐韭菜子。

【**主要药性**】辛、甘，温。归肝、肾经。

【**基本功效**】温补肝肾，壮阳固精。

【**临床应用**】

1. 阳痿遗精，遗尿尿频，白浊带下　本品甘温，补而兼涩。能补肾壮阳，固精止遗，缩尿止带，可用于肾气不固诸证。如治肾虚阳痿遗精、遗尿尿频，可与补骨脂、益智、龙骨等同用。治疗肾阳不足，带脉失约之白浊带下，可与白果、茯苓、糯米等同用。

2. 腰膝酸痛　本品甘温，能"补肝肾，暖腰膝"（《滇南本草》），适用于肝肾不足之腰膝酸痛，筋骨无力等，常与枸杞子、牛膝、杜仲等同用。

【**用法用量**】煎服，3～9g。

【**使用注意**】阴虚火旺者忌用。

【**现代研究**】主含生物碱、蛋白质、维生素、硫化物、黄酮类等。本品能增强免疫，有雄激素样作用等。

阳起石（Yángqǐshí）

首载于《神农本草经》。为硅酸盐类矿物焦闪石族透闪石。主含含水硅酸钙。产于湖北、河南、山西等地。全年均可采挖。

【处方用名】阳起石、煅阳起石。

【主要药性】咸，微温。归肾经。

【基本功效】温肾壮阳。

【临床应用】

肾虚阳痿，宫寒不孕　本品性温，能壮阳起痿，暖宫助孕。若治肾阳不足，阳痿早泄，腰腿酸痛等，可与鹿茸、海螵蛸、黄芪等同用，如强龙益肾胶囊（《部颁标准》）。治宫冷不孕，少腹冷痛等，可与吴茱萸、牛膝、干姜等配伍，如阳起石丸（《太平惠民和剂局方》）。

【用法用量】多入丸剂服，4.5～9g。

【使用注意】阴虚火旺者忌用。

【现代研究】主含碱式硅酸镁钙［$Ca_2Mg_5(Si_4O_{11})_2(OH)_2$］，并含有少量铁、镁、铝、钛、锰等。本品能改善性功能。

紫石英（Zǐshíyīng）

首载于《神农本草经》。为氟化物类矿物萤石族萤石。主含氟化钙。产于浙江、甘肃、陕西等地。全年均可采挖。

【处方用名】紫石英、煅紫石英。

【主要药性】甘，温。归肾、心、肺经。

【基本功效】温肾暖宫，镇心安神，温肺平喘。

【临床应用】

1.肾阳亏虚，宫冷不孕　本品甘温，长于温肾助阳，散寒暖宫，"为女子暖子宫之要药"（《本草经疏》），"血海虚寒不孕者宜之"（《本草纲目》）。适宜于妇女胞宫虚寒，久不受孕，或受孕多小产者，常与熟地黄、川芎、香附等同用。

2.心神不宁证　本品质重入心。"惊悸属心虚，得镇坠之力而心气有以镇摄"（《本草经疏》），故有镇心安神之功。适用于心神不宁，惊悸不安，失眠多梦等，可单用，如紫石英汤（《圣惠方》）；或与茯神、酸枣仁、柏子仁等同用。

3.肺寒咳喘　本品性温，入肺经。能温肺寒，止喘嗽，用于肺寒咳逆上气，可单用火煅醋淬为末，花椒泡汤服下。

【用法用量】煎服，9～15g，先煎。

【现代研究】主含氟化钙。《中国药典》规定：含氟化钙（CaF_2）不得少于85.0%，醋煅紫石英不得少于80.0%。本品有兴奋中枢神经、促进卵巢分泌等作用。

海狗肾（Hǎigǒushèn）

首载于《本草图经》。为海狮科动物海狗 *Callorhinus ursins* Linnaeus 及海豹科动物多种海豹的雄性外生殖器。海狗主要分布北太平洋，海豹分布于我国渤海沿岸海域。春季捕捉雄兽，割取阴茎和睾丸。

【处方用名】海狗肾、腽肭脐。

【主要药性】咸，热。归肾经。

【基本功效】暖肾壮阳，益精补髓。

【临床应用】

1. 肾阳虚证 本品性热味咸，入肾经，为血肉有情之品。有补肾壮阳，益精补髓之功。若治肾阳不足之阳痿早泄、精冷不育，腰膝痿弱等，可与肉苁蓉泡酒饮。

2. 心腹疼痛 本品性热，能温散寒凝而止痛。适用于下元久冷，心腹寒凝疼痛不止，常与吴茱萸、甘松、高良姜等同用，如腽肭脐散（《圣济总录》）。

【用法用量】煎服，3 ～ 9g。或研末，或浸酒。

【使用注意】阴虚火旺及骨蒸劳嗽等忌用。

【现代研究】主含雄性激素、蛋白质、脂肪等。本品有雄性激素样作用。

附：黄狗肾

为犬科动物黄狗 *Canis familiaris* L. 的阴茎和睾丸。咸，温；归肾经。功能暖肾壮阳，益精补髓。用于阳痿早泄，精冷不育，腰膝痿弱，心腹疼痛。煎服，10 ～ 15g；研末服，2 ～ 6g。

紫河车（Zǐhéchē）

首载于《本草拾遗》。为健康产妇的胎盘。

【处方用名】紫河车、胎盘。

【主要药性】甘、咸，温。归肺、肝、肾经。

【基本功效】温肾补精，益气养血。

【临床应用】

1. 虚劳 本品甘温，为血肉有情之品。能温肾补精，益气养血，作用平和，为平补气血阴阳之品。"治一切虚劳损极，大有奇效"（《本草分经》）。"凡精血不足之证，用此精血所化之物，而补精血所亏之地，则精血完足而诸虚之证自除矣。设男子精气虚寒，子嗣难成，女人血气有亏，胎孕不遇，以此修制服之，则精血充足，自能有子矣"（《本草汇言》）。单用即可，但须久服方能奏效。

2. 肺肾两虚之咳喘 本品既能补益肺气，又能温肾纳气。适用于肺肾两亏，虚劳咳嗽，骨蒸潮热等，常与熟地黄、天冬、麦冬等同用，如河车大造丸（《中国药典》）。因其药力和缓，也可作预防用药，平素单用久服，能扶正固本，防止发作。

3. 气血不足诸证 本品能补益气血，用于面色萎黄，食少气短，体倦乏力及产后乳汁缺少等，可单用，或与党参、黄芪、当归等同用。

【用法用量】研末吞服，2 ～ 3g。

【现代研究】主含蛋白质、氨基酸、多种激素、酶、抗体、干扰素、细胞生成素、多糖等。本品有增强免疫功能、抗癌、抗过敏、延缓衰老作用，能促进乳腺、子宫、阴道、卵巢、睾丸的发育等。

海马（Hǎimǎ）

首载于《本草拾遗》。为海龙科动物线纹海马 *Hippocampus kelloggi* Jordan et Snyder、刺海马 *Hippocampus histrix* Kaup、大海马 *Hippocampus kuda* Bleeker、三斑海马 *Hippocampus trimaculatus* Leach 或小海马（海蛆）*Hippocampus japonicus* Kaup 的干燥体（见彩图 146）。主产于广东、福建、台湾等沿海地区。夏、秋二季捕捞。

【处方用名】海马。

【主要药性】甘、咸，温。归肝、肾经。

【基本功效】温肾壮阳，散结消肿。

【临床应用】

1. 肾阳虚证　本品甘温，主入肾经。能"暖水脏，壮阳道"（《本草分经》）。适用于肾阳虚衰之阳痿不举、遗尿尿频等。前者可单味研末服，或与海狗肾、驴肾、鹿肾等同用，如海马三肾丸（《部颁标准》）；后者可与鱼鳔胶、枸杞子、红枣同用。若治肾阳不足，摄纳无权之虚喘，常与蛤蚧、胡桃肉、人参等同用。

2. 血瘀证　本品能"调气和血"（《本草品汇精要》），"破癥块，消疔肿，平痈疽"（《玉楸药解》），有散结消肿之效。若治癥瘕积聚，可与大黄、青皮等同用。治跌仆损伤，瘀血肿痛，可与三七、川芎、红花等同用，如海马舒活膏（《部颁标准》）。治痈肿疔疮，可与朱砂、穿山甲、雄黄等同用，如海马拔毒散（《急救仙方》）。

【用法用量】煎服，3 ～ 9g。外用适量，研末撒敷患处。

【使用注意】阴虚火旺者忌用。

【现代研究】主含蛋白质，尚含甾体、氨基酸、脂肪酸及微量元素等。本品有性激素样作用，能调节免疫、抗血栓、抗脑损伤，以及增加子宫、卵巢重量，提高抗应激能力等。

哈蟆油（Hámayóu）

首载于《神农本草经》。为蛙科动物中国林蛙 *Rana temporaria chensinensis* David 雌蛙的输卵管。产于黑龙江、吉林、辽宁等地。秋季捕捉采取。

【处方用名】蛤蟆油、哈士蟆油。

【主要药性】甘、咸，平。归肺、肾经。

【基本功效】补肾益精，养阴润肺。

【临床应用】

1. 病后体虚　本品性味甘平，入肾经。能补肾益精，作用和缓。适用于病后体虚，神疲乏力，心悸失眠，盗汗等，可单用炖服。

2. 劳嗽咯血　本品能补益肺肾，养阴润燥。适用于肺肾阴伤之劳嗽咯血，可与白木耳、白糖同用，加水煎服。

【用法用量】炖服，5 ～ 15g，或作丸散。

【现代研究】主含睾酮、黄体酮、雌二醇、色氨酸、赖氨酸、蛋氨酸、亮氨酸、维生素 A、维生素 E 等。本品有促进性成熟、增强免疫力、增强应激能力、抗疲劳、抗衰老等作用。

第三节 补血药

本节药物多为甘温或甘平，质地滋润，主入心肝血分。功能补血，主治血虚证。血主濡之。血虚则不能濡养脏腑、经络、组织，症见面色淡白或萎黄，唇爪甲色淡，头晕目眩，心悸不寐，手足发麻，妇女月经量少，色淡，愆期或闭经等。

因"有形之血不能自生，生于无形之气"（《医方考》），故运用补血药时常配伍补气药同用。本类药物多滋腻黏滞碍胃，故脾虚湿阻，气滞食少者慎用。必要时，可配伍化湿行气消食药，以助运化。

当归（Dāngguī）

首载于《神农本草经》。为伞形科植物当归 *Angelica sinensis*（Oliv.）Diels 的干燥根（见彩图147）。主产于甘肃。秋末采挖。

【处方用名】当归、全当归、酒当归、秦当归、西当归。

【主要药性】甘、辛，温。归肝、心、脾经。

【基本功效】补血活血，调经止痛，润肠通便。

【临床应用】

1.血虚证 本品味甘质润，入心肝经，功擅补血，"为养血之要品"（《神农本草经百种录》）。适用于心肝血虚之头晕心悸、面色无华等，每与熟地黄、白芍、川芎配伍，即四物汤（《太平惠民和剂局方》）。若治气血两虚之证，每与黄芪同用，即当归补血汤（《兰室秘藏》）。

2.月经不调，经闭痛经 本品"味甘而重，故专能补血；其气轻而辛，故又能行血，补中有动，行中有补，诚血中之气药，亦血中之圣药也"（《本草正》），"既不虑其过散，复不虑其过缓"（《本草求真》）。尤善调经止痛，为妇科之要药。大凡妇女月经不调、经闭痛经等，无论寒热虚实，皆可运用，尤以血虚、血滞所致者最宜，常与熟地黄、白芍、川芎配伍，即四物汤（《太平惠民和剂局方》）。若治冲任虚寒，瘀血阻滞之月经不调、小腹冷痛等，每与人参、吴茱萸、桂枝等同用，如温经汤（《金匮要略》）。治气滞血瘀所致的经前、经期腹部胀痛或痉挛性疼痛，以及经期伴头痛，可与川芎、白芍、香附等同用，如痛经口服液（《部颁标准》）。

3.各种痛证 本品性温，既能补血活血，又能温散寒凝。凡血滞能通，血虚能补，血寒能散，止痛效佳。凡血虚、血瘀、血寒所致诸痛，皆可随证配伍应用。若治血虚寒凝之腹痛，常与桂枝、白芍、生姜等同用，如当归建中汤（《千金方》）。治风寒湿痹，肢体关节疼痛，常与羌活、独活、桂枝等同用，如蠲痹汤（《医学心悟》）。治跌仆损伤，瘀肿疼痛，常与桃仁、乳香、没药同用，如复元活血汤（《医学发明》）。治疮疡初起，肿胀疼痛，常配金银花、赤芍、天花粉等，如仙方活命饮（《校注妇人良方》）。

4.肠燥便秘 本品味甘质润，"最能滑肠"（《医学衷中参西录》）。凡"大便燥结，非君之以当归，则硬粪不能下"（《药性通考》）。常用于年老体弱、妇女产后血虚津枯之肠燥便秘，可与肉苁蓉、火麻仁、地黄等同用。

此外，本品尚能止咳平喘，"主咳逆上气"（《神农本草经》）。

【用法用量】煎服，6～12g。酒炒可增强活血通经之力。

【使用注意】湿盛中满、大便溏泻者忌用。

【典型案例】当归补血调经案。一少妇，身体羸弱，月信一次少于一次，浸至只来少许，询问治法。时愚初习医未敢疏方，俾每日单用当归八钱煮汁饮之，至期所来经水遂如常，由此可知当归生血之效也（《医学衷中参西录》）。

【现代研究】主含藁本内酯、正丁烯呋内酯、香荆芥酚、马鞭草烯酮、阿魏酸、香草酸、烟酸、琥珀酸，还含多糖等。《中国药典》规定：含挥发油不得少于 0.4%（mL/g），含阿魏酸（$C_{10}H_{10}O_4$）不得少于 0.050%。本品有促进造血、调节血压、改善微循环、抗凝血、降血脂、提高免疫力、抑制子宫平滑肌收缩及抗肝损伤、抗炎镇痛等作用。

熟地黄（Shúdìhuáng）

首载于《本草拾遗》。为生地黄的炮制加工品。

【处方用名】熟地黄、熟地。

【主要药性】甘，微温。归肝、肾经。

【基本功效】补血滋阴，益精填髓。

【临床应用】

1. 血虚证　本品味甘微温，"质又重厚，味最浓郁，而多脂膏，故为补中补血良剂"（《本草正义》），为治血虚证之要药。适宜于血虚萎黄，头眩心悸，月经不调或经闭不行等，每与当归相须为用，四物汤（《太平惠民和剂局方》）。

2. 肝肾阴虚证　本品味甘滋润，入肝、肾经。能"滋肾水，补真阴，填骨髓，生精血，聪耳明目，黑发乌须"（《本草备要》），善"治一切肝肾阴亏，虚损百病"（《本草分经》）。若治肝肾阴虚之腰膝酸软、头目眩晕、视物昏花、耳鸣耳聋、骨蒸潮热、盗汗遗精、内热消渴等，常配山药、山茱萸、牡丹皮等同用，如六味地黄丸（《小儿药证直诀》）。治肝肾不足，精血亏虚之须发早白，常与制何首乌同用，如首乌地黄丸（《部颁标准》）。

【用法用量】煎服，10～15g。

【使用注意】本品性质黏腻，有碍消化，凡气滞痰多、脘腹胀痛、食少便溏者忌服。

【现代研究】主含毛蕊花糖苷、单糖和多氨基酸等。《中国药典》规定：含毛蕊花糖苷（$C_{29}H_{36}O_{15}$）不得少于 0.020%。本品有促进造血、增强记忆、增强免疫、降血糖等作用。

何首乌（Héshǒuwū）

首载于《日华子本草》。为蓼科植物何首乌 *Polygonum multiflorum* Thunb. 的干燥块根（见彩图 148）。主产于湖北、贵州、四川等地。秋、冬二季采挖。

【处方用名】何首乌、首乌、生首乌、制何首乌、制首乌。

【主要药性】苦、甘、涩，微温。归肝、心、肾经。

【基本功效】制何首乌：补肝肾，益精血，乌须发，强筋骨，化浊降脂。生何首乌：解毒，消痈，截疟，润肠通便。

【临床应用】

1. 血虚证　本品味甘微温，入肝、心经，为补血之佳品。用于血虚萎黄，心悸怔忡等，常与熟地黄、当归、酸枣仁等配伍。治肝血不足，目失涵养，两目干涩，视力减退等，常与熟地黄、枸杞子、女贞子等同用。

2. 肝肾阴虚证　本品"气温味苦涩。苦补肾，温补肝，涩能收敛精气。所以能养血益肝，固精益肾，健筋骨，乌髭发"（《本草纲目》），"为平补阴血之良药"（《药性切用》）。用于肝肾不足、精血亏虚所致的精神疲惫、失眠多梦、头晕目眩、体乏无力、记忆力减退等，常与人参、熟地黄、山药等配伍，如参乌健脑胶囊（《中国药典》）。本品补肝肾，益精血，尤善乌发生发，适用于肝肾不足、气血亏虚所致的头发早白、斑秃等，常与地黄、女贞子、桑椹子等同用，如生发片（《部颁标准》）。

3. 疮痈瘰疬，风疹瘙痒，久疟体虚　本品生用，能解毒，消痈，截疟。如治瘰疬结核，可与夏枯草、玄参、贝母等同用；治痈肿疮毒，可与金银花、连翘、苦参等同用；治风疹瘙痒，常与荆芥、苦参、防风等同用。治久疟不止，气血耗伤者，常与人参、当归等同用。

4. 肠燥便秘　本品苦泄甘润，生用能润肠通便。"治津血枯燥及大肠风秘，用鲜者数钱，煎服即通"（《本经逢原》）。或与当归、火麻仁等同用。

此外，制何首乌还能化浊降脂，用于高脂血症。

【**用法用量**】煎服，6～12g。

【**使用注意**】本品制用补益力强，且兼收敛之性，湿痰壅盛者忌用。生用滑肠，大便溏泄者忌用。

【**典型案例**】何首乌补肝肾、益精血案。孙某，男，17岁。患者近一月多梦，学习中常觉乏力，头晕，记忆力下降，腰酸不适，纳食一般，二便正常，舌淡，苔薄白，脉细。证属精血不足，脑髓失充，神明失养。处方：制何首乌18g，黄精15g，日一剂，分2次煎服。连服1月，乏力、头晕诸症消失，偶有梦，记忆力明显改善。之后间断服药，随访1年学习成绩优良（《现代名医用药心得》）。

【**现代研究**】主含大黄素、大黄酚、大黄素甲醚、大黄酸、大黄酚蒽酮等蒽醌类成分。《中国药典》规定：含2,3,5,4′－四羟基二苯乙烯－2-O-β-D-喃葡萄糖苷（$C_{20}H_{22}O_9$）不得少于1.0%，制何首乌不得少于0.70%。结合蒽醌以大黄素（$C_{15}H_{10}O_5$）和大黄素甲醚（$C_{16}H_{12}O_5$）的总量计，不得少于0.10%；制何首乌不得少于0.05%。本品有促进造血、延缓衰老、增强免疫、降血脂、抗动脉粥样硬化、提高记忆、抗氧化、抗肿瘤等作用。

【**备注**】何首乌有生用与制用之分，其功用有别。《中国药典》将何首乌与制何首乌作为二个品种分列。此处将其一并论述，临床遣药当区别用之。

白芍（Báisháo）

首载于《神农本草经》。为毛茛科植物芍药 *Paeonia lactiflora* Pall. 的干燥根。主产于浙江、安徽。夏、秋二季采挖。

【**处方用名**】白芍、白芍药、炒白芍、酒白芍、杭白芍。

【**主要药性**】苦、酸，微寒。归肝、脾经。

【**基本功效**】养血调经，敛阴止汗，柔肝止痛，平抑肝阳。

【**临床应用**】

1. 血虚证　本品味酸入肝，"大滋其肝中之血"（《本草新编》）。适宜于血虚萎黄，头眩心悸，月经不调或经闭不行等，每与熟地黄、当归等同用，如四物汤（《太平惠民和剂局方》）。

2. 自汗盗汗　本品味酸收敛，能敛阴津，固腠理，止虚汗。如治气虚自汗，常与白术、黄芪等同用。治阴虚盗汗，常与牡蛎、浮小麦等同用。若治营卫不和，表虚自汗，每与桂枝配伍，如桂枝汤（《伤寒论》）。

3. 胁腹、四肢挛急疼痛 本品味酸，入肝脾二经。"一以益脾阴而收摄至阴耗散之气，一以养肝阴而和柔刚木桀骜之威"（《本草正义》）。有调和肝脾，柔肝止痛之功。适用于肝郁血虚之两胁作痛，肝脾失和之脘腹挛急疼痛及肝血亏虚、筋脉失养四肢挛急作痛等。尤为"治腹中痛之圣药"（《药类法象》），每与甘草为伍，即芍药甘草汤（《伤寒论》）。"惟力近和缓，必重用之始能建功"（《医学衷中参西录》）。

4. 肝阳上亢证 本品味酸入肝，养血敛阴，"其功全在平肝"（《本草新编》）。适用于肝阳上亢之眩晕、头痛，常与生地黄、牛膝、赭石等同用，如建瓴汤（《医学衷中参西录》）。

【用法用量】 煎服，6～15g。

【使用注意】 不宜与藜芦同用。

【现代研究】 主含芍药苷、氧化芍药苷、苯甲酰芍药苷、白芍苷等单萜类成分，尚含甾醇、鞣质、酚类等。《中国药典》规定：含芍药苷（$C_{23}H_{28}O_{11}$）不得少于1.6%，饮片不得少于1.2%。本品有抗肾损伤、抗肝损伤、抗抑郁、抗脑缺血、抗炎、镇静、调节胃肠功能、调节免疫等作用。

【备注】 白芍与赤芍在《神农本草经》中统称"芍药"。《本草经集注》首次提出芍药有赤、白之别。《本草蒙筌》对赤、白芍的性能及临床药征分别作了记述，沿用至今。

阿胶（Ējiāo）

首载于《神农本草经》。为马科动物驴 *Equus asinus* L. 的干燥皮或鲜皮经煎煮、浓缩制成的固体胶（见彩图149）。主产于山东。

【处方用名】 阿胶、驴皮胶、阿胶珠。

【主要药性】 甘，平。归肺、肝、肾经。

【基本功效】 补血滋阴，润燥，止血。

【临床应用】

1. 血虚证 本品味甘性平，质地滋润，"专入肝经养血"（《本草求真》）。"为补血圣药，不论何经，悉其所任"（《本草思辨录》）。故可广泛用于血虚诸证。若治久病体弱，血亏目昏等，可与熟地黄、黄芪等同用，如阿胶补血口服液（《中国药典》）。治气血双亏，四肢无力，腰膝酸软，面黄肌瘦，健忘失眠，妇女产后诸虚。可与人参、熟地黄、制何首乌等同用，如阿胶益寿晶（《部颁标准》）。

2. 阴虚证 本品味甘质润，入肺经，能"滋润肺家阴虚，亦能降逆定喘，而止燥咳，疗咯血"（《脏腑药式补正》）。若治燥伤肺阴，干咳无痰，鼻燥咽干等，常与麦冬、桑叶、苦杏仁等同用，如清燥救肺汤（《医门法律》）。治肺阴虚有热之咳嗽气喘、咽喉干燥、痰中带血等，可与牛蒡子、马兜铃、苦杏仁等同用，如补肺阿胶汤（《小儿药证直诀》）。本品又入肾经，能滋肾阴以补水，使"水补则热自制，故风自尔不生"（《本草求真》）。用于热病伤阴，肾水亏而心火亢，虚烦不眠等，每与黄连、白芍、鸡子黄等同用，如黄连阿胶汤（《伤寒论》）。若治温热病后期，真阴欲竭，阴虚风动，手足瘈疭等，常与龟甲、白芍、牡蛎等同用，如大定风珠（《温病条辨》）。

3. 出血 本品质黏，能凝络而止血，"为诸失血要药"（《饮片新参》），可用于各种原因所致的多种出血。因其长于补血、滋阴，故对于出血兼有血虚、阴虚者尤宜。常与当归、地黄等同用，如喜字阿胶（《部颁标准》）。

【用法用量】烊化兑服，3～10g。

【使用注意】脾虚便溏者慎用。

【典型案例】阿胶补血止血案。患者，女，82岁。尿血1年。西医诊断为膀胱癌，右侧盆壁淋巴结转移。给予阿胶30g，每天1剂，隔水炖，熔化后服。次日病情即有转机。5天后小便色清，肉眼血尿消失，小便通畅自解，尿常规检查正常。继续隔天1次服，1年后随访仍健在（《中药临床新用》）。

【现代研究】主含蛋白质及肽类成分，水解可产生多种氨基酸等。《中国药典》规定：含L-羟脯氨酸不得少于8.0%，甘氨酸不得少于18.0%，丙氨酸不得少于7.0%，L-脯氨酸不得少于10.0%。含特征多肽以驴源多肽 A_1（$C_{41}H_{68}N_{12}O_{13}$）和驴源多肽 A_2（$C_{51}H_{82}N_{18}O_{18}$）的总量计，不得少于0.15%。本品有促进造血、降低血黏度、抗肺损伤、增强免疫等作用。

龙眼肉（Lóngyǎnròu）

首载于《神农本草经》。为无患子科植物龙眼 *Dimocarpus longan* Lour. 的假种皮。产于广东、广西、福建等地。夏、秋二季采收。

【处方用名】龙眼肉、龙眼、桂圆、桂圆肉。

【主要药性】甘，温。归心、脾经。

【基本功效】补益心脾，养血安神。

【临床应用】

气血亏虚证　本品甘温，入心、脾经。"于补气之中，又更存有补血之力"（《本草求真》）。且不滋腻，不壅气，为滋补良药。"功专补心长智，悦胃培脾，疗健忘与怔忡，能安神而熟寐"（《本草撮要》）。适用于思虑过度，劳伤心脾，气血两虚而致惊悸怔忡、失眠健忘等，常与当归、酸枣仁、黄芪等同用，如归脾汤（《济生方》）。若治过度疲劳或病后气血虚弱所致的心悸气短，四肢酸痛，全身无力，精神疲惫，烦躁失眠，食欲不振等，常与人参、当归、山楂等同用，如消疲灵颗粒（《部颁标准》）。

【用法用量】煎服，10～15g。

【使用注意】湿盛中满或有停饮、痰、火者忌用。

【典型案例】龙眼肉养血安神案。一少年心中怔忡，夜不能寐，其脉弦硬微数，知其心脾血液短也，俾购龙眼肉，饭甑蒸熟，随便当点心，食之至斤余，病遂除根（《医学衷中参西录》）。

【现代研究】主含葡萄糖、果糖、蔗糖、腺嘌呤和胆碱等，还含有机酸、蛋白质及脂肪等。本品有提高免疫、增强记忆等作用。

第四节　补阴药

本节药物多为甘寒或甘凉，质润多汁。能补阴滋液，生津润燥，兼能清热，适用于肺、胃、肝、肾等各脏腑阴液亏少，滋润、濡养作用减退所表现各种干燥症状及虚热证。肺阴虚证是指肺阴不足，清肃失职，虚热内扰所致的病证，症见干咳无痰，或痰少而黏，或痰中带血，或声音嘶哑，形体消瘦，颧红潮热，或手足心热，或盗汗等。胃阴虚证是指胃阴不足，胃失濡养所致的病证，症见胃脘灼热隐痛，口干咽燥，似饥不欲食，或胃脘嘈杂，痞胀不舒，或干呕呃逆，大便干结等。肝肾阴虚证是指肝肾阴液亏虚，虚热内扰所致的病证，症见眩晕耳鸣，腰膝酸软，发脱齿摇，两目干涩，男子遗精，女子不孕，潮热盗汗，五心烦热等。

本节药物大多甘寒滋腻，故脾胃虚弱，痰湿内阻，腹满便溏者慎用。

北沙参（Běishāshēn）

首载于《本草汇言》。为伞形科植物珊瑚菜 *Glehnia littoralis* Fr. Schmidt ex Miq. 的干燥根。产于山东、河北、辽宁等地。夏秋二季采收。

【处方用名】北沙参、北条参、条参。

【主要药性】甘、微苦，微寒。归肺、胃经。

【基本功效】养阴清肺，益胃生津。

【临床应用】

1. 肺阴虚证　本品甘润苦寒，"专补肺阴、清肺火"（《本草从新》）。为"肺经轻清淡补之品"（《药笼小品》）。凡"肺虚劳热者最宜"（《药性切用》）。适用于阴虚肺燥之咳嗽，咽喉痛痒，声音沙哑等，常与川贝母、枇杷叶等同用，如蜜炼川贝枇杷膏（《部颁标准》）。

2. 胃阴虚证　本品甘寒养阴，苦寒清热，主入胃经。功能滋养胃阴，润燥生津，兼清胃热，且"清而不腻"（《本草正义》），"无寒中败土之弊"（《玉楸药解》），适用于胃阴虚或热伤胃阴，津液不足之口渴咽干，舌质红绛，或胃脘隐痛、嘈杂、干呕等，常与石斛、玉竹、麦冬等同用。

【用法用量】煎服，5～12g。

【使用注意】不宜与藜芦同用。

【典型案例】北沙参治咳嗽案。某女，自六七岁时恒发咳嗽，后至十一二岁嗽浸增剧，概服治嗽药不效。愚俾用生怀山药细末熬粥，调以白糖令适口，送服生鸡内金细末二三分，或西药百布圣二瓦，当点心服之，年余未间断。劳嗽虽见愈，而终不能除根。诊其脉，肺胃似皆有热，遂俾用北沙参轧为细末，每服二钱，日两次。服至旬余，咳嗽痊愈。然恐其沙参久服或失于凉，改用沙参三两、甘草二两，共轧细，亦每服二钱，以善其后（《医学衷中参西录》）。

【现代研究】主含补骨脂素、香柑内酯、花椒毒素、欧前胡内酯、异欧前胡内酯、香柑素等。本品有镇咳、祛痰、平喘、解热、镇痛、免疫调节、抗胃溃疡、抗肿瘤、抗菌、抗氧化等作用。

南沙参（Nánshāshēn）

首载于《神农本草经》。为桔梗科植物轮叶沙参 *Adenophora tetraphylla*（Thunb.）Fisch. 或沙参 *Adenophora stricta* Miq. 的干燥根（见彩图 150）。产于安徽、江苏、浙江等地。春、秋二季采挖。

【处方用名】南沙参、沙参。

【主要药性】甘，微寒。归肺、胃经。

【基本功效】养阴清肺，益胃生津，益气，化痰。

【临床应用】

1. 肺阴虚证　本品甘润微寒，"体质轻清，气味俱薄，具有轻清上浮之性，故专主上焦，而走肺家"（《本草正义》）。能"补阴，清肺火，功似北参，而力稍逊"（《本草从新》），兼能祛痰，用于阴虚肺燥有热之干咳少痰，或痰黏不易咯出者，常与天冬、川贝母、阿胶等同用，如月华丸（《医学心悟》）。

2. 胃阴虚证　本品入胃经，能清胃热，养胃阴，生津液，功似北沙参而力稍逊，兼能益气，用于热病后期，气津不足或脾胃虚弱，症见咽干口燥，舌红少津，食少不饥，或干呕呃逆等，常与玉竹、麦冬、生地黄等同用，如益胃汤（《温病条辨》）。

【用法用量】煎服，9～15g。

【使用注意】不宜与藜芦同用。

【现代研究】主含三萜类，尚含生物碱类、黄酮类及鞣质等。本品有镇咳、祛痰、抗氧化、抗辐射、延缓衰老、清除自由基、加强学习记忆、强心等作用。

百合（Bǎihé）

首载于《神农本草经》。为百合科植物卷丹 *Lilium lancifolium* Thunb.、百合 *Lilium brownii* F. E. Brown var. *viridulum* Baker 或细叶百合 *Lilium pumilum* DC. 的干燥肉质鳞叶（见彩图 151）。全国各地均产。秋季采挖。

【处方用名】百合、蜜百合。

【主要药性】甘，寒。归肺、心经。

【基本功效】养阴润肺，清心安神。

【临床应用】

1. 肺阴虚证　本品甘寒质润，入肺经，"功专补虚清热"（《本草便读》）。长于补肺阴之虚，兼清肺经之热。适宜于阴虚肺燥有热之干咳少痰，劳嗽久咳，痰中带血等，常与生地黄、桔梗、贝母等同用，如百合固金汤（《慎斋遗书》）。

2. 心神不宁证　本品甘寒入心，能养阴清心，宁心安神。其药性平和，补虚不碍邪，祛邪不伤正。适用于阴虚内热之百合病，症见精神恍惚，行住坐卧不定等，每与生地黄为伍，如百合地黄汤（《金匮要略》）。

【用法用量】煎服，6～12g。清心宜生用；润肺宜炙用。

【现代研究】主含岷江百合苷 A、D，百合皂苷，去乙酰百合皂苷，及少量秋水仙碱等。《中国药典》规定：含百合多糖以无水葡萄糖（$C_6H_{12}O_6$）计，不得少于 21.0%。本品有镇咳、祛痰、镇静、抗抑郁、免疫调节、耐缺氧、抗疲劳等作用。

麦冬（Màidōng）

首载于《神农本草经》。为百合科植物麦冬 *Ophiopogon japonicus*（L.f）Ker-Gawl. 的干燥块根。产于浙江、四川、江苏等地。夏季采收。

【处方用名】麦门冬、麦冬、寸麦冬、寸冬。

【主要药性】甘、微苦，微寒。归肺、胃、心经。

【基本功效】养阴生津，润肺清心。

【临床应用】

1. 肺阴虚证　本品甘寒入肺，能"退肺中隐伏之火，生肺中不足之金"（《药性解》），长于润肺清金，"果是肺有燥热，斯为润燥滋液之要药"（《脏腑药式补正》）。若治阴虚肺燥，咽喉干痛、干咳少痰或痰中带血等，常与地黄、玄参、川贝母等同用，如养阴清肺膏（《中国药典》）。治阴虚火旺，虚火上浮之口鼻干燥、咽喉肿痛等，常与玄参、甘草、桔梗同用，如玄麦甘桔含片（《中国药典》）。

2. 胃阴虚证　本品"津液浓厚，能入胃以养胃液"（《医学衷中参西录》），兼"清胃中之热邪"（《本草新编》）。"凡胃火偏盛，阴液渐枯，及热病伤阴，病后虚羸，津液未复，火炎暑燥津，短气倦怠，秋燥逼人，肺胃液耗等证，麦冬寒润，补阴解渴，皆为必要之药"（《本草正义》）。若治胃阴不足所致的胃脘隐隐灼痛、口干舌燥、纳呆干呕等，常与北沙参、石斛、玉竹等同用，如阴虚胃痛颗粒（《中国药典》）。治津伤口渴，或内热消渴，常与天花粉、太子参、乌梅等同用。治肠燥津伤之便秘，每与生地黄、玄参同用，如增液汤（《温病条辨》）。

3. 心神不宁　本品甘寒养阴，苦寒清火，入心经。既养心阴，清心火，兼能除烦安神。若治阴血虚少之心悸失眠，常与生地黄、酸枣仁、柏子仁等同用，如天王补心丹（《摄生秘剖》）。治邪热初入营分之身热夜甚，神烦少寐等，每与黄连、生地黄、玄参等合用，如清营汤（《温病条辨》）。

【**用法用量**】煎服，6～12g。

【**现代研究**】主含麦冬皂苷 B、D，甲基麦冬黄烷酮 A、B 等。《中国药典》规定：含麦冬总皂苷以鲁斯可皂苷元（$C_{27}H_{42}O_4$）计，不得少于 0.12%。本品有增强免疫、降血糖、抗心肌缺血、耐缺氧、镇静、抗菌、平喘等作用。

天冬（Tiāndōng）

首载于《神农本草经》。为百合科植物天冬 *Asparagus cochinchinensis*（Lour.）Merr. 的干燥块根。产于贵州、四川、广西等地。秋、冬二季采挖。

【**处方用名**】天冬、天门冬。

【**主要药性**】甘、苦、寒。归肺、肾经。

【**基本功效**】养阴润燥，清肺生津。

【**临床应用**】

1. 肺阴虚证　本品甘苦，体润性寒，入肺经。能"润燥滋阴，清金降火"（《本草纲目》）。功似麦冬，"而清冷之气过于麦冬"（《本草述》）。适用于阴虚肺燥有热之干咳痰少、痰中带血、咽痛音哑等，可与麦冬、石斛、知母等同用，如玉露保肺丸（《部颁标准》）。

2. 肾阴虚证　本品甘寒入肾，能滋肾阴，降虚火。适用于肾阴亏虚之头晕、耳鸣、腰膝酸软以及阴虚火旺之潮热、盗汗等，可与熟地、知母、女贞子等配伍。

3. 内热消渴，肠燥便秘　本品味甚甘，"气薄味厚，纯以柔润养液为功"（《本草正义》），善能生津止渴。适用于热病津伤之口渴及内热消渴，常与人参、生地黄为伍，如三才汤（《温病条辨》）。本品质润之性，又能润肠燥，通大便。用于肠燥津伤之便秘，可与麦冬、火麻仁、玄参等配伍。

【**用法用量**】煎服，6～12g。

【**使用注意**】脾胃虚寒，食少便溏及外感风寒咳嗽者忌服。

【**现代研究**】主含甲基原薯蓣皂苷、伪原薯蓣皂苷、天冬多糖、多种氨基酸等。本品有抗菌、平喘、镇咳、祛痰、延缓衰老、抑制肿瘤等作用。

石斛（Shíhú）

本品首载于《神农本草经》。为兰科植物金钗石斛 *Dendrobium nobile* Lindl.、霍山石斛

Dendrobium obiumhuoshanense C. Z. Tang et S. J. Cheng、鼓槌石斛 *Dendrobium chrysotoxum* Lindl. 或流苏石斛 *Dendrobium fimbriatum* Hook. 的栽培品及其同属植物近似种的新鲜或干燥茎（见彩图 152）。产于广西、云南、贵州、安徽等地。全年均可采收。

【**处方用名**】石斛、金钗石斛、霍山石斛。

【**主要药性**】甘，微寒。归胃、肾经。

【**基本功效**】益胃生津，滋阴清热。

【**临床应用**】

1. 胃阴虚证　本品甘寒，主入胃经。能"清胃除虚热，生津已劳损"（《本草纲目拾遗》）。"清中有补，补中有清"（《得配本草》），"为胃虚夹热伤阴专药"（《药性切用》）。适用于胃阴不足所致的胃脘隐隐灼痛、口干舌燥、纳呆干呕等，常与北沙参、玉竹、麦冬等同用，如阴虚胃痛片（《部颁标准》）。治病后虚热口渴，可用鲜石斛与麦冬、五味子煎水代茶饮。

2. 肾阴虚证　本品既能滋养肾阴，又能清退虚热。治阴火虚旺，骨蒸劳热者，可与知母、黄柏等同用。治肾虚精亏之筋骨痿软，常与牛膝、山茱萸、续断等同用。治肝肾阴虚之目暗不明、视物昏花等，常与枸杞子、菊花、决明子等同用，如石斛明目丸（《部颁标准》）。

【**用法用量**】煎服，6～12g。鲜品 15～30g。

【**现代研究**】主含石斛碱、毛兰素、石斛酮碱、鼓槌菲等，尚含大黄酸、大黄素甲醚等成分。《中国药典》规定：金钗石斛含石斛碱（$C_{16}H_{25}NO_2$）不得少于 0.40%。鼓槌石斛含毛兰素（$C_{18}H_{22}O_5$）不得少于 0.030%。霍山石斛含多糖以无水葡萄糖（$C_6H_{12}O_6$）计，不得少于 17%。本品有促进胃液分泌、延缓衰老、抗肿瘤、抗突变、抗骨质疏松、镇痛、解热、降血糖、抗白内障等作用。

附：铁皮石斛

本品为兰科植物铁皮石斛 *Dendrobium officinale* Kimura et Migo 的干燥茎（见彩图 153）。自 2010 年版《中国药典》始，把铁皮石斛作为新品种单列。11 月至翌年 3 月采收，除去杂质，剪去部分须根，边加热边扭成螺旋形或弹簧状，烘干，称为"铁皮枫斗"；或切成段，干燥或低温烘干，称为"铁皮石斛"。铁皮石斛与石斛的性能功用相似。

玉竹（Yùzhú）

首载于《神农本草经》。为百合科植物玉竹 *Polygonatum odoratum*（Mill.）Druce 的干燥根茎（见彩图 154）。产于湖南、湖北、江苏等地。秋季采挖。

【**处方用名**】玉竹、葳蕤。

【**主要药性**】甘，微寒。归肺、胃经。

【**基本功效**】养阴润肺，生津止渴。

【**临床应用**】

1. 肺阴虚证　本品性微寒，"味甘多脂，为清热滋润之品"（《本草正义》）。入肺金，长于"清肺金而润燥"（《长沙药解》）。适用于肺燥咳嗽，咽喉干痛，常与罗汉果为伍，如罗汉果玉竹冲剂（《部颁标准》）。

2. 胃阴虚证　本品"甘寒润泽，谓能滋养脾胃，正以甘能滋阴，润能养液耳"（《脏腑药正补式》）。适用于胃阴虚证，症见胃脘灼热隐痛、饥不欲食、口干咽燥、大便干结，或干呕、呃逆等，常与沙参、麦冬、生地黄等同用，如益胃汤（《温病条辨》）。

此外，本品药性平和，养阴而不碍邪，对于阴虚外感之身热，微恶风寒等，每常配伍用之，如加减葳蕤汤（《重订通俗伤寒论》）。

【用法用量】煎服，6～12g。

【现代研究】主含玉竹黏多糖、玉竹果聚糖 A、B、C、D，铃兰苦苷、铃兰苷等。《中国药典》规定：含玉竹多糖以葡萄糖（$C_6H_{12}O_6$）计，不得少于 6.0%。本品有降血糖、降血脂、抗肿瘤、抗突变、强心、抗氧化、抗衰老等作用。

黄精（Huángjīng）

首载于《名医别录》。为百合科植物滇黄精 *Polygonatum kingianum* Coll. et Hemsl.、黄精 *Polygonatum sibiricum* Red. 或多花黄精 *Polygonatum cyrtonema* Hua 的干燥根茎（见彩图 155）。产于贵州、湖南、湖北等地。春、秋二季采挖。

【处方用名】黄精、酒黄精。

【主要药性】甘，平。归脾、肺、肾经。

【基本功效】补气养阴，润肺，健脾，益肾。

【临床应用】

1. 肺气阴两虚证 本品甘平质润，入肺经。既能滋阴润肺，又能补益肺气。适用于咳嗽日久，或虚劳久咳，属气阴两虚者，可单用，或与北沙参、麦冬、苦杏仁等同用。

2. 脾胃气阴虚证 本品味甘如饴，能补脾气，养胃阴。适用于气阴两亏、内热津伤所致的消渴，症见少气乏力、口干多饮、易饥、形体消瘦等，常与红参、黄芪、葛根等同用，如参精止渴丸（《中国药典》）。

3. 肾精亏虚证 本品味甘入肾，能补肾精，强腰膝，乌须发。如治肾虚腰痛，可与黑豆同煮食。治肝肾不足，精血亏虚之腰膝酸软、失眠多梦、耳鸣健忘、头发脱落，及须发早白等，可与制何首乌、女贞子、墨旱莲为伍，如精乌颗粒（《部颁标准》）。

【用法用量】煎服，9～15g。

【使用注意】本品性质黏腻，易助湿滞气，故凡脾虚湿阻，痰湿壅滞者宜慎用。

【现代研究】主含黄精多糖 A、B、C 等。《中国药典》规定：含黄精多糖以无水葡萄糖（$C_6H_{12}O_6$）计，不得少于 7.0%。酒黄精不得少于 4.0%。本品有降血脂、降血糖、抗氧化、抗疲劳、提高记忆、延缓衰老、抗病原微生物等作用。

明党参（Míngdǎngshēn）

首载于《本草从新》。为伞形科植物明党参 *Changium smyrnioides* Wolff 的干燥根。产于江苏、安徽、浙江等地。4～5 月采挖。

【处方用名】明党参。

【主要药性】甘、微苦，微寒。归肺、脾、肝经。

【基本功效】润肺化痰，养阴和胃，平肝，解毒。

【临床应用】

1. 肺阴虚证 本品甘寒入肺，既能养阴润燥，又能清肺化痰。适用于阴虚肺燥之干咳少痰、痰中带血、咽干等，常与北沙参、南沙参、麦冬等同用。

2. 胃阴虚证 本品甘寒质润，能养阴和胃，生津止渴。适用于胃热津伤之口燥咽干、干呕呃逆、舌红少津等，可与石斛、北沙参、山药等同用。

此外，本品兼能平肝阳，解热毒。可用于阴虚阳亢之眩晕头痛，及疔毒疮疡。

【用法用量】煎服，6～12g。

【现代研究】主含挥发油、脂肪酸类、磷脂、多糖、氨基酸、多种微量元素等。本品有抗凝、降血脂、改善微循环、抗氧化、耐缺氧、抗疲劳等作用。

枸杞子（Gǒuqǐzǐ）

首载于《神农本草经》。为茄科植物宁夏枸杞 *Lycium barbarum* L. 的干燥成熟果实。主产于宁夏。夏、秋二季果实呈红色时采收。

【处方用名】枸杞、枸杞子。

【主要药性】甘，平。归肝、肾经。

【基本功效】滋补肝肾，益精明目。

【临床应用】

肝肾阴虚证 本品甘润滋养，药性平和，滋而不腻，补而不峻，"为滋补肝肾最良之药"（《医学衷中参西录》）。使"精血充则目可明，渴可止，筋骨坚利，虚劳等证悉除"（《本草便读》）。若治肝肾不足之虚劳羸瘦、腰膝酸软等，可与熟地黄、黄精、百合等泡酒饮，如枸杞药酒（《部颁标准》）。治肝肾阴虚之两目昏花、视物模糊，或眼睛干涩等，常与菊花、熟地黄、山茱萸等同用，如杞菊地黄丸（《麻疹全书》）。治肾虚腰痛，尿后余沥，遗精早泄，阳痿不育等，可与菟丝子、覆盆子、五味子等同用，如五子衍宗口服液（《部颁标准》）。

【用法用量】煎服，6～12g。

【现代研究】主含枸杞多糖、甜菜碱等。《中国药典》规定：含枸杞多糖以葡萄糖（$C_6H_{12}O_6$）计，不得少于 1.8%。含甜菜碱（$C_5H_{11}NO_2$）不得少于 0.50%。本品有增强免疫、延缓衰老、性激素样、改变视网膜病变、调血脂、降血糖、抗疲劳等作用。

墨旱莲（Mòhànlián）

首载于《新修本草》。为菊科植物鳢肠 *Eclipta prostrata* L. 的干燥地上部分。产于江苏、江西、浙江等地。花开时采割。

【处方用名】墨旱莲、旱莲草。

【主要药性】甘、酸，寒。归肝、肾经。

【基本功效】滋补肝肾，凉血止血。

【临床应用】

1. 肝肾阴虚证 本品甘寒，入肝肾经。能"益肝肾，乌须发"（《玉楸药解》）。适用于肝肾阴虚所致的须发早白、眩晕耳鸣、腰膝酸软等，每与女贞子相须为用，如二至丸（《医方集解》）。

2. 出血 本品寒凉入血，能清血分之热邪而止血，"为止血凉血要剂"（《本草求真》）。可"止一切失血"（《玉楸药解》）。适用于血热或阴虚血热所致的咳血、衄血、便血、尿血等多种出血。可单用捣汁饮，或与其他止血药同用。若用鲜品捣烂外敷，还可用于外伤出血。

【用法用量】煎服，6～12g。外用适量。

【现代研究】主含芹菜素，木樨草素，槲皮素，蟛蜞菊内酯，齐墩果酸，旱莲草 A、B、C 等。《中国药典》规定：含蟛蜞菊内酯（$C_{16}H_{12}O_7$）不得少于 0.040%。本品有增强免疫、保肝、增加冠状动脉流量、延缓衰老、促进毛发生长、止血、抗菌、抗阿米巴原虫、抗癌等作用。

女贞子（Nǚzhēnzǐ）

首载于《神农本草经》。为木犀科植物女贞 *Ligustrum lucidum* Ait. 的干燥成熟果实（见彩图 156）。产于浙江、江苏、湖南等地。冬季采收。

【处方用名】女贞子、女贞实、酒女贞子。

【主要药性】甘、苦、凉。归肝、肾经。

【基本功效】滋补肝肾，明目乌发。

【临床应用】

1. 肝肾阴虚证　本品味甘能补，长于补益肝肾，"有变白明目之功"（《本草经疏》）。主要适用于肝肾阴虚所致的须发早白、目暗不明等。前者可单用，如女贞子膏（《部颁标准》），或与墨旱莲相须为用，如二至丸（《医方集解》）；后者常与熟地黄、枸杞子等同用，如加味坎离丸（《审视瑶函》）。

2. 阴虚发热　本品"甘苦性凉，入少阴而益阴退热，为阴虚有火，不胜腻补之良药"（《药性切用》）。适用于肝肾阴虚，虚热内扰之头晕失眠、心悸乏力、低热或午后发热等，可与当归、熟地黄、墨旱莲等同用，如滋补肝肾丸（《部颁标准》）。

【用法用量】煎服，6～12g。酒制可增强滋补肝肾作用。

【现代研究】主含齐墩果酸、乙酰齐墩果酸、熊果酸、乙酰熊果酸、女贞苷、特女贞苷、花旗松素、槲皮素、油酸、亚麻酸等，尚含磷脂、挥发油等。《中国药典》规定：含特女贞苷（$C_{31}H_{42}O_{17}$）不得少于 0.70%，酒女贞子含红景天苷（$C_{14}H_{20}O_7$）不得少于 0.20%。本品有调节免疫、降血糖、性激素样、保肝、抗衰老、抗疲劳、升高白细胞、降低胆固醇等作用。

桑椹（Sāngshèn）

首载于《新修本草》。为桑科植物桑 *Morus alba* L. 的干燥果穗。产于江苏、浙江、湖南等地。4～6 月果实变红时采收。

【处方用名】桑椹、桑椹子。

【主要药性】甘、酸，寒。归心、肝、肾经。

【基本功效】滋阴补血，生津润燥。

【临床应用】

1. 肝肾阴虚证　本品味甘酸，主入肝肾经，能"滋肝肾，充血液"（《随息居饮食谱》），"久服黑发明目"（《滇南本草》）。适用于肝肾不足，阴血亏虚所致的头晕耳鸣、目暗昏花、须发早白等，可单用，如桑椹冲剂（《部颁标准》）。

2. 津伤口渴，肠燥便秘　本品甘寒，既能生津止渴"主消渴"（《新修本草》），用于津伤口渴、内热消渴，可鲜品食用，或与麦冬、天花粉等同用。又能"润而下行"（《本草经疏》）通大便。用于肠燥津亏之便秘，常与当归、何首乌、火麻仁等同用，如常通舒冲剂（《部颁标准》）。

【**用法用量**】煎服，9～15g。

【**使用注意**】大便溏薄者慎用。

【**现代研究**】主含矢车菊－葡萄糖苷、矢车菊－芸香糖苷、油酸、亚油酸、桉油精，及有机酸类、糖类、胡萝卜素、维生素等。本品有增强免疫、促进造血、延缓衰老、降血糖、调血脂、抗疲劳等作用。

黑芝麻（Hēizhīmá）

首载于《神农本草经》。为脂麻科植物脂麻 *Sesamum indicum* L. 的干燥成熟种子。我国各地均产。秋季采收。

【**处方用名**】黑芝麻、黑脂麻、胡麻、炒黑芝麻。

【**主要药性**】甘，平。归肝、肾、大肠经。

【**基本功效**】补肝肾，益精血，润肠燥。

【**临床应用**】

1.肝肾阴虚证 本品甘平，药食兼备，主入肝、肾经。能补肝肾，益精血，有乌须明目之功。适用于肝肾精血亏虚之须发早白、目暗不明等。前者可与墨旱莲、制何首乌、女贞子等同用，如乌发丸（《部颁标准》）；后者可与桑叶为伍，如桑麻丸（《部颁标准》）。

2.肠燥便秘 本品甘平滑利，"服之令人肠滑"（《本草从新》），"缘体质多油故也"（《本草汇言》）。无论老人、病后或产后，凡津枯血少之便秘皆宜。可单用，或与肉苁蓉、火麻仁、柏子仁等配伍。

【**用法用量**】煎服，9～15g。

【**使用注意**】大便溏薄者慎用。

【**现代研究**】主含油酸、亚油酸、棕榈酸、花生酸、芝麻素、植物蛋白等。本品有调血脂、降血糖、降血压、抗肝损伤、抗衰老等作用。

龟甲（Guījiǎ）

首载于《神农本草经》。为龟科动物乌龟 *Chinemys reevesii*（Gray）的背甲及腹甲（见彩图157）。产于浙江、湖北、湖南等地。全年均可采集。

【**处方用名**】龟甲、醋龟甲。

【**主要药性**】咸、甘，微寒。归肝、肾、心经。

【**基本功效**】滋阴潜阳，益肾强骨，养血补心，固经止崩。

【**临床应用**】

1.肝肾阴虚证 本品甘寒质重，入肝肾经，"大有补水制火之功"（《本草通玄》）。能"壮肾水，退骨蒸，通任脉，潜虚阳"（《本草便读》）。凡肝肾阴虚所致的阳亢、内热及风动诸证均可运用。若治阴虚阳亢之头晕目眩，常与白芍、天麻、夏枯草等同用，如养阴降压胶囊（《部颁标准》）。治阴虚内热之骨蒸盗汗，常与熟地、知母、黄柏等同用，如大补阴丸（《丹溪心法》）。治虚风内动之手足蠕动，常与阿胶、鸡子黄、白芍等同用，如大定风珠（《温病条辨》）。

2.肾虚骨痿、囟门不合 本品"专补阴衰，善滋肾损"（《本草蒙筌》）。有滋肾养肝，健骨强筋之功。适用于肝肾不足之腰膝酸软、下肢痿弱、步履艰难等，常与熟地黄、豹骨、当归等同用，如健步丸（《中国药典》）。若治小儿先天不足，精血亏损之行迟、齿迟、囟门难合，发育迟缓等，常与黄芪、龙骨、牡蛎等同用，如龙牡壮骨颗粒（《中国药典》）。

3. 心神不宁证　本品入心经，能滋养阴血而安神定志，适用于阴血亏虚，心神失养所致的惊悸、失眠、健忘等，常与石菖蒲、远志等同用，如龟甲散（《圣济总录》）。

4. 崩漏　本品入下焦，能滋阴制火，固冲止血，适用于阴虚血热，冲脉不固之月经先期，经血量多、色紫黑等，常与白芍、黄芩、椿皮等配伍，如固经丸（《中国药典》）。

【用法用量】煎服，9～24g；先煎。

【使用注意】脾胃虚寒者慎用。

【现代研究】主含动物胶、角蛋白、骨胶原蛋白、胆甾醇、脂肪、氨基酸、微量元素、甾体类、维生素等。本品有增强免疫、抗骨质疏松、抗神经损伤、解热、补血、镇静等作用。

【备注】关于龟板与龟甲。1985年版《中国药典》以前均以"龟板"为正名，药用其腹甲。1990年版改为"龟甲（龟板）"，背甲及腹甲均入药用。1995年版去掉了"（龟板）"，直接用"龟甲"为正名，以后历版《中国药典》均从之。在古代本草中，龟之背甲与腹甲皆入药用。如《本草纲目》在"龟甲"条下曰："古者上下甲皆用之"。

附：龟甲胶

为龟甲经水煎煮、浓缩制成的固体胶。咸、甘，凉；归肝、肾、心经。功能滋阴，养血，止血。用于阴虚潮热，骨蒸盗汗，腰膝酸软，血虚萎黄，崩漏带下。烊化兑服，3～9g。

鳖甲（Biējiǎ）

首载于《神农本草经》。为鳖科动物鳖 *Trionyx sinensis* Wiegmann 的背甲（见彩图158）。产于湖北、湖南、江苏等地。全年均可采集。

【处方用名】鳖甲、醋鳖甲。

【主要药性】咸，微寒。归肝、肾经。

【基本功效】滋阴潜阳，退热除蒸，软坚散结。

【临床应用】

1. 肝肾阴虚证　本品咸寒质重，入肝肾经。能滋补肝肾，潜阳息风，清退虚热，适用于肝肾阴虚所致的阴虚内热、阴虚阳亢、阴虚风动诸证。功用与龟甲相似，每常相须为用。但滋养之力不及，尤善退虚热、除骨蒸，为治阴虚发热之要药。若治肝肾阴虚，虚火内扰之骨蒸潮热，或低热日久不退者，常与秦艽、知母、胡黄连等同用，如清骨散（《证治准绳》）。治温病后期，阴液已伤，余热未尽之夜热早凉，热退无汗者，多与青蒿、生地黄、牡丹皮等配伍，如青蒿鳖甲汤（《温病条辨》）。

2. 癥瘕积聚　本品味咸，善能软坚散结。凡"癥瘕坚积之在心腹者可除"（《本经疏证》）。适用于癥块积于胁下，推之不移；久疟不愈，胁下痞硬；女子血瘀经闭等，常与土鳖虫、大黄、桃仁等同用，如鳖甲煎丸（《金匮要略》）。

【用法用量】煎服，9～24g；先煎。

【使用注意】孕妇慎用。

【现代研究】主含动物胶、角蛋白、维生素、氨基酸等。本品有增强免疫功能、促进造血功能、提高血红蛋白含量、抗肝纤维化、防止细胞突变、抑制结缔组织增生、镇静等作用。

【复习思考题】

1.如何理解黄芪养血、利水消肿、行滞通痹?

2.党参补气,常作为人参的代用品使用,如何理解?

3.甘草素有"国老"之号,主要体现在哪些方面?

4.鹿茸"峻补阴阳",山药"平补三焦",白芍"柔肝止痛",如何理解?

5.补阳药与温里药均能助阳,如何区别使用?

第二十五章
收涩药

扫一扫，查阅本章数字资源，含PPT、音视频、图片等

一、含义

凡以收敛固涩为主要功效，常用以治疗各种滑脱证的药物，称收涩药，又称固涩药。

收涩药一般分为固表止汗药、敛肺涩肠药和固精缩尿止带药三类。

二、性能特点

收涩药味多酸涩，能收敛固涩，防止体内精微物质耗散，使之固守于内，不致滑脱外泄。本章药物的总体功效为收敛固涩。分之则有固表止汗、敛肺止咳、涩肠止泻、固精缩尿、固崩止带等不同称谓。

所谓收敛固涩，是指药物对正气虚弱，气、血、精、津液耗散或滑脱的病证发挥治疗作用的功效，又称收涩或固涩。其中，以治疗表虚不固，或阴液不能内守之自汗、盗汗为主者，称固表止汗，又称敛汗。以治疗肺虚，或肺肾两虚之久咳虚喘为主者，称敛肺，或敛肺止咳。以治脾肾虚寒之大便滑脱不禁为主者，称涩肠，或涩肠止泻。以治肾虚封藏失职，精关不固之遗精滑精为主者，称固精，或涩精。以治肾气不固，膀胱失约之遗尿尿频为主者，称缩尿。以治妇女崩中漏下，或带下日久不止为主者，称固崩止带。

三、主治病证

适用于久病体虚、正气不固、脏腑功能衰退所致的自汗盗汗、久咳虚喘、久泻久痢、遗精滑精、遗尿尿频、崩漏带下等滑脱不禁诸证。

四、应用原则

滑脱证皆由正虚不固所致。收涩药只能敛其耗散，固其滑脱，长于治标。故常需与相应的补益药配伍，以期标本兼顾。

五、使用注意

本类药物性涩敛邪，故凡表邪未解、麻疹未透、湿热未除或郁热未清者，均不宜用，误用有"闭门留寇"之弊。

六、现代研究

收涩药含大量有机酸、鞣质，能抑制腺体分泌，具有敛汗、固精、止带作用。能促进局部止

血，保护肠黏膜、抑制肠蠕动而止泻，部分能抑制呼吸中枢而止咳，此外，尚有抑菌抗炎、吸收肠内有毒物质等多种药理作用。

第一节　固表止汗药

本节药物多甘平，性收敛。能行走肌表，顾护腠理而有固表止汗之功。常用于气虚不固，腠理疏松，津液外泄之自汗，及阴虚不能制阳，阳热迫津外泄之盗汗。

若治气虚自汗，常与益气固表药同用；治阴虚盗汗，可配滋阴除蒸药同用，凡实邪所致汗出，应以祛邪为主，非本节药物所宜。

麻黄根（Máhuánggēn）

首载于《名医别录》。为麻黄科植物草麻黄 *Ephedra sinica* Stapf 或中麻黄 *Ephedra intermedia* Schrenk et C. A. Mey. 的干燥根及根茎。产于山西、河北、甘肃等地。秋末采挖。

【处方用名】麻黄根。

【主要药性】甘、涩，平。归心、肺经。

【基本功效】固表止汗。

【临床应用】

自汗，盗汗　本品甘涩性平，入肺经。长于走肌表、固腠理，"能使外发之汗敛而不出"（《本草正义》）。故为固表止汗之要药。凡体虚之汗出，皆可配伍用之。若治气虚不固之多汗，可与黄芪、白术、五味子等同用，如复芪止汗颗粒（《中国药典》）。治虚劳盗汗不止，可与黄芪、牡蛎同用，如麻黄根汤（《圣济总录》）。治产后虚汗不止，可与黄芪、当归为伍，如麻黄根散（《圣惠方》）。

【用法用量】煎服，3～9g。外用适量，研粉撒扑。

【使用注意】有表邪者忌用。

【现代研究】主含麻黄根碱A、B、C、D，麻黄宁A、B、C、D，麻黄酚等。本品有止汗、降血压等作用。

浮小麦（Fúxiǎomài）

首载于《本草蒙筌》。为禾本科植物小麦 *Triticum aestivum* L. 的干瘪轻浮的颖果。全国各地均产。

【处方用名】浮小麦。

【主要药性】甘，咸，凉。归心经。

【基本功效】益气，止汗，除热。

【临床应用】

1.自汗，盗汗　本品轻浮走表，能固表止汗，功同麻黄根。又甘凉入心，能益气除热，养心敛液。凡体虚多汗者均可应用。若治气阴不足之自汗、盗汗及小儿盗汗，可与黄芪、糯稻根、大枣等同用，如虚汗停颗粒（《部颁标准》）。

2.阴虚发热　本品甘凉并济，略能益气阴，除虚热，适用于"骨蒸劳热尤良"（《本草易读》）。常与青蒿、鳖甲、白薇等同用。

【用法用量】煎服，6 ～ 12g。

【使用注意】表邪未尽而汗出者不宜用。

【现代研究】主含淀粉、蛋白质、糖类、粗纤维等。本品有抑制汗腺分泌的作用。

糯稻根（Nuòdàogēn）

首载于《本草再新》。为禾本科植物糯稻 Oryza sativa L. var. glutinosa Matsum. 的干燥根及茎基。全国各地均产。

【处方用名】糯稻根须、糯稻根。

【主要药性】甘，平。归肺、胃、肾经。

【基本功效】固表止汗，退虚热，益胃生津。

【临床应用】

1. 自汗，盗汗　本品甘平质轻，能固表止汗，兼能生津止渴。故对于体虚汗出，兼有津伤口渴者较宜。因其作用缓和，单用力薄。故治疗各种体虚汗出，多入复方使用，或作为辅助药用。

2. 阴虚发热　本品甘平清凉，清退虚热而不苦泄。对于病后阴虚汗多、虚热不退及骨蒸潮热等，常与生地黄、知母、地骨皮等同用。

【用法用量】煎服，30 ～ 60g。

【现代研究】主含黄酮、糖类、氨基酸等。

第二节　敛肺涩肠药

本节药物酸涩收敛，主入肺或大肠经。能收敛肺气以止咳喘，固涩大肠以止泻痢。适用于肺虚喘咳，或肺肾两虚，摄纳无权的虚喘，以及脾肾虚寒之久泻久痢，肠滑不禁等。

若治久咳虚喘，常配补益肺气或纳气平喘药同用；治久泻久痢，常配温补脾肾药同用。对于痰涎壅肺所致的咳喘，泻痢初起、邪气方盛，或伤食腹泻者均不宜使用。

五味子（Wǔwèizǐ）

首载于《神农本草经》。为木兰科植物五味子 Schisandra chinensis（Turcz.）Baill. 的干燥成熟果实。习称"北五味子"，主产于辽宁，吉林。秋季果实成熟时采收。

【处方用名】五味子、北五味子、醋五味子。

【主要药性】酸、甘，温。归肺、心、肾经。

【基本功效】收敛固涩，益气生津，补肾宁心。

【临床应用】

1. 久咳虚喘　本品酸能收敛，甘能补虚，"入肺肾二经，收敛耗散之金，滋助不足之水"（《本草蒙筌》）。能敛能补，标本兼得，"为咳嗽要药"（《本草求真》）。适用于肺虚久咳，及肺肾两虚之喘咳。前者常与罂粟壳同用，如五味子丸（《卫生家宝方》）。后者可与麻黄、核桃仁、苦杏仁等同用，如桂灵丸（《部颁标准》）。对于寒饮咳喘，痰多清稀色白者，每与温散之干姜、细辛等同用，既可敛肺止咳，又可防其耗散肺气，如苓甘五味姜辛汤（《金匮要略》）。

2.梦遗滑精　本品酸涩性温，能补肾固精。适用于肾虚精关不固之梦遗滑精，可单用熬膏服，如五味子膏（《医学入门》）；或与附子、龙骨、桑螵蛸同用，如桑螵蛸丸（《杨氏家藏方》）。

3.久泻不止　本品能涩肠止泻，适用于脾肾阳虚，肠失固涩之五更泄泻或久泻不止，可与补骨脂、肉豆蔻、吴茱萸等同用，如四神丸（《证治准绳》）。

4.自汗盗汗　本品能益气固表，"敛汗液之耗亡"（《本草便读》）。凡体虚汗出，无论自汗、盗汗均可使用。常与黄芪、牡蛎、麻黄根等配伍。

5.津伤口渴，内热消渴　本品甘以益气，使气旺则津生；酸能生津，使津足则渴止，"乃生津之要药"（《药性解》）。治热伤气阴，口渴汗多者，常与人参、麦冬同用，如生脉散（《内外伤辨惑论》）；治阴虚内热，口渴多饮之消渴，常与山药、知母、天花粉等同用，如玉液消渴冲剂（《部颁标准》）。

6.心神不宁证　本品上益心气、下滋肾阴，能宁心安神。适用于阴血亏损，心神失养，或心肾不交之虚烦心悸、失眠多梦等，可单用，如五味子糖浆（《中国药典》）；或与酸枣仁、川芎、茯苓等同用，如安神胶囊（《中国药典》）。

【用法用量】煎服，2～6g。

【使用注意】凡表邪未解，内有实热，咳嗽初起，麻疹初期，均不宜用。

【典型案例】重用五味子治疗失眠健忘案。刘某，男，50岁，教授。因长期伏案读书、写作，致彻夜不寐，继而健忘。自诉数年来常服安眠药方能入睡2小时，近日加大数倍剂量，亦不能入睡。神志恍惚，心悸，健忘，饮食欠佳，舌苔薄黄，脉象弦细。属肝肾不足，痰火上逆，胃气不降所致。投以五味子、茯神各50g，合欢花、法半夏各15g。煎服5剂，即能安然入睡［中医杂志，1998（6）：325］。

【现代研究】主含五味子甲素、乙素，五味子醇甲、醇乙等，还含挥发油、多糖、氨基酸等。《中国药典》规定：含五味子醇甲（$C_{24}H_{32}O_7$）不得少于0.40%。本品有保肝、免疫增强、镇静、抗抑郁、抗氧化、抗肿瘤、保护心肌等作用。

附：南五味子

为木兰科植物华中五味子 *Schisandra sphenanthera* Reha. et Wils. 的成熟果实。1995年版《中国药典》及以前均用作五味子。2000版《中国药典》以后将北五味子作为五味子的正品，而将南五味子单列。二者性能、功用相似，略有区别。如"风寒咳嗽，南五味为奇，虚损劳伤，北五味最妙"（《本草蒙筌》）。即南五味子止咳作用较好，北五味子补虚作用为优。

乌梅（Wūméi）

首载于《神农本草经》。为蔷薇科植物梅 *Prunus mume*（Sieb.）Sieb.et Zucc. 的干燥近成熟果实（见彩图159）。产于四川、浙江、福建等地。于夏季果实近成熟时采收。

【处方用名】乌梅、乌梅肉、乌梅炭。

【主要药性】酸、涩，平。归肝、脾、肺、大肠经。

【基本功效】敛肺，涩肠，生津，安蛔。

【临床应用】

1.肺虚久咳，久泻久痢　本品味酸涩，上入肺经敛肺止咳，下入大肠涩肠止泻。适用于肺虚久咳少痰或干咳无痰，肠滑不禁之久泻久痢，单用有效，如乌梅冲剂（《部颁标准》）。若配半夏、陈皮等，可用于湿痰咳嗽，如二陈汤（《太平惠民和剂局方》）；配黄连、黄柏等，可用于湿热泻痢，如乌梅丸（《圣惠方》）。方中乌梅之用，仍在敛肺、涩肠，使之祛邪而不伤正。

2. 津伤口渴　本品味酸性平，善能生津液、止烦渴。适用于气阴不足之口渴多饮及虚热消渴，可单用煎汤饮服，或与天花粉、麦冬、人参等同用，如玉泉片（《部颁标准》）。若治夏季暑热，口渴多汗等，可与金银花、淡竹叶、甘草同用，如金梅清暑颗粒（《部颁标准》）。

3. 蛔厥证　本品味"最酸"（《本草经疏》），"能安蛔者，虫得酸则伏也"（《本草便读》）。适用于蛔厥证，症见腹痛时作，手足厥逆，烦闷呕吐等，可单用，或与花椒、细辛、干姜等同用，如乌梅丸（《伤寒论》）。

此外，本品炒炭可止血，"治溲血，下血，诸血证"（《本草求原》）。

【**用法用量**】煎服，6～12g。

【**使用注意**】外有表邪或内有实热积滞者均不宜服。

【**典型案例**】乌梅治久痢案。病某痢血百余日，国医不能疗。陈应之用盐水梅肉一枚研烂，合腊茶，入醋服之，一啜而安（《本草纲目》）。

【**现代研究**】主含苹果酸、枸橼酸、琥珀酸、酒石酸、熊果酸、芦丁、豆甾醇等。《中国药典》规定：含枸橼酸（$C_6H_8O_7$）不得少于12.0%，乌梅炭不得少于6.0%。本品有调节平滑肌、镇咳、止血、止泻、抑菌、抗痛风等作用。

五倍子（Wǔbèizǐ）

首载于《本草拾遗》。为漆树科植物盐肤木 *Rhus chinensis* Mill.、青麸杨 *Rhus potaninii* Maxim. 或红麸杨 *Rhus punjabensis* Stew. var. *sinica*（Diels）Rehd. et Wils. 叶上的虫瘿，主要由五倍子蚜 *Melaphis chinensis*（Bell）Baker 寄生而形成。产于四川、贵州、陕西等地。秋季采摘。

【**处方用名**】五倍子。

【**主要药性**】酸、涩，寒。归肺、大肠、肾经。

【**基本功效**】敛肺降火，涩肠止泻，敛汗，止血，收湿敛疮。

【**临床应用**】

1. 肺虚久咳，肺热痰嗽　本品味酸涩，性寒凉，入肺经，能"敛肺降火，化痰饮，止咳嗽"（《本草纲目》），"为久嗽痰结劫药"（《药性切用》）。若治肺虚久咳，可与五味子、罂粟壳同用。治咳嗽痰多，气促气喘者，可与桔梗、苦杏仁、甘草等同用，如痰咳净片（《部颁标准》）。

2. 自汗盗汗，久泻久痢、遗精滑精　本品收敛固涩。外可收敛止汗，治体虚汗出，可单用研末，水调敷脐中；或与浮小麦、五味子等煎服。入大肠经，能涩肠止泻。治久泻久痢，可单用为末，米饮调服；或与诃子、五味子等同用。入肾经，能固精止遗。用于肾虚精关不固之遗精、滑精，可与金樱子、芡实、龙骨等同用。

3. 出血　本品能收敛止血，可用于体内外多种出血，内服外用均宜。如治衄血，可单用末吹之；治牙龈出血，可单用烧炭，研末敷之；治便血、痔血，可与地榆、槐花同煎服；治外伤出血，可单用末贴敷。

此外，本品外用能"敛溃疡金疮，收脱肛子肠坠下"（《本草纲目》），用于湿疮流水、溃疡不敛、疮疖肿毒、肛脱不收、子宫下垂等，可单用或研末外敷或煎汤熏洗。

【**用法用量**】煎服，3～6g。外用适量。

【**使用注意**】湿热泻痢者忌用。

【典型案例】五倍子敛汗案。郑某，男，45 岁。患下半身多汗症 3 年，尤以晚上为甚，每当夜寐即汗出如洗，舌淡红、苔薄白，脉细弦。兼精神倦怠，肢体乏力，乃气虚所致。先予五倍子粉外敷脐部，连续 3 天以观疗效。3 天后汗出基本已止。遂嘱再用 3 包五倍子粉外敷，并给予归脾汤等中药口服以巩固疗效，随访 1 年未再复发（《中药临床新用》）。

【现代研究】主含鞣质，另含癸酸、月桂酸、肉豆蔻酸、棕榈酸、硬脂酸、亚油酸等。《中国药典》规定：本品含鞣质不得少于 50.0%；含鞣质以没食子酸（$C_7H_6O_5$）计，不得少于 50.0%。本品有止泻、抗癌、抗菌、抗突变等作用。

罂粟壳（Yīngsùqiào）

首载于《本草发挥》。为罂粟科植物罂粟 *Papaver somniferum* L. 的干燥成熟果壳（见彩图 160）。主产于甘肃。秋季采收。

【处方用名】罂粟壳、蜜罂粟壳。

【主要药性】酸、涩，平；有毒。归肺、大肠、肾经。

【基本功效】敛肺，涩肠，止痛。

【临床应用】

1. 久咳，久泻，脱肛　本品酸涩收敛，入肺、大肠经。"以固涩为用"（《本草便读》），有较强的敛肺止咳，涩肠止泻之功。"治久嗽、久痢，诚有效验"（《医学衷中参西录》）。若治肾虚作喘，肺虚久咳，可与麻黄、五味子、核桃仁等同用，如桂灵丸（《部颁标准》）。治脾胃虚弱，久痢脱肛，可与肉豆蔻、诃子、党参等同用，如泻痢固肠片（《部颁标准》）。然"治嗽用粟壳，不必疑。但要先去病根，此乃收后药也。治痢亦然"（《要药分剂》）。

2. 脘腹疼痛，筋骨疼痛　本品有良好的止痛之功，可用于多种痛证，尤以"心腹筋骨诸痛者最宜"（《本草求真》）。可单用，或配入复方中使用。

【用法用量】煎服，3 ～ 6g。

【使用注意】本品过量或持续服用易成瘾，不宜常服；咳嗽或泻痢初起邪实者忌用；孕妇及儿童禁用；运动员慎用。

【现代研究】主含吗啡、可待因、罂粟壳碱等。《中国药典》规定：含吗啡（$C_{17}H_{19}O_3N$）应为 0.06% ～ 0.40%。本品有止泻、镇咳、镇痛、镇静等作用，并可使机体产生药物依赖性。

【备注】罂粟壳属于国家麻醉药品管理品种。国家中医药管理局发布的《医院中药饮片管理规范》（2007 年）指出：罂粟壳不得单方发药，必须凭有麻醉药处方权的执业医师签名的淡红色处方方可调配，每张处方不得超过三日用量，连续使用不得超过七天，成人一次的常用量为每天 3 ～ 6g。处方保存三年备查。

诃子（Hēzǐ）

首载于《药性论》。为使君子科植物诃子 *Terminalia chebula* Retz. 或绒毛诃子 *Terminalia chebula* Retz. var. *tomentella* Kurt. 的干燥成熟果实。主产于云南。秋、冬二季果实成熟时采收。

【处方用名】诃子、诃黎勒、诃子肉、煨诃子。

【主要药性】苦、酸、涩，平。归肺、大肠经。

【基本功效】涩肠止泻，敛肺止咳，降火利咽。

【临床应用】

1. 久泻久痢，脱肛 本品酸涩收敛，入大肠经，长于涩肠止泻，为治久痢久泻，甚则脱肛的常用药物。可单用为散，粥饮送服，如诃黎勒散（《金匮要略》）；或与人参、白术、肉豆蔻等同用，如泻痢固肠丸（《部颁标准》）。

2. 肺虚久咳，咽痛音哑 本品苦涩降敛，"能收摄肺气之涣散"（《脏腑药式补正》）；苦平偏寒，能清降肺火而利咽开音。"盖金空则鸣，肺气为火邪郁遏，以致吼喘咳嗽，或至声哑，用此降火敛肺，则肺窍无壅塞，声音清亮矣"（《药品化义》）。若治肺虚久咳，可与杏仁、煨姜、通草同用，如诃子饮（《济生方》）。治肺热津伤之咽干口燥、声音嘶哑、咽喉疼痛等，常与青果、玄参、桔梗等同用，如铁笛丸（《部颁标准》）。

【用法用量】煎服，3～10g。涩肠止泻宜煨用，敛肺利咽开音宜生用。

【使用注意】本品性收敛，凡外有表邪，内有湿热积滞者不宜用。

【现代研究】主含诃子酸，诃黎勒酸、没食子酸乙酯、莽草酸、去氢莽草酸、奎宁酸等。本品有抗病原微生物、抑制平滑肌收缩、收敛、止泻、解痉、抗动脉粥样硬化、抗肿瘤、强心等作用。

石榴皮（Shíliupí）

首载于《雷公炮炙论》。为石榴科植物石榴 *Punica granatum* L. 的干燥果皮。全国大部分地区均产。秋季果实成熟后采收。

【处方用名】石榴皮、石榴皮炭。

【主要药性】酸、涩，温。归大肠经。

【基本功效】涩肠止泻，止血，驱虫。

【临床应用】

1. 久泻久痢，脱肛 本品酸涩收敛，入大肠经，"功专涩肠止痢"（《本草撮要》）。若治久泻、久痢，甚或脱肛者，可单用为末，米饮调下；或与赤石脂、禹余粮或煅龙骨、煨诃子同用，如石榴皮散（《圣惠方》）。

2. 便血，崩漏，带下 本品"皮中之液最涩"（《医学衷中参西录》），能收敛止血、止带。若治"肠红吐血烧灰服，带下崩中煎水尝"（《本草便读》）。可单用，也可配伍使用。

此外，本品能安蛔驱虫止痛，可用于蛔虫、钩虫、绦虫等多种肠道寄生虫病。

【用法用量】煎服，3～9g。止血宜炒炭用。

【使用注意】实证、湿热泻痢初起者不宜用。

【典型案例】石榴皮止泻案。高某，曾向愚问治泄泻方，语以酸石榴连皮捣烂，煮服甚效。后岁值壬寅，霍乱盛行，有甫受其病泄泻者，彼与以服酸石榴方，泄泻止而病亦遂愈（《医学衷中参西录》）。

【现代研究】主含鞣质、槲皮素、石榴皮碱、异石榴皮碱、伪石榴皮碱，还含没食子酸等。《中国药典》规定：含鞣质不得少于 10.0%。含鞣花酸（$C_{14}H_6O_8$）不得少于 0.30%。本品有抗病原微生物、抗氧化等作用。

肉豆蔻（Ròudòukòu）

首载于《药性论》。为肉豆蔻科植物肉豆蔻 *Myristica fragrans* Houtt. 的干燥种仁。主产于马来西亚、印度尼西亚、斯里兰卡。我国广东、广西、云南等地亦有栽培。冬、春二季果实成熟时采收。

【处方用名】肉豆蔻、煨肉豆蔻。

【主要药性】辛，温。归脾、胃、大肠经。

【基本功效】涩肠止泻，温中行气。

【临床应用】

1. 久泻久痢　本品辛温气香，主入中焦。功专"暖脾胃，固大肠"（《本草纲目》）。"为脾胃虚冷，泻痢不愈之要药"（《本草约言》）。适用于脾胃虚寒之久泻不止或脾肾阳虚之五更泄泻。前者可与白术、莲子肉、罂粟壳等同用，如温脾固肠散（《部颁标准》）；后者可吴茱萸、补骨脂、五味子同用，如四神丸（《证治准绳》）。

2. 脘腹胀痛，食少呕吐　本品"味辛能散能消，温气能和中通畅"（《本草经疏》）。适用于中焦寒凝气滞之脘腹胀痛，食少呕吐等，可与丁香、甘草同用，如豆蔻汤（《太平惠民和剂局方》）。

【用法用量】煎服，3 ～ 10g。

【使用注意】湿热泻痢及胃热疼痛者忌用。

【现代研究】主含挥发油。《中国药典》规定：含挥发油不得少于 4.0%（mL/g）；含去氢二异丁香酚（$C_{20}H_{22}O_4$）不得少于 0.080%。本品有止泻、镇静、抗惊厥、心脏保护等作用。

赤石脂（Chìshízhī）

首载于《神农本草经》。为硅酸盐类矿物多水高岭石族多水高岭石，主含四水硅酸铝。产于山西、河南、江苏等地。

【处方用名】赤石脂、煅赤石脂。

【主要药性】甘、酸、涩，温。归大肠、胃经。

【基本功效】涩肠，止血，生肌敛疮。

【临床应用】

1. 久泻久痢　本品甘涩性温，主入胃肠经。能温中和胃，涩肠止泻。凡"病有泄泻太滑者，非此不能止"（《本草新编》）。适用于久泻久痢，虚寒滑脱者，常与禹余粮相须而用，如赤石脂禹余粮汤（《伤寒论》）。若治脾肾阳虚所致的五更泄泻，常与党参、姜炭、补骨脂等同用，如肠胃宁片（《中国药典》）。

2. 大便出血，崩漏带下　本品"质重色赤，能入下焦血分"（《本草求真》）。"功专止血固下"（《本经逢原》），善治便血、崩漏等下部出血。若治便血、痔疮出血，可与地榆、槐花等同用。治崩漏下血，可单用为末服。治月经过多，可与补骨脂为伍，如调经散（《普济方》）。本品性温而涩，又能止带，用于带脉失约之带下清稀，可与白芍、干姜同用。

3. 溃疡不敛，湿疹湿疮　本品外用，有收湿敛疮，生肌收口之功。"凡有溃疡，收口长肉甚验"（《本草新编》）。适用于疮疡溃烂，久不收口，或诸疮多脓水，久不干，不收口，可单用研末外掺，或与龙骨、滑石、白及等同用。

【用法用量】煎服，9 ～ 12g，先煎。外用适量，研细末敷患处。

【使用注意】本品性收涩，湿热积滞泻痢者不宜用。孕妇慎用。不宜与肉桂同用。

【现代研究】主含四水硅酸铝 $[Al_4(Si_4O_{10})(OH)_8 \cdot 4H_2O]$，还含有钛、镍、锶、钡等微量元素。本品有止血、止泻、抑制新生血管生成等作用。

禹余粮（Yǔyúliáng）

首载于《神农本草经》。为氢氧化物类矿物褐铁矿，主含碱式氧化铁。主产于河南、江苏。

【处方用名】禹余粮、煅禹余粮。

【主要药性】甘、涩，微寒。归胃、大肠经。

【基本功效】涩肠止泻，收敛止血。

【临床应用】

1. 久泻久痢　本品质重味涩，入大肠经。能"收大肠之滑泄"（《长沙药解》），有涩肠止泻之功。用于下焦不固之久泻久痢，常与赤石脂为伍，如赤石脂禹余粮汤（《伤寒论》）。

2. 大便出血，崩漏带下　本品质重下沉，"功专镇固下焦"（《本草撮要》）。长于收敛止血，固崩止带，"主下焦前后诸病"（《本草纲目》）。功用与赤石脂相似，每常相须为用，或随证配伍使用。

【用法用量】煎服，9～15g。先煎；或入丸、散。

【使用注意】本品质重性坠，孕妇慎用；其性涩敛，暴病邪实者不宜使用。

【现代研究】主含碱式氧化铁 $[FeO \cdot (HO)]$。又含磷酸盐，以及 Al、Ca、Mg、K、Na 等。本品有止泻、止血、抗衰老、抗肿瘤等作用。

第三节　固精缩尿止带药

本节药物酸涩收敛，主入肾、膀胱经。具有固精、缩尿、止带作用，部分药物兼有补肾之功。适用于肾虚不固之遗精滑精、遗尿尿频以及带下清稀等。

对于外邪内侵，湿热下注所致的遗精、尿频等不宜使用。

山茱萸（Shānzhūyú）

首载于《神农本草经》。为山茱萸科植物山茱萸 *Cornus officinalis* Sieb. et Zucc. 的干燥成熟果肉。主产于河南、浙江。秋末冬初果皮变红时采收。

【处方用名】山茱萸、枣皮、山萸肉、酒萸肉。

【主要药性】酸、涩，微温。归肝、肾经。

【基本功效】补益肝肾，收涩固脱。

【临床应用】

1. 肝肾亏虚证　本品味酸质润，主入肝肾经。温而不燥，补而不峻，既能益精，又可助阳。"在阴则能使阴谐而阳不僭，在阳则能使阳秘而阴不耗"（《本经疏证》）。故为平补肝肾阴阳之要药。凡肝肾亏虚诸证均可配伍运用。若治肝肾阴虚之腰膝酸软、头晕耳鸣等，常与熟地黄、山药、茯苓等药同用，如六味地黄丸（《小儿药证直诀》）。治肾阳不足之腰膝冷痛，或阳痿早泄等，可与附子、肉桂、熟地黄等同用，如肾气丸（《金匮要略》）。

2. 体虚滑脱证　本品既补益虚损，又收涩固脱，能补能涩，标本兼顾。"凡人身之阴阳气血将散者，皆能敛之。故救脱之药，当以萸肉为第一"（《医学衷中参西录》）。可用于多种体虚滑脱之证。如治肾虚精关不固之遗精、滑精，或膀胱失约之遗尿、尿频等，有固精缩尿之功。前者可与金樱子、芡实等同用，后者可与益智仁、山药等配伍。治肝肾亏虚，冲任不固之崩漏下血，或带脉失约之带下不止，有固崩止带之功。前者常与熟地黄、白芍、当归等同用，如加味四物汤（《傅青主女科》）；后者常与莲子、芡实等同用。治阳虚腠理不密之遍身汗出，或冷汗不止，元气耗散，气息欲断者，有敛汗固脱之功。前者可与黄芪、熟地、白芍等同用，后者宜与人参、附子、龙骨等同用，如来复汤（《医学衷中参西录》）。

此外，本品尚可用于肝肾亏虚、内热消渴及肾不纳气之虚喘。

【用法用量】煎服，6～10g，急救固脱20～30g。

【使用注意】本品温补收敛，故命门火炽，素有湿热而致小便淋涩者，不宜使用。

【典型案例】山茱萸止汗固脱案。张某，产后角弓反张，汗出如珠，六脉散乱无根，有将脱之象。急用净萸肉二两，俾煎汤服之，一剂即愈（《医学衷中参西录》）。

【现代研究】主含莫诺苷、马钱苷、山茱萸裂苷、莫罗忍冬苷、山茱萸苷、熊果酸、鞣质、没食子酸，还含有挥发油等。《中国药典》规定：含莫诺苷（$C_{17}H_{26}O_{11}$）和马钱苷（$C_{17}H_{26}O_{10}$）的总量不得少于0.70%。本品有免疫调节、降血糖、抗心律失常、抗氧化、抗肿瘤、抗炎、抗骨质疏松等作用。

覆盆子（Fùpénzi）

首载于《名医别录》。为蔷薇科植物华东覆盆子 *Rubus chingii* Hu 的干燥果实。主产于浙江、福建、湖北等地。夏初果实由绿变绿黄时采收。

【处方用名】覆盆子。

【主要药性】甘、酸，微温。归肝、肾、膀胱经。

【基本功效】益肾固精缩尿，养肝明目。

【临床应用】

1. 遗精遗尿，阳痿早泄　本品甘酸微温，能"温补命门，益精固下"（《本草便读》），"起阳治痿，固精摄溺。强阳而无燥湿之偏，固精而无凝涩之害"（《本草通玄》）。补中兼涩，标本兼顾，为平补收涩之品。适用于肾虚腰痛，尿后余沥，遗精早泄，阳痿不育等，常与枸杞子、菟丝子、五味子等配伍，如五子衍宗片（《部颁标准》）。若治膀胱虚冷，小便频数不尽，可与乌药、补骨脂、山茱萸等同用，如覆盆子丸（《圣济总录》）。因其作用平和，"单味服之，终觉效轻"（《本草新编》），故常配伍或作为辅助用药。

2. 目暗昏花　本品"为滋养真阴之药"（《本草正义》）。能益肾，"补肝虚而明目"（《本草备要》），适用于肝肾不足，目暗不明，视物昏花等，可单用捣汁点眼，或与当归、制何首乌、菟丝子等同用，如益视颗粒（《部颁标准》）。

【用法用量】煎服，6～12g。

【使用注意】肾虚有火，小便短赤涩痛者慎用。

【现代研究】主含有机酸、多糖及萜类等。《中国药典》规定：含鞣花酸（$C_{14}H_6O_8$）不得少于0.20%，含山柰酚 *-3-O-* 芸香糖苷（$C_{27}H_{30}O_{15}$）不得少于0.03%。本品有调节下丘脑 – 垂体 – 性腺轴功能、改善学习记忆能力、延缓衰老、抗糖尿病、抗病原微生物等作用。

桑螵蛸（Sāngpiāoxiāo）

首载于《神农本草经》。为螳螂科昆虫大刀螂 *Tenodera sinensis* Saussure、小刀螂 *Statilia maculata*（Thunberg）或巨斧螳螂 *Hierodula patellifera*（Serville）的干燥卵鞘。全国大部分地区均产。深秋至次春采集。

【处方用名】桑螵蛸。

【主要药性】甘、咸，平。归肝、肾经。

【基本功效】固精缩尿，补肾助阳。

【临床应用】

1. 遗精滑精，遗尿尿频，小便白浊 本品甘咸性平，"固摄疗遗，益精壮肾"（《本草便读》），能涩能补。"故男子虚损，肾虚阳痿，梦中失精，遗溺白浊方多用之"（《本经逢原》）。若治肾虚精关不固之精泄不尽，可与龙骨、茯苓同用，如锁阳丹（《普济方》）。治肾虚小便白浊久不愈，可与菟丝子、熟地、山茱萸等同用，如桑螵蛸丸（《圣惠方》）。治肾阳不足，膀胱虚冷之遗尿、尿频等，本品可单用，或与肉桂、补骨脂、大青盐同用，如夜尿宁丸（《部颁标准》）。

2. 阳痿 本品有补肾助阳之功，常与鹿茸、肉苁蓉、补骨脂等同用，可用于肾阳不足之阳痿。

【用法用量】煎服，5～10g。

【使用注意】本品助阳固涩，故阴虚火旺之遗精，膀胱有热之小便频数者不宜使用。

【现代研究】主含蛋白质、脂肪、氨基酸、维生素、微量元素等。本品有抗缺氧、抗疲劳、抗氧化、抗菌、抗利尿等作用。

金樱子（Jīnyīngzǐ）

首载于《雷公炮炙论》。为蔷薇科植物金樱子 *Rosa laevigata* Michx. 的干燥成熟果实（见彩图161）。产于四川、湖北、广东等地。10～11月果实成熟变红时采收。

【处方用名】金樱子、金樱子肉。

【主要药性】酸、甘、涩，平。归肾、膀胱、大肠经。

【基本功效】固精缩尿，固崩止带，涩肠止泻。

【临床应用】

1. 遗精滑精、遗尿尿频 本品味酸且涩，"其功全在固涩"（《本草便读》）。能"涩精滑自流，梦中泄精，止小便数，去睡后尿遗"（《本草约言》），具有固精缩尿之功。适用于肾虚不固之遗精滑精，可单用，如金樱子糖浆（《部颁标准》）；或与芡实为伍，如水陆二味丸（《部颁标准》）。治膀胱虚冷之遗尿尿频，可与桑螵蛸、莲须、山药同用。

2. 久泻，带下 本品收敛固涩，又能止泻、止带。若"脾虚滑泄不禁，非涩剂无以固之"（《本草经疏》）。可单用，或与党参、白术、芡实等同用，如秘元煎（《景岳全书》）。治带下不止，可单用水煎服，或与蛤蚧、淫羊藿、山茱萸等同用，如金蚧片（《部颁标准》）。

【用法用量】煎服。6～12g。

【使用注意】本品功专收涩，故邪实者不宜使用。

【现代研究】主含多糖、黄酮类、三萜类及鞣质等。《中国药典》规定：含金樱子多糖以无水葡萄糖（$C_6H_{12}O_6$）计，不得少于 25.0%。本品有增强免疫、降脂、降糖、抗氧化、抑菌、抗炎等作用。

海螵蛸（Hǎipiāoxiāo）

首载于《神农本草经》。为乌贼科动物无针乌贼 *Sepiella maindroni* de Rochebrune 或金乌贼 *Sepia esculenta* Hoyle 的干燥内壳。产于浙江、江苏、广东等地。

【处方用名】海螵蛸、乌贼骨。

【主要药性】咸、涩，温。归脾、肾经。

【基本功效】收敛止血，固精止带，制酸止痛，收湿敛疮。

【临床应用】

1. 出血　本品性涩，内服、外用均能收敛止血，"诸血病皆治"（《本草纲目》），故可用于体内外多种出血。若治吐血、衄血，可单用为末服。治妇女冲任不固，崩漏下血者，常与熟地黄、地榆、蒲黄等同用，如妇科止血灵（《部颁标准》）。治外伤出血，可单用研末外敷。

2. 遗精滑精，赤白带下　本品功专温涩固下，能固精止带。如治肾虚不固之遗精、滑精，可与山茱萸、菟丝子、沙苑子等同用。治脾肾虚寒之带下清稀，常与党参、白术、芡实等同用，如除湿白带丸（《部颁标准》）。

3. 胃痛吞酸　本品煅用，能制酸止痛，为治疗胃脘疼痛、胃酸过多之佳品。可单用，或与延胡索、白矾同用，如安胃胶囊（《部颁标准》）。

4. 湿疮湿疹，溃疡不敛　本品外用能收湿敛疮，治湿疮湿疹，常与黄柏、青黛、煅石膏等研末外用。治疮疡久溃不敛，可与煅石膏、煅龙骨、枯矾等研末撒敷患处。

【用法用量】煎服，5～10g。外用适量，研末敷患处。

【典型验案】海螵蛸止血案。某女，经水行时多而且久。用微火将海螵蛸煨至半黑、半黄为末，用鹿角胶化水送服，一次即愈，其性之收涩可知（《医学衷中参西录》）。

【现代研究】主含碳酸钙。《中国药典》规定：含碳酸钙（$CaCO_3$）不得少于 86.0%。本品有中和胃酸、保护黏膜、抗溃疡、促进成骨、降磷、抗放射、止血等作用。

莲子（Liánzǐ）

首载于《神农本草经》。为睡莲科植物莲 *Nelumbo nucifera* Gaertn. 的干燥成熟种子。主产于湖南、湖北、江苏。秋季采收。

【处方用名】莲子、莲子肉。

【主要药性】甘、涩，平。归脾、肾、心经。

【基本功效】补脾止泻，止带，益肾涩精，养心安神。

【临床应用】

1. 脾虚泄泻　本品"味甘，气温而性涩，禀清芳之气，得稼穑之味，乃脾之果也"（《本草纲目》）。"甚益脾胃，而固涩之性，最宜滑泄之家"（《玉楸药解》）。适用于脾胃虚弱，大便溏泻，食欲不振等，常与人参、茯苓、白术等同用，如参苓白术散（《太平惠民和剂局方》）。

2. 遗精，带下　本品味甘涩，既能补脾益肾，又能收涩固下。若治小便白浊，梦遗泄精，可与益智仁、龙骨同用，如莲肉散（《奇效良方》）。治带下清稀，量多色白，可与之白术、芡实、山药等同用。

3. 心神不宁证 本品甘平，入心肾经。上能养心，"下交肾水，安宁神智"（《本草便读》），"使心肾交而成既济之妙"（《本经逢原》）。适用于心肾不交之虚烦、心悸失眠，常与酸枣仁、夜交藤、柏子仁等同用。

【用法用量】煎服，6～15g。

【现代研究】主含槲皮素、金丝桃苷、芦丁等，还含蛋白质、脂肪、淀粉等。本品有抗氧化、增强免疫、双向调节胃肠功能、镇静、改善睡眠、降血糖、促进脂肪分解等作用。

附：莲须、莲房、莲子心、荷叶、荷梗、石莲子

1. 莲须 为莲的干燥雄蕊。甘、涩，平；归心、肾经。功能固肾涩精。用于遗精滑精，带下，尿频。煎服，3～5g。

2. 莲房 为莲的干燥花托。苦、涩，温；归肝经。功能化瘀止血。用于崩漏，尿血，痔疮出血，产后瘀阻，恶露不尽。煎服，5～10g。炒炭用。

3. 莲子心 为莲的种子中的干燥幼叶及胚根。苦，寒；归心、肾经。功能清心安神，交通心肾，涩精止血。用于热入心包，神昏谵语，心肾不交，失眠遗精，血热吐血。煎服，2～5g。

4. 荷叶 为莲的干燥叶。苦，平；归肝、脾、胃经。功能清暑化湿，升发清阳，凉血止血。用于暑热烦渴，暑湿泄泻，脾虚泄泻，血热吐衄，便血崩漏。煎服，3～9g；荷叶炭3～6g。

5. 荷梗 为莲的干燥叶柄及花柄。苦，平；归肺、脾、肾经。功能顺气宽胸，和胃安胎。用于外感暑湿，胸闷不畅，妊娠呕吐，胎动不安。煎服，9～15g。

6. 石莲子 为莲老熟的果实。甘、涩、微苦，寒；归脾、胃、心经。功能清热利湿，开胃进食，除烦，涩精。用于噤口痢、反胃、心烦失眠、遗精、淋浊、带下等。煎服，9～12g。"无湿热而虚寒者勿服"（《本草从新》）。

芡实（Qiànshí）

首载于《神农本草经》。为睡莲科植物芡 *Euryale ferox* Salisb. 的干燥成熟种仁。主产于山东、江苏、安徽等地。秋末冬初采收。

【处方用名】芡实、麸炒芡实。

【主要药性】甘、涩，平。归脾、肾经。

【基本功效】益肾固精，补脾止泻，除湿止带。

【临床应用】

1. 脾虚泄泻 本品"味甘补脾，故能利湿"（《本草求真》）；味涩能固，故能止泻。作用平和，能补能涩。适用于脾胃夹湿之肠鸣泄泻，常与人参、白术、莲子等同用。

2. 遗精白浊、小便不禁 本品味甘涩，入肾经。能益肾固精缩尿。若治肾虚遗精、白浊，每与金樱子为伍，如水陆二味丸（《部颁标准》）。治肾虚小便频数，甚至失禁或遗尿，常与菟丝子、益智仁、桑螵蛸等同用。

3. 带下 本品既能补益脾肾，又能收涩、除湿而止带，为治带下的常用药物。主要适用于脾肾两虚，下元虚冷，带脉失约之带下清稀如注者，常与山茱萸、菟丝子、金樱子等同用。若治湿热带下色黄，质稠腥臭者，常与黄柏、车前子、山药等同用，如易黄汤（《傅青主女科》）。

【用法用量】煎服，10～15g。

【现代研究】主含淀粉、蛋白质、脂肪及多种维生素。本品有抗氧化、降血糖、镇痛、保护肾功能、抗血栓等作用。

刺猬皮（Cìweipí）

首载于《神农本草经》。为刺猬科动物刺猬 *Erinaceus europaeus* L. 的干燥外皮。全国大部地区均产。全年均可捕捉。

【处方用名】刺猬皮、炒刺猬皮。

【主要药性】苦，涩，平。归肾、胃、大肠经。

【基本功效】固精缩尿，收敛止血，化瘀止痛。

【临床应用】

1. 遗精滑精，遗尿尿频　本品味苦涩收敛，入肾经，长于固精缩尿。治肾虚遗精滑精，可单用为末，黄酒调服，如刺猬皮散（《医林改错》）。治肾气不固，膀胱失约之遗尿尿频，可与益智仁、金樱子等同用。

2. 便血痔血　本品苦以降泄，收涩为用，入血分能收敛止血，兼能化瘀，有止血而不留瘀的特点。善治下焦出血，尤以便血、痔血见长。若治大便下血，可与木贼为伍，如猬皮散（《杨氏家藏方》）。治内痔出血，外痔肿痛等，可与地榆、槐角、大黄等同用，如痔血丸（《部颁标准》）。

3. 胃脘刺痛，反胃吐食　本品苦泄性降，入胃经。能化瘀止痛，降逆和胃。适用于瘀滞日久，胃脘刺痛，反胃吐食等，单用即可。如"烧灰酒服治胃逆，又煮汁服治反胃"（《食疗本草》）。

【用法用量】煎服，6～10g；研末服，1.5～3g。

【现代研究】主含角蛋白、胶原蛋白等。本品有收敛、止血等作用。

椿皮（Chūnpí）

首载于《药性论》。为苦木科植物臭椿 *Ailanthus altissima*（Mill.）Swingle 的干燥根皮或干皮。产于浙江、江苏、湖北等地。全年均可剥取。

【处方用名】椿皮、椿白皮、臭椿皮、炒椿皮。

【主要药性】苦、涩，寒。归大肠、胃、肝经。

【基本功效】清热燥湿，收涩止带，止泻，止血。

【临床应用】

1. 泻痢，带下　本品苦可燥湿，涩能收敛，寒以清热。既可清热燥湿，又能收涩止泻、止带。凡泻痢、带下，无论湿热所为，或正虚不固所致者皆可随证配伍应用。如治久泻久痢，可与诃子、肉豆蔻、芡实等同用；治湿热久痢，休息痢，可与黄连、鸦胆子等同用，如久痢丸（《部颁标准》）。治脾肾两虚所致的带下量多、色白清稀等，可与党参、白术、补骨脂等同用，如千金止带丸（《中国药典》）；治湿热下注，赤白带下，可与黄柏、白芍、香附等同用，如白带丸（《中国药典》）。

2. 崩漏，便血　本品苦寒敛涩，既能清热，又能收敛止血，尤善治血热之崩漏及便血。若治妇女血虚有热之经行不止及崩中漏下，常与黄柏、黄芩、白芍等同用，如固经丸（《医学入门》）。治大便下血，大肠积热，痔疮肿痛，常与槐角、地榆、栀子等同用，如槐角地榆丸（《部颁标准》)。

【用法用量】煎服，6～9g；外用适量。

【使用注意】脾胃虚寒者慎用。

【现代研究】主含苦楝素、苦木素、臭椿苦酮、新苦木素、臭椿双内酯、臭椿苦内酯、丁香酸，香草酸等；还含生物碱等。本品有抗菌、抗肿瘤等作用。

鸡冠花（Jīguānhuā）

首载于《滇南本草》。为苋科植物鸡冠花 *Celosia cristata* L. 的干燥花序。我国大部分地区均产。秋季花盛开时采收。

【处方用名】鸡冠花、鸡冠花炭。

【主要药性】甘、涩，凉。归肝、大肠经。

【基本功效】收敛止血，止带，止痢。

【临床应用】

1. 出血　本品甘涩性凉，具有收敛凉血止血之功。适用于血热出血诸症。若治鼻衄不止，可与生地黄、麝香同用。治崩漏下血，可单用为末服。治便血、痔血，可与棕榈炭、羌活同用，如鸡冠花散（《圣惠方》）。

2. 赤白带下，久痢不止　本品性凉收涩，能止带止痢。若治脾肾两虚之带下，宜与白术、茯苓、芡实等同用，如复方白带丸（《部颁标准》）。治久痢不止者，可与椿根皮、石榴皮等同用。

【用法用量】煎服，6～12g。

【现代研究】主含山柰苷、苋菜红苷、松醇及多量硝酸钾。本品有抗衰老、预防骨质疏松、止血等作用。

【复习思考题】

1. 在运用收涩药时，常配伍补虚药同用，为什么？

2. 罂粟壳属麻醉药品管理品种，临床处方运用应注意什么？

第二十六章

涌吐药

扫一扫，查阅本章数字资源，含PPT、音视频、图片等

一、含义

凡以促使呕吐为主要功效，常用以治疗毒物、宿食、痰涎等停滞在胃脘或胸膈以上所致病证为主的药物，称涌吐药，又称催吐药。

二、性能特点

本类药物味多酸苦辛，归胃经。具有强烈的涌吐作用，对于胃脘或胸膈以上的有形实邪，能因势利导，使之迅速排出，以达到治疗疾病的目的。

三、主治病证

适用于误食毒物，停留胃中，未被吸收；或宿食停滞，尚未入肠，胃脘胀痛；或痰涎壅盛，阻于胸膈或咽喉，呼吸急促；或痰浊上涌，蒙蔽清窍，癫痫发狂等。

四、使用注意

涌吐药作用强烈，易伤胃气，且多具毒性，能耗损正气，故仅适用于形证俱实者。因其毒副作用较强，而且药后患者反应强烈，痛苦不堪，故现代临床已很少使用。

若运用本类药物，宜采用"小量渐增"的方法，切忌骤用大量；同时要注意"中病即止"，只可暂用，不可久服，以免中毒或涌吐太过，导致不良反应。若用药后未引起呕吐或未达到必要的呕吐程度，可饮热水以助药力，或以翎毛探喉以助涌吐。若药后呕吐不止，应立即停药，并积极采取措施，及时抢救。吐后应适当休息，不宜马上进食。待胃肠功能恢复后，再进流质或易消化的食物，以养胃气。忌食油腻辛辣荤腥以及不易消化的食物。凡年老体弱、小儿、妇女胎前产后等均当忌用。

五、现代研究

本类药物能刺激胃黏膜的感受器，反射性地引起呕吐中枢兴奋而致吐。

常山（Chángshān）

首载于《神农本草经》。为虎耳草科植物常山 *Dichroa febrifuga* Lour. 的干燥根。主产于四川、贵州。秋季采挖。

【处方用名】常山、恒山、炒常山。

【主要药性】苦、辛，寒；有毒。归肺、肝、心经。

【基本功效】涌吐痰涎，截疟。

【临床应用】

1.胸中痰饮证　本品"生用则上行必吐"（《本草纲目》），能"吐胸膈之顽痰"（《本草约言》）。用于痰饮停聚，胸膈壅塞，不欲饮食，欲吐而不能吐者。可与甘草煎汤，和蜜温服。

2.疟疾　"疟疾必有黄涎聚于胸中，故曰无痰不成疟"（《本草从新》）。本品"消痰至捷，疗疟如神"（《本草通玄》）。凡一切疟疾，寒热往来，发作有时者，每与槟榔并用，如胜金丸（《太平惠民和剂局方》）。若治疟疾久不愈，致成疟母者，可与鳖甲、三棱、莪术等同用，如圣济鳖甲丸（《部颁标准》）。其中，以治间日疟和三日疟的效果最佳。可与厚朴、草豆蔻、槟榔等同用，如常山饮（《圣济总录》）。

【用法用量】煎服 5～10g。涌吐可生用，截疟宜酒制用。治疟宜在寒热发作前半天或 2 小时服用。

【使用注意】本品有毒，且能催吐，故用量不宜过大，体虚及孕妇不宜用。

【典型案例】常山治疗疟疾案。患某病疟，乃于不发疟之清晨，用常山八钱，煎汤一大碗，徐徐温饮之，一次止饮一大口，饮至日夕而剂尽，心中分毫未觉难受，而疟亦遂愈（《医学衷中参西录》）。

【现代研究】主含常山碱甲、乙、丙，常山次碱，常山素 A、B 等。本品有抗疟、催吐、抗肿瘤、消炎等作用。

甜瓜蒂（Tiánguādì）

首载于《神农本草经》。为葫芦科植物甜瓜 *Cucumis melo* L. 的干燥果蒂。全国各地均产。夏、秋二季果熟采集。

【处方用名】瓜蒂、甜瓜蒂。

【主要药性】苦，寒；有毒。归心、胃、胆经。

【基本功效】涌吐痰食，祛湿退黄。

【临床应用】

1.喉痹，癫痫，宿食停滞，食物中毒　本品味极苦，"功专涌泄"（《本草求真》）。"能吐风热痰涎，上膈宿食"（《本草备要》）。适用于痰涎郁结胸中所致的癫痫发狂、喉痹喘息，以及宿食、毒物停留胃中，尚未吸收者，单用本品研末服之，或与赤小豆、香豉同用，如瓜蒂散（《伤寒论》）。

2.湿热黄疸　本品味苦性寒，借其涌吐之力，能引湿热之邪外出。可用于湿热黄疸，"取其蒂烧灰存性，用少许吸鼻中，流出黄水而愈，极验"（《本草崇原》）。

【用法用量】煎服，2.5～5g；入丸、散服，每次 0.3～1g；外用适量，研末吹鼻，待鼻中流出黄水即可停药。

【使用注意】体虚、吐血、咯血、胃弱、孕妇及上焦无实邪者忌用。

【现代研究】主含葫芦苦素 B、D、E，异葫芦苦素 B，尚含皂苷、氨基酸等。本品有催吐作用。

胆矾（Dǎnfán）

首载于《神农本草经》。为三斜晶系胆矾的矿石，主含含水硫酸铜。主产于云南、山西。全年均可采集。

【处方用名】胆矾。

【主要药性】酸、辛，寒；有毒。归肝、胆经。

【基本功效】涌吐痰涎，解毒收湿，祛腐蚀疮。

【临床应用】

1. 喉痹，癫痫，误食毒物　本品其性上升，能"涌风热痰涎"（《本草纲目》），开通闭塞。用于风痰壅塞所致的喉痹、癫痫发狂。可单用为末，温醋汤调下；或与白僵蚕共为末，吹喉，以吐出痰涎。若误食毒物，尚未吸收者，也可用此法以排出毒物。

2. 风眼赤烂，口疮，牙疳　本品性寒，外用有解毒收湿之功，以治口、眼诸窍火热之证为宜。如治风眼赤烂，可单用烧研，泡汤洗眼。治口舌生疮，可与干蟾共研末，掺于疮上。治牙疳，牙龈腐烂，可单用外敷。

3. 胬肉，疮疡不溃　本品外用有祛腐蚀疮之功。如治胬肉疼痛，可用本品煅研外敷；治疮肿不溃，皮色不变，漫肿无头，可与血竭、麝香等外敷。

【用法用量】温水化服，0.3～0.6g；外用适量，研末撒敷或调敷，或以水溶化后外洗。

【使用注意】孕妇、体虚者忌服。

【现代研究】主含含水硫酸铜（$CuSO_4 \cdot 5H_2O$）。本品有利胆、催吐、腐蚀、退翳、抑菌等作用。

藜芦（Lílú）

首载于《神农本草经》。为百合科植物黑藜芦 *Veratrum nigrum* L. 的根及根茎。产于山西、河北、河南等地。夏季抽花茎前采挖。

【处方用名】藜芦。

【主要药性】苦、辛，寒；有毒。归肺、肝、胃经。

【基本功效】涌吐风痰，杀虫。

【临床应用】

1. 中风，癫痫，喉痹，误食毒物　本品内服有宣壅导滞之功，"能使邪气痰热，胸膈部分之病，悉皆吐出"（《本草经疏》）。用于中风、癫痫、喉痹见痰涎涌盛者，或误食毒物尚未吸收者，可与瓜蒂、防风研末为散服，如三圣散（《儒门事亲》）。

2. 疟疾　本品能祛痰截疟。治久疟不能食，胸中郁郁如吐，欲吐不能吐者，可单用为末服，以吐为度，如藜芦散（《素问病机气宜保命集》）。

3. 疥癣，恶疮　本品外用能杀虫止痒。如治疥癣，可以本品为末，油调涂之。

【用法用量】内服 0.3～0.6g，入丸散，温水送服以催吐；外用适量，研末加油调成软膏外涂或外掺。

【使用注意】体虚及孕妇忌服。不宜与细辛、白芍、赤芍、人参、党参、西洋参、南沙参、北沙参、丹参、玄参、苦参同用。

【**现代研究**】主含原藜芦碱、藜芦碱、伪藜芦碱、秋水仙碱、藜芦酰棋盘花碱等生物碱。本品有催吐、降压、抑制呼吸、抗病原微生物、灭虫等作用。

【复习思考题】

1.简述涌吐药的应用原则及使用注意。

2.常山治疟，其机理何在？

一、含义

凡以攻毒疗疮，杀虫止痒为主要功效，常用以治疗痈肿疮毒、疥癣瘙痒等为主的药物，称为攻毒杀虫止痒药。

二、性能特点

本章药物大多有毒，以外用为主，兼可内服。

所谓攻毒，即指有毒的药物外用治疗各种疮毒、蛇虫之毒的作用，即所谓"以毒攻毒"之意。所谓杀虫止痒，主要是针对湿疹湿疮、疥癣瘙痒等皮肤病发挥治疗作用的功效。

三、主治病证

主要用于外科、皮肤科及五官科病症，如疮痈疔毒、疥癣、湿疹湿疮、聤耳、梅毒、虫蛇咬伤及癌肿等。

四、使用注意

本类药物因为有不同程度的毒性，无论外用或内服均应严格掌握剂量，不可过量或持续使用，以防发生不良反应。制剂时应严格遵守炮制和制剂法度，以确保用药安全。

五、现代研究

攻毒杀虫止痒药大都具有杀菌消炎作用，可杀灭细菌、真菌、疥虫、螨虫、滴虫等。且局部外用后能形成薄膜以保护创面，减轻炎症反应与刺激；部分药物有收敛作用，能凝固表面蛋白质，收缩局部血管，减少充血与渗出，促进伤口愈合。

硫黄（Liúhuáng）

首载于《神农本草经》。为自然元素类矿物硫族自然硫，或用含硫矿物经加工制得。产于山西、山东、河南等地。全年均可采挖。

【处方用名】硫黄、制硫黄。

【主要药性】酸，温；有毒。归肾、大肠经。

【基本功效】外用解毒杀虫疗疮，内服补火助阳通便。

【临床应用】

1.疥癣湿疹，阴疽恶疮　本品温燥有毒，能以毒攻毒，"外杀疮疥、一切虫蛊恶毒"（《本草求真》）。为"治疮杀毒要药"（《本草纲目》）。用于疥癣、湿疹，可与硼砂同用，如复方硫黄乳膏（《部颁标准》）。治一切无名肿毒恶疮，可与轻粉、白矾共为细末，麻油调涂。

2.肾阳虚证　本品"秉纯阳之精，赋大热之性，能补命门真火不足"（《本草纲目》）。适用于肾阳衰微，下元虚冷之阳痿，小便频数，常与鹿茸、菟丝子、蛇床子等同用。若治肾阳不足，下元虚冷之寒喘，常与附子、肉桂、沉香等同用，如黑锡丹（《太平惠民和剂局方》）。

3.虚冷便秘　本品"性虽热而疏利大肠，与燥涩者不同。热药多秘，惟硫黄暖而能通"（《本草备要》）。为温阳通便之要药，"专治虚寒之便秘"（《脏腑药式补正》）。每与半夏为伍，如半硫丸（《太平惠民和剂局方》）。

【用法用量】外用适量，研末油调涂敷患处。内服 1.5 ～ 3g，炮制后入丸散服。

【使用注意】孕妇慎服。不宜与芒硝、玄明粉同用。

【典型案例】硫黄治不孕案。一女性，36 岁。婚后 10 年未孕，终年白带清稀量多，淋沥不断，小腹冷痛。曾延多医诊治，屡用紫河车、肉桂、淫羊藿等补肾壮阳之品，终未能愈。后以右归丸化裁，另加硫黄冲服，每日 3g，连服 1 个月，小腹凉痛感全消，白带十去八九，翌年怀孕有子（《名老中医用药心得》）。

【现代研究】主要成分为硫。《中国药典》规定：含硫（S）不得少于 98.5%。本品能杀真菌、杀疥虫，内服可产生缓泻作用。

雄黄（Xiónghuáng）

首载于《神农本草经》。为硫化物类矿物雄黄族雄黄，主含二硫化二砷。产于湖南、湖北、贵州等地，全年可采。

【处方用名】雄黄、雄黄粉。

【主要药性】辛，温；有毒。归肝、大肠经。

【基本功效】解毒杀虫，燥湿祛痰，截疟。

【临床应用】

1.疮痈肿毒，蛇虫咬伤　本品辛散温燥，有毒，有较强的以毒攻毒之功。既可内服，也可外用，但以外用为主，"为疮家要药"（《本草经疏》）。若治一切痈疽肿毒势甚者，可与明矾、寒水石加开水融化后洗患处，如雄黄解毒散（《外科理例》）；或与穿山甲、乳香、没药等同用，如一粒珠（《部颁标准》）。治毒蛇咬伤肿痛，蜈蚣、鼠咬及蜂蜇伤等，可与半边莲、两面针、全蝎等同用，如蛇咬丸（《部颁标准》）。

2.湿疹疥癣　本品有燥湿杀虫止痒之功，为治皮肤湿疮、疥癣的常用药物。如治干癣、顽癣、癫癣、桃花癣、头癣、体癣、牛皮癣等，常与赤石脂、金蝎、轻粉等同用，如癣药玉红膏（《部颁标准》）。治热疖、痱、痤、疥、疹、风湿痒疮，可与白矾共为末，茶清调化，局部外用，如二味消毒散（《外科大成》）。

3.虫积腹痛，惊痫，疟疾　本品"性热有毒，外用易见其长，内服难免其害"（《本草经疏》）。虽内服有杀虫，祛痰，截疟之功，可用于上述病症，但临床用之甚少。

【用法用量】内服，0.05 ～ 0.1g，入丸、散剂。外用适量，研末撒敷，或以香油、醋调敷。

【使用注意】内服宜慎，不可过量或持续服用。外用也不宜大面积涂擦及长期持续使用，以免皮肤吸收过多，导致中毒。切忌火煅，煅烧后可生成砒霜，有剧毒。孕妇忌用。

【现代研究】主要成分为二硫化二砷，还有痕量有毒成分三氧化二砷。《中国药典》规定：含砷量以二硫化二砷（As_2S_2）计，不得少于 90.0%。本品有抑菌、抗肿瘤、抗炎等作用。

白矾（Báifán）

首载于《神农本草经》。为硫酸盐类矿物明矾石经加工提炼制成，主含含水硫酸铝钾。产于甘肃、山西、湖北等地，全年均可采挖。

【处方用名】白矾、明矾、枯矾。

【主要药性】酸、涩，寒。归肺、脾、肝、大肠。

【基本功效】外用解毒杀虫，燥湿止痒；内服止血止泻，祛除风痰。

【临床应用】

1. 疥癣，湿疮 本品"味烈性寒，故能杀湿热之虫，除湿热之毒"（《神农本草经百种录》）。外用有解毒杀虫之效，尤以收湿止痒见长，适用于疮面湿烂、皮肤瘙痒等皮肤疾患。若治疥疮瘙痒，可与硫黄、蛇床子、黄连等共为散，局部调涂，如白矾散（《圣惠方》）。治湿疹，可与艾叶、百部煎水外洗。治一切干湿顽癣，可单用米醋调涂。治聤耳流脓，耳边溃烂，可与硼酸、枯矾等共研细粉，喷撒耳内或烂处，如烂耳散（《部颁标准》）。治阴部湿痒、灼痛、赤白带下等，常与苦参、蛇床子、百部等同用，如妇炎灵胶囊（《部颁标准》）。

2. 出血，久泻不止 本品"酸涩而收"（《本草便读》），能收敛止血，涩肠止泻。若治便血、崩漏下血，常与五倍子、地榆等同用。治外伤出血，可单用，或与乳香、松香研末外掺。若治脾胃虚弱，腹泻腹痛，可与山药、白术、罂粟壳等同用，如小儿止泻片（《部颁标准》）。

3. 癫痫发狂 本品性寒，能清化热痰，"长于治顽痰热痰，急证用之，诚有捷效"（《医学衷中参西录》）。适用于痰迷心窍，神识皆乱，癫痫发狂等。常与牛黄、巴豆霜、朱砂同用，如癫狂龙虎丸（《部颁标准》）。

【用法用量】内服 0.6 ～ 1.5g，入丸散剂。外用适量，研末外敷或化水熏洗患处。

【现代研究】主含含水硫酸铝钾。《中国药典》规定：含含水硫酸铝钾 [$KAl(SO_4)_2 \cdot 12H_2O$] 不得少于 99.0%。本品有抗细菌、真菌、阴道滴虫等作用。

附：皂矾

为硫酸盐类矿物水绿矾的矿石。主含含水硫酸亚铁（$FeSO_4 \cdot 7H_2O$）。酸，凉；归肝、脾经。功能解毒燥湿，杀虫补血。用于黄肿胀满，疳积久痢，肠风便血，血虚萎黄，湿疮疥癣，喉痹口疮。煎服，0.8 ～ 1.6g；外用适量。孕妇慎用。

蛇床子（Shéchuángzǐ）

首载于《神农本草经》。为伞形科植物蛇床 *Cnidium monnieri*（L.）Cuss. 的干燥成熟果实（见彩图 162）。全国大部分地区均产，夏、秋二季采收。

【处方用名】蛇床子。

【主要药性】辛、苦，温；有小毒。归肾经。

【基本功效】燥湿祛风，杀虫止痒，温肾壮阳。

【临床应用】

1. 阴痒带下，湿疹疥癣 本品辛苦温燥，长于"去下部寒湿，去风杀虫"（《医林纂要》）。"能除妇人男子一切虚寒湿所生病"（《本草经疏》），"功用颇奇，内外俱可施治，而外治尤良"（《本草新编》）。为治瘙痒性皮肤疾病之常用药物。若治妇人阴痒带下，常与白矾煎汤频洗。治湿疹瘙痒，可与苦参、枯矾、黄柏等同用，如湿疹散（《部颁标准》）。治头癣、体癣、足癣、慢性湿疹、疥疮，可与蛇床子、樟脑、冰片等涂搽患处，如消炎癣湿药膏（《部颁标准》）。

2. 肾阳虚证 本品"入肾而补元阳，大有奇功"（《本草通玄》）。"治男子阳痿腰疼，大益阳事；女人阴中肿痛，善暖子宫"（《本草正》）。有壮阳暖宫起痿之功，适用于肾阳虚衰，下焦虚寒所致的男子阳痿不育，女子宫冷不孕等。常与鹿茸、淫羊藿、熟地黄等同用，如阳春玉液（《部颁标准》）。

此外，本品"气味香温而燥，逐冷痹，利关节，止腰痛，健四肢顽软酸痛"（《本草汇言》）。对于寒湿久痹兼有肾阳不足者也可配伍适用。

【用法用量】 煎服，3～10g。外用适量，多煎汤熏洗，或研末调敷，或制成软膏、栓剂外用。

【使用注意】 阴虚火旺或下焦有湿热者不宜内服。

【现代研究】 主含蛇床子素、异虎耳草素、花椒毒酚及挥发油等。《中国药典》规定：含蛇床子素（$C_{15}H_{16}O_3$）不得少于 1.0%。本品有抗病原微生物、止痒、抗变态反应、抗炎、镇痛、抗肿瘤、抗心律失常、镇静、延缓衰老、促进记忆等作用。

土荆皮（Tǔjīngpí）

首载于《本草纲目拾遗》。为松科植物金钱松 *Pseudolarix amabilis*（Nelson）Rehd. 的干燥根皮或近根树皮。产于江苏、浙江、安徽等地。夏季剥取。

【处方用名】 土荆皮、土槿皮。

【主要药性】 辛，温；有毒。归肺、脾经。

【基本功效】 杀虫，止痒。

【临床应用】

疥癣湿疹，皮肤瘙痒 本品辛，温，有毒。外用能杀虫止痒。如治皮肤癣疮，可单用浸酒涂搽患处。治湿疹作痒，可单用煎浓汁，温洗患处。治蚊虫叮咬瘙痒、足癣趾间瘙痒等，可与白鲜皮、苦参浸酒外搽，如止痒酊（《部颁标准》）。

【用法用量】 外用适量，醋浸或酒浸涂搽，或研末调涂患处。

【使用注意】 本品只供外用，不可内服。

【现代研究】 主含土荆皮甲酸、土荆皮乙酸、土荆内酯、β-谷甾醇、杨梅树皮素、苦杏碱醇A 和 B 等。《中国药典》规定：含土荆皮乙酸（$C_{23}H_{28}O_8$）不得少于 0.25%。本品有抗真菌、抗肿瘤、抗生育等作用。

蜂房（Fēngfáng）

首载于《神农本草经》。为胡蜂科昆虫果马蜂 *Polistes olivaceous*（DeGeer）、日本长脚胡蜂 *Polistes japonicus* Saussure 或异腹胡蜂 *Parapolybia varia* Fabricius 的巢。全国大部分地区均产。秋、冬二季采收。

【处方用名】蜂房、露蜂房。

【主要药性】甘，平。归胃经。

【基本功效】攻毒杀虫，祛风止痛。

【临床应用】

1. 疮痈肿毒，乳痈瘰疬　本品味甘性平，质轻有毒，能"驱风攻毒，散疔肿恶疮"（《本草汇言》）。"治一切附骨疔疽乳岩等证，毒根连及脏腑者可用此拔之"（《本草便读》）。若治无名肿毒，痈疽发背，痰核瘰疬，常与玄参、生马钱子、穿山甲等制膏贴于患处，如消核膏（《部颁标准》）。治乳痈肿痛，可单用煮服。治癌肿，可与莪术、全蝎等同用。

2. 风湿痹痛，牙痛　本品其质轻扬，性善走窜，长于祛风，能通痹痛、止牙痛。若治风寒湿痹，关节疼痛，可配独头蒜、百草霜捣敷；或与制川乌、青风藤、全蝎等浸酒服，如风湿止痛药酒（《部颁标准》）。治牙痛，可与白蒺藜、花椒、细辛等醋煎，含漱，如蜂窝散（《万病回春》）。

3. 皮肤顽癣，瘾疹瘙痒　本品能祛风止痒，如治瘾疹瘙痒，可与蝉蜕为末，酒送服，或与芒硝入煎外敷。治顽癣，可与白矾煅炭为末，醋调敷。

【用法用量】煎服，3～5g。外用适量，研末油调敷患处，或煎水漱口，或外洗患处。

【现代研究】主含蜂蜡、蜂胶、挥发油，还含有氨基酸和微量元素等。本品有免疫抑制、抗肿瘤等作用。

樟脑（Zhāngnǎo）

首载于《本草品汇精要》。为樟科植物 *Cinnamomum camphora*（L.）Presl. 的枝、叶及根部，经提炼加工制得的结晶。产于长江以南及西南等地，以台湾产量最大，质量亦佳。多在9～12月采集。

【处方用名】樟脑。

【主要药性】辛，热；有毒。归心、脾经。

【基本功效】除湿杀虫，温散止痛，开窍辟秽。

【临床应用】

1. 疥癣瘙痒，湿疮溃烂　本品辛热燥烈，外用既除湿杀虫，又消肿止痒。治疥疮有脓，可与硫黄、枯矾、川椒为末，香油调匀外擦，如樟脑散（《不知医必要》）。治头癣，体癣，足癣，慢性湿疹，疥疮等，可与蛇床子、冰片等同用，如消炎癣湿药膏（《部颁标准》）。治皮肤湿毒，干湿疥癣，瘙痒成疮，溃流浓水，浸淫作痛等，可与苦楝皮、硫黄、冰片等制膏涂搽患处，如癣药膏（《部颁标准》）。

2. 跌打伤痛，牙痛　本品辛热行散，有良好的止痛之功。若治跌打损伤，筋骨折伤，瘀肿疼痛者，可与土鳖虫、红花、大黄等同用，如损伤骨药膏（《部颁标准》）。治扭伤、挫伤、挤压伤等，可与芙蓉叶、徐长卿、雪上一枝蒿等浸酒涂擦患处，如伤痛酊（《部颁标准》）。治风火牙痛，可与细辛为伍，放牙痛处咬定即可。

3. 痧胀腹痛，吐泻神昏　本品辛香走窜，有开窍辟秽之功。适用于夏伤暑湿秽浊或疫疠之气所致痧胀腹痛、吐泻昏厥等，如《现代实用中药》以之浸酒服。

【用法用量】外用适量，研末撒或调敷。内服0.1～0.2g，入散剂或用酒溶化服。

【使用注意】气虚阴亏，有热者及孕妇忌服。

【现代研究】主含（1*R*,4*R*）-1,7,7-三甲基二环［2,2,1］庚烷-2-酮。《中国药典》规定：

天然樟脑含双环萜酮（$C_{10}H_{16}O$）不得少于 96.0%。本品外涂对皮肤有温和的刺激、防腐、局部麻醉、镇痛、止痒等作用。口服有兴奋中枢神经、强心、升压和兴奋呼吸等作用。

蟾酥（Chánsū）

首载于《药性论》。为蟾蜍科动物中华大蟾蜍 *Bufo bufo gargarizans* Cantor 或黑眶蟾蜍 *Bufo melanostictus* Schneider 的干燥分泌物（见彩图 163）。产于河北、山东、江苏等地，多在夏、秋二季收集。

【处方用名】蟾酥、蟾酥粉。

【主要药性】辛，温；有毒。归心经。

【基本功效】解毒，止痛，开窍醒神。

【临床应用】

1. 疮痈肿毒，咽喉肿痛，牙痛　本品"味辛气温，有毒。能拔一切风火热毒之邪使之外出"（《本草求真》）。有以毒攻毒，消肿止痛之功，善"治发背疔疮，一切恶肿"（《本草纲目》），外用、内服皆有良效。如治发背痈疽，无名肿毒，恶毒疔疮，可与血竭、枯矾、轻粉等同用，如化生丸（《古今医鉴》）。治咽部红肿疼痛，常与板蓝根、玄明粉、硼砂等同用，如喉症丸（《部颁标准》）。治火毒内盛所致的牙龈肿痛、龋齿疼痛，可与朱砂、雄黄、甘草为丸，填入龋齿洞内或肿痛的齿缝处即可，如牙痛一粒丸（《中国药典》）。

2. 痧胀腹痛，吐泻神昏　本品辛温走窜，"善开窍辟恶搜邪，惟诸闭证，救急诸药方中用之，以开其闭"（《本草便读》）。适用于夏伤暑湿秽浊或饮食不洁所致痧胀腹痛、吐泻不止、甚则昏厥等，常与麝香、丁香、雄黄等同用，制丸内服，如痧药蟾酥丸（《部颁标准》）；或与麝香、冰片、细辛等共为末，搐入鼻中取嚏开窍，如通窍散（《部颁标准》）。

此外，本品止痛效佳，在古代也常作为外科麻药。

【用法用量】内服 0.015～0.03g，多入丸、散用。外用适量。

【使用注意】本品有毒，内服慎勿过量。外用不可入目。孕妇忌服。

【现代研究】主含华蟾酥毒基、脂蟾毒配基、远华蟾毒精、蟾毒灵等，还含有吲哚碱类及肾上腺素、多糖、蛋白质等。《中国药典》规定：含蟾毒灵（$C_{24}H_{34}O_4$）、华蟾酥毒基（$C_{26}H_{34}O_6$）和脂蟾毒配基（$C_{24}H_{32}O_4$）的总量不得少于 7.0%。本品有强心、升压、抗炎、镇痛、抗肿瘤、抗心肌缺血、免疫调节、抑菌等作用。

附：蟾皮

为中华大蟾蜍或黑眶蟾蜍除去内脏的干燥体。苦，凉；有毒。功能清热解毒，利水消胀。用于痈疽疮毒、疳积腹胀、瘰疬肿瘤等。煎服，3～6g；研末入丸散，每次 0.3～0.9g。外用适量，可研末调敷患处，或以新鲜蟾皮外贴患处。

大蒜（Dàsuàn）

首载于《名医别录》。为百合科植物大蒜 *Allium sativum* L. 的鳞茎。全国各地均产。夏季叶枯时采挖。

【处方用名】大蒜、紫皮蒜、独头蒜。

【**主要药性**】辛，温。归脾、胃、肺经。

【**基本功效**】解毒消肿，杀虫，止痢。

【**临床应用**】

1. 痈肿疔毒，疥癣瘙痒 本品"性热善散"（《本草衍义补遗》），为"消肿散毒第一要剂"（《本草求真》）。多作外用，治"一切痈疽恶疮肿核，独头者尤良"（《本草备要》）。如治背疽漫肿无头，可与淡豆豉、乳香研烂置疮上，铺艾灸之。治疗瘰疬结聚不散，可与麝香和匀，敷于患处。治疥癣瘙痒，可用大蒜切片外擦或捣烂外敷。

2. 肺痨，顿咳 本品入肺经，能杀痨虫、止顿咳。如治肺痨咯血，可用大蒜煮粥送服白及粉。治百日咳，可与红糖、生姜水煎服。

3. 泄泻，痢疾 本品有较好的止痢作用，治泄泻、痢疾，可单用，生食或煮食。

此外，本品杀虫，还可用于钩虫病，蛲虫病等多种肠道寄生虫病。若醋浸常食，能健脾温胃，增强食欲，治脘腹冷痛，饮食不消或食欲减退等。

【**用法用量**】煎服，9～15g。外用适量，捣烂外敷，或切片外擦，或隔蒜灸。

【**使用注意**】外用易引起皮肤发红、灼热甚至起泡，故不可敷之过久。阴虚火旺及有目、舌、喉、口齿诸疾者，均不宜服用。

【**现代研究**】主含大蒜油、大蒜素，还含硫化亚磺酸酯类，S-烷（烯）-L-半胱氨酸衍生物，γ-L-谷氨酸多肽，苷类，多糖，脂类及多种酶等。《中国药典》规定：含大蒜素（$C_6H_{10}S_3$）不得少于0.15%。本品有较强的广谱抗菌作用，并有抗炎、降低胆固醇、降血脂、降血压、降血糖、抑制血小板聚集、抗肿瘤、抗突变、抗氧化、延缓衰老、增强免疫、护肝等作用。

【**复习思考题**】

1. 何谓"以毒攻毒"？如何理解？

2. 杀虫与驱虫有何异同？

第二十八章

拔毒化腐生肌药

扫一扫，查阅本章数字资源，含PPT、音视频、图片等

一、含义

凡以拔毒化腐，生肌敛疮为主要功效，常用以治疗疮疡脓出不畅，或久溃不敛等的药物，称为拔毒化腐生肌药。

二、性能特点

拔毒化腐生肌药多为矿石类药物，且多有毒，以外用为主。主要功效为拔毒化腐、生肌敛疮之功。

所谓拔毒，即指药物能使疮疡内蓄积的脓毒或腐败组织迅速排出的作用，又称拔毒化腐、拔毒祛腐。所谓敛疮，即指药物能促进肌肉生长，使疮口早日愈合的作用，又称敛疮生肌，或生肌敛疮。

三、主治病证

主要用于痈疽疮疡溃后脓出不畅，或溃后腐肉不去，伤口难以生肌愈合等。也可用于治疗癌肿、梅毒、皮肤湿疹瘙痒、口疮、喉证、目赤翳障等。

四、使用注意

本类药物多有大毒或较强刺激性，应用时应严格控制剂量和用法。外用时亦不宜过量和持续使用；特别是重金属类大毒药物，如升药、轻粉等，不宜在头面部使用，以防发生中毒。

五、现代研究

拔毒化腐生肌药多能抑制或杀灭病原微生物，有些药物有防腐、收敛、保护和促进伤口愈合等作用。

红粉（Hóngfěn）

首载于《外科大成》。为水银、火硝、白矾混合升华而成的红氧化汞。各地均可制造，主产于河北、湖北、湖南等地。

【处方用名】红粉、升药、红升。

【主要药性】辛，热；有大毒。归肺、脾经。

【基本功效】拔毒，除脓，去腐，生肌。

【临床应用】

痈疽溃后，脓出不畅，或腐肉不去，新肉难生　本品大毒，仅供外用。"一切溃疡皆可通用，拔毒提脓最应验"（《疡科纲要》），为外科之要药。适用于恶疮溃后脓水未净，或脓出不畅，或腐肉不去，甚至形成窦道瘘管者。若治疗疖痈肿，臁疮，溃流脓血，疮口不敛，可与煅石膏、煅炉甘石、轻粉等共为末，取适量敷患处，如提毒散（《部颁标准》）。治疮疡溃后腐肉不脱，褥疮及慢性瘘道，可与乳香、没药、穿山甲共为细末，撒于患处，如拔脓净（《部颁标准》）。

【用法用量】外用适量。本品只供外用，不能内服。研极细粉末单用或配用，干掺或调敷，或以药捻沾药粉使用。

【使用注意】本品有大毒，外用亦不可过量或持续使用，外疡腐肉已去或脓水已尽者不宜用，孕妇禁用。

【现代研究】主含氧化汞。《中国药典》规定：含氧化汞（HgO）不得少于99.0%。本品有抗菌、促进疮口愈合等作用。

轻粉（Qīngfěn）

首载于《本草拾遗》。为水银、白矾、食盐等用升华法炼制而成的氯化亚汞结晶。产于湖北、云南、湖南等地。

【处方用名】轻粉、汞粉、水银粉。

【主要药性】辛，寒；有毒。归大肠、小肠经。

【基本功效】外用杀虫，攻毒，敛疮；内服祛痰消积，逐水通便。

【临床应用】

1. 疮疡溃烂，疥癣瘙痒，黄水疮，湿疹，酒齄鼻，梅毒　本品辛寒燥烈，外用有较强的攻毒杀虫止痒及生肌敛疮作用，可用于上述以湿烂、瘙痒为主的多种疾患。若治各种慢性溃疡，久不收口，可与当归、白芷、血竭等同用，如消炎生肌膏（《部颁标准》）。治诸疥疮，可与吴茱萸、白蒺藜、硫黄等同用，如神捷散（《圣济总录》）。治干湿癣疮，可与风化石灰、硫黄、铅丹同用，如如圣散（《圣济总录》）。治各种湿疮，黄水疮，破流黄水，痛痒不休等，可与五倍子、枯矾、白芷等共制成细粉，香油调敷患处，如黄水疮散（《部颁标准》）。治酒齄鼻，可与硫黄为末外搽。治梅毒，可与大风子捣烂外涂。

2. 痰涎积滞，水肿鼓胀，二便不利　本品"性走而不守，善劫痰涎，消积滞"（《本草纲目》），并能通利二便，逐水退肿。若治痰涎喘逆气急，不得平卧，可用本品与鸡蛋清调匀，蒸熟食用，如轻粉顶《串雅内编》。治水肿鼓胀，大小便不通，可与韭菜子捣膏，姜汁调敷脐上。

【用法用量】内服每次0.1～0.2g，入丸、散服。外用适量，研末调涂或干掺、或制膏外贴。

【使用注意】本品有毒，不可过量使用，内服宜慎，且服后应漱口，以免口腔糜烂，牙齿受损。体虚及孕妇忌服。

【现代研究】主含氯化亚汞。《中国药典》规定：含氯化亚汞（Hg_2Cl_2）不得少于99.0%。本品有抑菌、泻下、利尿等作用。

信石（Xìnshí）

首载于《日华子本草》。为天然砷华矿石，或为毒砂、雄黄等含砷矿物的加工品。产于江西、湖南、广东等地。药材分白砒（白信石）与红砒（红信石），主含三氧化二砷信石升华的精制品，即砒霜。

【处方用名】砒石、信石、信砒、人言、砒霜。

【主要药性】辛，大热；有大毒。归肺、脾、肝经。

【基本功效】外用攻毒杀虫，蚀疮去腐；内服劫痰平喘，截疟。

【临床应用】

1.恶疮，瘰疬，顽癣，牙疳，痔疮　本品大辛大热，毒性剧烈，腐蚀性强。外用能攻毒杀虫，"腐疮蚀肉"（《本草便读》）。"凡痈疽发背，诸溃疡证，脓血内闭不出，瘀肉坚硬不腐，以致脓溃日深，生肉日败，以砒石数厘和入黄蜡条中，纳入痈毒疮中，则瘀败自化，脓血自行"（《本草汇言》）。治疗上述病症，可与明矾、雄黄、乳香同用，如三品一条枪（《外科正宗》）。

2.寒痰哮喘　本品辛热燥烈，入肺经。内服能祛寒痰，平喘息。治寒痰喘咳，久治不愈者，可与淡豆豉捣和为丸服，如紫金丹（《普济方》）。

此外，本品尚能攻毒抑癌，用于多种癌肿。古方用信石治疟疾，现已少用。

【用法用量】外用适量，研末撒敷，宜作复方散剂或入膏药、药捻用。内服每次0.002～0.004g，入丸、散服。

【使用注意】本品剧毒，内服宜慎；外用亦应注意，以防局部吸收中毒。孕妇忌服。不可作酒剂服。忌火煅。不宜与水银配伍。

【典型案例】信石治哮喘案。某女，17岁。自幼患哮喘，遇寒即发。证见咳嗽气喘，喉中痰鸣，咯痰清稀，不得平卧，畏寒，小便清长，舌淡苔白，脉沉紧。诊断：支气管哮喘（寒型），治用砒豉丸，方用生白砒石2g，淡豆豉20g，研细，装胶囊，每粒含生药0.1g。首次吞服2粒，冷开水送下，忌热食7日。服药后患者逐日好转，7日后续诊，再依前法吞服2粒，诸恙悉除。随访3年未见复发（《以毒攻毒——名老中医剧毒中药运用经验集萃》）。

【现代研究】信石和砒霜主要成分为三氧化二砷（As_2O_3）。本品有抗肿瘤、平喘等作用。

铅丹（Qiāndān）

首载于《神农本草经》。为纯铅加工制成的四氧化三铅。产于河南、广东、福建等地。

【处方用名】铅丹、红丹。

【主要药性】辛，咸，寒；有毒。归心、脾、肝经。

【基本功效】外用拔毒生肌，内服坠痰镇惊。

【临床应用】

1.痈肿疮毒，溃疡不敛　本品外用，能"解热拔毒，长肉去瘀，故治恶疮肿毒"（《本草纲目》）。若治疮疡初起红肿或脓成未溃者，常与黄明胶同用，如敛疮内消方（《普济方》）。治疮疡肿溃不愈，可与蛤粉同用，如铅丹散（《圣济总录》）。本品"入膏药，为外科必用之物"（《本草纲目》）。常作为制备外用膏药的主要原料。

2.惊痫癫狂　本品质重性沉，"功专坠痰止惊"（《本草撮要》）。可用于痰热惊痫癫狂。因其有毒，故现已少用。

【用法用量】外用适量，研末撒布或熬膏药贴敷。内服 0.9～1.5g，入丸、散服。

【使用注意】本品有毒，用之不当可引起铅中毒，宜慎用；不可持续使用以防蓄积中毒。孕妇禁用。

【现代研究】主含四氧化三铅（Pb_3O_4）。本品能直接杀灭细菌、寄生虫，并有抑制黏膜分泌。

附：密陀僧

为铅矿石冶炼而成，主含氧化铅（PbO）。主产于湖南、江苏。咸、辛、平，有毒。归肝、脾经。外用杀虫收敛，内服祛痰镇惊。外用治痔疮、湿疹湿疮、溃疡不敛、疥癣、狐臭，内服用于风痰惊痫。外用适量，研末撒或调涂，或制成膏药、软膏、油剂等外用。内服入丸、散，0.2～0.5g。本品有毒，以外用为主，内服宜慎。剂量过大或长期服用可引起铅蓄积中毒。体虚、孕妇及儿童禁用。不宜与狼毒同用。

炉甘石（Lúgānshí）

首载于《本草品汇精要》。为碳酸盐类矿物方解石族菱锌矿，主含碳酸锌。产于广西、四川、湖南等地。全年均可采挖。

【处方用名】炉甘石、煅炉甘石。

【主要药性】甘，平。归肝、脾经。

【基本功效】解毒明目退翳，收湿止痒敛疮。

【临床应用】

1. 目赤翳障，眼睑溃烂 本品甘平无毒，长于"明目去翳退赤，收湿除烂"（《本草纲目》）。"为眼科要药"（《本草征要》）。治暴发火眼，目赤肿痛，痧眼刺痛，目痒流泪，翼状胬肉等，可与冰片、玄明粉、硼砂等同用，如拨云复光散（《部颁标准》）。治目赤肿痛，眼缘溃烂，畏光怕风，眼角涩痒等，可与珍珠、硼砂、麝香等同用，如八宝眼药（《部颁标准》）。

2. 溃疡不敛，湿疮瘙痒 本品外用，"最能收湿合疮"（《玉楸药解》），生肌止痒。若治溃疡不敛，脓水淋漓者，可与黄柏、滑石、石膏等研末外用。治痔疮痛痒、肛门破裂、红肿流水者，可与熊胆、珍珠母、冰片等同用，如熊胆痔疮膏（《部颁标准》）。

【用法用量】外用适量，研末撒布或调敷；水飞点眼、吹喉。

【使用注意】本品专供外用，不作内服。

【现代研究】主含碳酸锌（$ZnCO_3$），尚含少量氧化钙、氧化镁、氧化锰等。《中国药典》规定：含氧化锌（ZnO）不得少于 40.0%，煅炉甘石不得少于 56.0%。本品能收敛、防腐、保护创面，并有一定抑菌作用。

硼砂（Péngshā）

首载于《日华子本草》。为天然矿物硼砂经提炼精制而成的结晶体，主含含水四硼酸钠。产于青海、西藏、云南等地。

【处方用名】硼砂、蓬砂、月石。

【主要药性】甘、咸，凉。归肺、胃经。

【基本功效】清热解毒，清肺化痰。

【临床应用】

1. 咽喉肿痛，口舌生疮，目赤翳障　本品性凉，能清热解毒，局部刺激性较小。"长于外治，吹喉点睛诸方，悉皆用之"（《本草便读》）。为五官科常用药物。若治咽喉肿痛，可单用含化咽津，或与冰片、玄明粉、朱砂共研细末吹咽喉，如冰硼散（《外科正宗》）。治口疮，可与青黛、冰片、煅石膏等共为极细末，临卧前敷口中，如蓬砂散（《景岳全书》）。治目赤翳障，可单用化水洗眼，或研极细末点眼。

2. 痰热咳嗽　本品主入肺经，"能解上焦胸膈肺分之痰热"（《本草经疏》）。凡"诸病属气闭而呼吸不利，痰结、火结者，用此立清"（《本草汇言》）。适用于肺热咳嗽，痰黄黏稠者，常与瓜蒌、贝母等同用。

【用法用量】外用适量，研极细末干撒或调敷患处；或化水含漱。内服，1.5～3g，入丸、散用。

【使用注意】本品以外用为主，内服宜慎。

【现代研究】主含含水四硼酸钠（$Na_2B_4O_7 \cdot 10H_2O$）。本品能抑菌、防腐、抗惊厥，对皮肤、黏膜有保护作用。

【复习思考题】

1. 中药功效有解毒、托毒、攻毒、拔毒等表述，其内涵及运用有何不同？
2. 简述轻粉的用法用量及使用注意。

1.《神农本草经》

略（内容见总论·第一章绪言）。

2.《本草经集注》

略（内容见总论·第一章绪言）。

3.《雷公炮炙论》

作者雷敩。约成书于 5 世纪。3 卷，载药 300 种。该书论述了中药炮制前后真伪优劣药材的选择、修治和切制，火候的掌握，辅料的取舍，操作工艺的流程，中药饮片的贮存以及炮制作用、注意事项等。详细记载了炮、炙、焙、煨、蒸、煮、去芦、去足、制霜、制膏、酒制、蜜制、药汁制等炮制方法，内容丰富。是我国最早的中药炮制学专著，也标志着本草新兴分支学科的出现。

【备注】原书已佚，其佚文多存于《证类本草》中。近有王兴法辑佚本。

4.《新修本草》

略（内容见总论·第一章绪言）。

5.《本草拾遗》

作者陈藏器。成书于唐开元二十七年（739）。10 卷，由序例、拾遗和解纷三部分组成。其中，序例 1 卷，相当于药物总论。拾遗 6 卷，收集《新修本草》未载药物 712 种。每药详述性味、形状、文献出处、产地、功效及主治等。解纷 3 卷，主要讨论药物混乱的品种，辨别前代本草的谬误。该书引用史书、地志、杂记、医方等书籍 116 种，不仅资料广博，而且考订精细，不啻是对唐代本草文献和民间药物的又一次大总结。李时珍对此给予高度评价："其所著述，博极群书，精核物类，订绳谬误，搜罗幽隐，自本草以来，一人而已"（《本草纲目》）。

【备注】原著早已散佚，主要内容保存在《开宝本草》《嘉祐本草》和《证类本草》中，今有尚志钧辑复本流传于世。

6.《海药本草》

作者李珣。成书年代不详，可能是在前蜀（907—925）时所作。6 卷，载药 131 种。多数是从海外来的，或从海外移植南方的药物。其中注明外国产地的药物有 96 种。分为玉石、草、木、兽、虫鱼、果米 6 部，详论药物形态、产地、品质优劣、真伪鉴别、采收、炮制、性味、主治、附方、用法、禁忌等。书中引用古代文献 50 余种，多冠以"按"或"谨按"明示。不仅补遗了前代本草所未记载的新药，而且还补充并纠正了前代本草的内容。该书是我国介绍和研究外来药物的第一部专著。

【备注】原书已佚。其内容散在于《证类本草》和《本草纲目》之中，今有尚志钧辑校本。

7.《开宝本草》

作者刘翰、马志等。本书因二次官修而成。宋开宝六年（973），由尚药奉御刘翰、道士马志等 9 人奉诏修订《新修本草》，并参照《蜀本草》《本草拾遗》诸本，辑成《开宝新详定本草》。由于修纂仓促，质量不尽如人意。次年，宋太祖再次诏命刘翰、马志等人重新修订，命名为《开宝重定之本草》。后世将《开宝新详定本草》和《开宝重定本草》统称《开宝本草》，现多指后者。20 卷，载药 984 种，其中新增药 134 种（多转录前代本草）。该书目录、编写体例与《唐本草》同。首次采用黑白字来代替朱墨分书。即《本经》内容为白字（阴文），其他内容为黑字（阳文），清晰醒目。次用不同简称标明文字出处：如以"唐附"表示《新修本草》新增药，以"今附"表示《开宝本草》新增药，以"陶隐居"为《本草经集注》注文，以"唐本注"为《新修本草》注文，以"今按"或"今注"为该书作者的注文。这一编写体例，为保存古本草文献作出了重大贡献，其严谨求实之风足堪称道。《开宝本草》为宋代第一部官修本草。

【备注】原书已佚。《证类本草》保存其佚文最多。今有尚志钧辑校本。

8.《嘉祐本草》

作者掌禹锡等。成书于宋嘉祐五年（1060）。20 卷，载药 1082 种，新增 99 种。本书是作者奉诏校正和增补《开宝重定本草》而成。编写体例沿袭《开宝本草》之旧，内容参考了大量文献资料，引文涉及书籍达 50 余种。凡从历代文献中摘录补入该书者标为"新补"，把民间采集到的新药物标为"新定"，由掌禹锡等注说的内容则冠之以"臣禹锡等谨按"，从而保存了很多失传本草的资料。书中还简要介绍了 16 种本草著作，对后世研究本草发展及古本草辑复与整理，有重要参考价值。本书是继《开宝本草》之后，宋代的第二部官修本草。

【备注】原名《嘉祐补注神农本草》，亦称《嘉祐补注本草》。原书已佚。其内容散在于《证类本草》《本草纲目》等本草著作中。今有尚志钧辑校本。

9.《本草图经》

作者苏颂，成书于宋嘉祐六年（1061）。鉴于唐《新修本草》中的"图经"和"药图"已经散佚，加之新药品种日益增多，真伪难辨。因此，宋仁宗敕令全国各郡县将该地所产药物，一律绘图，并注明开花、结实、收采季节以及功用。如系进口者，询问关税机关和客商，辨清来源，取一二枚或一二个样品，派人送京，供绘图之用。这是继唐以后又一次全国范围内所进行的规模浩大的药物普查。所有资料最后由苏颂加以编辑完成。全书 21 卷，载药 814 种，药图 933 幅。该书以本草图谱著称。是我国第一部由政府组织编绘的刻板药物图谱，也是世界上最早的雕刻药物图谱。《嘉祐本草》与《图经本草》二书相辅相成，互为补充，把宋代本草研究推向一个新的高度。

【备注】又名《图经本草》。原书已佚，佚文及图见于《证类本草》。现有福建科技出版社排印辑复本。

10.《经史证类备急本草》

略（内容见总论·第一章绪言）。

11.《本草衍义》

作者寇宗奭。成书于宋政和六年（1116）。20 卷，载药 470 种。其中序例 3 卷，药物部分 17 卷，按玉石、草、木、兽禽、虫鱼、果、菜、米谷等依次排列。该书主要针对《嘉祐本草》《嘉祐本草图经》之疏误进行了订正与发挥。"并考诸家之说，参之实事，有未尽厥理者，衍之以臻其理；隐避不断者，伸之以见其情；文简误脱者，证之以明其义；讳避而易名者，原之以存其名。使是非归一，治疗有源，检用之际，晓然无惑"（序例）。内容涉及药物产地、形态、采收、鉴别、炮制、制剂、性味、功效、主治、禁忌等各个方面，颇多发明，具有很高的学术价值，在本草学史上有较为重要的地位。

12.《履巉岩本草》

作者王介。成书于嘉庆庚辰（1220）。3卷，载药206种。每药一图，兼述各药性味、功治、单方、别名等。其内容摘自《证类本草》，或取自民间经验。药图均系写生彩绘，对原植物花、茎、叶的比例十分考究，为今存最早之彩绘地方本草图谱。对了解南宋时杭州一带民间用药的发展情况及原植物的品种考证等都有其重要意义。

13.《汤液本草》

作者王好古。成书年代不详。6卷，载药242味。其中，卷一和卷二为药性总论部分，主要汇集金元诸大家张洁古、李东垣的药学理论。分列五脏苦欲补泻药味、脏腑泻火药、东垣先生药类法象、用药心法。卷三～卷六为各论部分，分草、木、果、菜、米谷、玉石、禽、兽、虫九部，每药除介绍气味、有毒无毒、归经等内容外，主要引述《内经》《本经》等40余家药论阐述其功效、主治。该书资料详实，内容丰富。凡个人发挥之处，书中均冠以"液云"或"海藏云"之类的表述。

14.《饮膳正要》

作者忽思慧。成书于元天历三年（1330）。3卷。其中，卷一载有三皇圣纪，养生避忌，妊娠、乳母服药食忌，饮酒避忌，聚珍异馔六篇。卷二记载各种饮膳方238种。卷三附图168幅，论述米谷、兽、禽、鱼、果、菜和料物诸品230种的味性、功能、主治病症、有无毒性等。是中国古代第一部也是世界上最早的较为系统的饮食卫生与营养保健专著。

15.《本草衍义补遗》

作者朱丹溪。约成书于元至正十八年（1358）。不分卷，载药153种。各药叙述无定式，主要针对《本草衍义》作了进一步的修正、补充。同时，书中对药物的五行归属、气味归经、升降浮沉等方面进行广泛阐发，较之其他本草学著作有独到之处。内容或详或略，或仅数字言其主治，或详论药理及药材鉴别，多有发明。

16.《本草发挥》

作者徐彦纯。约成书于元末明初，四卷。卷一至卷三相当于各论，将药物分为金石、草、木、人、兽、畜、虫鱼、果、米谷和菜共10部，载药274种。卷四相当于总论。"该书取张洁古、李东垣、王海藏、朱丹溪、成无己数家之说，合成一书尔，别无增益。"（《本草纲目》）

17.《救荒本草》

作者朱橚。成书于明永乐四年（1406）。2卷，共收植物414种。其中，录自旧本草者138种，新增276种。分为草、木、米谷、果、菜5部。每物一图，配以简短解说。释文记述其名称、产地、形态、性味良毒、食用部位和加工烹调方法，内容精练而充实，都是实际观察的真实记录。本书是一部药食两用的植物学著作。诚如该书在序中所言："或遇荒岁，按图而求之，随地皆有，无艰得者，苟如法采食，可以活命，是书也有助于生民大矣"。

18.《滇南本草》

作者兰茂。约成书于明正统年间（1436—1449）。书成之后，在当地民间辗转传抄，迭经后人补录。各传本所收药数不一，少者26味，多者458味。各药次第记述药名、性味、功效、主治、附方，个别药物兼述药物生态及形态。书中记录云南众多少数民族习用药物及用药经验，且揉合汉药部分理论，为独具特色之古代地方本草。

19.《本草集要》

作者王纶。成书于明弘治九年（1496）。三部 8 卷，载药 545 种。其中，"取本草卷首总论及采内经、东垣诸说有关本草者，凡一卷，附于首，以为本草之源，为上部"（序）。中部五卷为药物部分，分为草、木、菜、果、谷、石、兽、禽、虫鱼、人 10 部。每药简述其君臣佐使、性味、阴阳、良毒、归经、配伍、采制等，详列功效主治，附以单方，末加按语，扼要归纳用药要点。下部二卷为药性分类，把诸药列分为治气、寒、血、热、痰、湿、风、燥、疮、毒、妇人、小儿12 门，每门又分若干类，并简注其功能和主治。本书旨在"集要"，故"别无增益，斤斤泥古者也"（《本草纲目》）。

20.《本草品汇精要》

作者刘文泰等。成书于明弘治十八年（1505）。42 卷，载药 1815 种。分玉石、草、木、人、兽、禽、虫鱼、果、米谷、菜 10 部。每药均按名、苗、地、时、收、用、质、色、味、性、气、臭、主、行、助、反、制、治、合、禁、代、忌、解、膺等"二十四则"予以记述。分项精确，叙述简明；绘图精美，共收药图 1358 幅。本书内容主要取材于《证类本草》，虽然在编写体例上作了很大变动，但补充和发明的内容不多。本书是明代唯一的一部官修本草。书成之后，因孝宗驾崩，刘文泰等人受到牵连，书稿深藏内府，未获刊行，故其影响有限。

21.《本草约言》

作者薛己。成书年代待考。全书分为药性本草与食物本草各二卷。其中，药性本草分草、木、果、菜、米谷、金石、人、兽禽、虫鱼 9 部，共载药 287 种。食物本草分水、谷、菜、果、禽、兽、鱼、味 8 部，共载食物 385 种。本书论药多引用元代及明初医家及本草的论述，少有发挥。药后多加按语，重点讨论药性及用法，对配伍理论尤多精辟论述。

22.《本草蒙荃》

作者陈嘉谟。成书于明嘉靖四十四年（1565）。12 卷。分草、木、谷、菜、果、石、兽、禽、虫鱼、人 10 部，载药 742 种。分述其气味、升降、五行属性、有毒无毒、产地、采集、优劣、炮制、藏留、归经、主治，并记载了应验诸方及本草图。每药之末，多标以"谟按"二字，重点讨论辨证用药，多有独到之处。文字精练，有些用对语写成，适合朗读口诵。卷首有"历代名医图姓氏"和"总论"，对中药基本理论、药物鉴别、炮制等多有阐发。本书虽为"童蒙"而作，实为一部理论与实践相结合的本草学专著。

【备注】又名《撮要便览本草蒙荃》《撮要本草蒙荃》。

23.《本草纲目》

略（内容见总论·第一章绪言）。

24.《本草发明》

作者皇甫嵩、皇甫相。成书于明万历六年（1578）。6 卷，载药 600 种。卷一相当于总论，分列专题 40 余篇，论药性及制方之义；卷二至卷六按草、木、果、菜等部，分论各药。各卷置常用药品于前，释用品于后。设"发明"一项，专于阐发药物主治及配伍要点。又分"专治""监治"两大法，介绍药性功治及配伍。末注药物形态、产地、采收、炮制等。论述中多参考金元以来各家之说并结合作者心得，切合临床实用。

25.《药鉴》

作者杜文燮。成书于明万历二十六年（1598）。2 卷。卷一为药性总论，首载寒热温平四赋，次记用药、制方、禁忌、主病、运气等内容；卷二为药物部分，载药 137 种，分述其性味、归经、功效、主治和配伍等内容。全书"纂集昔人用药要言，参以一己经验"（张跋），特别是对药性理论的阐释及用药配伍的总结，多有独到之处。

26.《本草原始》

作者李中立。成书于明万历四十年（1612）。12 卷，载药 470 种，药图 420 幅，附方 369 首。分为草、木、谷、菜、果、石、兽、禽、虫鱼、人 10 部，各药简述产地、基原形态、气味、主治，插入药图及解说，附以修治及附方，叙述简明扼要。书中药图，针对药用部位，据实绘制，形象逼真，并附有图说，开启了药材图谱的先河。对药材鉴定和炮制也有新的贡献。

27.《本草汇言》

作者倪朱谟。成书于明天启四年（1624）。20 卷，载药 608 种。分草、木、服器、金、石、土、谷、果、菜、虫、禽、兽、鳞、介、人 15 部，各卷前附图 530 余幅。每药先介绍其产地、形态等，次为荟萃诸家药论，推求药物实效；末为集方，收集与各药相关的方剂。卷 20 为总论，列气味阴阳、升降沉浮等 23 项，内容多采用《本草纲目》序例。本书收载了明以前 40 余种医药著作中的文献资料，汇集了 148 位学者的药论，摘引了大量的明代医方资料，内容均有出处，使之言而有据。丰富了临床用药和药性理论的内容，具有重要的文献价值。

28.《本草正》

作者张介宾。成书于明天启四年（1624）。2 卷，载药 300 种，分草、竹木、谷、果、菜、金石、禽兽、虫鱼、人等 14 部。各药分别介绍别名、性味厚薄、阴阳、主要功效及机理、临床运用、注意事项等。论药条理清晰，客观准确，表述得法，向为后世所重视。

【备注】内容见《景岳全书》卷 48 ～卷 49。

29.《神农本草经疏》

作者缪希雍。成书于明天启四年（1624）。30 卷，载药 495 种。前两卷相当于总论，收药学专论 33 篇，阐述临床用药原则。各论 28 卷，分玉石、草、木、人、兽、禽、虫、鱼、果、米谷、菜等类。内容以《本经》为主，参以《别录》以后诸家本草以作注疏。每药分列"疏"，阐发药性功治之理；"主治参互"，列述配伍及实用方；"简误"，提示用药易混误之处。即"据经以疏义，缘义以致用，参互以尽其详，简误以防其失"（自序）。全书重在阐述临床用药之理，多结合作者丰富的用药经验，内容精博实用。

【备注】又名《本草经疏》。

30.《本草征要》

作者李中梓。成书于明崇祯十年（1637）。两卷，载药 361 余种。分为草、木、果、谷、菜、金石、土、人、兽、禽、虫鱼 11 部。本书"以《纲目》为主，删繁去复，独存精要，采集各论，窃附管见，详加注释"（上）。每药论述了药物的性味、归经、功用、主治、配伍及禁忌等。各药以歌赋体裁写成，便于诵读，并有小字注文予以阐述。

【备注】内容见《医宗必读》卷 3 ～卷 4。

31.《药品化义》

贾所学撰，李延昰补订。成书年代不详。13 卷，载药 148 种。卷首有本草论、君臣佐使论、药有真伪论及药论。卷一为药母订例，首先提出了"药母"的概念，并确定了论药的八条规范，即辨药八法。其中，体、色、气、味四者为"天地产物生成之法象"，属于直接观察到的药材性状特征。形、性、能、力四者为"医人格物推测之义理"，主要是观察人体用药后药物所体现的性能特点。从而为临床用药提供指南。余卷将药物分为气、血、肝、心、脾、肺、肾、痰、火、燥、风、湿、寒 13 类，各药依次按"辨药八法"加以说明，重在阐明药物功效主治之理。药论之后多以小字注出用药品种特征、简要炮制方法等，以切实用。每卷之末综括该卷之要点。

32.《本草乘雅半偈》

作者卢之颐。成书年代不详。10卷，载药365种。各药之前，注明出处品级，次列药名、气味良毒、功效主治。注文分两部分，首为"覈（核）曰"，述药之别名、释名、产地、形态、采收、贮存、炮制、畏恶等内容；次为"参曰"，作者于此处常阐发药学理论见解。书中亦常夹引作者之父卢复，及明代缪仲淳、王绍隆、李时珍诸家药论。作者常以儒理、佛理推演药理，每从药名、法象、生态等入手阐释药物性能，多使其说涉于虚玄。但在讨论用药适应证时，却能结合《内经》《伤寒论》《金匮要略》诸书，细予分辨，颇多经验之谈。

【备注】卢氏曾以十八年之精力著述《本草乘雅》。每药之下，以"覈""参""衍""断"四个方面释之。古代四数称为"乘"，诠释名物称为"雅"，故书名称《本草乘雅》。后因此书不幸为兵火焚毁，卢氏追忆重补，凭回忆重写各药"覈""参"两项。而"衍""断"则不能追忆补写。因而残稿修补后仅及原书之半，故名为《本草乘雅半偈》。

33.《本草通玄》

作者李中梓。约成书于清顺治十二年（1655）。2卷，载药316种。分草、谷、木、菜、果、寓木、苞木、虫、鳞、介、禽、兽、人、金石14部。各药名下，简介性味、归经、用药要点，继而择要摘引前贤药论精义，阐发己见。据其长期临床实践，驳正诸多世俗用药谬误，叙说简明，不尚浮词。各药条后常附炮制方法，每多新意。书末附"用药机要"等，多抄辑前人本草。

34.《本草洞诠》

作者沈穆。成书于清顺治十八年（1661）。20卷，载药640种。此书取《本草纲目》之精粹，辑历代名贤之明论，旁系经史之书，间附己意编成。分水、火、金石、土、谷、果、菜、草、木、服器、人、禽、兽、鳞、介、虫16部，每药列述药名、性味、功用、用药机理等。文字简练流畅，条理明晰。然书中缺乏临床实际用药经验之论述。

35.《本草崇原》

作者张志聪。成书于清康熙二年（1663）。书未成而张氏殁，后由弟子高士宗续成。3卷，载药289种。本书"诠释《本经》，阐明药性，端本五运六气之理，解释详备"（自序）。注文有小字注与大字注之分。小字注文的内容为药名、产地、形态、采制等，大字注文的内容为药物的性味、功能主治等。在注文中有"愚按"与"按"之分。一般认为，"愚按"出自张氏之手，"按"出自高氏之笔。本书是我国历史上第一部注释《本经》的本草著作，对后世学习和理解《本经》原文有很大帮助。

36.《本草述》

作者刘若金。成书于清康熙三年（1664）。32卷，载药480余种。分为水、火、土、五金、石、卤石、草、谷、菜、果、木、虫、鳞、介、禽、兽、人等31部。每药次列气味、主治、附方、修治等项，内容多采自诸家本草及方书。各药论述后间有"愚按"，为刘氏对药学理论尤其是药物效用机理的阐发。文字简练，且多骈语，读之朗朗上口，颇益后学。

37.《本草汇》

作者郭佩兰。成书于清康熙五年（1666）。18卷，载药486种。其中，卷一至卷八为医药理论部分，分列经络图、脏腑图、面部望诊图、经脉诸论、用药式、宜忌药、杂证及各科病机、百病主治药等。卷九至卷十八为药物部分，分草、谷、果、菜、木、虫、鳞、介、禽、兽、人、金石、服器、水、火、土16部，后附补遗。每药之下，先集数句对语，选取诸家名论，主要讨论药性机理，附述地产、炮制、须使、畏恶、制反等内容。这部分内容主要取自《本草纲目》，兼取《本草经疏》《本草通玄》二书要旨，发挥不多。

38.《握灵本草》

作者王翃。成书于清康熙二十一年（1682）。10卷，载药405种。卷首载《本经·序例》及注文。每种药分主治、发明及选方三项，内容集自《本经》及以后各家本草文献。其发明与选方项下除辑录光贤论述外，尚有作者的创见与发挥。其分类次序以《本草纲目》为依据。附补遗一卷，补录药品约192种。其内容浅近，是一部较好的入门书。

39.《药性纂要》

作者王逊。成书于清康熙二十五年（1686）。4卷，载药600余种。该书药物的选取和内容的主体部分皆源自《本草纲目》。对药物出产、生成、形状、正误等内容略而不备，重在辑录诸家有关药性义理之说，叙述简要，并附评注，多围绕临证用药机理加以阐发。

40.《本草新编》

作者陈士铎。成书于清康熙三十年（1691）。5卷，载药272味。卷前首载凡例十六则、劝医六则、七方论、十剂论、辟陶隐居十剂内增入寒热二剂论、辟缪仲醇十剂内增升降二剂论，对该书的编写目的、收药原则、七方十剂之义等进行了说明。卷一至卷五以药名为纲，每药均先"述功效于前，发尚论于后"（凡例十六则）。药后自设问答，探本求源，能略人所详，详人所略，见解独特，发前人所未发。切中临床，实用价值很高。

【备注】 又名《本草秘录》。

41.《本草易读》

作者汪讱庵。恐系后人托名，成书年代不详。8卷，载药462种。其中，卷一、卷二共分107部，每部述列诸病症，病症下标其所宜方药。卷三至卷八为全书主体，每药首列药名，并顺序编号，次列性味、功效、主治、形态与产地，再列验方与诸方。无论病症分部、所选药物，以及验方、诸方，皆序列编码，便于按部查症，按症寻药索方。书中语言流畅，有词赋韵味，易诵易读。

42.《本草备要》

作者汪昂。初成时间不详。不分卷，载药400余种。资料多取自《本草纲目》和《本草经疏》。书中首载药性总义，集中附药图460余幅。后分草、水、果、谷菜、金石水土、禽兽、鳞介鱼虫及人8部详论药物。"每药先辨其气味形色，次著其所入经络，乃发明其功用，而以主治之证具列于后，其所以主治之理，即在前功用之中"（凡例）。凡引文多注明出处，且有增删。并以"昂按"注明独自见解。全书文字简练，实用性强。

【备注】 因《本草备要》初刻版"字已漫灭，特再加厘定"（《增补本草备要·序》），于康熙甲戌（1694）再次增订复刻，增药60种，名《增订本草备要》，今流传最广。

43.《本经逢原》

作者张璐。成书于清康熙三十四年（1695）。4卷，载药784种。仿《本草纲目》依次分为水、火、土、金、石、草、谷、菜、果、味、木、藏器、虫、龙蛇、鱼、介、禽、兽、人等32部。每药先叙药性功治，或兼述炮制、产地、性状鉴别等；次记《本经》经文，再次为"发明"。在发明中，或杂引各家之说，或以己之见，将各家和个人用药经验阐述其中，简明清晰，颇合实用。

44.《生草药性备要》

作者何谏。约成书于清康熙五十年（1711）。2卷，载药311种（这些药多产于我国东南数省）。每药分别记述药名、别名、产地、性味和主治等内容。其中从草药形态推断药性，颇具特色。书末附杂症验方8首。为记述地方草药的一部重要著作清代所出的广东地区本草，在广东本草发展史中占有重要地位。

45.《本草经解要》

作者托名叶桂（天士），实为姚球所撰。成书于清雍正二年（1724）。4卷。载药174种，其中选录《本经》药物117种，其他本草药物57种。该书择取各药原出诸书之条文，简介其性味、良毒、功效、主治，并作了必要的注解。各药之后有"制方"一项，介绍了一些常用的临床处方。"诠释也缕析详明，其制方也斟酌尽"（序一）。

【备注】又名《本草经解》。

46.《神农本草经百种录》

作者徐大椿。成书于清乾隆元年（1736）。不分卷，选取《本经》中常用药物100种。每药先列正名，次录《本经》经文，后为徐氏的注文。经文与注文之间用大小字体加以区别。凡论及人体生理、病理关系以及药物功效及机制时，均引用《内经》观点进行佐证。凡举方说明《本经》中药物治疗效果时，均引《伤寒杂病论》方进行佐证。重在"辨明药性，阐发义蕴，使读者深识其所以然。因此悟彼，方药不致误用"（凡例），对后世多有启发。

47.《长沙药解》

作者黄元御。成书于清乾隆十八年（1753）。4卷，载药160种。为"黄氏述《伤寒》《金匮》方药之旨而作"（后序）。该书以药名为纲，首述性味归经，继述功用治证，次录《伤寒论》《金匮要略》凡用是药之方，是方治证，再加以诠释，兼及前人论述之得失，多有发明。

48.《玉楸药解》

作者黄元御。成书于清乾隆十九年（1754）。8卷，载药293种。分草、木、金石、果（附谷菜）、禽兽、鳞介鱼虫、人、杂类8部。各药分列性味、归经、功效主治，间附炮制方法等。本书为补充《长沙药解》未释之药而作，书中结合病因病机来阐述药物的功效，用分析对比的方法来指明药物的异同，强调药物的配伍要做到相辅相成，指出要慎用毒剧药物，批判服石求仙等荒诞之为。内容简要，颇多个人见解。

49.《本草从新》

作者吴仪洛。成书于清乾隆二十二年（1757）。18卷，载药720余种。每药先列性味功用、主治病证，再述药物分析、简便方药及反恶宜忌等内容。本书在《本草备要》的基础上，参以历代本草论述，结合个人临床经加以修订，保留与增改各半。内容翔实，切合应用。

50.《得配本草》

作者严洁、施雯、洪炜全。成书于清乾隆二十六（1761）。10卷，载药647种。以《本草纲目》为准绳，分为水、火、土、金石、草、谷、菜、果等25部。每药先标明畏恶反使，次列药物性味、归经、主治。而重点阐述药物的配伍及主治病症。在论述药物配伍时，又依据相配药物的不同作用层次，将配伍分为得、配、佐、使、合、和、同、君等类别，"使知寒热攻补，变化无穷。苟能触类旁通，运用自然入妙"（凡例）。卷末附"奇经药考"。本书是一部全面论述药物配伍的专著。

51.《本草纲目拾遗》

略（内容见总论·第一章绪言）。

52.《本草求真》

作者黄宫绣。成书于清乾隆三十四年（1769）。10卷，载药520种。其中，卷一至卷八介绍药物440种，卷九介绍食物80种，附图244幅，卷十为药性总义。另有主治2卷，分别为脏腑病证主药和六淫病证主药。书中将药物分为补剂、收涩、散剂、泻剂、血剂和杂剂六大类，每一类又据不同药性分为若干子目。每药"论症、论效，总以药之气味形质四字推勘而出""惟求理与病符，药与病对"（凡例），论述药理颇多发明，语言简洁。为了便于检索，该书正文按功效类药，卷后目录按自然属性类药，颇为后世效法。

53.《要药分剂》

作者沈金鳌。成书于清乾隆三十八年（1773）。10卷，载药489种。按宣、通、补、泻、轻、重、滑、涩、燥、湿十剂分类。每药先述其性味及畏恶，然后按主治、归经、前论、禁忌、炮制等分别详述之。各药所录资料，基本上都是前代本草的内容，尤以《本草纲目》的内容为多。沈氏个人的见解多以"鳌按"的形式加以阐发。该书首次将前人"走经、行经、入经"等名目繁多的提法统一称为"归经"，使之成为规范的药性名词，得到了医药界普遍认同，一直沿用至今。

54.《质问本草》

作者吴继志。成书于清乾隆五十四年（1789）。9卷，载药160种。本书是作者采集琉球群岛的各种草木药物，并写生绘图，同时广泛咨询京都、江南、浙江、江西、福建、广东、山西等地儒生、药工、药农，经反复鉴定而成。其中内篇4卷，收载各类书牍序跋30篇，收药41种，以常用的内治药物为主；外篇4卷，收药97种，多属用于外治的民间药；附录1卷，收药22种，属于不能移植或不知其状的药物。书中各药一图，皆系写生，插图精致，描绘精确翔实。正文详述产地、形态、功用、别名以及所咨询诸家之说。本书虽以本草为名，实为一地方植物调查记录，对研究清代地方本草具有重要意义。

55.《神农本草经读》

作者陈念祖。成书于清嘉庆八年（1803）。4卷，载药165种，其中收录《本经》药物118种。该书从字（或词）入手，"其注解俱遵原文，逐字疏发，经中不遗一字，经外不遗一辞"（凡例），"俱从所以然处发挥，且以《内经》之旨，《伤寒》《金匮》之法融贯于中"（后叙）。文中多附《本草崇原》及《本草经解》之说，兼及个人用药经验。

【备注】简称《本草经读》。

56.《药笼小品》

作者黄凯钧。成书于清嘉庆十七年（1812）。1卷，载药320。不分部类，大致按植物、矿物、动物为序排列。每药简要介绍其临症运用要点，所附个人经验，每出新意，甚切实用。

57.《本草述钩元》

作者杨时泰。成书于清道光十二年（1832）。32卷，载药500余种。本书在《本草述》的基础上去繁就简，节要而成。列为水、火、土、金、石、草、谷、菜、果、木、虫、鳞、介、禽、兽、人等32部。各药主要内容及编排次序与《本草述》多同。

58.《本经疏证》

作者邹澍。成书年代不详。12卷，载药173种（附《本经续疏》6卷，载药142味；《本经序疏要》8卷）。以《神农本草经》《名医别录》为纲，以《伤寒论》《金匮要略》为纬。重点对张仲景所用药物的证治规律及运用特点进行逐一剖析，疏理论证。搜集资料较富，广参汉唐医方及明清诸家有关论述，将《本经》等书所载药性功治与古方实际运用相结合，剖析入微，颇具特色。该书不仅是一部本草学专著，也是学习《伤寒论》《金匮要略》的重要参考书。

59.《本草分经》

作者姚澜。成书于清道光二十年（1840）。不分卷，载药804种。此书以经络为纲，药品为目。首列"内景经络图"，"使病人自觉何处为患，即可知为何经之病，宜用何经之药"（凡例）。次载"总类便览"，按自然分类列药名及各药归经。正文以十二经及命门、奇经为纲，统领诸药。

各经之下又将药品分成补、和、攻、散、寒、热6类。各药仅述性味主治功效，寥寥数语。书末载"同名附考"，记药名异同。书中各药内容虽无新意，但分类独具一格，在同类著作中影响较大。

60.《药性通考》

原题太医院手著，实为刘汉基所撰。成书于清·道光二十九年（1849）。8卷，载药435种（其中重复19种，实416种）。该书是在《本草新编》《本草备要》基础上进行补订增删编撰而成。卷一至卷六为药性考，介绍性味、归经、功能、主治等。尤其在辨证用药、配方原理、药物探讨、禁忌和注意事项等，并解答众多临床用药疑问。此外，尚介绍药物异名、植物形态、采集季节、药物鉴别、炮制、贮藏等。卷七至卷八收载集录神效单方200首，以及黄疸、鼓胀、六郁、痹症、痿症、厥症等24种杂病论治和附方。

61.《随息居饮食谱》

作者王士雄。成书于清咸丰十一年（1861）。1卷，收载各种食物404种。分水饮、谷食、调和、蔬食、果食、毛羽、鳞介7类，对每一味食物的性味，功能主治、单味食疗、食物组方、药食组方和食汤煎药等，还有食用禁忌，以及对部分食物的来历、风俗和民间偏方等都有详细的记载。"每物求其实验，不为前人臆说所惑"（题辞）。论述清晰，重点突出，语言通俗易懂，实用性强，其中的食疗理论及方法，为后世食疗、养生保健及祛病延年提供了理论基础。

62.《本草害利》

作者凌奂。成书于清同治元年（1862）。本书集历代本草及名医经验，删繁就简，罗列常用中药300余种。以主治脏腑病变为纲，以药性补泻凉温为目，以猛将、次将区分力量强弱。先陈其害，后叙其利，并详述其出产、形状、炮制方法等。本书编写体例和内容安排在本草书中独树一帜，对指导临床正确用药，趋利避害具有重要的指导意义。

63.《本草汇纂》

作者屠道和。成书于清同治二年（1863）。3卷，载药500余种。该书综合了不同的分类方法进行编纂。如按药性功用分为温补、平补、补火、滋水、温肾、温涩等31类，按自然属性分谷、菜、果、禽兽、鳞5部，仿古代通用药之例，以病为纲，每纲之下列所用药物，依五脏六腑各脏器所受之病证包括风、寒、暑、湿、燥、火、热、痰、气、血、积、痛等，列200余种病证，各证均列所用之药物。本书是一部多角度搜引，便于查找，取诸家之长，切合临床实用的本草著作。

64.《本草便读》

作者张秉成。成书于清光绪十三年（1887）。两卷，载药580余种。卷首列"用药法程"7条。正文分草、木、竹、果、谷、菜、味、金石、土、禽、兽、鳞介、昆虫、人、水等24类。该书博采诸家本草之说，删繁去复，编为排偶俚言。尚有意义未尽者，另用小字加注阐释。"一药之中，凡性味气质，以及经络脏腑，与一切配合炒制之法，靡不备具，虽言简而意自赅。学者读之，既省记诵之烦，又悟指归之趣"（吴序）。

65.《本草问答》

作者唐宗海。成书于清光绪十九年（1893）。两卷，设问60条。本书记述唐氏和他的学生张伯龙就本草学中的一些问答。对于中西医药的不同理论观点，以及中药药性对人体医疗的相互关系等均作了探讨。强调"论药者，或以地论，或以时论，或但以气味论，各就其偏重者以为主，而药之真性自明"（卷上三），在中西汇通方面做了大胆的尝试。

66.《本草思辨录》

作者周岩。成书于清光绪三十年（1904）。4 卷，载药 128 种。按《本草纲目》的编次排列，除绪说外，对每味药物的性能及临床应用主要依据《伤寒论》和《金匮要略》二书的记载加以解说，并博引历代名家之注解详细阐述。对于异议之处，逐加分析，提出自己的见解。对中药性能、归经理论、组方演变等深加推敲，别有见地，为研究本草和临床用药提供了新的思路。

67.《本草崇原集说》

作者仲学辂。成书于清宣统元年（1909）。正文 3 卷，附录 1 卷。其中，正文收药分卷都不改《本草崇原》之旧，另有《本草经读》附录集说 1 卷，载药 43 种，全书共收药 332 种。本书以《本草崇原》为纲，又选取《本草经读》《本草经解》《神农本草经百种录》等精辟论述，并《侣山堂类辨》《医学真传》诸说，参酌己见编纂而成。凡诸家之说，均标明出处。仲氏的注释，或折衷前人之说，或指出前人之失，或发前人所未发，有许多独特的见解。

68.《本草正义》

作者张山雷。成书于民国三年（1914）。7 卷，载药 285 种。本书是张氏在兰溪中医学校任教时所编之教材。分山草、湿草、芳草、蔓草、毒草、水草、石草、苔 8 类。每药以《本经》或《名医别录》原文为纲，下列正义、广义、发明、正讹、纠谬、存疑、禁忌、考证等项。对各药的性味、功用、主治、炮制、用法及宜忌等，博采各家论说，详加考订。其中，"发明"为张氏对辨证用药的见解，注重临床实效，阐发颇多创见。

【备注】清代张德裕曾辑有《本草正义》一书，于清道光八年（1828）刊行，与本书名同实异，注意甄别。

主要参考书目

1. 国家药典委员会. 中华人民共和国药典（2020 年版·一部）. 北京：中国医药科技出版社，2020.

2. 国家药典委员会. 中华人民共和国药典·临床用药须知·中药饮片卷（2015 版）. 北京：中国医药科技出版社，2017.

3. 国家中医药管理局《中华本草》编委会. 中华本草. 上海：上海科学技术出版社，1999.

4. 高学敏，钟赣生. 中医药高级丛书·中药学. 2 版. 北京：人民卫生出版社，2013.

5. 张廷模，彭成. 中华临床中药学. 2 版. 北京：人民卫生出版社，2015.

6. 高晓山. 中药药性论. 北京：人民卫生出版社，1992.

7. 周祯祥. 本草药征. 北京：人民卫生出版社，2018.

8. 尚志钧，林乾良，郑金生. 历代中药文献精华. 北京：科学技术文献出版社，1989.

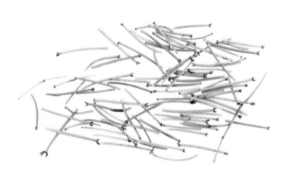

彩图 1　麻黄（木贼麻黄）

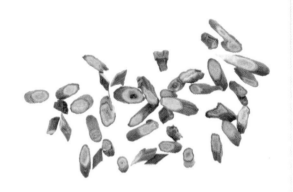

彩图 2　桂枝

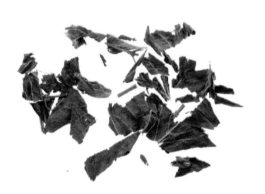

彩图 3　紫苏叶

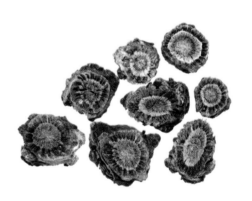

彩图 4　羌活

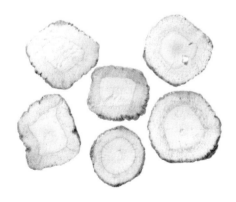

彩图 5　白芷

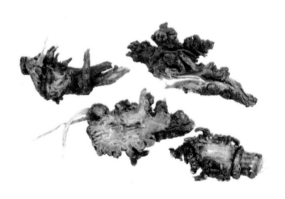

彩图 6　藁本

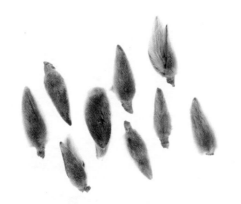

彩图 7 辛夷（望春玉兰）

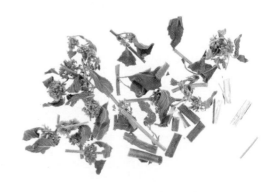

彩图 8 薄荷

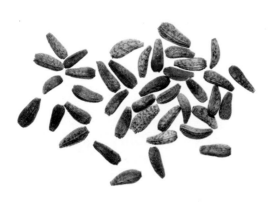

彩图 9 牛蒡子

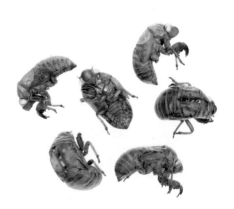

彩图 10 蝉蜕

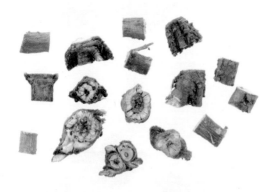

彩图 11 柴胡（北柴胡）

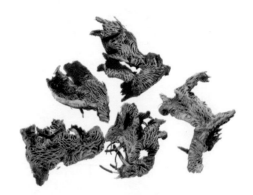

彩图 12 升麻

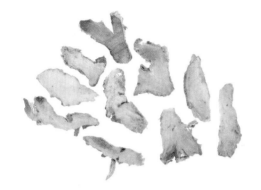

彩图 13　知母

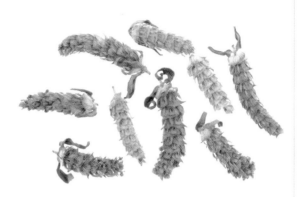

彩图 14　夏枯草

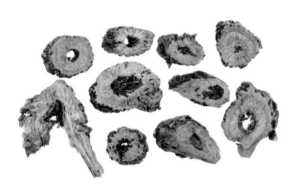

彩图 15　黄芩（枯芩）

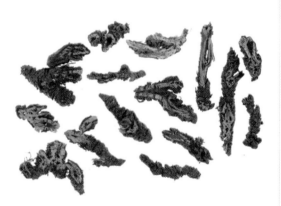

彩图 16　黄连（味莲）

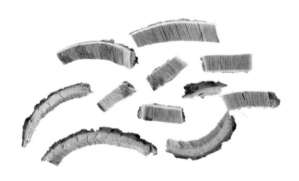

彩图 17　黄柏（川黄柏）

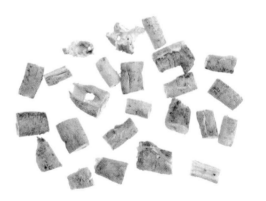

彩图 18　白鲜皮

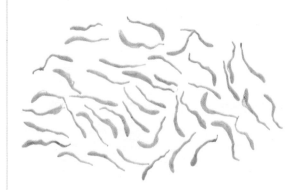

彩图 19　金银花

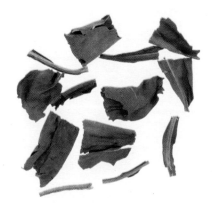

彩图 20　大青叶

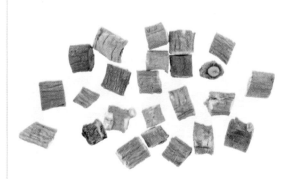

彩图 21　板蓝根

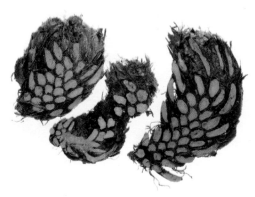

彩图 22　贯众（粗茎鳞毛蕨）

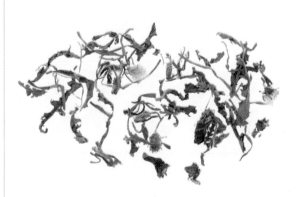

彩图 23　蒲公英

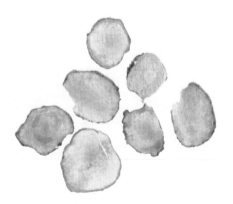

彩图 24　土茯苓

彩图 25　鱼腥草

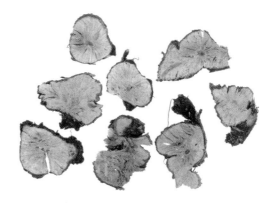

彩图 26　金荞麦

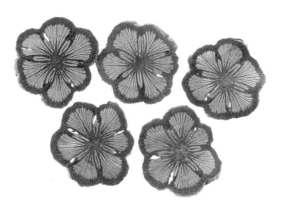

彩图 27　大血藤

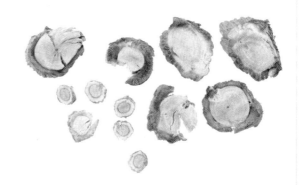

彩图 28　山豆根

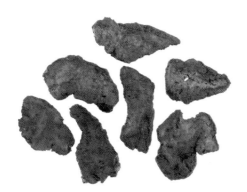

彩图 29　生地黄

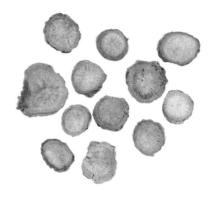

彩图 30　赤芍（芍药）

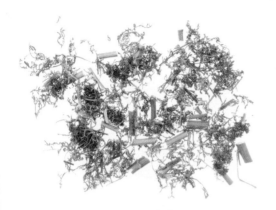

彩图 31　青蒿

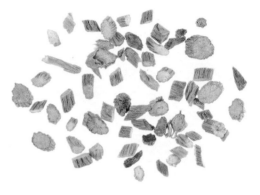

彩图 32　银柴胡

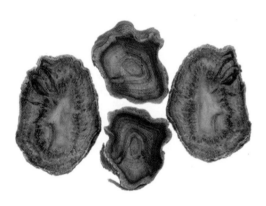

彩图 33　大黄（唐古特大黄）

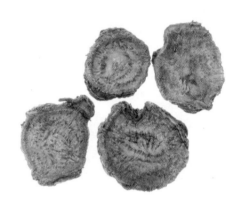

彩图 34　大黄（药用大黄）

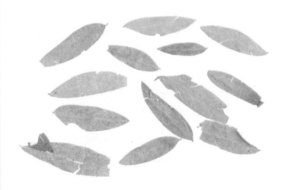

彩图 35　番泻叶

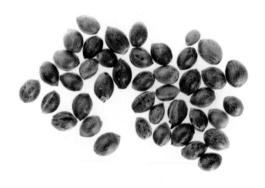

彩图 36　火麻仁

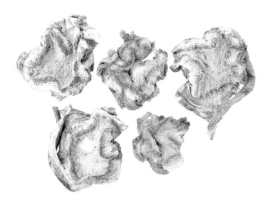

彩图 37　独活

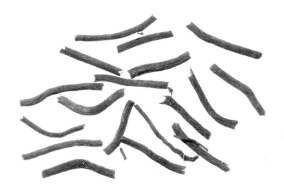

彩图 38　威灵仙

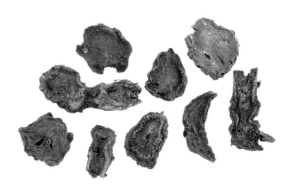

彩图 39　川乌

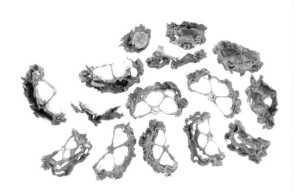

彩图 40　木瓜

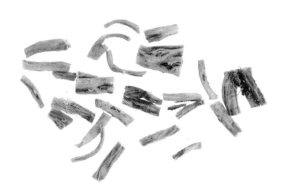

彩图 41　秦艽（小秦艽）

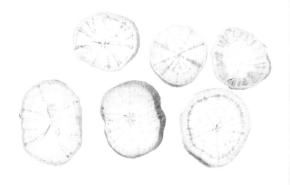

彩图 42　防己

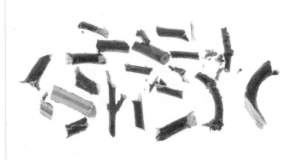

彩图 43　络石藤

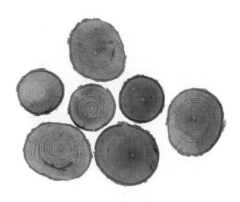

彩图 44　雷公藤

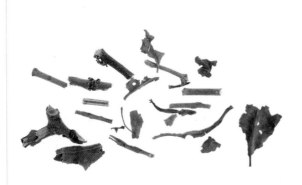

彩图 45　桑寄生

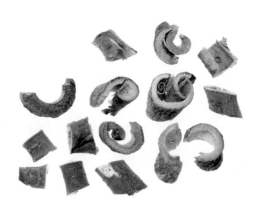

彩图 46　五加皮

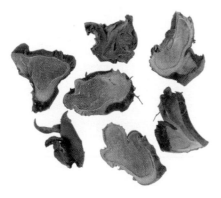

彩图 47　狗脊

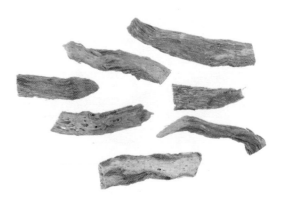

彩图 48　千年健

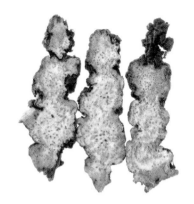

彩图 49　苍术（野生）

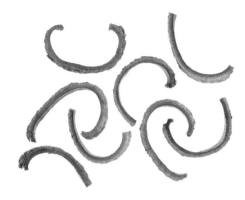

彩图 50　厚朴

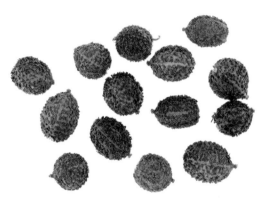

彩图 51　砂仁

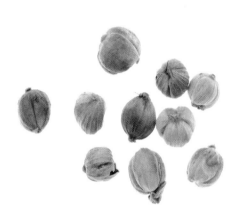

彩图 52 白豆蔻

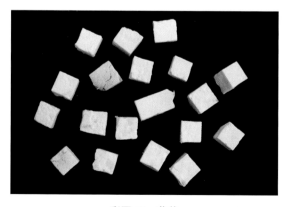

彩图 53　茯苓

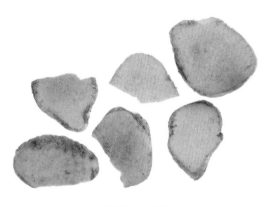

彩图 54　泽泻

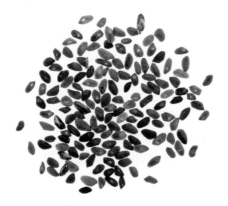

彩图 55　车前子

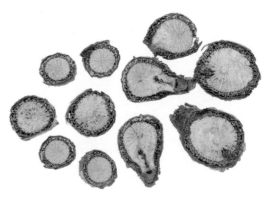

彩图 56　木通（三叶木通）

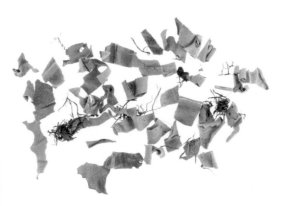

彩图 57　石韦（庐山石韦）

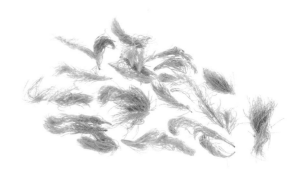

彩图 58　茵陈（绵茵陈）

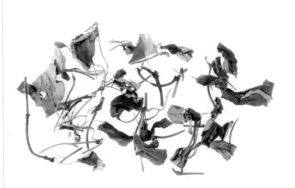

彩图 59　金钱草

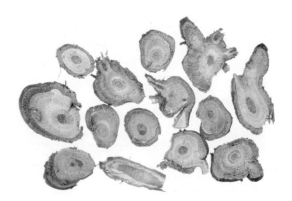

彩图 60　虎杖

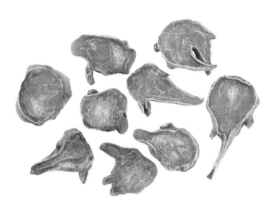

彩图 61　附子

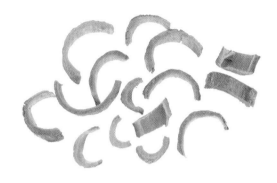

彩图 62　肉桂

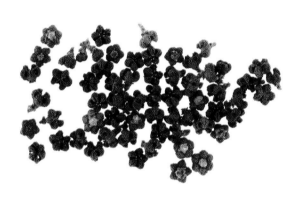

彩图 63　吴茱萸

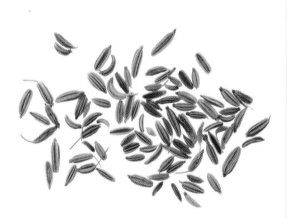

彩图 64　小茴香

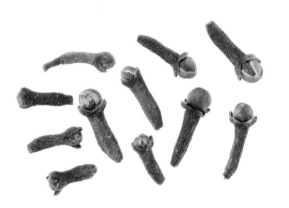

彩图 65　丁香

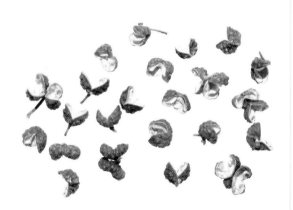

彩图 66　花椒

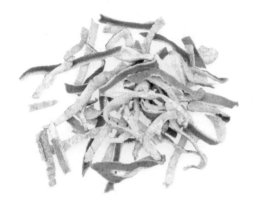

彩图 67　陈皮（柑橘）

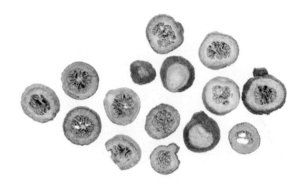

彩图 68　青皮（柑橘）

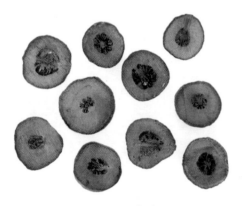

彩图 69　枳实

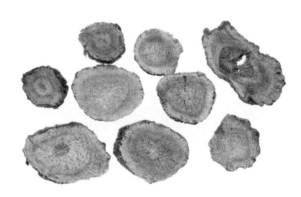

彩图 70　木香（云木香）

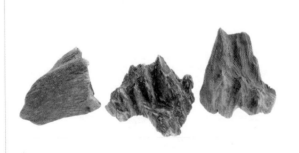

彩图 71　沉香

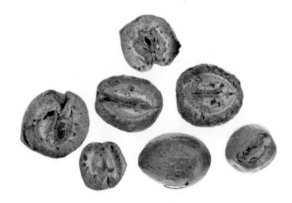

彩图 72　川楝子

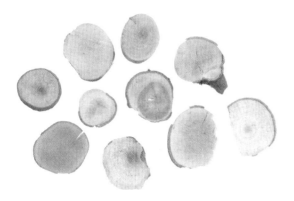

彩图 73 乌药

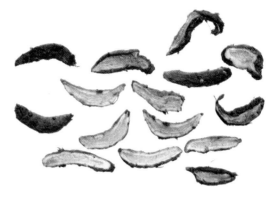

彩图 74 香附

彩图 75 薤白

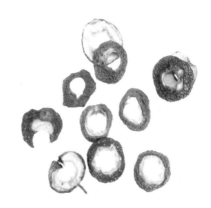

彩图 76 山楂（山里红）

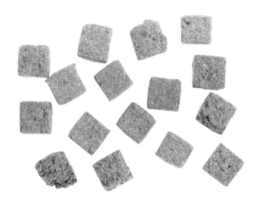

彩图 77 神曲

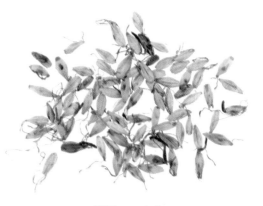

彩图 78 麦芽

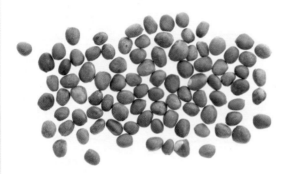

彩图 79　莱菔子

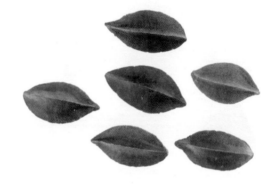

彩图 80　使君子

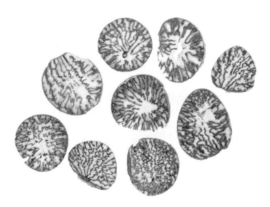

彩图 81　槟榔

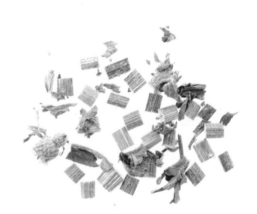

彩图 82　大蓟

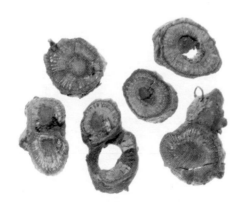

彩图 83　地榆（长叶地榆）

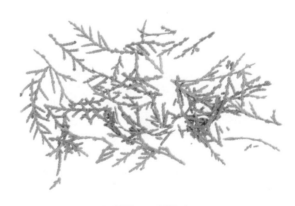

彩图 84　侧柏叶

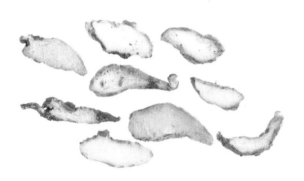

彩图 85 白及

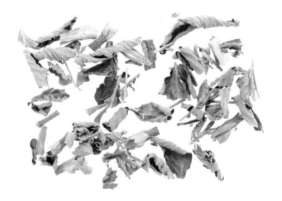

彩图 86 仙鹤草

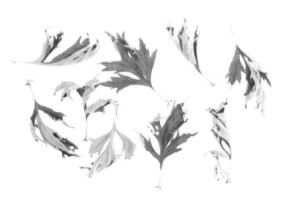

彩图 87 艾叶

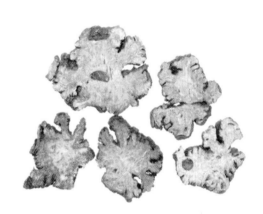

彩图 88 川芎

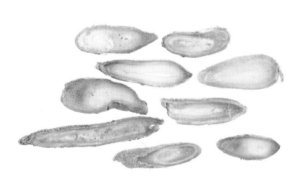

彩图 89 郁金（莪术）

彩图 90 乳香（乳香树）

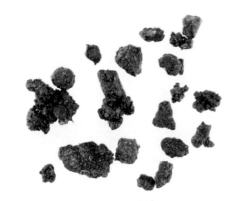

彩图 91　没药

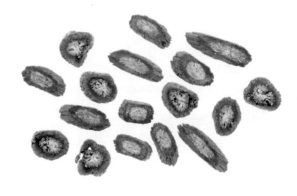

彩图 92　丹参

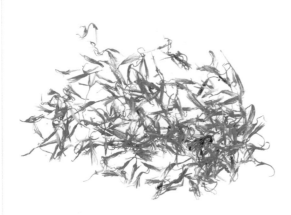

彩图 93　红花

彩图 94　桃仁

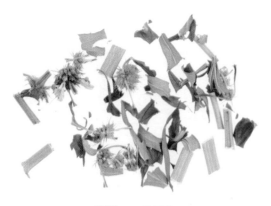

彩图 95　益母草

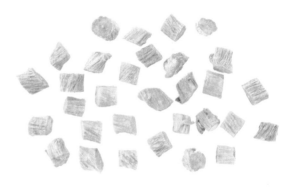

彩图 96　牛膝

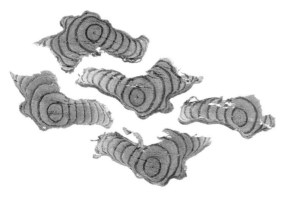

彩图 97　鸡血藤

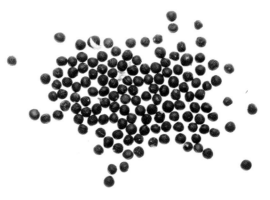

彩图 98　王不留行

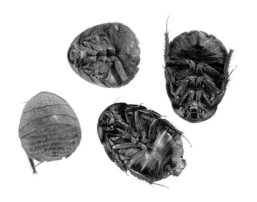

彩图 99　土鳖虫

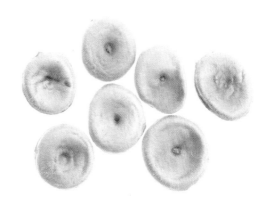

彩图 100　马钱子

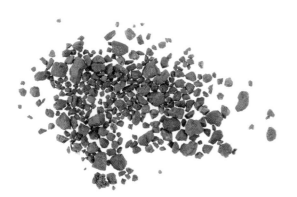

彩图 101　自然铜

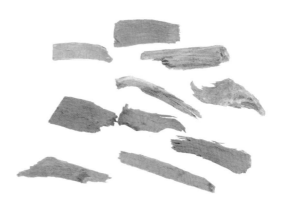

彩图 102　苏木

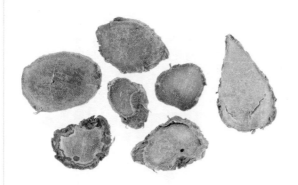

彩图 103　莪术

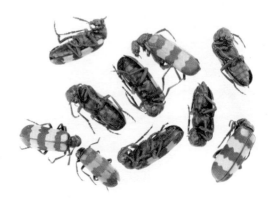

彩图 104　斑蝥（大斑蝥）

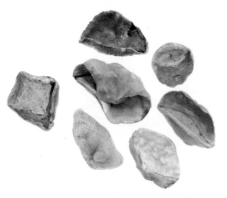

彩图 105　穿山甲

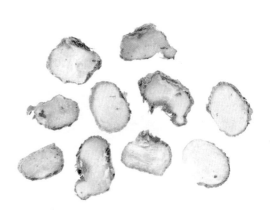

彩图 106　半夏

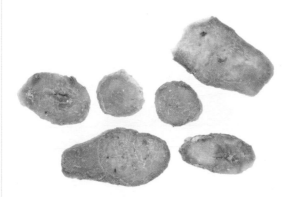

彩图 107　白附子

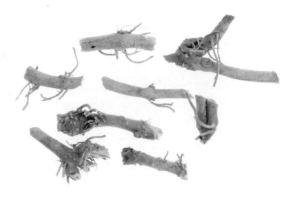

彩图 108　白前（柳叶白前）

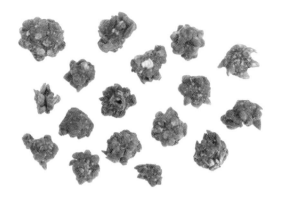

彩图 109　猫爪草

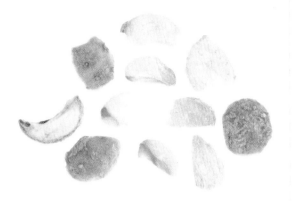

彩图 110　浙贝母

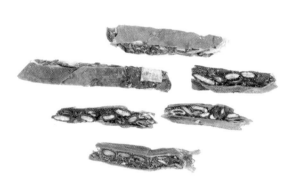

彩图 111　瓜蒌（全瓜蒌）

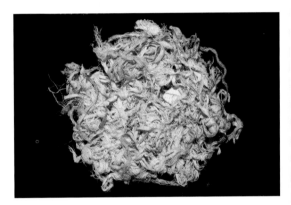

彩图 112　竹茹（淡竹）

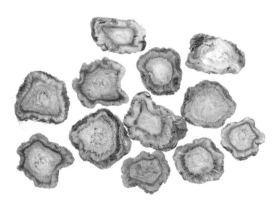

彩图 113　前胡（野生）

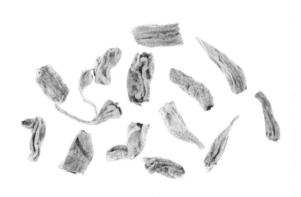

彩图 114　百部（直立百部）

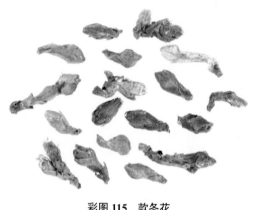

彩图 115 款冬花

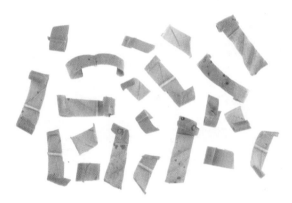

彩图 116 枇杷叶

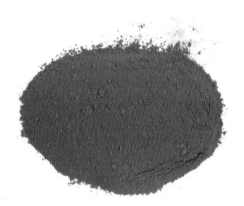

彩图 117 朱砂

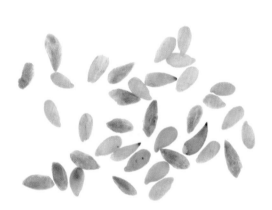

彩图 118 柏子仁

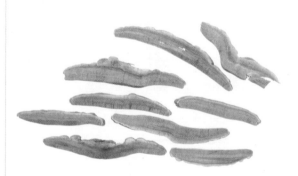

彩图 119 灵芝

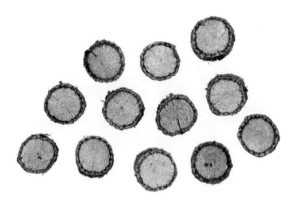

彩图 120 首乌藤

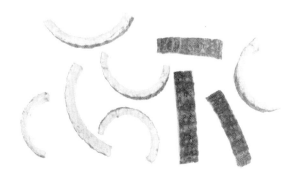

彩图 121　合欢皮

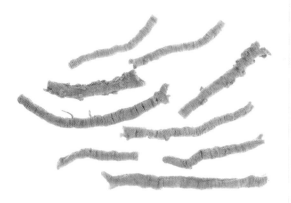

彩图 122　远志

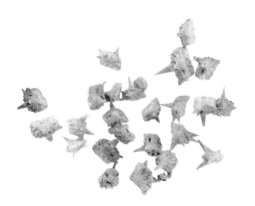

彩图 123　蒺藜

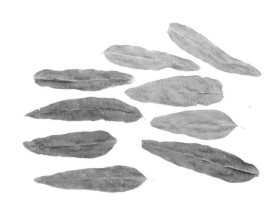

彩图 124　罗布麻叶

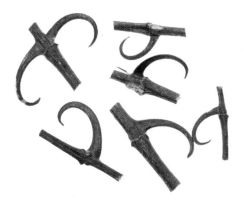

彩图 125　钩藤

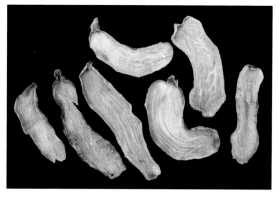

彩图 126　天麻

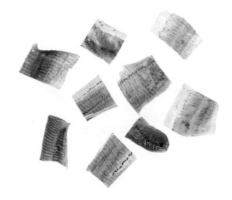

彩图 127　地龙（参环毛蚓）

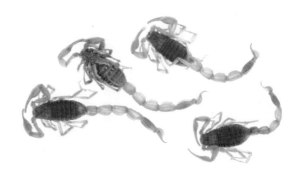

彩图 128　全蝎

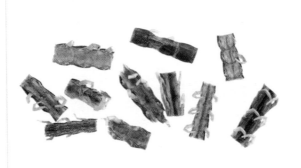

彩图 129　蜈蚣

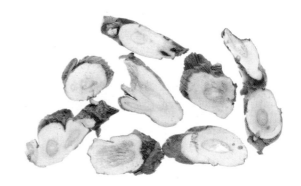

彩图 130　石菖蒲

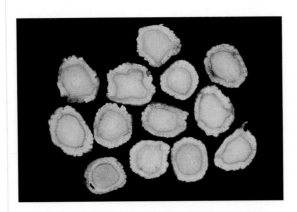

彩图 131　西洋参（国产）

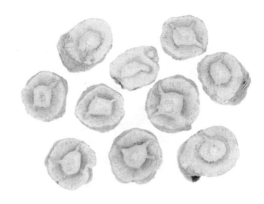

彩图 132　党参（素花党参）

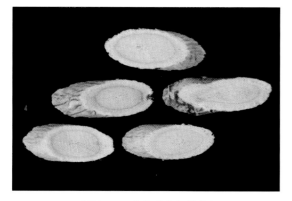

彩图 133　黄芪（蒙古黄芪）

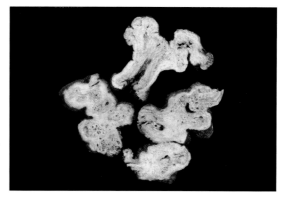

彩图 134　白术

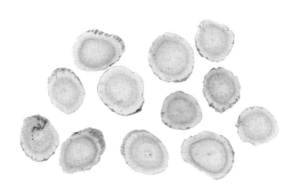

彩图 135　甘草

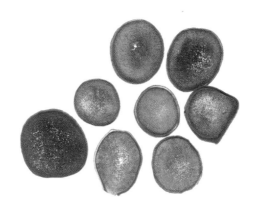

彩图 136　鹿茸（马鹿）

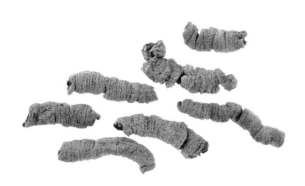

彩图 137　巴戟天

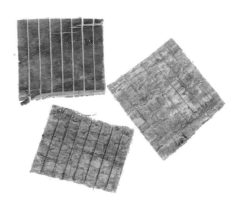

彩图 138　杜仲

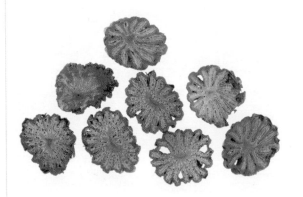

彩图 139　肉苁蓉

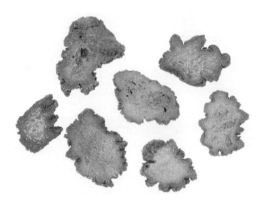

彩图 140　锁阳

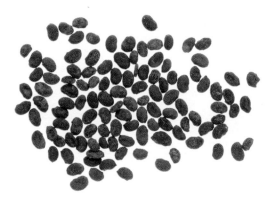

彩图 141　补骨脂

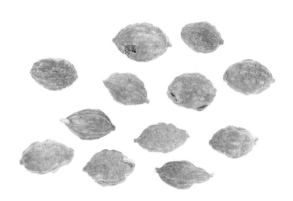

彩图 142　益智

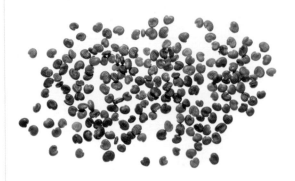

彩图 143　沙苑子

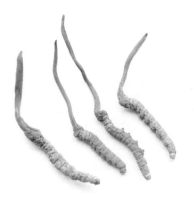

彩图 144　冬虫夏草

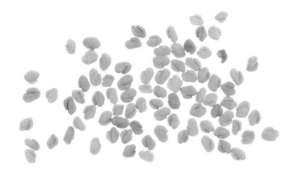

彩图 145　胡芦巴

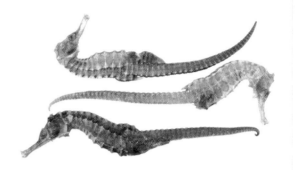

彩图 146　海马（大海马）

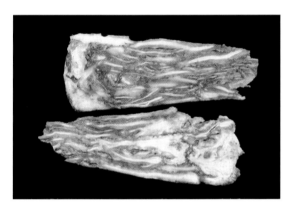

彩图 147　当归（全当归）

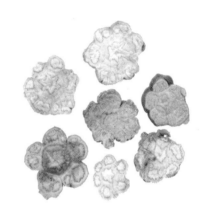

彩图 148　何首乌

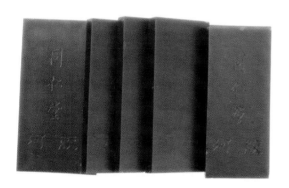

彩图 149　阿胶

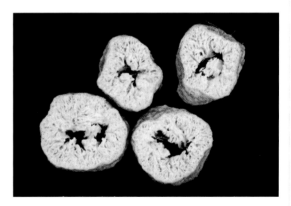

彩图 150　南沙参（杏叶沙参）

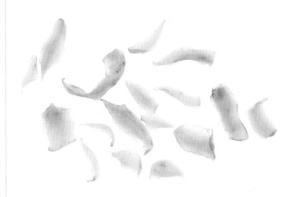

彩图 151　百合

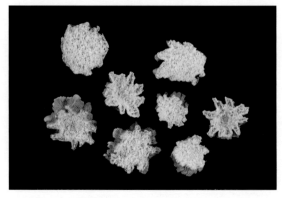

彩图 152　石斛（鼓槌石斛）

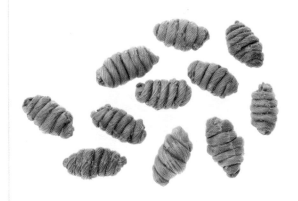

彩图 153　铁皮石斛（铁皮枫斗）

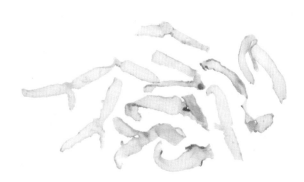

彩图 154　玉竹

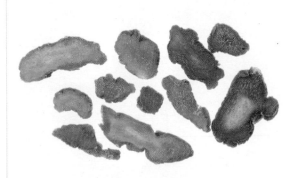

彩图 155　黄精（多花黄精）

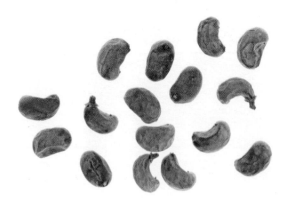

彩图 156　女贞子

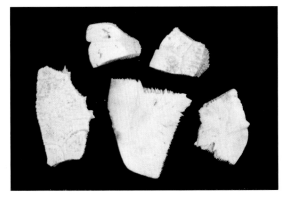

彩图 157　龟甲

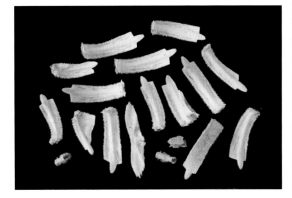

彩图 158　鳖甲

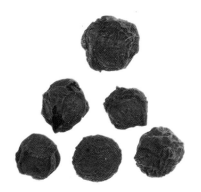

彩图 159　乌梅

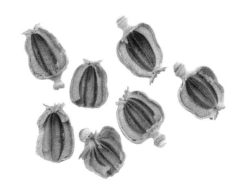

彩图 160　罂粟壳

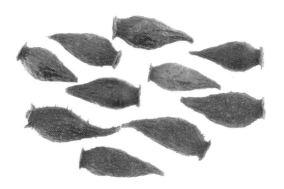

彩图 161　金樱子

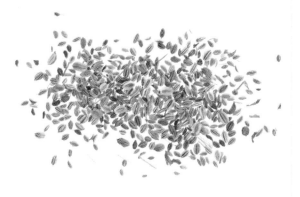

彩图 162　蛇床子

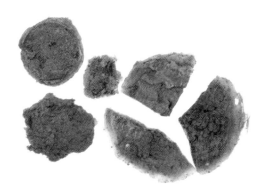

彩图 163　蟾酥（中华大蟾蜍）

全国中医药行业高等教育"十四五"规划教材

全国高等中医药院校规划教材（第十一版）

教材目录

注：凡标☆号者为"核心示范教材"。

（一）中医学类专业

序号	书 名	主 编		主编所在单位	
1	中国医学史	郭宏伟	徐江雁	黑龙江中医药大学	河南中医药大学
2	医古文	王育林	李亚军	北京中医药大学	陕西中医药大学
3	大学语文	黄作阵		北京中医药大学	
4	中医基础理论☆	郑洪新	杨 柱	辽宁中医药大学	贵州中医药大学
5	中医诊断学☆	李灿东	方朝义	福建中医药大学	河北中医药大学
6	中药学☆	钟赣生	杨柏灿	北京中医药大学	上海中医药大学
7	方剂学☆	李 冀	左铮云	黑龙江中医药大学	江西中医药大学
8	内经选读☆	翟双庆	黎敬波	北京中医药大学	广州中医药大学
9	伤寒论选读☆	王庆国	周春祥	北京中医药大学	南京中医药大学
10	金匮要略☆	范永升	姜德友	浙江中医药大学	黑龙江中医药大学
11	温病学☆	谷晓红	马 健	北京中医药大学	南京中医药大学
12	中医内科学☆	吴勉华	石 岩	南京中医药大学	辽宁中医药大学
13	中医外科学☆	陈红风		上海中医药大学	
14	中医妇科学☆	冯晓玲	张婷婷	黑龙江中医药大学	上海中医药大学
15	中医儿科学☆	赵 霞	李新民	南京中医药大学	天津中医药大学
16	中医骨伤科学☆	黄桂成	王拥军	南京中医药大学	上海中医药大学
17	中医眼科学	彭清华		湖南中医药大学	
18	中医耳鼻咽喉科学	刘 蓬		广州中医药大学	
19	中医急诊学☆	刘清泉	方邦江	首都医科大学	上海中医药大学
20	中医各家学说☆	尚 力	戴 铭	上海中医药大学	广西中医药大学
21	针灸学☆	梁繁荣	王 华	成都中医药大学	湖北中医药大学
22	推拿学☆	房 敏	王金贵	上海中医药大学	天津中医药大学
23	中医养生学	马烈光	章德林	成都中医药大学	江西中医药大学
24	中医药膳学	谢梦洲	朱天民	湖南中医药大学	成都中医药大学
25	中医食疗学	施洪飞	方 泓	南京中医药大学	上海中医药大学
26	中医气功学	章文春	魏玉龙	江西中医药大学	北京中医药大学
27	细胞生物学	赵宗江	高碧珍	北京中医药大学	福建中医药大学

序号	书 名	主 编		主编所在单位	
28	人体解剖学	邵水金		上海中医药大学	
29	组织学与胚胎学	周忠光	汪 涛	黑龙江中医药大学	天津中医药大学
30	生物化学	唐炳华		北京中医药大学	
31	生理学	赵铁建	朱大诚	广西中医药大学	江西中医药大学
32	病理学	刘春英	高维娟	辽宁中医药大学	河北中医药大学
33	免疫学基础与病原生物学	袁嘉丽	刘永琦	云南中医药大学	甘肃中医药大学
34	预防医学	史周华		山东中医药大学	
35	药理学	张硕峰	方晓艳	北京中医药大学	河南中医药大学
36	诊断学	詹华奎		成都中医药大学	
37	医学影像学	侯 健	许茂盛	成都中医药大学	浙江中医药大学
38	内科学	潘 涛	戴爱国	南京中医药大学	湖南中医药大学
39	外科学	谢建兴		广州中医药大学	
40	中西医文献检索	林丹红	孙 玲	福建中医药大学	湖北中医药大学
41	中医疫病学	张伯礼	吕文亮	天津中医药大学	湖北中医药大学
42	中医文化学	张其成	臧守虎	北京中医药大学	山东中医药大学
43	中医文献学	陈仁寿	宋咏梅	南京中医药大学	山东中医药大学
44	医学伦理学	崔瑞兰	赵 丽	山东中医药大学	北京中医药大学
45	医学生物学	詹秀琴	许 勇	南京中医药大学	成都中医药大学
46	中医全科医学概论	郭 栋	严小军	山东中医药大学	江西中医药大学
47	卫生统计学	魏高文	徐 刚	湖南中医药大学	江西中医药大学
48	中医老年病学	王 飞	张学智	成都中医药大学	北京大学医学部
49	医学遗传学	赵丕文	卫爱武	北京中医药大学	河南中医药大学
50	针刀医学	郭长青		北京中医药大学	
51	腧穴解剖学	邵水金		上海中医药大学	
52	神经解剖学	孙红梅	申国明	北京中医药大学	安徽中医药大学
53	医学免疫学	高永翔	刘永琦	成都中医药大学	甘肃中医药大学
54	神经定位诊断学	王东岩		黑龙江中医药大学	
55	中医运气学	苏 颖		长春中医药大学	
56	实验动物学	苗明三	王春田	河南中医药大学	辽宁中医药大学
57	中医医案学	姜德友	方祝元	黑龙江中医药大学	南京中医药大学
58	分子生物学	唐炳华	郑晓珂	北京中医药大学	河南中医药大学

（二）针灸推拿学专业

序号	书 名	主 编		主编所在单位	
59	局部解剖学	姜国华	李义凯	黑龙江中医药大学	南方医科大学
60	经络腧穴学☆	沈雪勇	刘存志	上海中医药大学	北京中医药大学
61	刺法灸法学☆	王富春	岳增辉	长春中医药大学	湖南中医药大学
62	针灸治疗学☆	高树中	冀来喜	山东中医药大学	山西中医药大学
63	各家针灸学说	高希言	王 威	河南中医药大学	辽宁中医药大学
64	针灸医籍选读	常小荣	张建斌	湖南中医药大学	南京中医药大学
65	实验针灸学	郭 义		天津中医药大学	

序号	书 名	主 编		主编所在单位	
66	推拿手法学☆	周运峰		河南中医药大学	
67	推拿功法学☆	吕立江		浙江中医药大学	
68	推拿治疗学☆	井夫杰	杨永刚	山东中医药大学	长春中医药大学
69	小儿推拿学	刘明军	邰先桃	长春中医药大学	云南中医药大学

（三）中西医临床医学专业

序号	书 名	主 编		主编所在单位	
70	中外医学史	王振国	徐建云	山东中医药大学	南京中医药大学
71	中西医结合内科学	陈志强	杨文明	河北中医药大学	安徽中医药大学
72	中西医结合外科学	何清湖		湖南中医药大学	
73	中西医结合妇产科学	杜惠兰		河北中医药大学	
74	中西医结合儿科学	王雪峰	郑 健	辽宁中医药大学	福建中医药大学
75	中西医结合骨伤科学	詹红生	刘 军	上海中医药大学	广州中医药大学
76	中西医结合眼科学	段俊国	毕宏生	成都中医药大学	山东中医药大学
77	中西医结合耳鼻咽喉科学	张勤修	陈文勇	成都中医药大学	广州中医药大学
78	中西医结合口腔科学	谭 劲		湖南中医药大学	
79	中药学	周祯祥	吴庆光	湖北中医药大学	广州中医药大学
80	中医基础理论	战丽彬	章文春	辽宁中医药大学	江西中医药大学
81	针灸推拿学	梁繁荣	刘明军	成都中医药大学	长春中医药大学
82	方剂学	李 冀	季旭明	黑龙江中医药大学	浙江中医药大学
83	医学心理学	李光英	张 斌	长春中医药大学	湖南中医药大学
84	中西医结合皮肤性病学	李 斌	陈达灿	上海中医药大学	广州中医药大学
85	诊断学	詹华奎	刘 潜	成都中医药大学	江西中医药大学
86	系统解剖学	武煜明	李新华	云南中医药大学	湖南中医药大学
87	生物化学	施 红	贾连群	福建中医药大学	辽宁中医药大学
88	中西医结合急救医学	方邦江	刘清泉	上海中医药大学	首都医科大学
89	中西医结合肛肠病学	何永恒		湖南中医药大学	
90	生理学	朱大诚	徐 颖	江西中医药大学	上海中医药大学
91	病理学	刘春英	姜希娟	辽宁中医药大学	天津中医药大学
92	中西医结合肿瘤学	程海波	贾立群	南京中医药大学	北京中医药大学
93	中西医结合传染病学	李素云	孙克伟	河南中医药大学	湖南中医药大学

（四）中药学类专业

序号	书 名	主 编		主编所在单位	
94	中医学基础	陈 晶	程海波	黑龙江中医药大学	南京中医药大学
95	高等数学	李秀昌	邵建华	长春中医药大学	上海中医药大学
96	中医药统计学	何 雁		江西中医药大学	
97	物理学	章新友	侯俊玲	江西中医药大学	北京中医药大学
98	无机化学	杨怀霞	吴培云	河南中医药大学	安徽中医药大学
99	有机化学	林 辉		广州中医药大学	
100	分析化学（上）（化学分析）	张 凌		江西中医药大学	

序号	书　名	主　编		主编所在单位	
101	分析化学（下）（仪器分析）	王淑美		广东药科大学	
102	物理化学	刘　雄	王颖莉	甘肃中医药大学	山西中医药大学
103	临床中药学☆	周祯祥	唐德才	湖北中医药大学	南京中医药大学
104	方剂学	贾　波	许二平	成都中医药大学	河南中医药大学
105	中药药剂学☆	杨　明		江西中医药大学	
106	中药鉴定学☆	康廷国	闫永红	辽宁中医药大学	北京中医药大学
107	中药药理学☆	彭　成		成都中医药大学	
108	中药拉丁语	李　峰	马　琳	山东中医药大学	天津中医药大学
109	药用植物学☆	刘春生	谷　巍	北京中医药大学	南京中医药大学
110	中药炮制学☆	钟凌云		江西中医药大学	
111	中药分析学☆	梁生旺	张　彤	广东药科大学	上海中医药大学
112	中药化学☆	匡海学	冯卫生	黑龙江中医药大学	河南中医药大学
113	中药制药工程原理与设备	周长征		山东中医药大学	
114	药事管理学☆	刘红宁		江西中医药大学	
115	本草典籍选读	彭代银	陈仁寿	安徽中医药大学	南京中医药大学
116	中药制药分离工程	朱卫丰		江西中医药大学	
117	中药制药设备与车间设计	李　正		天津中医药大学	
118	药用植物栽培学	张永清		山东中医药大学	
119	中药资源学	马云桐		成都中医药大学	
120	中药产品与开发	孟宪生		辽宁中医药大学	
121	中药加工与炮制学	王秋红		广东药科大学	
122	人体形态学	武煜明	游言文	云南中医药大学	河南中医药大学
123	生理学基础	于远望		陕西中医药大学	
124	病理学基础	王　谦		北京中医药大学	
125	解剖生理学	李新华	于远望	湖南中医药大学	陕西中医药大学
126	微生物学与免疫学	袁嘉丽	刘永琦	云南中医药大学	甘肃中医药大学
127	线性代数	李秀昌		长春中医药大学	
128	中药新药研发学	张永萍	王利胜	贵州中医药大学	广州中医药大学
129	中药安全与合理应用导论	张　冰		北京中医药大学	
130	中药商品学	闫永红	蒋桂华	北京中医药大学	成都中医药大学

（五）药学类专业

序号	书　名	主　编		主编所在单位	
131	药用高分子材料学	刘　文		贵州医科大学	
132	中成药学	张金莲	陈　军	江西中医药大学	南京中医药大学
133	制药工艺学	王　沛	赵　鹏	长春中医药大学	陕西中医药大学
134	生物药剂学与药物动力学	龚慕辛	贺福元	首都医科大学	湖南中医药大学
135	生药学	王喜军	陈随清	黑龙江中医药大学	河南中医药大学
136	药学文献检索	章新友	黄必胜	江西中医药大学	湖北中医药大学
137	天然药物化学	邱　峰	廖尚高	天津中医药大学	贵州医科大学
138	药物合成反应	李念光	方　方	南京中医药大学	安徽中医药大学

序号	书名	主编		主编所在单位	
139	分子生药学	刘春生	袁媛	北京中医药大学	中国中医科学院
140	药用辅料学	王世宇	关志宇	成都中医药大学	江西中医药大学
141	物理药剂学	吴清		北京中医药大学	
142	药剂学	李范珠	冯年平	浙江中医药大学	上海中医药大学
143	药物分析	俞捷	姚卫峰	云南中医药大学	南京中医药大学

（六）护理学专业

序号	书名	主编		主编所在单位	
144	中医护理学基础	徐桂华	胡慧	南京中医药大学	湖北中医药大学
145	护理学导论	穆欣	马小琴	黑龙江中医药大学	浙江中医药大学
146	护理学基础	杨巧菊		河南中医药大学	
147	护理专业英语	刘红霞	刘娅	北京中医药大学	湖北中医药大学
148	护理美学	余雨枫		成都中医药大学	
149	健康评估	阚丽君	张玉芳	黑龙江中医药大学	山东中医药大学
150	护理心理学	郝玉芳		北京中医药大学	
151	护理伦理学	崔瑞兰		山东中医药大学	
152	内科护理学	陈燕	孙志岭	湖南中医药大学	南京中医药大学
153	外科护理学	陆静波	蔡恩丽	上海中医药大学	云南中医药大学
154	妇产科护理学	冯进	王丽芹	湖南中医药大学	黑龙江中医药大学
155	儿科护理学	肖洪玲	陈偶英	安徽中医药大学	湖南中医药大学
156	五官科护理学	喻京生		湖南中医药大学	
157	老年护理学	王燕	高静	天津中医药大学	成都中医药大学
158	急救护理学	吕静	卢根娣	长春中医药大学	上海中医药大学
159	康复护理学	陈锦秀	汤继芹	福建中医药大学	山东中医药大学
160	社区护理学	沈翠珍	王诗源	浙江中医药大学	山东中医药大学
161	中医临床护理学	裘秀月	刘建军	浙江中医药大学	江西中医药大学
162	护理管理学	全小明	柏亚妹	广州中医药大学	南京中医药大学
163	医学营养学	聂宏	李艳玲	黑龙江中医药大学	天津中医药大学
164	安宁疗护	邸淑珍	陆静波	河北中医药大学	上海中医药大学
165	护理健康教育	王芳		成都中医药大学	
166	护理教育学	聂宏	杨巧菊	黑龙江中医药大学	河南中医药大学

（七）公共课

序号	书名	主编		主编所在单位	
167	中医学概论	储全根	胡志希	安徽中医药大学	湖南中医药大学
168	传统体育	吴志坤	邵玉萍	上海中医药大学	湖北中医药大学
169	科研思路与方法	刘涛	商洪才	南京中医药大学	北京中医药大学
170	大学生职业发展规划	石作荣	李玮	山东中医药大学	北京中医药大学
171	大学计算机基础教程	叶青		江西中医药大学	
172	大学生就业指导	曹世奎	张光霁	长春中医药大学	浙江中医药大学

序号	书名	主编		主编所在单位	
173	医患沟通技能	王自润	殷越	大同大学	黑龙江中医药大学
174	基础医学概论	刘黎青	朱大诚	山东中医药大学	江西中医药大学
175	国学经典导读	胡真	王明强	湖北中医药大学	南京中医药大学
176	临床医学概论	潘涛	付滨	南京中医药大学	天津中医药大学
177	Visual Basic 程序设计教程	闫朝升	曹慧	黑龙江中医药大学	山东中医药大学
178	SPSS 统计分析教程	刘仁权		北京中医药大学	
179	医学图形图像处理	章新友	孟昭鹏	江西中医药大学	天津中医药大学
180	医药数据库系统原理与应用	杜建强	胡孔法	江西中医药大学	南京中医药大学
181	医药数据管理与可视化分析	马星光		北京中医药大学	
182	中医药统计学与软件应用	史周华	何雁	山东中医药大学	江西中医药大学

（八）中医骨伤科学专业

序号	书名	主编		主编所在单位	
183	中医骨伤科学基础	李楠	李刚	福建中医药大学	山东中医药大学
184	骨伤解剖学	侯德才	姜国华	辽宁中医药大学	黑龙江中医药大学
185	骨伤影像学	栾金红	郭会利	黑龙江中医药大学	河南中医药大学洛阳平乐正骨学院
186	中医正骨学	冷向阳	马勇	长春中医药大学	南京中医药大学
187	中医筋伤学	周红海	于栋	广西中医药大学	北京中医药大学
188	中医骨病学	徐展望	郑福增	山东中医药大学	河南中医药大学
189	创伤急救学	毕荣修	李无阴	山东中医药大学	河南中医药大学洛阳平乐正骨学院
190	骨伤手术学	童培建	曾意荣	浙江中医药大学	广州中医药大学

（九）中医养生学专业

序号	书名	主编		主编所在单位	
191	中医养生文献学	蒋力生	王平	江西中医药大学	湖北中医药大学
192	中医治未病学概论	陈涤平		南京中医药大学	
193	中医饮食养生学	方泓		上海中医药大学	
194	中医养生方法技术学	顾一煌	王金贵	南京中医药大学	天津中医药大学
195	中医养生学导论	马烈光	樊旭	成都中医药大学	辽宁中医药大学
196	中医运动养生学	章文春	邬建卫	江西中医药大学	成都中医药大学

（十）管理学类专业

序号	书名	主编		主编所在单位	
197	卫生法学	田侃	冯秀云	南京中医药大学	山东中医药大学
198	社会医学	王素珍	杨义	江西中医药大学	成都中医药大学
199	管理学基础	徐爱军		南京中医药大学	
200	卫生经济学	陈永成	欧阳静	江西中医药大学	陕西中医药大学
201	医院管理学	王志伟	翟理祥	北京中医药大学	广东药科大学
202	医药人力资源管理	曹世奎		长春中医药大学	
203	公共关系学	关晓光		黑龙江中医药大学	

序号	书　名	主　编		主编所在单位	
204	卫生管理学	乔学斌	王长青	南京中医药大学	南京医科大学
205	管理心理学	刘鲁蓉	曾　智	成都中医药大学	南京中医药大学
206	医药商品学	徐　晶		辽宁中医药大学	

（十一）康复医学类专业

序号	书　名	主　编		主编所在单位	
207	中医康复学	王瑞辉	冯晓东	陕西中医药大学	河南中医药大学
208	康复评定学	张　泓	陶　静	湖南中医药大学	福建中医药大学
209	临床康复学	朱路文	公维军	黑龙江中医药大学	首都医科大学
210	康复医学导论	唐　强	严兴科	黑龙江中医药大学	甘肃中医药大学
211	言语治疗学	汤继芹		山东中医药大学	
212	康复医学	张　宏	苏友新	上海中医药大学	福建中医药大学
213	运动医学	潘华山	王　艳	广东潮州卫生健康职业学院	黑龙江中医药大学
214	作业治疗学	胡　军	艾　坤	上海中医药大学	湖南中医药大学
215	物理治疗学	金荣疆	王　磊	成都中医药大学	南京中医药大学